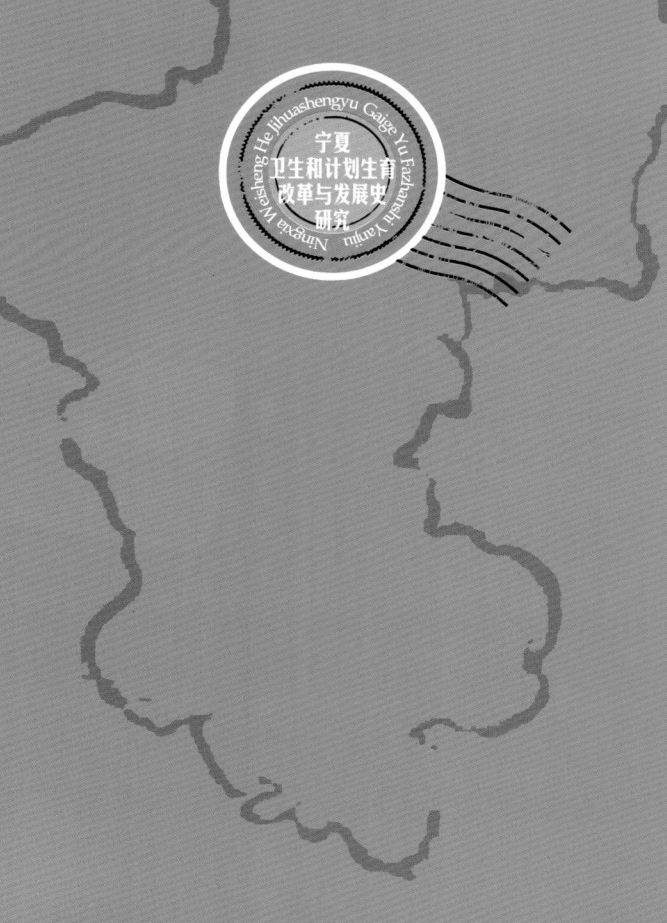

《宁夏卫生和计划生育改革与发展史研究》编委会

主　任　宋建钢　黄占华　马秀珍

副主任　饶彦久　宋晨阳

成　员　胡伟东　刘国营　路　军　马海军

　　　　　李国才　冯中海　蒋晓忠　阮越盛

　　　　　金晓鑫　赵国民　张盛林　孙　吾

　　　　　张　波　马晓军　陈　勇　拜世雄

主　编　饶彦久

副主编　胡伟东

宁夏卫生和计划生育改革与发展史研究

中共宁夏回族自治区委员会党史研究室
宁夏回族自治区卫生和计划生育委员会　编著
宁　夏　中　共　党　史　学　会

 黄河出版传媒集团
宁夏人民出版社

图书在版编目（CIP）数据

宁夏卫生和计划生育改革与发展史研究 / 中共宁夏回族自治区委员会党史研究室, 宁夏回族自治区卫生和计划生育委员会, 宁夏中共党史学会编著.—银川：宁夏人民出版社, 2016.8
（宁夏改革开放史研究丛书）
ISBN 978-7-227-06413-8

Ⅰ. ①宁… Ⅱ. ①中… ②宁… ③宁… Ⅲ. ①卫生工作—研究—宁夏 ②计划生育—研究—宁夏 Ⅳ. ①R199.2②C924.21

中国版本图书馆CIP数据核字（2016）第199805号

宁夏卫生和计划生育改革与发展史研究
（宁夏改革开放史研究丛书）

中共宁夏回族自治区委员会党史研究室
宁夏回族自治区卫生和计划生育委员会　编著
宁夏中共党史学会

责任编辑　王　艳

封面设计　陈　燕

责任印制　肖　艳

 黄河出版传媒集团
宁夏人民出版社　出版发行

出　版　人　王杨宝
地　　　址　银川市北京东路139号出版大厦（750001）
网　　　址　http://www. nxpph.com　　　http://www. yrpubm.com
网上书店　http://shop126547358.taobao.com　　http://www.hh-book.com
电子信箱　nxrmcbs@126.com　　　renminshe@yrpubm.com
邮购电话　0951-5019391　5052104
经　　　销　全国新华书店
印刷装订　银川金利丰彩色印刷有限责任公司
印刷委托书号　（宁）0002149

开　　本　787 mm×1092 mm　1/16
印　　张　38.5　　　字数　520 千字
版　　次　2016 年 8 月第 1 版
印　　次　2016 年 8 月第 1 次印刷
书　　号　ISBN 978-7-227-06413-8/ R·153
定　　价　98.00元

总　序

改革开放，是决定当代中国命运的关键一招，也是实现"两个一百年"奋斗目标和中华民族伟大复兴的中国梦的关键一招。实践发展永无止境，改革开放永无止境。改革开放只有进行时，没有完成时。回顾三十多年改革开放的历程，在中国共产党的领导下，中国社会的面貌、中国人民的面貌和社会主义中国的面貌都发生了翻天覆地的历史巨变，取得了社会主义现代化建设事业的伟大成就，谱写了中华民族自强不息、顽强奋进、光辉灿烂的新的壮丽史诗。

改革开放以来，地处西北内陆的宁夏，在党中央、国务院的亲切关怀和全国人民的大力支持下，在自治区党委、政府的坚强领导下，全区上下高举中国特色社会主义伟大旗帜，解放思想，实事求是，与时俱进，求真务实，坚持以经济建设为中心，坚持把发展作为第一要务，坚持改革开放，全区经济、政治、文化、社会、生态文明五大建设和党的建设扎实推进、跨越发展，社会主义现代化建设取得了辉煌成就。一个开放、富裕、和谐、美丽的新宁夏正全面展现在世人面前。

习近平总书记指出：历史是最好的教科书和"营养剂"。真实记录、客观总结、深入研究党领导人民进行改革开放的历史，是党和国家赋予党史工作者的神圣使命。鉴于中国三十多年来在改革开放方面所取得的巨大成功和辉煌成就，同时，也鉴于党的十八大以来，以习近平为总书记的党中央做出了全面深化改革的战略部署。2014年，党中央就全国党史工作特别是党史研究工作明确提出了"一突出"（突出开创和发展中国特色社会主义时间段历史研究）、"两跟进"（即时跟进十八大以来党中央的决策部署，即时跟进以习近平为总书记的党中央的理论发展）的战略要求，中央党史研究室下发了《关于开展〈改革开放实录〉课题研究编写工作的通知》，要求各省、区、市党史部门要将党史研究的重心向改革开放时间段历史研究转变，全面加强改革开放时间段的党史研究工作。自治区党委书记李建华，自治区党委副书记崔波，自治区党委常委、组织部部长傅兴国也先后做出明确批示，要求全区党史部门要加大对宁夏改革开放史的研究力度。为了积极贯彻落实党中央的要求、中央党史研究室的决策部署和自治区党委领导的批示精神，自治区党委党史研究室从2014年开始，正式启动了宁夏改革开放史系列专题和专著的研究与编写工作，并取得了阶段性的成果，于当年出版了《宁夏农业产业化发展史研究》《宁夏扶贫开发史研究》《宁夏城镇化建设与发展史研究》《宁夏生态文明建设与发展史研究》四本专著。自治区党委主要领导和分管领导对此给予了高度评价，充分肯定了党史研究工作对服务党委中心工作、推动宁夏改革发展稳定所发挥的积极作用。

2015年，自治区党委党史研究室选取宁夏财税改革与发展、宁夏医疗卫生和计生改革与发展、宁夏工业经济改革与发展、宁夏交通运输业改革与发展、宁夏教育改革与发展五个事关宁夏改革发展大局的专题作为研究重点，继续开展宁夏改革开放史系列专题的研究和编写，以更好地展现自治区党委带领全区各族人民进行改革开放的创造性实践，总结宁夏党和人民所创造的宝贵的历史经验和鲜活经验，不断探索和把握宁夏经济社会发展的规律，不断探索和把握宁夏改革开放的规律，为协调推进"四个全面"提供资政服务，为加快推进"四个宁夏"建设、全面建成小康社会提供历史借鉴和经验启示。一年来，自治区党委党史研究室采取横向与自治区相关厅局委办联合、纵向与全区各市党史部门联动的方式，在时间紧、任务重的情况下，集中力量深入研究、认真编写完成了《宁夏财税改革与发展史研究》《宁夏医疗卫生和计生改革与发展史研究》《宁夏工业经济改革与发展史研究》《宁夏交通运输业改革与发展史研究》《宁夏教育改革与发展史研究》五部专著。

"宁夏改革开放史研究丛书"均分为综述篇、专题篇、地方篇和文献篇四部分，对相关领域改革开放进程以图文并茂的形式进行了历史性梳理和全景式展现，并总结了重要的经验启示，形成了进一步全面推进深化改革、加快发展的思路和措施。在研究编写过程中，自治区党委党史研究室始终坚持党性原则与科学精神相统一的指导思想，坚持正确的世界观和方法论，力求全方位、多层次、广视角地反映、展示和总结改革开放新时期，全区各地，各级党委、政府贯彻执行党的理论路线方针政策和中央重大决策部署，在推进这些领域改革开放与发展进程中所形成的重要发展历程、重要决策和举措、重要事件和活动、重要成就、重要经验与启示、重要文献史料以及今后进一步推动其改革与发展的对策建议。

本丛书的出版，凸显了存史与修史、资政与服务、育人与引领的作用，是党史部门更好地服务于协调推进"四个全面"战略布局、着力深入践行"五大发展理念"、加快推动"四个宁夏"建设的重要行动和举措，是进行爱国主义教育、改革开放教育、理想信念教育、区情教育和着力强化"四个自信"的一本好教材，更填补了宁夏改革开放史相关研究的空白。全区广大干部群众应以此书为鉴，以更加开放的思想观念、更加执着的奋斗精神、更加扎实的工作作风，团结一心、开拓创新，负重拼搏、务实苦干,深入贯彻落实党的十八大,十八届三中、四中、五中全会精神,深入贯彻落实自治区党委十一届三次至八次全会精神,大力践行和弘扬"不到长城非好汉"的宁夏精神,全面执行"十三五"规划,为协调推进"四个全面"战略布局、加快推动"四个宁夏"建设、全面建成小康社会而努力奋斗!

目　录

综　述　篇

专 题 篇

地 方 篇

文 献 篇

第一部分 卫生相关文献

中央及国家部委文献

第二部分 计划生育相关文献

综　述　篇

全面深化卫生计生改革
奋力推进健康宁夏建设

改革开放三十多年来，在自治区党委、政府的高度重视和正确领导下，宁夏卫生和计划生育工作紧紧围绕自治区经济社会发展全局，积极创新思路，不断强化措施，坚决狠抓落实，稳步推进卫生和计划生育工作的改革，在各个领域都取得了巨大成就，全区卫生和计划生育事业得到了全面发展。

一、改革发展历程

宁夏的卫生和计划生育工作，分别经历了不同的改革发展历程。

（一）卫生改革发展历程

1. 卫生改革初步启动阶段（1978~1984 年）

1978 年，随着党的工作重心转移到以经济建设为中心的"四个现代化"建设上来，特别是随着农村包产到户和国有企业改革的推进，原有基于企业劳动福利的城镇居民医疗保障制度和基于人民公社的农村基层医疗体系亟待改革。宁夏各级卫生部门逐渐把卫生工作重点转移到卫生业务现代化上来，一些基础卫生单位率先实行了目标管理责任制，解决了医疗体制上存在的"独家办""大锅饭""一刀切"问题，调动了职工的积极性。1984 年，自治区政府批转了卫生厅《我区卫生工作改革意见的报告》，在自治区范围内启动了卫生改革，启动了"三分之一"县农村卫生院建设，初步改善了医疗卫生条件。我区通过国际交流与合作，引进合作项目和资金，促进了业务技术的发展与提高，同时向贝宁共和国派遣援助医疗队伍。《中华人民共和国食品卫生法（试行）》和《中华人民共和国药品管理法》等法律法规的颁布实施，使宁夏卫生管理工作由行政管理开始走向法治管理的轨道。妇幼卫生以普及新法接生为重点，新法接生率明显提高。预防工作推行"计划免疫"，建立了自治区冷链系统。地方性氟中毒、碘缺乏病得到了有效的控制，劳动卫生和职业病防治得到了加强。各市、县普遍建立了中医医院，宁夏医疗卫生事业发展进入了一个新的历史时期。

2. 卫生改革渐次展开阶段（1985~1991年）

1985年4月，国务院批转卫生部《关于卫生工作改革若干政策问题的报告》提出，"必须进行改革，放宽政策，简政放权，多方集资，开阔发展卫生事业的路子，把卫生工作搞好"。各地卫生医疗实行放权、让利、搞活，实行鼓励创收和自我发展的政策，同时，开始改革收费制度。改革使医院的效率得到极大提高，服务量持续地增长，而财政对卫生院的投入占比则开始减少，个人医疗费用支付比例逐步提高。1985年，被称为"医改元年"，此后，宁夏的医疗卫生改革渐次展开。

1987年3月，自治区政府批转自治区卫生厅《关于我区卫生工作进一步改革的意见》，提出卫生工作改革要坚持以提高社会效益为最高标准，以全心全意为人民服务为宗旨。提倡竞争，发展横向联系，全民所有制医疗卫生机构的发展实行大、中、小型相结合，以中、小型和专科建设为主，统一规划，合理布局，以适应防病治病的需要；各医疗单位积极发展家庭病床，有条件的医院开展专科或特约门诊，名老中医专家实行挂牌门诊，方便群众就医，提高服务质量。

1988年9月，自治区政府下发《宁夏回族自治区关于深化卫生改革的若干规定》，推行院（所、站、校）长负责制，实行多种形式的承包责任制，实行卫生事业经费包干制，逐步改革不合理的医疗服务价格，有计划、有步骤地调整收费偏低的医疗收费标准。

3. 卫生改革不断深化阶段（1992~2001 年）

1992 年 9 月，国务院下发《关于深化卫生改革的几点意见》，提出要 "拓宽卫生筹资渠道，完善补偿机制。鼓励采取部门和企业投资、单位自筹、个人集资、银行贷款、社团捐赠、建立基金等多种形式，多渠道筹集社会资金，用于卫生建设"。"遵循价值规律，改革医疗卫生服务价格体系，调整收费结构，保证基本医疗预防保健服务，放开特殊医疗预防保健服务价格。基本服务部分，适当调整技术劳务项目的收费标准，逐步实现按成本收费；特殊服务部分，分别情况实行浮动定价、同行定价或自行定价。""支持有条件的单位办成经济实体或实行企业化管理，做到自主经营、自负盈亏。"同时，"积极推广形式多样、项目不同、标准有别"的医疗保险制度。

1997 年初，中共中央、国务院做出《关于卫生改革与发展的决定》，提出了新时期卫生工作方针，要求卫生事业必须坚持为人民服务的宗旨，正确处理社会效益和经济效益的关系。

从 1997 年 7 月起，自治区党委、政府先后制定《自治区党委自治区政府关于贯彻〈中共中央国务院关于卫生改革与发展的决定〉的实施意见》《关于进一步加强农村卫生工作的意见》《关于加强乡镇卫生院工作的意见》等一系列政策措施，对加快卫生改革与发展起到了重要作用。特别是在农村率先实行两条线管理，在对村医的补助政策和药品价格 "三统一" 等方面进行了有益的探索，取得了明显的成效。自治区政府和卫生厅等有关部门出台了一系列深化卫生改革的政策措施，转变卫生机构职能，优化资源配置，提高卫生资源利用率。发挥医疗卫生服务功能，转换经营机制，扩大服务范围，在保证基本医疗服务的前提下，满足不同人群的卫生需求；实行计划免疫；开展优生优育活动，建立妇幼保健制度，提高妇幼保健水平。医疗卫生单位推行 "优质、高效、低耗" 的管理模式，改革医院管理办法，实现分级分类管理，开展优质服

务活动，加强精神文明和医德医风建设，开展创建"文明卫生单位"等
活动，改善了服务态度，提高了服务质量。一批医院通过了等级评审。
1998 年，国家先后启动城镇职工基本医疗保险制度和医疗卫生体制等
"三项改革"。自治区积极改革职工医疗保障制度，实行了社会统筹与个
人账户相结合的医疗保险制度；加强农村卫生三项（房屋、人才、设
备）配套建设，基本上达到了"一无、三配套（无危房，房屋、人员、
设备配套）"的目标。开展名老中医带徒工作。回族医药的挖掘整理工
作取得了成果。传染病、地方病、食品卫生、职业卫生等监测手段不断
更新，整体工作步入科学化轨道。逐步完善卫生法规，加强监督执法力
度，保障人民群众的生命安全。

医疗卫生改革的不断深化给自治区的卫生事业发展注入了无限生机
与活力。这一时期的改革探索也为进入新世纪的卫生改革与发展奠定了
良好基础。

4. 卫生改革快速推进阶段（2002~2011 年）

2002 年 10 月，党中央、国务院做出《关于进一步加强农村卫生工
作的决定》，推进和加强新型农村合作医疗制度和农村卫生服务体系建
设，加快农村卫生发展。

党的十六大之后，党中央提出以人为本的科学发展观，高度重视和
加强卫生工作。自治区卫生系统积极树立和落实科学发展观，总结各地
市改革经验和做法，分析改革中出现的问题，提出进一步深化卫生改革
的措施和思路。同时，不断加大卫生立法力度，相继颁布了《宁夏回族
自治区结核病防治条例》《爱国卫生条例》《发展中医条例》等，推动
卫生发展走向法治化轨道。完成了地市卫生监督与疾病控制体制改革，
制定和实施了《传染性非典型性肺炎应急预案》，全区百万群众参加
"讲卫生，抗非典，改陋习，树新风"卫生整治活动，取得了防治"非
典"的胜利。制定《公共卫生事件医疗救治方案》，建立了县及县级以

上疾病控制，传染病，突发公共卫生事件预测、预报、预警制度和直报网络系统，使疾病防治工作步入科学化轨道。制定了进一步加强农村卫生工作的意见，加强了乡镇卫生院、村卫生室建设，建立了城市社区和农村卫生服务体系。完成了 1.46 万名执业医师资格注册；实行了医院服务质量公示制度，接受群众监督；开展了以自治区为单位的药品（含医用耗材）统一招标、统一价格、统一配送"三统一"改革。

卫生改革的深化，推动了卫生事业的快速发展。全区基本建立起了自治区、市、县三级卫生监督执法体系，疾病控制、卫生监督和应急处置能力有了显著提高。自治区建立起有效的免疫屏障，重大传染病基本得到有效遏制。妇幼保健工作进一步得到加强，妇女儿童健康状况明显改善。提升了城乡医疗卫生服务能力，实现乡村两级卫生医疗机构和城市社区卫生服务站标准化建设全覆盖。基层医疗机构财政保障机制初步建立，提升基层医疗卫生机构"六位一体"的服务功能，分级医疗服务初步形成。推动农民健康教育与健康促进活动，提高了农民群众的健康意识与防病能力。实现了新型农村合作医疗全覆盖，同时对农村特困户和特重大疾病实行了医疗救助制度，建立多层次医疗保障体系。坚持探索创新，着力推进药品（含耗材）招标采购改革，制定基本药物制度，初步建立了新型药品供应保障体系，开展了基本医疗卫生服务试点，努力实现人人享有基本卫生服务，提高健康水平，促进经济社会全面发展。

2006 年 10 月，党的十六届六中全会做出了《中共中央关于构建社会主义和谐社会若干重大问题的决定》，提出："坚持公共医疗卫生的公益性质，深化医疗卫生体制改革，强化政府责任，严格监督管理，建设覆盖城乡居民的基本卫生保健制度，为群众提供安全、有效、方便、价廉的公共卫生和基本医疗服务。"

2007 年，为了实现基本建立覆盖城乡全体居民的医疗保障体系的目标，国务院决定从当年起开展城镇居民基本医疗保险试点，筹资方式以政府为主导，以居民个人（家庭）缴费为主，政府适度补助。10月，党的十七大提出"人人享有基本医疗卫生服务""坚持公共医疗卫生的公益性质""强化政府责任和投入"，明确了医改的指导原则。

2009年4月，《中共中央国务院关于深化医药卫生体制改革的意见》《医疗卫生体制改革近期重点实施方案（2009~2011年)》相继出台，明确了医改的五大重点任务：扩大医保覆盖面、建立基本药物制度、基层医疗卫生服务体系建设、基本公共卫生服务均等化及推行公立医院改革试点，拉开了新一轮医疗卫生体制改革的大幕。

2009年4月20日，医药卫生体制改革领导小组办公室发出《关于进一步加强医药卫生体制改革工作的通知》，要求各成员单位迅速行动起来，根据国家有关文件精神和自治区党委、政府的要求，按照各自的工作职责，研究提出具体落实意见。随后，自治区政府印发了《宁夏回族自治区医药卫生体制改革近期重点实施方案（2009~2011年)》，进一步明确了全区深化医药卫生体制改革工作的指导思想、基本原则、主要任务和保障措施；制定出台了《关于全面开展城镇居民基本医疗保险工作的通知》《关于推进基本公共卫生服务逐步均等化实施意见的通知》《关于实施妇幼卫生"四免一救助"的意见》《关于扶持和促进宁夏中医药事业发展的若干意见》等配套文件。提出坚持政府主导、人人享有的方针，着眼于让老百姓"少得病""不得病"，积极促进基本公共卫生服务均等化，努力实现从"重治疗"向"重预防"的转变；着眼于让老百姓"看得上病""看得好病"，大力加强城乡基层医疗卫生服务体系建设，努力解决群众"看病难"问题；着眼于让老百姓"看得起病""吃得起药"，加强推进基本医疗保障制度和认真执行国家基本药物制度，努力解决群众"看病贵"的问题。

这一时期，宁夏卫生改革同全国一样，呈现出快速推进、科学发展的新特点。

5. 卫生改革全面深化阶段（2012~2015年）

2013年11月，党的十八届三中全会审议通过的《关于全面深化改革若干重大问题的决定》提出，要深化医药卫生体制改革，统筹推进医疗保障、医疗服务、公共卫生、药品供应、监管体制综合改革。深化基层医疗卫生机构综合改革，健全网络化城乡基层医疗卫生服务运行机制。加快公立医院改革，落实政府责任，建立科学的医疗绩效评价机制和适应行业特点的人才培养、人事薪酬制度。完善合理分级诊疗模式，建立社区医生和居民契约服务关系。充分利用信息化手段，促进优质医疗资源纵向流动。加强区域公共卫生服务资源整合。取消以药补医，理顺医药价格，建立科学补偿机制。改革医保支付方式，健全全民医保体系。加快健全重特大疾病医疗保险和救助制度。完善中医药事业发展政策和机制。

2013年12月，自治区党委十一届三次全会审议通过了《关于深化改革推动经济社会发展若干问题的决定》，为宁夏今后一个时期全面深化改革，推动经济社会发展指明了前进方向，在新的历史起点上吹响了"全面建设开放宁夏、富裕宁夏、和谐宁夏、美丽宁夏，为实现与全国同步进入全面小康社会目标而奋斗"的"集结号"。其中，就深化医疗卫生体制改革，《关于深化改革推动经济社会发展若干问题的决定》提出要加强农村医疗卫生服务体系建设，建立乡村医生准入和退出机制，稳定并优化乡村医生队伍。加快公立医院改革，开展法人治理结构试点。合理配置医疗资源，探索建立分级诊疗模式，充分利用信息化手段，促进优质资源向基层延伸。鼓励发展民营医疗机构，允许民办医疗机构纳入医保定点范围。发展回族医药，满足群众多元化的就医需求。取消以药补医，理顺医药价格。完善基本医疗保险制度，逐步建立城乡居民普惠性健康体检制度，完善门诊大病统筹制度，全面推开城乡居民大病保险工作，完善全区就医转院和跨区域就医结算医疗保险管理服务体系，统筹城乡医疗救助制度。

2015年10月，党的十八届五中全会提出，必须把增进人民福祉、促进人的全面发展作为发展的出发点和落脚点。要求全面解决好人民群众普遍关心的教育、就业、收入、社保、医疗卫生、食品安全等重大民生问题。会议审议通过了《中共中央关于制定国民经济和社会发展第十三个五年规划的建议》，这是今后指导我国改革发展的一份纲领性文件。《中共中央关于制定国民经济和社会发展第十三个五年规划的建议》从协调推进"四个全面"战略布局、促进经济社会发展全局出发，对未来一个时期发展卫生和计生事业、更好地维护国民健康做出了制度性安排，提出了推进建设健康中国的新目标。

2015年12月，自治区党委十一届七次全会审议通过的《中共宁夏回族自治区委员会关于制定国民经济和社会发展第十三个五年规划的建议》提出，要实施健康宁夏建设工程，要"深化医药卫生体制改革。实行医疗、医药、医保联动，推进医药分开、管办分开，建立覆盖城乡的基本卫生医疗制度和现代医院管理制度，实现人人享有基本医疗卫生服务。全面推进公立医院综合改革，破除'以药补医'逐利机制，理顺医疗服务价格，完善科学补偿机制，建立符合医疗行业特点的人事薪酬制度，维护公立医院公益属性，提高医疗服务质量。全面推进医保支付方式改革，有效控制医疗费用不合理增长，区内异地就医费用即时结算。完善基本药物制度，健全药品集中采购、供应保障体系。支持中医药、回医药发展"。"完善医疗卫生服务体系。优化各级医疗卫生机构布局和功能定位，健全上下联动、衔接互补的医疗服务体系，实现标准化村卫生室和城市社区卫生服务中心（站）全覆盖。""提高公共卫生服务均等化水平。逐年提高人均基本公共卫生服务经费标准，保障城乡居民人人享有公平均等的基本公共卫生服务。"

当前，自治区党委、政府正全力以十八届五中全会精神为统领，以"创新、协调、绿色、开放、共享"五大发展理念为指导，深入贯彻落实全区"十三五"规划，加快补齐宁夏改革发展的短板。相信宁夏的卫生改革必将由此进入一个全面深化、稳步发展的崭新阶段。对此，宁夏人民充满信心，热切期待。

（二）计划生育改革发展历程

1. 计划生育政策建立健全阶段（1978~1991年）

20世纪70年代以来，中共中央和国务院先后下发了一系列有关计划生育的文件，指导全国各地的计划生育工作。

宁夏人口的快速增长，引起了自治区党委和政府的高度重视。为了进一步搞好计划生育工作，切实控制人口过快增长，结合自治区实际情况，1982年8月，经自治区第四届人民代表大会常务委员会第十五次会议批准，自治区人民政府于1982年9月2日颁布了《宁夏回族自治区计划生育暂行规定》。至此，宁夏城乡有别、民族有别、山川有别的"一、二、三孩"和"间隔4年"的计划生育政策初步形成。《宁夏回族自治区计划生育暂行规定》的发布，也标志着由此开始在全区全面实行计划生育，并依法对人口生育实行有计划的调节和管理。

1983年7月，自治区机构改革领导小组批准成立宁夏回族自治区计划生育委员会（厅级），自治区计划生育委员会统一管理全区计划生育工作。

1986年，由于受到第三次人口出生高峰的强烈冲击，全区育龄妇女和生育旺盛期妇女人数大幅度增加，使全区人口出生率明显回升，总人口增长速度加快。面对十分严峻的人口形势和控制人口增长的艰巨任务，自治区党委、政府认真贯彻落实党中央和国务院有关计划生育工作的方针政策，深入进行计划生育工作改革，严格控制人口增长。

在1988年12月召开的全区计划生育工作会议上，自治区人民政府首次同各市、县人民政府签订了《宁夏回族自治区计划生育目标管理责任书 1989~1991 年》，在全区普遍实行由党政一把手亲自抓、负总责的人口与计划生育目标管理责任制，明确了由总人口数、人口出生率、人口自然增长率、超计划生育率为指标体系的人口计划控制指标和奖罚办法。全区各级政府也通过层层签订《人口与计划生育目标管理责任书》，极大地调动各级党政领导和广大计划生育干部的工作积极性，增强各级党政领导抓紧抓好计划生育工作的责任感、紧迫感和使命感，促使各级党委和政府把计划生育工作列入重要议事日程，真抓实干，确保党政一把手亲自抓、负总责落到实处，对有效控制宁夏人口数量的过快增长，缓解第三次人口出生高峰对宁夏人口控制形成的压力和影响起到了非常重要的作用。

1990 年 12 月，自治区第六届人民代表大会常务委员会第十六次会议审议通过了《宁夏回族自治区计划生育条例》（以下简称《条例》）。《条例》的颁布实施，对于贯彻落实计划生育基本国策，加强计划生育法制建设具有十分重要的现实意义，它是宁夏关于计划生育管理工作的重要地方性法规，具有法律的强制力和约束力。《条例》的颁布和实施，标志着宁夏计划生育工作在依法管理上进入了新的阶段，为依法管理计划生育、促进计划生育各项工作的顺利开展提供了法律保障和管理依据。

在自治区党委和各级人民政府的共同努力下，这一时期宁夏人口增长速度明显减缓，全区计划生育工作成效显著，顺利完成了国家下达的人口发展目标。

2. 控制人口过快增长阶段（1992~2000 年）

1993 年，自治区党委和政府批转了自治区计划生育领导小组《关于进一步加强计划生育工作严格控制人口增长的意见》，各地依据实际情况先后成立了计划生育领导小组，加强了对计划生育工作的领导。

1994 年，自治区政府出台了《宁夏回族自治区流动人口计划生育管理办法》，全区统一实行流动人口计划生育证和流动人口计划生育管理费征收证，从而使宁夏流动人口计划生育工作开始走上了依法管理的轨道。

1995 年，自治区积极推行计划生育"三结合"（把农村计划生育工作与发展经济相结合、与帮助农民勤劳致富奔小康相结合、与建设文明幸福家庭相结合）工作，把推行计划生育"三结合"工作正式作为一项重要工作提到议事日程上。根据宁夏山川有别的实际情况，确定永宁县、固原县为全区计划生育"三结合"试点地区。并于 1998 年提出了深化"三结合"，促进计划生育工作的"两个转变"（工作思路和工作方法由以往就计划生育问题抓计划生育向与经济社会发展紧密结合、采取综合措施解决人口问题转变；由以社会制约为主向逐步建立利益导向与社会制约相结合，宣传教育、综合服务、科学管理相统一的机制转变），确保 2000 年基本实现"三为主"（宣传教育为主、避孕为主、经常性工作为主）目标。

2000 年，自治区坚持不断改革创新，在"突出重点，明确导向，简便易行，注重实效"的原则指导下，本着有利于推动"三为主"方针的贯彻落实，有利于山区实现低生育水平和川区稳定低生育水平，促进计划生育整体工作水平的提高，逐步对人口和计划生育目标管理责任制的考核评估机制进行了改进和完善，取得了显著的成效。在签订方式上，由一签一年改为一签三年；在考核方式上，将"面对面"改为"背靠背"，实行分线考核、分级考核、分类考核和"三个不确定"（不确定时间、不确定地点、不确定内容）相结合，同时增加了现场公示环节；在考核内容上，根据年度工作重点内容的不同，对考核内容和指标体系及时进行调整。考核制度的完善，体现了考核的导向性，使考核更加科学规范，增强了透明度，充分调动了上下两方面的积极性和主动性。

3. 综合治理人口和计划生育阶段（2001~2005 年）

随着全国和部分省市低生育水平的实现，2000 年 3 月 2 日，中共中央、国务院做出了《关于加强人口与计划生育工作稳定低生育水平的决定》（中发〔2000〕8号）。为了认真贯彻党中央、国务院相关文件精神，进一步做好宁夏新时期人口与计划生育工作，自治区党委、政府于2001年9月做出了《关于加强人口与计划生育工作的决定》（宁党发〔2001〕54号），提出了21世纪前10年宁夏人口与计划生育工作的奋斗目标和工作方针；明确了人口与计划生育工作改革、发展的方向和措施，提出新时期宁夏人口与计划生育工作的主要任务是实现并稳定低生育水平，提高出生人口素质。

2003年7月，随着人口和计划生育事业发展的需要，自治区党委办公厅、政府办公厅下发了《关于自治区政府组成部门、直属机构改革中有关问题的通知》，决定自治区计划生育委员会正式更名为自治区人口和计划生育委员会。

为了全面加强人口和计划生育工作，统筹解决宁夏人口问题，促进人口与经济、社会、资源、环境协调可持续发展，根据2005年中央人口资源环境工作座谈会精神，在认真分析宁夏人口和计划生育工作面临的严峻形势的基础上，自治区党委、政府于2005年5月做出了《关于进一步加强人口和计划生育工作的决定》（宁党发〔2005〕22号），进一步明确了宁夏人口和计划生育工作的指导思想、目标任务和工作措施，对加强宁夏人口和计划生育工作进行了全面部署。

这一时期，各级党委政府按照国家关于计划生育工作的有关方针、政策和"既要抓紧，又要抓好"的要求，坚持"三不变"、落实"三为主"、推行"三结合"、着力促进计划生育工作的"两个转变"，坚持党政一把手亲自抓、负总责，不断完善人口与计划生育目标管理责任制，加强领导、齐抓共管、健全法制、稳定政策、强化措施、加大工作力度，努力提高计划生育工作水平。全区人口增长速度明显减缓，全区计划生育工作成效显著，也顺利完成了国家下达的人口发展目标。

4. 统筹解决人口问题、促进人口长期均衡发展阶段（2006年至今）

2006年12月，中共中央、国务院做出了《关于全面加强人口和计划生育工作统筹解决人口问题的决定》（中发〔2006〕22号），标志着人口和计划生育工作进入稳定低生育水平、统筹解决人口问题、促进人的全面发展的新阶段。

2007年12月，自治区党委、政府提出了《关于贯彻〈中共中央、国务院关于全面加强人口和计划生育工作统筹解决人口问题的决定〉的实施意见》。2008年12月，自治区党委、政府又提出《关于全面加强人口和计划生育工作统筹解决人口问题的意见》。自治区党委、政府在充分认识全面加强人口和计划生育工作的重大意义基础上，提出了全区2010年和2020年人口发展目标。

为了全面加强新时期人口和计划生育工作，按照中共中央、国务院提出的"稳定低生育水平，统筹解决人口问题，促进人的全面发展"的新要求。2009年11月，自治区第十届人民代表大会常务委员会第十四次会议审议通过了新修订的《宁夏回族自治区人口与计划生育条例》。此次修订，顺应了落实科学发展观和构建社会主义和谐社会的客观要求，为全面提高宁夏人口和计划生育工作水平提供了法制保障，标志着宁夏人口和计划生育法制化建设迈出了新的步伐。

为加强流动人口计划生育工作，维护流动人口的合法权益，稳定低生育水平，2009年4月，国务院颁布了《流动人口计划生育工作条例》。自治区人民政府认真贯彻落实国家要求，于2010年12月出台了《自治区人民政府关于加强流动人口计划生育服务管理工作的意见》。全区各市、县（区）政府也相继出台了有关加强流动人口计划生育服务管理工作的政策措施。按照国家人口计生委全国流动人口计划生育工作"一盘棋"工作战略部署和建立"统筹管理，服务均等，信息共享，区域协作，双向考核"工作机制要求，自治区党委、政府把流动人口计划生育服务管理作为着力解决的重点、难点问题进行了安排部署，纳入人口计生目标管理责任制考核，积极推进流动人口计划生育基本公共服务均等化，初步形成了政府牵头，部门配合，齐抓共管，综合治理的流动人口计划生育服务管理工作格局。

"十一五"时期，在自治区党委、政府的高度重视和正确领导下，全区上下围绕自治区经济社会发展全局和"控制人口过快增长，稳定低生育水平，统筹解决人口问题"这一中心任务，创新思路，强化措施，狠抓落实，人口和计划生育事业得到全面发展。

2014年5月，自治区第十一届人大常委会第十次会议通过了《关于调整完善生育政策的决议》，这标志着"一方是独生子女的夫妇可以生育两个孩子的政策"在宁夏落地。同年9月，自治区十一届人大常委会第十二次会议通过了《关于修改〈自治区人口与计划生育条例〉的决定》，对实施多年的宁夏计划生育政策进行了调整，正式取消了生育间隔。

这一时期，全区人口和计划生育工作在自治区党委、政府的高度重视下，认真贯彻落实中央和自治区的有关文件精神，进一步深化计划生育"三为主"和"三结合"工作；不断创新人口和计划生育工作新机制和新体制；开展全方位宣传教育活动，建设新型生育文化和婚育文化；加强基层服务网络建设，开展创建计划生育优质服务先进县（市、区）活动，提升计划生育生殖健康优质服务水平；创造性地实施了"少生快富"扶贫工程，建立完善人口和计划生育利益导向机制和政策体系；进一步改革、完善人口和计划生育目标管理责任制考评体系，开展创建计划生育"三无""一无"乡（镇、街道办）活动；着力构建和完善"依法管理，村（居）民自治，优质服务，政策推动，综合治理"的人口和计划生育工作机制，有效地控制了人口的过快增长，为全区经济、社会、资源、环境的协调发展与可持续发展创造了良好的人口环境。2015年10月，党的十八届五中全会审议通过的《中共中央关于制定国民经济和社会发展第十三个五年规划的建议》指出，坚持计划生育的基本国策，完善人口发展战略。全面实施一对夫妇可生育两个孩子政策。提高生殖健康、妇幼保健、托幼等公共服务水平。帮扶存在特殊困难的计划生育家庭，注重家庭发展。

2015年12月，自治区党委十一届七次全会审议通过的《中共宁夏回族自治区委员会关于制定国民经济和社会发展第十三个五年规划的建议》提出，全面实施一对夫妇可生育两个孩子政策，符合计划生育政策的宁夏户籍育龄妇女在区内定点医疗机构免费分娩；提高生殖健康、妇幼保健、托幼等公共服务水平。

二、主要成就

（一）医药卫生体制改革取得重大成果

宁夏现行的医药卫生体制是在新中国成立后开始建立的。其间虽经过多次调整，但总体框架和结构基本没有变化。在自治区党委、政府的正确领导下，在国家卫生部的大力支持下，自治区卫生厅紧紧围绕构建国民基本卫生服务制度这一重大医药卫生体制改革命题，以基层卫生服务机构为平台，以基本公共卫生和基本医疗服务为载体，以"夯实基础，加强基层，保障基本，建立机制，改革创新，持续发展，服务民生"为总体思路，创新理论，探索实践，在全国率先开展了人人享有基本医疗卫生服务试点工作。为实现试点目标，宁夏相关部门免费为试点地区居民提供计划免疫、妇幼卫生保健、健康管理、慢性病管理等10类40项基本公共卫生服务，以及按成本提供30种一般性疾病诊疗和74种药品的基本医疗服务。宁夏还规定，按照服务人口每人每年9元落实城乡居民公共卫生服务补助经费，不足部分由自治区财政、市县财政和卫生部项目按照4:3:3的比例分担；从新型农村合作医疗门诊统筹资金中每人每年划拨30元，按成本为农村居民提供基本医疗服务；从城镇居民基本医疗保险和贫困人口医疗救助资金划拨一定比例的经费，探索为城镇居民提供基本医疗服务。

为进一步缓解困难群众看病难问题，从 2009 年开始，宁夏逐步建立困难群众普惠型医疗救助制度：适度扩大救助范围，即由对城乡低保对象、五保供养对象救助逐步向低保边缘群体、低收入群体和特殊群体扩大；完善救助服务内容，即由门诊、住院救助向"门诊救助，资助参合参保，住院救助，大病救助，临时或慈善援助"五位一体化发展；改进医疗救助形式，即由事后救助向事前、事中、事后相结合转变。

多年来，自治区党委、政府对医改工作高度重视，投入了大量的人力、物力、财力，出台了一系列政策措施。基层医疗卫生机构综合改革稳步向前推进，健康教育、人事分配制度改革、支付制度创新方面呈现出许多亮点。乡镇卫生院药品统一招标、统一采购、统一配送和实行零差率销售起步早，成效显著。医保体系建设覆盖面不断扩大，报销比例大幅上升。随着国家基本药物制度在基层顺利推进，药品价格大幅下降，这"一升一降"让老百姓得到了最大实惠，宁夏医改工作深得民心。

（二）基层医疗卫生服务能力大幅提升，医疗卫生服务体系进一步健全

自治区坚持以农村为重点的卫生工作方针，深化农村卫生体制改革，建立健全农村三级卫生服务网络，整体提高农民的健康水平和生活质量。加大农村卫生投入，落实农村基本公共卫生项目补助经费、人员和业务经费；加大农村卫生机构基础设施建设和设备购置，推进村卫生室的标准化建设。明确乡镇卫生院为全额拨款事业单位，政府保障全额工资和运行经费。

2007~2012 年，自治区人民政府印发了《关于进一步做好城市社区卫生服务工作的指导意见》，各地将部分二级公立医院、乡镇卫生院和企业医院转型为社区卫生服务中心，或由公立医院举办社区卫生服务站，

初步构建起城市社区卫生服务体系框架。2013 年，自治区政府办公厅印发了《进一步加强城市社区卫生服务工作的意见》，按照"巩固、提升、发展"的思路，按照填平补齐的原则，将社区卫生服务站业务用房建设和基本设备配备纳入民生计划，先后投入 1.5 亿元，新建、改扩建了 14 所社区卫生服务中心、90 所社区卫生服务站，以站为基础、中心为枢纽、综合大医院为指导的新型城市社区卫生服务体系雏形已形成。

自 2009 年以来，国家基本药物制度在全区基层服务机构全面实施，城乡居民基本用药得到保障；12 类 52 项基本公共卫生服务项目得到有效落实并逐步实现均等化；各类传染病、地方病和重大公共卫生突发事件在基层得到有效控制；率先在全国实施了为期 3 年的健康宁夏全民行动，以自治区为单位初步建立了农村基层远程会诊系统；基本医疗服务 80% 以上的农村居民门诊首诊在基层，基本实现"小病不出乡村"目标。全区基本建立健全了基层医疗卫生机构功能服务、基本建设、财政补偿、队伍培养、绩效考核等运行新机制，有效创新了"乡村卫生服务一体化管理""先住院、后付费""七免一救助""家庭签约服务"等管理新模式，政府出台了一系列相关政策，提供了强有力的政策保障。全区城乡居民基本实现全民医保，免费享有重大和基本公共卫生服务，"看病难、看病贵、看病不方便"的问题得到有效缓解，城乡居民健康状况有了进一步改善。

2010 年 9 月，自治区卫生厅、编办、发改委、财政厅和人社厅联合印发《宁夏回族自治区加快推进公立医院改革试点工作的意见》（以下简称《意见》），标志着全区公立医院改革试点工作正式启动。《意见》是根据卫生部等五部委联合下发的《关于公立医院改革试点的指导意见》，结合宁夏实际制定的医改重要配套文件，也是推动全区公立医院改革试点工作顺利实施的指导性文件。

2012 年 9 月，自治区人民政府办公厅印发了《宁夏回族自治区关于加快推进县级公立医院综合改革的指导意见》（宁政办发〔2012〕182号，以下简称《指导意见》），明确了全区县级公立医院综合改革的总体要求、工作思路和工作内容。《指导意见》提出，要按照保基本、强基层、建机制的要求，遵循上下联动、内增活力、外加推力的原则，以破除"以药补医"机制为关键环节，以改革补偿机制和落实医院自主经营管理权为切入点，统筹推进管理体制、补偿机制、人事分配、价格机制、医保支付制度、采购机制、监管机制等综合改革，建立起维护公益性、调动积极性、保障可持续的县级医院运行机制；坚持以改革促发展，加强以人才、技术、重点专科为核心的能力建设，统筹县域医疗卫生体系发展，到 2013 年底，力争使县域内就诊率提高到 90%左右，基本实现大病不出县。《指导意见》将破除"以药补医"机制作为县级公立医院改革的关键环节，提出从 2012 年 10 月 1 日起，全面取消全区县级公立医院药品加成费用，作为试点阶段，在新的补偿办法未出台前，先按照补偿范围内的药品加成费用"取消多少，补偿多少"的原则，分别由医疗保险基金和财政资金对医院给予补偿。其中，各统筹地区医疗保险经办机构对自治区基本医疗保险参保缴费人员在县级公立医院住院、门诊治疗时，医院合理使用的医保药品加成费用进行补偿。财政部门对宁夏户籍参保人员在县级公立医院合理使用的非医保药品进行补偿。其中自治区财政和山区（不含银川地区）市、县（区）财政按照 8:2 的分配比例，自治区财政和川区市、县（区）财政按 5:5 的分配比例，按季度补偿县级公立医院药品加成费用。

截至 2014 年底，全区共有乡镇卫生院 245 个，行政村卫生室 2386个，基本实现"一乡一院、一村一室"的规划建设目标，基层卫生计生服务网络进一步健全。全区乡镇卫生院有医务人员 4174 人，在岗乡村医生 4124 人。农村卫生人员中大专以上学历占 47.5%以上，其中，乡镇卫生院本科学历占 22%，村卫生室大中专以上学历村医占 78.61%。注册乡村医师 3265 人，总诊疗人次为 531.5 万人次；全区社区卫生服务机构151所，工作人员2436人，覆盖总人口数达280.5万人，总诊疗人次为663.5万人次；乡镇卫生院、村卫生室、社区服务机构总诊疗人次达到了当年医疗卫生机构总诊疗人次的49.40%，有效解决了群众基本医疗问题，缓解了医院就医压力，节约了医疗费用和医疗资源。

（三）传染病、地方病等得到有效控制，医疗卫生应急救援能力显著提高

新中国成立后，宁夏坚持"预防为主"的卫生工作方针，采取了一系列加强防病治病的有效措施。进入20世纪90年代之后，全区建立了传染病监测系统，在11个市县的4个街道和30个乡镇建立起自治区级监测点，同时还在18家医疗卫生单位建立了性病、艾滋病实验室，形成了监测网络，监测设备、手段和水平大大提高。到2002年，全区建立起了基本覆盖自治区、市、县、乡（社区）、村五级疾病预防控制体系。2004年正式启用传染病网络直报系统，对及时准确掌握传染病疫情，积极控制传染病蔓延十分重要。现已有13个疾病专报系统，法定报告传染病增至39种，直报率达到95%以上，同时，还在全区开展了法定传染病漏报调查，实行了责任制管理，使传染病疫情报告更加准确、及时、有效。

近些年来，全区传染病疫情形势总体平稳趋缓，平均报告发病率在全国顺位逐年下降，由1978年的全国第五位下降到目前的第十七位。多年来无甲类传染病报告；乙类传染病发病率有了明显下降，2014年较1978年下降了54.77%；重点传染病发病得到了有效控制：病毒性肝炎报告发病连续10年呈下降趋势；细菌性痢疾报告发病率较10年前下降了94.20%；氟砷中毒病区病情基本摸清；流行性出血热发病率长年控制在极低水平。

2003年"非典"疫情发生后，针对宁夏公共卫生体系和应急机制存在的问题和薄弱环节，自治区党委、政府高度重视，积极推进全区卫生

应急体系建设。实现了自治区卫生应急组织管理和指挥体系从无到有、管理职能从分散到集中的转变。卫生应急体系逐步建立，卫生应急各项制度逐步完善，卫生应急能力逐年提升，以"一案三制"建设为重点的卫生应急各项工作取得了质的飞跃，在有效防范、及时应对各类突发公共事件中发挥着越来越重要的作用。

（四）卫生计生机构和队伍建设成效显著，多层次医疗保障及计划生育生殖健康服务惠民利民

1. 卫生计生机构和队伍建设成效显著

随着改革的深入发展，宁夏不断采取多种形式，加快人才培养，促使宁夏卫生事业迅速发展。宁夏医学院扩大招生，和有关单位进行各种形式办学，以及各级卫生部门举办进修班、培训班，开展经常性的学术交流活动，选派人员到自治区外进修，到国外和港澳台地区进行考察、进修，同时制定了吸引高层次人才的优惠政策措施，在国内和国外招聘人才。截至 2014 年底，全区卫生人员总量已达 507758 人，其中卫生计生技术人员 39867 名，执业（助理）医师 15063 人，注册护师、护士 15097 人。全区每千人口拥有卫生计生技术人员 5.71 名，执业（助理）医师 2.18 名，注册护师、护士 2.14 名，专业公共卫生机构人员 0.68 名，略高于全国平均水平，4 项指标均达到国家规划确定的中期目标。全区在职卫生技术人员中，有享受国务院和自治区政府特殊津贴的专家 50 名，获得国家卫生计生委有突出贡献中青年专家 8 名，塞上英才 7 名。研究生学历占 2.5%，本科学历占 29.4%；高级职称占 12.3%，中级职称占 18.0%。35~54 岁人员占 52.8%。卫生计生技术人员占 85.1%。基层卫生计生人员中大专以上学历占 47.5%以上，其中乡镇卫生院本科学历占 22%、村卫生室大中专以上学历村医占 78.61%。医疗机构和卫生队伍不断壮大，医疗卫生技术水平显著提高，医疗卫生服务质量明显改善，群众的健康水平不断提高，人均期望寿命由新中国成立前的 35 岁增长至

75 岁，已达到或接近全国平均水平。

2. 多层次医疗保障及计划生育生殖健康服务惠民利民

20 世纪 80 年代中后期，由于实行市场经济体制，多种客观因素致使医疗费用大幅上涨，原来的标准已不能满足实际支付需求，各地逐步实行公费（劳保）医疗费用由"国家、单位、个人三方合理分担"的办法，取消了费用由国家全包的实报实销制度。农村合作医疗大多数变为看病收费形式的医疗服务。直到 2000 年自治区政府印发《城镇职工基本医疗保险制度改革实施方案》，逐步建立起城镇职工基本医疗保险制度。农村经过几年多种形式的医疗改革实践探索，2003 年启动了新型农村合作医疗试点工作。到 2008 年底，自治区 22 个县（市、区）全部实行了农村新型合作医疗制度，共有 358.46 万农民参加了合作医疗，参合率达到 92%，人均筹资水平由 50 元提高到 100 元，报销起付线由 150 元左右降低为 75 元左右，封顶线由 1 万元提高到 2 万元，新型农村合作医疗资金的使用率达到 85%。自治区政府还制定了《宁夏农村特困户和特重大疾病医疗救助办法（试行)》，由民政、残联等部门为农村特困人口缴纳 20 元/人参合费，确保贫困人口参合率达 100%，对重特大疾病患者医疗费在新农合报销后由民政部门再给予救助，每人每年最高救助限额为 5 万元。在城市，自治区制定了社区卫生服务诊疗手册、诊疗项目、价格及基本用药目录等，将社区卫生服务平台与城市居民医疗保险有机衔接，促进城镇居民基本医疗保险制度的不断完善和发展，同时将儿童保健、孕产妇保健、家庭健康管理等内容纳入救助范围。探索建立了城市贫困人群医疗救助制度，激励了城乡居民的医疗需求，改变了"小病拖，大病抗"的状况，有力地维护了广大群众的身心健康。多层医疗保障体系的建立，充分体现了医疗卫生事业的公益性，体现了"人民群众至上"的执政理念，让人民群众共享改革成果，促进社会和谐发展。

（五）中医药事业在继承中快速发展

祖国传统医药源远流长，在防病治病中发挥了独特的重要作用。多年来，广大中医药工作者认真贯彻党的中医药方针政策和《中华人民共和国中医药条例》《宁夏回族自治区发展中医条例》，坚持"中西医并重"的方针，充分发挥中医药特色和优势，大力建设中医药服务体系。截至 2014 年底，全区共有政府举办的非营利性中医医疗机构 18 所（三级中医医院 4 所、二级中医院 14 所），营利性中医医疗机构 5 所（含回族医疗机构 1 所），中医药科研机构 1 所，县级以上综合医院设有中医科，民营中医诊所 164 所，各级医疗机构中设有中医、中西医结合病床 3841 张，占宁夏医院床位数的 14%。中医类别执业医师占全区执业医师总数的 12.28%。中医药服务设施明显改善，服务能力明显增强，各级中医医疗机构接诊病人约占全区医疗机构门诊人次的 30%，收治住院病人达 10.9 万余人次。中医专科（专病）建设成效显著，已建成国家临床重点专科 5 个，"十五""十一五""十二五"重点专科 18 个，重点学科 13 个，国家农村医疗机构中医特色专科 18 个，针灸理疗康复专科 11 个，自治区优势重点专科 18 个，自治区第一、二批中医重点专科 27 个。国家重点专科、特色专科和自治区重点专科年服务量占医院总服务量的比例已达 15%。

2014 年，全区已建立以中医医院为龙头，综合医院、乡镇卫生院和社区卫生服务中心为枢纽，以村卫生室、社区卫生服务站和中医诊所、中医坐堂医为基础，层次清晰、功能明确、分工合理的覆盖城乡的中医药服务体系。中医药教育体系基本健全，人才队伍不断壮大，结构更加优化。中医药科技研发体系基本建立，中医药自主创新明显增强，中药产业初具规模，中医药特色诊疗技术得到推广和应用，中医药服务在卫生服务总量的比重在 2008 年的基础上又提高了 10 百分点。宁夏中医药事业在继承中快速向前发展，为维护人民群众生命健康做出了积极贡献。

（六）人口过快增长得到有效控制，人口素质明显提高

虽然宁夏实行计划生育比全国大部分地区晚，但是自全面实行计划

生育以来，在自治区党委、政府的高度重视和正确领导下，坚持一手抓经济建设，一手抓控制人口过快增长，不断完善计划生育政策，强化人口和计划生育目标管理责任制，不断创新工作机制和调整工作思路，努力探索民族地区计划生育利益导向机制，创造性地在全区实施计划生育"少生快富"工程，积极开展生殖健康宣传教育服务。全区人口和计划生育工作在改革中加快发展，在创新中实现跨越，为解决少数民族地区人口问题创造了许多宝贵的经验并取得了显著的成绩。

自实行计划生育以来，全区累计少生人口150多万人，有效地控制了人口过快增长，缓解了人口对资源、环境的压力，促进了经济发展、社会进步和民族团结。人口再生产类型基本实现了由传统的"高出生，低死亡，高增长"向"低出生，低死亡，低增长"的历史性转变。人口与计划生育事业全面发展，为全区人民生活总体迈向小康水平做出了突出贡献。

同时，随着经济社会的稳步发展，全区人民生活水平、医疗保健水平和人们的健康水平不断提高，人口死亡率不断下降，平均预期寿命不断延长，全区受教育人数、受教育人口比重和受教育年限等指标也逐年提升，人口素质得到了明显提高。

（七）妇女儿童健康状况大为改善，妇幼卫生工作水平明显提升

党和政府历来十分重视妇幼卫生工作。党的十一届三中全会之后，妇幼卫生工作有了新发展，各地卫生部门调整和整顿新法接生组织和人员，重新培训接生员，充实配备接生用具，到1985年全区新法接生率达87.87%（川区98%、山区76.24%）。1993年，自治区政府制定了《九十年代宁夏回族自治区儿童发展纲要》，川区普遍开展了孕产期保健管理，实行母子"一条龙"管理，山区也实行了简易孕产妇保健卡管理制度。全区还开展了育龄妇女破伤风内毒素免疫和产后出血防治，儿童常见病多发病防治，逐步推行了儿童系统保健管理，降低了孕产妇死亡

率、新生儿破伤风死亡率，提高了儿童的健康水平。1995 年《中华人民共和国母婴保健法》颁布。1996 年，自治区政府制定了《宁夏回族自治区母婴保健管理法》，宁夏妇幼卫生保健工作进入了一个新的发展阶段。经济发展相对滞后的宁夏山区，普及新法接生，实行目标责任管理，落实产包配给，对接生员实行新法接生补足政策，新法接生率大幅提高，1999 年全区新法接生率达到 93.29%（山区 87.63%）。2000 年，全区又开始实施《宁夏回族自治区妇女发展纲要》，标志着妇幼卫生工作进入了科学化、法制化管理轨道。自治区加大资金投入力度，建设一批达到爱婴医院标准的卫生院、县级以上医院产科和保健院（所），配备了医疗设备，培训产科、儿科医生，实行了医疗保健机构和人员执业许可制度，妇幼卫生工作水平大幅提高。1978 年以来，全区妇幼卫生工作得到了加强，妇幼健康指标明显改善。全区新法接生率由 1981 年的 65.81% 提高到 2000 年的 95.74%、2014 年的 99.99%，其中，山区新法接生率由 1981 年的 32.75% 提高到 2000 年的 92.31%、2014 年的 99.99%。新生儿破伤风死亡率由 1981 年的 32.75% 下降到 2000 年的 0.19‰，到 2010 年就已经为 0，2014 年以后取消此数据的收集。孕产妇住院分娩率、孕产妇系统管理率分别由 1990 年的 31.48%、48.6% 提高到 2014 年的 99.88%、96.96%。1995 年起，全区普及儿童系统保健管理，3 岁以下儿童系统管理率由 1995 年的 35.23% 提高到 2014 年 94.77%。婚前医学检查率由取消强制婚检的 2004 年 3.7% 提高到 2014 年的 97.03%。孕产妇死亡率、婴儿死亡率分别由 1990 年的 123/10 万，49.2‰ 下降到 2014 年的 14.48/10 万，7.95‰。出生缺陷发生率得到有效控制，从 2007 年的 117.11/万下降至 2014 年的 110.47/万。妇女儿童的健康状况得到大大改善。

（八）打造了"少生快富"工程和穆斯林生殖健康项目民族地区特色品牌

做好新时期、新形势下的人口和计划生育工作，只有牢固树立和全面落实科学发展观，不断更新发展观念，及时调整工作思路，才能有效解决前进中遇到的新情况、新问题。宁夏在这方面大胆创新，勇于开拓，逐渐探索出一条解决少数民族地区人口问题的新路子。

　　宁夏是全国最大的回族聚居区，因常年干旱少雨，土地承载能力差，人口对资源环境的巨大压力制约了经济社会协调发展，尤其南部山区，是全国有名的少数民族贫困地区，经济发展滞后，生产力水平低下，养儿防老的愿望十分强烈。农民群众强烈的生育意愿与现行的生育政策的矛盾、人口过快增长与经济社会发展不相协调的矛盾，使南部山区人口和计划生育工作难上加难。自治区党委、政府结合实际，积极调整过去以处罚为主的工作思路，突出加大利益引导，以奖励为主，率先提出"少生快富"工程。

　　"少生快富"扶贫工程是宁夏人民的一个创造性的举措，被列入《中共中央关于制定国民经济和社会发展第十一个五年规划的建议》中。这项工程从2000年初开始试点，2003年自治区政府列入向全区人民承诺的12件实事之一。2005年，自治区政府颁布了《宁夏回族自治区少生快富扶贫工程实施办法》政府令，标志着宁夏"少生快富"扶贫工程上升到制度化、规范化、法制化轨道。2006年以来，自治区党委、政府从解决项目户实际困难入手，出台了关于《少生快富扶贫工程实施办法》《宁夏回族自治区少生快富工程特殊困难家庭扶助暂行办法》《南部山区计划生育少生快富工程纯女户提前实施奖励扶助制度试点工作的意见》《计划生育少生快富工程项目户"一本通"制度管理职责》和自治区财政厅等九部门《关于"少生快富"扶贫工程项目户给予优先优惠扶持的意见》等一系列政策措施。

　　这项工程的实施，不但推动了宁夏人口和计划生育工作的深入开展，而且还为民族地区控制人口过快增长树立了典型，为全国统筹解决人口问题创造了宝贵经验，对促进民族地区经济、社会发展及民族团结都产生了重大作用。

宁夏还积极打造了穆斯林生殖健康服务项目品牌。宁夏回族自治区有200多万穆斯林人口，占全区总人口的35%以上。全区有清真寺3500余座，注册阿訇5000余名。穆斯林人口占30%以上的市县有12个。由于经济、文化基础薄弱，政府及非政府组织无能力为穆斯林群众提供优质的生殖健康宣传教育服务的条件，70%以上群众得不到有关的宣传品。宁夏计生协在中国计生协的援助下，从1999年开始在原吴忠市利通区、原银川市郊区通贵乡的穆斯林宗教人士中开展生殖健康宣传教育试点。两个点上的宗教人士开始认识到生殖保健的重要性，有50%的宗教人士能在清真寺结合《古兰经》向信教群众宣传生殖健康的相关知识。穆斯林群众对生殖健康认识有了很大的提高，对生殖健康常识的知晓率由试点前的20%达到试点后的60%，吴忠达到80%以上，穆斯林群众的综合避孕率达85%以上。

项目工作的开展引起了联合国人口基金会、国家人口计生委、中国计生协等国际国内有关组织的高度关注。当前，穆斯林生殖健康项目的成功经验已形成宁夏模式走向世界。为了进一步宣传宁夏，服务百姓，相关部门已向自治区人民政府申请将该项目纳入每年政府民生工程中，把宁夏这座"东方的穆斯林之都"，打造成面向世界的穆斯林人口文化交流基地。

（九）人口信息化建设成效显著

人口信息是具有基础性、战略性、公共性的资源。加强人口信息化的建设工作，有效整合并深度利用人口信息资源，是一项十分紧迫的任务，具有十分重要的意义。

"十一五"以来，自治区人口计生委根据国家人口计生委《全国"十一五"人口和计划生育信息化建设纲要》《关于加快推进人口和计划生育信息化建设的指导意见》的精神，结合自治区人口和计划生育的实际情况，积极探索技术和工作创新，加大了信息化建设的力度，提高了人口和计划生育科学决策、社会管理、公共服务水平，促进了人口与经济社会资源环境协调和可持续发展。坚持以人为本，按照为民、便民、利民的要求，把信息化建设融入到人口和计划生育管理服务之中，不断增强为广大育龄群众服务的能力，让广大育龄群众切身感受到人口和计划生育信息化建设带来的各种便利。

国家人口计生委将宁夏纳入全国人口信息化试点省区，在2010年召开的全国人口信息化工作会上，国家人口计生委充分肯定了宁夏依托新农村信息网，用较短时间、较低投入，在全国率先实现区、市、县、乡、村"五级联动，一步到位"的人口信息化建设思路。

在国家人口计生委编发的《人口和计划生育情况》中指出，宁夏成为全国第二个由人口计生部门牵头负责人口基础信息库建设的省级单位，并供各地交流借鉴。中国人口与发展研究中心编发的《中国人口与发展研究通讯（宁夏专辑)》指出，宁夏全员人口宏观管理信息化建设实施意见、实施方案到工作方案已经形成体系，工作力度很大，可为全国其他省、市、自治区的信息化建设提供借鉴。这是中国人口与发展研究中心首次以专辑的形式推广地方工作。

（十）卫生计生对外合作交流和国际合作成果丰硕

改革开放以来，在国家卫生部及自治区党委、政府的情切关怀和坚强领导下，宁夏卫生计生在对外合作交流及国际合作方面成果丰硕，向党和人民交出了一份满意的答卷。

一是出色完成贝宁援外医疗任务。自1978年1月自治区正式向贝宁共和国派遣援外医疗队以来，根据中华人民共和国与贝宁共和国两国政府签订的医疗援助协议书要求，自治区卫生部门先后派遣20批468名优秀医务工作者赴贝宁执行援外医疗任务。共诊治病人约300万人次，收治住院病人18万余人，开展各类手术7.2万余例；医疗队员在当地积极创造条件，先后组织了首列心脏穿通一次性修补、首列开颅术等重大手术，轰动了贝宁。开展了人工晶体移植、肝叶切除术和巨大肿瘤摘除等高难度手术，填补了贝宁医学史上的多项空白，赢得了贝宁政府、当地百姓的肯定和赞誉。先后30人次被贝宁共和国政府授予总统骑士胸章等各种荣誉；3批医疗队集体、7名队员被卫生部分别授予先进援外医疗队集体和个人；第14批援贝宁纳迪丹古医疗队当选为"感动宁夏2006年度人物集体奖"，第17批援贝宁纳迪丹古医疗队队员、妇产科医生邢固芬入选"感动宁夏2012年度候选人物"。

二是积极推行国际合作计划生育结合项目（IP项目）。1983年，有关方经协调确定在中国推行计划生育、妇幼保健、寄生虫防治结合项目（IP项目）。宁夏的IP项目是2001年在同心县实施的。项目主要从开展肠道寄生虫查治工作为开端，在试点县的群众中开展普查普治，然后重点转向中小学生，同时大力开展改善环境卫生，进行改水改厕的宣传和动员。同心县项目实施后农村卫生厕所普及率和自来水覆盖率分别达到了21.7%和29.64%。通过项目实施有效改善了试点乡镇农村环境卫生，保证了项目区群众用水安全，预防了各类疾病的发生。对改变农村落后的医疗卫生、计划生育服务状况，增进群众的健康意识和健康水平起到了积极作用。

三是开展中国中西部生殖健康家庭保健服务能力建设项目。宁夏作为中西部19省之一参与此项目。宁夏的盐池县作为项目县，通过2009年至2012年为期3年的项目实施，县技术服务人员服务流程得到进一步规范；县中老年自我保护、保健意识增强；中老年的健康教育覆盖率上升，服务过的家庭健康保健知识知晓率达80%，进一步提高了计划生育优质服务水平。

四是与联合国人口基金部门在生殖健康领域开展了5个周期的合作项目。宁夏的平罗县、中卫市作为第四周期和第五、六周期项目县区实施此项目。通过项目的实施，推动了各级计划生育工作人员特别是基层干部观念的转变，计划生育管理模式的转变，为群众服务方式的转变，群众价值观念、保健意识的转变，促进了人口和计划生育工作整体水平的提高；推动了人口与计划生育综合改革，建立与社会主义市场经济相适应的新的管理机制，体现了以人为本、优质服务的理念和方式；规范了生殖健康、计划生育服务的规章制度，技术规范的建立和执行，提高了生殖保健、计划生育服务和管理能力，增强了目标人群的自我保健意识，提高了全区整体生殖健康水平。

三、经验启示

（一）党和政府的重视支持与组织领导是卫生和计生事业健康发展的根本保证

改革开放以来，自治区各级党委和政府始终把发展卫生和计生事业作为一件大事来抓，结合宁夏实际，制定完善了规章制度和政策措施。各级政府领导兼任爱国卫生运动委员会、地方病防治领导小组等组织的负责人。党政领导经常深入基层指导卫生计生工作，推进了卫生计生事业发展。各级政府还把发展卫生计生事业列入本地经济社会发展的总体规划和改革开放的总体布局之中，把发展卫生计生事业作为经济社会协调发展的重要内容，作为解决重大民生问题的重要行动，不断加大对卫生计生事业的投入。从1997年7月起，自治区党委政府先后制定《自治区党委自治区政府关于贯彻〈中共中央国务院关于卫生改革与发展的决定〉的实施意见》《关于进一步加强农村卫生工作的意见》《关于加强乡镇卫生院工作的意见》等一系列政策措施，对加快卫生改革与发展起到了重要作用；使农村卫生、公共卫生、基本医疗服务等方面的改革取得了很大发展，特别是在农村率先实行两条线管理，在对村医的补贴政策和药品价格"三统一"等方面进行了有益的探索，取得了明显的成效；使广大群众享有基本的医疗服务，充分体现了党和政府以人为本、执政为民、惠泽于民的执政理念，充分体现了党和政府对广大群众的关怀。这充分证明党的领导和重视是宁夏卫生和计生事业发展的根本保证。

（二）坚持公益性是卫生和计生事业发展的重要原则

进入 20 世纪 80 年代，宁夏农村普遍实行生产责任制，合作医疗出现集体筹资困难的局面，农村中因病致贫，因贫致病的问题不断呈现，影响了农村的建设与发展。由于宁夏经济发展相对落后，支持卫生和计生事业发展的财力严重不足。城镇中的公费医疗、劳保医疗走向职工的医疗费用由国家、集体、个人分担。针对群众中出现了医疗费用较高的情况，国务院先后下发了《关于发展和完善农村合作医疗若干意见》和《关于建立城镇职工基本医疗保险制度的决定》，从而推动城镇职工基本医疗保险制度和农村合作医疗制度的改革，逐步解决群众看病难、看病贵问题。2003 年以来，党中央、国务院高度重视民生问题，把解决卫生发展，解决广大人民群众就医问题作为国家改革建设中的重大问题加以解决，着力推动卫生体制改革。改革开放以来医疗卫生事业发展的实践已经证明，只有坚持医疗卫生和计生事业的公益性原则，把维护人民群众的健康权益摆在十分重要的位置，才能实现保护劳动力、促进经济社会全面发展的目标，卫生和计生事业才能在国家经济社会共同发展中快速发展。

（三）强化基层基础建设是卫生和计生事业发展的重要基石

基层卫生工作一直是计生工作一个突出的薄弱点，自治区及各地市县把搞好基层卫生工作放在重要位置上，形成了以村（社区）卫生为基础，乡镇卫生院和中心卫生院为枢纽，县（区）医疗卫生单位为中心的三级医疗卫生保健网。从 20 世纪 80 年代起，每年都投入专项资金建设乡卫生院、村医疗站，增加医疗设备，努力改善服务环境，强化乡村医生的培训，努力提高乡村卫生队伍的整体水平，建立了县、乡、村三级卫生服务网，把乡村卫生队伍建设作为农村卫生工作发展的一大支柱。各级政府把卫生扶贫纳入政府的扶贫计划，努力解决贫困人口缺医少药的困难，还千方百计地挤出资金加大卫生基础投入。特别是党的十七大以来，自治区在地方财政十分紧张的情况下，将乡镇卫生院和社区卫生服务机构确定为全额事业单位，保证卫生人员工资，稳定了基层医疗卫生队伍，激发了他们的工作积极性。完善和提升基层医疗卫生机构预防、保健、医疗、康复、健康教育和计划生育指导"六位一体"服务功能，大力推进爱国卫生工作，有效地预防传染病的发生和蔓延，满足了群众健康需求，促进了新农村和基层社区建设，维护了社会和谐发展。

（四）坚持改革创新是卫生和计生事业发展的强大动力

改革开放三十多年来，自治区党委、政府出台了一系列改革措施，强化宏观管理，依法监督管理，探索完善卫生和计生事业投入补偿机制，多渠道筹集社会资金，多元化办医疗，促进了卫生和计生事业的建设和发展。在各级党委和政府的支持下，卫生部门解放思想、开拓创新、科学发展、深化卫生体系改革，卫生和计生事业发展逐步走向法制管理的轨道。三十多年来，一是深化改革、开拓创新，着力解决制约卫生和计生事业发展的体制机制中存在的突出问题。发挥卫生发展规划对卫生资源的配置作用，提高卫生资源利用率。完善卫生单位内部管理运行机制，实行管理人员、专业技术人员职务聘任制和目标管理，医疗机构分级核算管理，建立医院经营服务机制，扩大服务功能。二是改革医疗卫生服务价格体系，不断满足不同群众的医疗需求和服务。着力建立多层次医疗保障体系，逐步实现基本医疗保障全覆盖，利民惠民。排除各种干扰，坚定地探索创新建立药品招标"三统一"制度，把药械费用降下来，让百姓得到实惠。三是加强卫生法规建设，逐步完善法律法规体系。坚持政事分开，加大立法和执法力度，加强监督体系建设，保证人民群众的食品安全和用药安全。四是基层医疗卫生机构综合改革稳步向前推进，健康教育、人事分配制度改革、支付制度创新方面呈现出许多亮点。乡镇卫生院药品统一招标、统一采购、统一配送和实行零差率销售起步早，成效显著。五是医保体系建设覆盖面不断扩大，报销比例大幅上升。随着国家基本药物制度在基层顺利推进，药品价格大幅下降，这"一升一降"让老百姓得到了最大实惠，宁夏医改工作深得民心。实践证明，坚持改革创新是加快宁夏卫生和计生事业发展的强大动力。

（五）加快人才培养是卫生和计生事业发展的有力支撑

改革开放之初，宁夏卫生技术人员少，业务水平低，远远不能适应防病治病工作的需要。改革开放以来，宁夏实施了人才培养战略，制订人才中长期培养规划，使全区卫生人才队伍发生历史性的改变。特别是党的十六大之后，自治区财政逐年增加对卫生事业的投入，国家卫生部、国家发改委，通过国债项目大力支持宁夏卫生发展，实施"1311"卫生学科带头人培训计划，培养高层次人才队伍，培养中青年骨干队伍和基层卫生专业队伍，培养出了一批享受国务院特殊津贴、自治区政府特殊津贴的有突出贡献的中青年专家，使宁夏卫生计生发展步入了快车道，彻底改变了以往机构设施不健全、人才队伍匮乏的落后状况。卫生计生人员结构进一步优化，进而促进了卫生计生人才队伍的可持续发展，而一大批人才的茁壮成长，又为改变宁夏医疗卫生技术的落后面貌，促进宁夏卫生和计生事业快速发展提供了重要的智力支撑。

（六）政府主导和多渠道筹集资金是卫生和计生事业发展的物质保障

宁夏是少数民族聚集的经济欠发达地区，卫生和计生事业发展受到资金缺乏的制约。国家为推进卫生单位的正常运行和发展，每年都要拨付卫生事业费和基本建设费用，但是国家拨付的资金仍无法满足宁夏卫生和计生事业进一步发展的需求。为了解决这个问题，特别是改革开放以来，各级卫生部门在政府的支持下，积极采取多种办法筹集资金，包括加大力度增强医疗卫生单位自我发展能力，争取政府部门专项拨款，银行贷款，社会捐款，吸纳社会力量投资，对外合作引入资金等方式，筹集了大量资金，确保了宁夏卫生和计生事业的发展。但是，要建设覆盖城乡居民的基本医疗卫生制度，逐步解决人民群众看病就医问题，逐步解决城乡卫生资源均衡化配置问题，完善公共卫生医疗服务、医疗保障、药品供应保障和基层医疗卫生服务体系建设，健全卫生服务长效机制，都需要大量的财力、人力，必须坚持从我国的基本国情实际出发，建立卫生和计生事业发展筹资机制，开源节流，提高资金使用效率，依靠多元投资渠道，才会为宁夏卫生和计生事业发展提供较充裕的物质保障。

（七）坚持统筹解决、分类指导、综合治理是做好民族地区人口和计生工作的坚实基础

坚持科学发展、完善政策、分类指导、综合治理和统筹解决人口问题，是推动人口和计生改革发展的基本原则和指导思想。人口和计生工作是一项具有长期性、艰巨性、复杂性的社会系统工程，涉及经济、社会、资源、环境等各个方面，必须始终坚持统筹协调，调动方方面面的力量，各负其责、齐抓共管，采取政策、法律、宣传、教育、经济、行政等多种措施统筹解决、综合治理。必须根据不同时期的人口变动情况，及时调整人口计划，在对各地工作的指导和要求上，有所区别，有所侧重，对山川两地不同类型的人口与计划生育工作，提出不同的目标和要求。宁夏结合少数民族地区的实际，制定并执行符合民族地区实际、照顾少数民族特点的城乡有别、民族有别、山川有别的"一、二、三"生育政策，并保持政策的稳定性和连续性，做到既控制人口的过快增长，又保持少数民族人口的适度规模，同时，还注重了在不同地区发现和培养工作典型，大力宣传典型的先进经验，充分发挥典型的示范带动作用，为人口和计生事业奠定广泛的群众基础。宁夏结合少数民族地区的具体区情，于2000年创造性地提出了"少生快富"工程，并在宁

夏部分地区进行试点。2005年，自治区政府颁布了《宁夏回族自治区少生快富扶贫工程实施办法》。实践证明，只有注重统筹解决、分类指导、依靠综合治理，打造人口计生工作合力，才能有效抑制西部地区尤其是民族地区的人口过快增长势头，才能不断创新贫困地区人口计生工作的新机制、新模式，解决人口和计生工作的难点和重点问题，开创人口计生的新局面。

"少生快富"工程积极调整了过去以处罚为主的工作思路，提出了加大利益引导，以奖励为主的工作思路，从"惩罚多生"到"奖励少生"，从"管理一代人"到"服务三代人"。它充分体现了国家对广大育龄群众的真心关怀，进一步明确了"国策惠及国民"的思路。2005年10月，党的十六届五中全会通过的《中共中央关于制定国民经济和社会发展第十一个五年规划的建议》中，正式将"少生快富"扶贫工程纳入到国家发展规划中。"少生快富"扶贫工程，不但推动了宁夏人口和计生工作的深入开展，而且还为民族地区控制人口过快增长树立了典型，为全国统筹解决人口问题创造了宝贵经验。

宁夏还针对由于经济、文化基础薄弱，政府及非政府组织没有能力为穆斯林群众提供优质的生殖健康宣传教育服务的条件，70%以上群众得不到有关的宣传品的实际状况，打造了穆斯林生殖健康服务项目品牌。通过开展项目工作，不仅使穆斯林群众提高了对生殖健康的认识，还对转变群众的婚育观念，改善党群、干群关系，促进民族团结和全区人口与计生工作的顺利开展以及为全面建设小康社会，构建和谐社会主义社会和宁夏经济社会跨越式发展做出了积极贡献。

四、对策建议

改革开放以来，宁夏卫生计生工作在取得显著成绩的同时，也存在着不容忽视的问题和短板：一是统筹推进医改的系统性、整体性、协同性不够，二是卫生资源配置不合理，三是卫生计生基层基础依然薄弱，四是社会办医不足，五是卫生计生人才培养有待加强，六是计划生育服务能力有待提升。

党的十八届五中全会通过的《中共中央关于制定国民经济和社会发展第十三个五年规划的建议》，为全面深化卫生计生改革发展指明了方向，规划绘制了宏伟蓝图。自治区党委十一届七次全会讨论通过的《中共宁夏回族自治区委员会关于制定国民经济和社会发展第十三个五年规划的建议》，把深化医药卫生体制改革，完善医疗卫生服务体系，提高公共卫生服务均等化水平，作为宁夏"十三五"期间卫生计生改革与发展的主攻方向。全区卫生和计生事业要按照"四个全面"的战略布局，紧紧围绕"四个宁夏"的建设目标，坚持创新、协调、绿色、开放、共享五大发展理念，推进"健康宁夏"建设，让群众身心健康程度与小康社会水平相协调相适应，以全民健康助力全面小康。

（一）深入推进医药卫生体制改革，完善医疗卫生服务体系

一是继续深化医药卫生体制改革。坚持"保基本，强基层，建机制"的基本原则，统筹推进公共卫生、医疗服务、医疗保障、药品供应、监管体制综合改革，完成医药卫生管理、运行、投入、价格政策，增强改革的整体性、系统性和协同性，调整理顺医疗服务价格，破除"以药养医"机制，实现医疗、医药、医保联动，推进医药分开、分级诊疗。提高药品质量，确保用药安全。二是深化基层医疗卫生机构运行机制改革。全面提升乡镇卫生服务能力，实行乡村卫生人员与服务一体化管理，逐步提高基层卫生人员待遇，稳定农村基层卫生队伍。优化医疗卫生结构布局，健全上下联动、衔接互补的医疗服务体系，促进医疗资源向基层、农村流动。建立乡村医生准入与退出机制，推动村医职业化，进一步加强医疗卫生服务"网底"，实现标准化村卫生室和城市社区卫生服务中心（站）全覆盖。发挥政府在社区卫生服务体系建设中的主导作用，保障服

务机构基础设施和人员配置，改革管理体制和从事分配机制，建立社区医生和居民契约服务关系。三是鼓励社会办医，优先支持举办非营利性医疗机构。积极支持社会资本举办非营利性医疗机构，将社会办医纳入卫生事业发展规划，对社会办医机构在科研立项、重点专科建设、职称评审等方面与公立医院同等对待。鼓励社会资本多种形式参与公立医院改制，重点支持专科专病医疗机构建设，开放二级以上医院高级职称医师在全区基层和民营医疗机构多地点执业。四是稳步推进公立医院改革。全面深化公立医院综合改革，深化医保支付制度改革，强化医保基金收支预算，实现区内异地就医费用直接结算。不断增加政府投入，体现政府责任，完善县级公立医院取消药品加成补偿政策，提高体现技术劳务价值的医疗服务价格，使医疗服务收入增加足以弥补全部药品收益，实现医药分开，建立科学补偿机制。推进县级公立医院标准化建设，发展宁夏医科大学总医院等三大医疗集团，扩大优质医疗资源供给。巩固完善药品供应保障体系，减轻群众医药费用负担，努力解决人民群众"看病贵""看病难"问题。五是改革支付制度。改革医保支付方式，推行以按病种付费为主，按人头、服务单元、总额预付等复合型付费方式，有效控制医疗费用不合理增长。完善城乡居民医保政策和经办管理，鼓励发展补充医疗保险和商业保险。推广乡村一体化门诊包干预付制，在总结试点基础上推广县级医院住院包干预算制，开展以总额预算与按病种、人头付费等方式相结合的综合付费方式改革。六是加快健全重特大医疗保险和救助制度。进一步完善城乡居民大病保险制度，完善疾病应急救助制度，稳步提高儿童先天性心脏病、白血病等重特大疾病的医疗保障范围和水平。加强传染病、慢性病、地方病等重大疾病综合防治和职业病危害防治。七是完善中医药、回医药事业发展政策和机制，优先发展回医药。深化中医、回医医疗服务体系建设，完善人才培养机制，支持中医药、回医药产业发展，提升基层中医药、回医药服务能力，推进中医、回医医院参与公立医院改革。加强中医、回医临床研究和科研机构建设，加强中医药、回医药人才培养。推广中医药、回医药标准和适宜技术，实施中药标准化行动计划，开展中药资源普查。积极发展中医药、回医药养生保健、健康旅游等特色服务。保护和促进民族医药发展。八是强化监管职能。推动应用医疗价格监管和医院综合管理软件，不断完善医疗卫生机构工作流程，强化医疗行为监管措施，促进临床路径管理和单病种限价管理，控制医疗费用不合理增长。进一步规范、公开审批事项和审批程序，严控审批时限，下放审批权限，把专科医院设置审批权下放至市级卫生行政部门，及时发布医疗机构设置和规划布局调整信息，优化卫生资源合理配置，建立公开、透明、平等、规范的卫生机构准入制度。

（二）坚持计划生育基本国策，促进人口均衡发展

认真贯彻《中共中央、国务院关于实施全面两孩政策改革完善计划生育服务管理的决定》、全国计划生育工作会议精神，坚持计划生育基本国策，依法实施好全面两孩政策，促进人口均衡发展。一是稳妥实施全面两孩政策。加快推进自治区人口与计划生育条例的修订。做好全面两孩政策实施前后的相关政策衔接工作，维护群众合法权益。二是改革完善计划生育服务管理。实行生育登记服务制度，两孩生育不再审批。推进出生医学证明信息联通和流动人口婚育信息网络异地查询。坚持计划生育目标管理责任制。做好流动人口服务管理。三是提升妇幼健康服务能力。推进妇幼健康优质服务示范工程，加强妇幼健康服务体系建设。开展出生缺陷综合防治，提高孕产妇与新生儿危急重症救治能力，建立转诊绿色通道，确保母婴安全。四是大力推进计划生育家庭发展。对全面两孩政策调整前的独生子女和农村计划生育双女家庭，继续实行现行各项奖励扶助政策；政策调整后只生育一个子女的，不再实行各项优惠。进一步完善奖励扶助、特别扶助、少生快富制度，加大对独生子女伤残死亡家庭的关怀帮助力度。推动医疗卫生与养老服务相结合，开

展创建幸福家庭活动。做好综合治理出生人口性别比工作，深入开展关爱女孩行动，促进社会性别平等。

（三）提高公共卫生服务均等化水平，完善卫生应急体系

加强基本公共卫生服务领域的法律法规建设，制定系统的《公共卫生法》，以法治切实保障人们享有基本公共卫生服务的权利和政府在基本公共卫生服务上的投入。首先，在合理划分中央政府与地方政府的事权和支出责任的大框架之下，根据卫生公共产品效用外溢范围的大小来进一步明确界定各级政府在基本公共卫生服务供给中的事权和支出责任，促进事权与财力的匹配。对于民众最迫切需要且外部性比较明显的基本公共卫生服务，应彻底改变以基层财政为主安排公共卫生支出的制度设计，加大转移支付力度，增加中央和省级政府的支出比重，将支出重心上移。其次，应进一步加强基层公共卫生队伍建设和基本公共卫生服务标准化建设，提升基层专业卫生人员待遇水平，业务和专业水平，以吸引、充实和稳定基层卫生服务队伍。在提高公共卫生服务均等化水平的同时，要不断完善卫生应急体系，积极构筑卫生应急协作机制，进一步完善多部门协调配合、共同应对突发公共卫生事件的联防工作机制。不断健全完善卫生应急管理体制、预案等，逐步形成"统一指挥，反应灵敏，协调有序，运转高效"的卫生应急工作机制，切实增强对突发公共卫生事件的应急处置能力。

（四）完善药品价格形成机制，根治以药养医问题

多年医改的实践表明，以药养医的根本原因是医疗服务价格被低估。因此，卫生改革发展不能独立于社会经济体制之外，而只能与之兼容、互补和匹配，其根本出路是提高医疗服务价格，使医疗服务收入增加部分足以弥补医院全部药品收益，真正废除以药养医，实现医药分开，让医生多点执业，培育竞争充分的医生人力资源市场，推进公立医院综合改革，鼓励社会开办具有宁夏特色的可为全国提供借鉴和经验的

医疗服务模式。

要建立价格谈判机制，通过组建包括医疗服务方、药品生产方、医保机构、专家、消费者等在内的各利益相关方面构成的医药定价委员会，进行协商谈判。各类专业公共卫生机构和社区卫生服务机构、农村卫生室与大型综合医院，以及各类疾病防治、治疗、康复和护理机构之间要建立起有机协作关系。通过充分利用信息化手段建立协作网络，为民众提供从预防到治疗、康复和长期护理的全程医疗保健服务，减少医疗服务市场中供需双方的搜索成本，适度解决信息不对称问题，降低个人和社会的医疗支出，改进医疗服务质量，减少医患之间的潜在冲突。

（五）加强卫生和计生基础建设，提高卫生和计生服务水平

要不断加大和巩固对卫生和计生基础建设的投入力度。坚持以农村为重点的卫生工作方针，加大农村卫生机构基础设施建设和设备购置，推进村卫生室的标准化建设。通过积极争取中央、自治区专项资金，逐步完成对各类计划生育服务机构的新建、改扩建。继续构建以社区卫生服务站为基础、社区卫生服务中心为枢纽、综合大医院为指导的新型城市社区卫生服务体系。进一步健全"一乡一院，一村一室"的规划建设目标，基层卫生和计生服务网络，有效解决群众基本医疗问题和就医压力，最大限度减轻群众负担。

卫生和计生事业归根到底是人民的事业，广大人民群众是卫生和计生的践行者，提高医疗卫生，计划生育管理和服务水平，就是要以维护好、实现好、发展好最广大人民群众的根本利益为出发点和落脚点。要把优质服务的意识贯彻始终，把"以人为本"的精神渗透到每一个工作环节之中；要把卫生和计生工作与发展经济、帮助群众勤劳致富奔小康、建设文明幸福家庭相结合，千方百计为人民群众谋福祉。

（六）提高卫生和计生人员素质，满足人民群众需求

干事靠人，成事靠素质。建立一支过硬的人才队伍是做好卫生和计

生工作，特别是推进优质服务的基础和关键。为适应新形势、新任务，卫生和计生人才队伍建设也要适时实现新转型，要按照职业化、专业化、规范化、标准化建设的新要求来打造团队。一方面，要以群众需求为重点，加快队伍职业化建设；另一方面，要以提高卫生和计生业务人员的综合服务能力为重点，优化队伍结构。一是要通过向社会公开招聘或鼓励在职人员自学自考、业务进修取得学历及专业资格证书等方式，配齐配强县乡两级必需的各类卫生和计生专业技术人才；二是要通过政校合作的方式送出去学，通过在线教育的方式自己学，建立实训基地的方式轮流训等形式，促进专业人员实际能力的提高；三是要通过推进卫生计生干部人事制度改革，适当提高技术型、群众工作型人员的比例，优化卫生和计生队伍人员结构。

（七）加强信息化建设，提高卫生和计生管理科学化水平

近年来，宁夏以全员人口信息库建设为抓手，先后建成了自治区人口数据中心、全员人口信息系统、全区全员人口信息库。通过整合资源，在全国率先实现了区、市、县、乡、村的"五级联动，一步到位"。今后要在此基础上深度开发利用全员人口信息系统，依托村（居）工作网络和队伍，规范信息采集制度和流程，不断提高数据库信息采集完整率、准确率和及时率。精简基层台账、报表，实现人口信息电子化管理。建立健全出生人口监测和预警机制，加快实现县乡级孕产期保健、住院分娩、出生医学证明、儿童预防接种等个案登记信息交换与共享，建立婚姻、户籍、社保、教育、流动迁移等人口基础信息的跨部门交换机制，坚持和完善办事采集、服务采集等方式，核实出生人口信息，提高数据质量，科学监测和评估人口发展状况，及时发布人口信息，为实施科学决策，进一步开展人口综合服务，提供强大有力的信息支撑。

专　题　篇

宁夏公共卫生的改革与发展

宁夏公共卫生服务工作，在自治区党委、政府的坚强领导下，在以人人享有卫生保健为核心的全球卫生策略指引下，紧紧围绕"以农村为重点，预防为主，中西医并重，依靠科技与教育，动员全社会参与，为人民健康服务，为社会主义现代化建设服务"的卫生工作方针，以疾病监测、健康教育和行为干预为技术手段，坚持政府主导、部门配合、全社会参与的组织原则，注重资源配置、能力建设和规范化管理，依托重大公共卫生项目，全面提升服务能力，切实抓好高发传染病预防控制，不断增强卫生应急工作时效性，逐步扩大妇幼卫生工作受益面，公共卫生策略和措施在实际工作中不断得到完善和加强，切实降低了传染病、地方病等疾病对广大人民群众的危害，提高了全区妇女儿童健康水平，为促进经济和社会发展做出了突出贡献。

一、改革发展历程

改革开放以来，宁夏的公共卫生服务体系建设发展可分为四个阶段，分别是全面恢复发展阶段（1978~1985 年）、规范建设阶段（1986~1999 年）、改革调整阶段（2000~2003 年）和快速发展阶段（2003 年以后）。纵观全区公共卫生服务工作的发展历程，成绩与问题同在，希望与困惑交织，机遇与挑战并存。

（一）恢复发展阶段（1978~1985 年）

党的十一届三中全会以后，经过拨乱反正，落实多项政策并把工作重点转移到社会主义现代化建设上来，公共卫生体系及其工作同社会主义建设事业一样进入了新的历史时期。由于体制改革基本模式的转变，计划经济逐渐向市场经济转变，医疗卫生和健康保障逐渐从国家和政府的职能转变为个人责任，这一时期各级公共卫生机构不断适应市场经济的要求，既要履行公共卫生工作职能，又要兼顾"创收"，谋求发展。

1978 年 9 月，在 1955 年颁布的《传染病管理办法》的基础上又颁布了《中华人民共和国急性传染病管理条例》，加强了卫生防疫体系在预防控制传染病中的责任、地位和作用。其后，卫生部颁布了《全国卫生防疫站工作条例》，下发了《关于加强县卫生防疫站工作的几点意见》等。全区认真贯彻这一系列文件精神，促进了全区卫生防疫体系，特别是其主体机构——卫生防疫站的恢复与发展，不仅在数量上增加，更重要的是工作质量、科学管理、人员素质大大得到了改善与提高，超过了"文化大革命"前的水平。1982 年 1 月，《中华人民共和国食品卫生法（试行）》的出台，使卫生防疫体系从几十年的行政管理开始步入法治管理的轨道，强化了卫生防疫体系的社会职能，并大大提高了卫生防疫机构在社会上的地位和影响。到 1985 年底全区建立各级、各类卫生防疫机构 37 个，人员达到 1400 人，卫生防疫力量得到显著增强。这一时期，在进一步加强传染病、地方病防治的同时，还开展了计划免疫管理，1980 年实现消灭天花的目标。卫生监督工作以食品卫生、公共卫生监督为重点，逐步从传统的行政监督跨越到卫生监督执法，公共卫生管理步入法制化轨道，开始引进秦巴项目等国际合作项目，卫生防疫事业加速发展。

改革开放后，全区各级妇幼保健机构陆续恢复，农村建立了合作医疗站，自上而下重新组建了接生员队伍，培养了一批女"赤脚医生"，分发接生用具，部分合作医疗站还办起了产院，新法接生工作逐步开展起来。其间，全区统一制作并分发了《孕产妇、儿童保健手册》，开展了孕产妇保健管理，有效提高新法接生率、住院分娩率等，保障了妇女儿童健康。

20世纪80年代，随着"家庭联产承包责任制"在农村全面铺开，家庭成为农村的基本生产单位，绝大多数行政村变成"空壳村"，集体经济解体，农村合作医疗失去了依托，农村合作医疗制度迅速瓦解，到1985年，宁夏农村合作医疗制度终结。

（二）规范建设阶段（1986~1999年）

这个阶段是全区公共卫生体系及其工作不断适应社会主义市场经济体制变革，深化改革，不断加强内涵建设，提高科学管理水平，将公共卫生工作纳入法制管理、走向社会的重要时期。

在此期间，全区各级卫生防疫站通过开展卫生防疫站等级评审工作，不断推进科学管理，制订实施各级、各类卫生防疫站技术规范，合理划分科室，明确职责，开展和规范有偿服务；加强县级卫生防疫站基础设施建设，购置各种实验室设施设备，强化卫生防疫站主要领导和骨干的现代管理培训，重视发挥专家作用，使卫生防疫体系的能力得到极大提高，为有效预防控制疾病，加强卫生监督提供了必备条件。

全区建立并完善了计划免疫冷链系统。在卫生部和国际组织（联合国儿基会、世界银行等）的援助下，全区计划免疫通过使用冷库、冷藏车、疫苗运输车、冰箱、冷藏箱等冷链设备得到了不断地更新和补充，有力地保证了计划免疫工作顺利开展。

建立并不断健全传染病监测体系。1987年在世界银行贷款项目的支持下，全区先后建立了麻疹、猩红热、脊髓灰质炎等传染病主动监测系统。此后，根据国家统一安排和自治区防病工作需要，全区传染病监测系统不断健全。为全面了解全区传染病发生和动态变化，进行传染病流行预测、评价防疫措施效果及制订防治策略提供了依据。

控制重大传染病始终是卫生防疫体系的首要任务，实施计划免疫工作以后，相关传染病控制取得了显著的效果。麻疹、百日咳、流脑、痢疾等传染病发病率与最高发病年份相比，都下降了85%以上。全区顺利通过卫生部"三个85%"的考评验收。1991年发生最后一例脊髓灰质炎，2000年如期实现了无脊髓灰质状态。在各级卫生防疫机构的共同努力下，麻疹、甲肝、结核病等局部暴发疫情都得到了有效控制。

运用法律法规，规范管理公共卫生，也是卫生防疫体系这一时期改革发展的特点。除《中华人民共和国食品卫生法（试行）》外，其他诸如《中华人民共和国传染病防治法》《中华人民共和国卫生检疫法》《中华人民共和国职业病防治法》《化妆品卫生监督条例》《公共卫生场所卫生监督条例》等一批覆盖公共卫生各个领域的法律法规，相继出台并付诸实施，全区各级防疫机构认真贯彻法律法规，依法查处和处理了多起食源性中毒事件，职业病和职业中毒事件等，有力促进了有关行业的规范管理，保障了广大群众的健康。

这一时期，孕产妇保健管理工作不断规范，水平逐年提高。1995年，《中华人民共和国母婴保健法》颁布。1996年，自治区人民政府出台了《宁夏回族自治区母婴保健管理办法》，全区妇幼保健步入法制化管理。随着《九十年代中国儿童发展规划纲要》和《中国妇女发展纲要（1995~2000年）》的实施，全区妇幼工作坚持"儿童优先，母亲安全"的准则，不断完善妇幼卫生保健服务体系，进一步健全妇幼卫生有关法律法规和相关机制，加大投入，努力进取，使妇女儿童健康需求得到社会关注，妇女儿童健康状况有了较大改善，妇幼卫生取得全面进步，为新世纪的妇幼卫生发展奠定了良好的基础。

20世纪90年代初开始恢复农村合作医疗制度，但这项工作刚恢复不久，就被农业部为减轻农民负担而强行停止。1990年，全区开始实施农村初级卫生保健（1990~2000年），通过农村初级卫生保健县的创建和达标验收，推动宁夏农村卫生工作发展。1997年1月，中共中央、国务院发布《关于卫生改革与发展的决定》，要求各地"积极稳妥地发展和完善合作医疗制度"。

（三）改革调整阶段（2000~2003年）

2000年2月，国务院体改办、原国家计委等八部委联合下发了《关于城镇医药卫生体制改革的指导意见》，提出"合理划分卫生监督和卫生技术服务的职责"。2001年4月，卫生部办公厅下发了《关于疾病预防控制体制改革的指导意见》，明确了各级疾病预防控制机构的职能与任务，对各地进一步实施疾病预防控制体制改革起到了指导作用。2002年4月，经自治区政府批准，把原自治区、市、县级卫生防疫站的卫生执法、卫生监督职能整体划出，成立自治区、地市、县级卫生监督所，将自治区卫生防疫站、自治区劳动卫生与职业病防治所、自治区地方病防治所的疾病预防控制、公共卫生技术管理和服务职能集中，相应增加了预防、控制慢性非传染性疾病等工作职能，成立自治区、地市、县级疾病预防控制中心。各地按照依法行政、政事分开、综合管理的原则，调整卫生资源配置，开展了疾控、监督机构的调整。

2001年，新一轮的农村初级卫生保健（2001~2010年）工作启动。2002年10月，中共中央、国务院下发了《关于进一步加强农村卫生工作的决定》，要求从2003年起到2010年，中央及省、市、县级人民政府每年新增加的卫生事业经费主要用于发展农村卫生事业，包括卫生监督、疾病控制、妇幼保健、健康教育、农村卫生服务网络建设等。2003年3月，新修订的《农业法》正式施行，规定"国家鼓励、支持农民巩固和发展农村合作医疗和其他医疗保障形式，提高农民健康水平"。2003年起，宁夏选择平罗县、隆德县为新型农村合作医疗试点县，开始探索以政府组织引导、大病统筹为主的农民医疗互助共济制度。

1997~2003年，宁夏城市社区卫生处于探索和启动阶段。到2003年，通过医院延伸举办社区卫生服务站，全区建立了71个城市社区卫生服务站。

2003 年，宁夏在全国率先建立并推行了食品卫生监督量化分级管理制度，使全区食品安全状况持续好转，食品卫生质量显著提高，食物中毒发生率大幅度下降。2003 年 8 月，卫生部在宁夏召开了全国食品卫生监督量化分级管理经验交流会，将宁夏的工作经验向全国推广。与此同时，公共场所量化分级管理、医疗机构计分管理办法在全区推行。同样取得了显著成效。

（四）快速发展阶段（2004~2014 年）

2003 年"非典"疫情之后，自治区党委、政府高度重视疾病预防控制体系的建设，投资 2000 万元用于自治区和五市疾病预防控制中心实验室建设，并将疾病预防控制工作作为保护人民健康、促进社会和谐的重要内容予以加强。近十年来，通过中央转移支付疾病预防控制项目、国际合作项目（联合国儿童基金会项目、欧盟项目、中美合作艾滋病项目、全球基金项目、达米恩项目等），全区各级疾控机构监测、检测设备不断增加，人员工作能力不断提升，疾病预防控制体系建设和疾病预防控制工作能力取得长足进步与发展。

"非典"之后，自治区先后出台了《自治区党委、政府关于进一步加强农村卫生工作的意见》（宁党发〔2005〕38 号）、《自治区人民政府关于加强乡镇卫生院工作的意见》（宁政发〔2005〕90 号），政府办公厅转发了《自治区卫生厅等 4 厅局关于加强村卫生室建设的意见》（宁政办发〔2005〕180 号）和《宁夏回族自治区新型农村合作医疗试点工作的指导意见》（宁政办发〔2005〕212 号）等文件，明确了农村卫生工作的指导思想、具体任务和工作措施，为加快全区农村医疗卫生事业发展提供了政策保障。召开了全区农村卫生工作会议，原卫生部高强部长应邀出席会议并做了重要讲话。自治区陈建国书记、马启智主席在会上做了重要讲话，就进一步贯彻落实自治区相关文件精神，做好全区农村卫生提出了具体要求。乡镇卫生院确定为全额拨款的事业单位，其业务经费和人员工资由各级财政予以保证。自治区财政对南部山区八县（区）及红寺堡开发区的乡镇卫生院人员工资给予30%的补助，川区给予15%的补助，不足部分由各县（市、区）财政解决。此外，还安排100万元用于乡镇卫生院人员培训工作。

乡镇卫生院按照川区不少于60平方米，山区不少于45平方米的标准和诊断室、治疗室、药房三室分开的要求进行建设。自治区财政安排专项资金500万元，通过以奖代补的方式，对山区乡镇范围内未达标的村卫生室建设进行补助，用2年左右的时间完成了全区村卫生室的基础设施建设任务。在设备配备方面，自治区财政安排专项资金1000万元，采取政府集中采购的方式，统一为村卫生室配备血压计、听诊器、药柜、检查床、紫外线消毒灯、医用储槽、消毒器具、外伤处理小器械、出诊箱、桌椅等"十小件"设备。在村医补助方面，自治区财政对南部山区八县（区）及红寺堡开发区、川区移民吊庄和纳入扶贫范围乡镇的村医每人每月补助50元，不足部分由当地财政解决，使乡村医生的补助每月不得低于100元，并随着农民收入的增长而提高。

按照全国新型农村合作医疗工作会议提出的关于加快新型农村合作医疗制度建立步伐，提高参合农民的补助标准的要求，2007年，在原有11个试点县的基础上，将海原、西吉、泾源、同心、惠农、贺兰、红寺堡7县（市、区）纳入新型农村合作医疗试点县。2007年7月，自治区卫生厅积极与民政厅、财政厅配合，制定出台了《宁夏农村特困户和特重大病医疗救助办法》，进一步稳定了农村卫生队伍。农村三级医疗卫生服务网络得到巩固，投入乡镇卫生院的设备和村卫生室"十小件"设备为广大农民群众诊疗疾病发挥了巨大作用。从房屋、设备、人员方面为农村搭建了良好的农村医疗卫生服务平台。

2007年，自治区人民政府印发了《关于进一步加强卫生监督执法体系建设的意见》，对各级卫生监督机构的基础设施建设、政策经费保障等提出了明确的要求。2008 年，全区完成了卫生监督机构改革，成立了 25 家卫生监督机构，其中自治区级 1 家、市级 5 家、县（区）级 19 家（大武口区、利通区、沙坡头区未设立独立卫生监督机构，卫生监督工作由所在市级卫生监督机构代管）。经多方努力，自治区先后累计争取到 4698.7 万元的中西部地区卫生监督机构基础设施建设项目，配备了执法车辆、取证工具、快速检测设备、信息化建设设备等，卫生监督机构执法能力明显提升。

二、主要成就

（一）公共卫生法律法规体系逐步建立

改革开放以来，自治区人大先后颁布了《宁夏回族自治区结核病防治条例》《宁夏回族自治区爱国卫生工作条例》《宁夏回族自治区预防接种管理条例》等一系列地方性法规，自治区政府先后制定下发了《宁夏回族自治区母婴保健管理办法》《关于加强结核病防治、艾滋病防治工作的意见》，出台了《宁夏重点寄生虫病防治规划》《宁夏结核病防治"十一五"规划》《宁夏遏制与防治艾滋病行动计划（2006~2011年)》等重点传染病防治规划，形成了全区公共卫生服务工作政策体系。对规范公共卫生服务工作行为，保护人民群众健康，发挥了重要作用。

（二）公共卫生服务体系日臻完善

经过多年的建设完善，"横向到边，纵向到底"的省、市、县、乡、村五级公共卫生工作服务网络得以巩固提高，并逐步向着标准化、规范化的方向发展。省、市、县三级专业公共卫生机构基础设施建设、能力建设和规范化管理水平不断提高。乡镇卫生院、社区卫生服务中心站和村卫生室能力在近年得到极大的改善和提升，使全区基本公共卫生服务得以有效落实。截至 2014 年底，全区共建成 27 所专业疾病预防控制机构、25 所卫生监督机构、24 所妇幼保健院（所）。技术人员的专业结构趋于合理、知识层次逐步提高，中级以上技术资格人员占到总人数的 70%以上。

按照卫生部、国家发改委办公厅关于《省、地、县级疾病预防控制中心实验室建设指导意见》，经过多年的建设，自治区疾控中心实验室通过了国家实验室计量认证认可，建成三级生物安全实验室 1 个，二级生物安全实验室 5 个，净化实验室 2 个，实验动物室 1 个，鼠疫强毒实验室 1 个。24 所市、县级疾控中心实验室中有 22 所通过了自治区级计量认证。全区共建成国家流感网络实验室 6 个，艾滋病初筛实验室、确认实验室 93 个，脊髓灰质炎实验室 1 个，麻疹网络实验室 5 个，碘缺乏病实验室 25 个。2003~2014 年，自治区卫生厅、疾控中心共举办传染病与突发公共卫生事件网络直报、免疫规划等培训 158 期，累计培训工作人员 1.43 万人次。

建立起以妇幼保健机构为主体，综合医院的妇产科、儿科以及城乡基层医疗卫生机构的妇幼保健门诊为补充的妇幼保健服务网络，妇幼保健情况全部建卡建档，实施宁夏瑞典项目、生殖健康/计划生育项目、新生儿窒息复苏培训项目、降消项目等诸多项目，开展项目培训和监督管理，提高了全区基层卫生人员的技术能力，改善了妇幼保健服务质量。

（三）疾病预防控制工作取得显著进展

一是全区传染病疫情逐年下降。近些年来，全区传染病疫情形势总体平稳趋缓，平均报告发病率在全国顺位逐年下降，由 1978 年的全国第五位下降到目前的第十七位。多年来无甲类传染病报告，乙类传染病发病下降明显，2014 年较 1978 年下降了 54.77%。重点传染病发病得到了有效控制。病毒性肝炎报告发病连续 10 年呈下降趋势。细菌性痢疾报告发病率与十年前相比下降了 94.20%。氟砷中毒病区病情基本摸清。流行性出血热发病率长年控制在极低水平。

二是成功阻击"非典"、甲型 H1N1 流感等。2003 年 4 月 7 日，宁夏发生输入性非典型肺炎病人 1 例。自治区卫生厅积极应对，立即采取隔离治疗措施，并组织对病人及其陪同人员活动范围一公里内的 109 名密切接触者进行医学观察和随访，有效遏制了疫情蔓延。2009 年 4 月，甲型 H1N1 流感在全国大范围肆虐。为防止疫情传入宁夏后造成大范围的流行，自治区卫生厅早期采取了"外防输入，内防扩散"的防控策略，取得了一定的效果。9 月，随着输入病例的出现，适时调整了防控策略，采取及时处置点位上的暴发疫情，有针对性地控制重点人群，同时积极为高危人群接种甲流疫苗的措施。全区累计流行病学调查 5000 余人，处置小范围暴发疫情 22 起，累计为 96 万高危人群接种甲流疫苗，通过一系列综合措施的有效落实，甲流在全区未造成大规模的流行蔓延和危害。为有效控制和降低流行性出血热疫情的发生，采取的主要策略是保护易感人群，主要措施是对高危人群进行预防接种。2005~2007 年，组织在泾源县、隆德县、原州区对 2.6 万人进行了出血热疫苗接种，通过接种疫苗，2007 年至今上述疫区无本土病例报告。

三是碘缺乏病在全区得以消除。由于自然环境和经济条件制约，宁夏一直是碘缺乏病危害的重点地区。"一代脖子粗、二代傻、三代四代断根芽"的民谣是宁南山区因碘缺乏患有地方性甲状腺肿、克汀病百姓生存状态的真实写照。发病高峰期时，宁夏共有地方性甲状腺肿病人 52.3 万例，克汀病病人 1045 例。

2000 年，全区基本实现了以省为单位消除碘缺乏病的阶段目标。2007 年，实现了以省为单位消除碘缺乏病的目标，跨入西北地区先进行列。2011 年，根据全国重点地方病"十一五"防治规划目标要求，自治区以县为单位消除碘缺乏病顺利通过国家考核验收，100% 的县（市、区）达标。随着以县为单位消除目标的实现，全区基本消除了新发地方性甲状腺肿和克汀病病例；合格碘盐食用率由 1995 年的 23.4% 提高到

96.8%；抽样调查显示，重点人群尿碘总体上处于适宜水平；甲状腺肿大率控制在2%左右，低于国家5%的控制要求。以县为单位消除目标的实现，在宁夏地方病防治史上具有重大意义，标志着宁夏碘缺乏病防治工作已进入稳定巩固期。

四是实施扩大预防接种。通过有计划地对目标人群实施预防接种，切实形成牢固的人群免疫屏障，是预防疫苗针对传染病发生、蔓延最直接、最有效的手段。

2003年以来，全区免疫规划工作取得了长足的发展，法制化、规范化进程日益加快。国务院颁布了《疫苗流通和预防接种管理条例》，自治区人大出台了《宁夏回族自治区预防接种管理条例》，自治区政府制定了《宁夏回族自治区预防接种异常反应补偿办法》等。预防接种工作被纳入国家基本公共卫生服务项目，补助经费持续稳定。预防接种单位实行资质认定，数量已达2761家。预防接种人员持证上岗，人数为3801人。各级预防接种单位拥有8种冷链设备7030台（件），疫苗运输保证全程冷链。疫苗针对疾病监测体系不断完善，开通专报监测报告系统6个。免疫规划合作项目方面先后执行中日免疫规划、全球疫苗免疫联盟等合作项目9个。2008年宁夏启动并在全国率先实现了扩大国家免疫规划策略全覆盖，一类免费接种疫苗种类增至13种，接种剂次增至22剂次。截至2010年底，包括新增疫苗在内的所有一类疫苗报告接种率均保持在95%以上。

2005年我国向国际社会承诺：2012年底实现消除麻疹目标。为此，自治区卫生厅先后制订下发了消除麻疹行动计划和具体的实施方案、技术方案，与相关部门建立了合作机制，并分别于2005年、2009年、2010年组织全区开展麻疹疫苗强化免疫3次，累计接种目标儿童235万人。为巩固无脊灰成果，坚持每年开展脊灰疫苗强化免疫或查漏补种工作，共完成全区性强免查漏18轮次，累计接种目标儿童314万人次。

为控制乙肝流行，2009 年自治区利用 1 年的时间，提前 2 年完成了国家医改确定的 3 年乙肝疫苗补种任务，全区累计补种 8~15 岁儿童 41.3 万人，补种 99.95 万剂次。为有效预防乙肝病毒在大学生和高中生人群中的传播，弥补国家医改项目实施后 15 岁以上青少年人群免疫空白，在中国肝炎防治基金会的帮助下，自治区卫生厅积极争取到香港扶轮社和香港择善基金会高中生、大学生乙肝疫苗补种项目。作为医改工作的有益补充，两项工作合并实施，全区累计补种目标人群 12.7 万人，接种 27.25 万剂次。2009 年甲型 H1N1 流感流行，为控制疫情蔓延，全区累计接种甲流疫苗 96 万人，接近全区总人口的 1/6，为阻断甲流的蔓延发挥了巨大作用。2003~2010 年全区累计接种流行性出血热、甲肝、炭疽等应急疫苗 6 万人次，控制了相关疫情的扩散。二类疫苗接种工作逐步规范，全区共接种流感、水痘等疫苗 157 万人次。

通过扎实落实预防接种措施，自治区基本形成了牢固的人群免疫屏障，传染病得到有效控制。自 1983 年起，宁夏已连续 19 年无白喉病例报告；2000 年实现消除脊髓灰质炎目标，并成功维持至今；麻疹报告发病率由 2003 年的 22.25/10 万降至 2010 年的 1.38/10 万；百日咳报告发病率由 1980 年的 28.60/10 万降至 2010 年的 0.21/10 万；流行性脑脊髓膜炎报告发病率由 2003 年的 0.29/10 万降至 2010 年的 0.016/10 万；2007 年起，宁夏无乙脑病例报告；通过采取以接种肝炎疫苗为主的综合防控措施，乙肝报告发病率由 2004 年的 159.47/10 万降至 2010 年的 86.93/10 万。

（四）妇女儿童健康水平明显提高

1978 年以来，全区妇幼卫生工作得到加强，妇幼健康指标明显改善。全区新法接生率由 1981 年的 65.81% 提高到 2000 年的 95.74%、2014 年的 99.99%，其中山区新法接生率由 1981 年的 32.75% 提高到 2000 年的 92.31%、2014 年的 99.99%。新生儿破伤风死亡率由 1981 年的

32.75%下降到 2000 年的 0.19‰，到 2010 年就已经为 0，2014 年以后取消此数据的收集。孕产妇住院分娩率、孕产妇系统管理率分别由 1990 年的 31.48%、48.6%提高到 2014 年的 99.88%、96.96%。1995 年起，全区普及儿童系统保健管理，3 岁以下儿童系统管理率由 1995 年的 35.23%提高到 2014 年 94.77%。婚前医学检查率由取消强制婚检的 2004 年的 3.7%提高到 2014 年的 97.03%。孕产妇死亡率、婴儿死亡率分别由 1990 年的 123/10 万、49.2‰下降到 2014 年的 14.48/10 万、7.95‰；出生缺陷发生率得到有效控制，从 2007 年的 117.11/万下降至 2014 年的 110.47/万。

（五）卫生监督有力到位

全区卫生监督队伍从无到有、由弱变强，逐步形成"全国有亮点、西部敢争先"的发展格局，卫生监督能力明显增强，各项监督职能进一步完善，初步建立了职责明确、行为规范、执法有力、保障到位的监督执法新体系。

一是强化监管，构建卫生安全屏障。各级监督执法机构全力做好生活饮用水及涉水产品、公共场所、学校卫生、职业卫生、放射卫生、医疗和血液安全、传染病防治、消毒产品等监督执法工作，2014 年查处违法违规案件 768 件，罚款 86.27 万元，经常性监督覆盖率达到 98%。在全国率先开展公共场所卫生监督量化分级管理试点工作，2006 年 8 月，卫生部在银川召开了全国公共场所量化分级管理试点地区经验交流会，将宁夏的成功经验在全国进行推广和应用。先后完成了第七届全国少数民族传统体育运动会、中阿博览会及自治区两会等保障任务，实现了重大接待活动卫生安全保障零差错的目标。

二是规范执法，保障人民群众健康。一边抓卫生行政许可，推行政务大厅一站式办公，针对实际情况逐年提高卫生许可门槛，从源头消除卫生安全隐患；一边抓卫生行政执法，切实做到起步早、范围广、力度大、警示强，预防性、经常性卫生监督与联合检查、专项整治行动相结合，形成规范化、常态化依法行政良性循环。对执法文书使用、行政许可、行政处罚、监督队伍管理等开展重点稽查，规范综合监督执法行为。

三是属地管理，健全卫生监督网络。自治区、市卫生监督机构转变作风，调整职能，逐步下移执法重心，逐步下放直接监管单位，在全区2988家基层卫生机构设置监督协管室（站），聘用专兼职协管员3075人，将监督执法延伸到社区和乡村，切实加强农村和社区基层卫生监督网络建设，形成了省、市、县（区）、乡、村五级卫生监督体系，食物中毒、职业中毒、饮水污染、传染病暴发等突发公共卫生事件得到有效遏制。

四是争取项目，逐步提升卫生监督能力。自2003年以来，宁夏争取到中西部地区卫生监督机构基础设施建设项目，争取到的项目资金分别为：2003年79万元、2004年361万元、2005年393.7万元、2006年368万元、2007年33万元、2008年68万元、2009年395万元、2010年592万元、2011年2405万元；为各级卫生监督机构配备执法车辆、取证工具、快速检测设备，开展信息化建设和专项工作，人员培训等。2011年以来，在国家卫生计生委和自治区财政支持下，共投资6990万元，完成22所县级监督机构业务用房建设项目。每年举办各专业监督员培训班，选送省级首席监督员参加国家培训，完成卫生监督紧缺人才和基层复合型人才培训，卫生监督机构执法能力明显提升。

（六）卫生应急保障从无到有

2003年"非典"疫情发生后，针对宁夏公共卫生体系和应急机制存在的问题和薄弱环节，自治区党委、政府高度重视，积极推进全区卫生应急体系建设。2004年，根据《宁夏回族自治区机构编制委员会关于自治区卫生厅增加机构编制的通知》（宁编〔2004〕59号）的精神，原宁夏回族自治区卫生厅设立卫生应急办公室（突发公共卫生事件应急指挥中心），核定编制 3 名，2014 年机构改革后扩充到 4 人。卫生应急办公室的成立实现了全区卫生应急组织管理和指挥体系从无到有、管理职能从分散到集中的转变。卫生应急体系逐步建立，卫生应急各项制度逐步完善，卫生应急能力逐年提升，以"一案三制"建设为重点的卫生应急各项工作取得了质的飞跃，在有效防范、及时应对各类突发公共事件中发挥着越来越重要的作用。

一是卫生应急工作职责明确。组建监测和预警系统，统一指挥和组织协调有关突发公共卫生事件应急处理工作；制订突发公共卫生事件应急预案，组织预案培训和演练，培训公共卫生和医疗救助专业人员，指导各地实施突发公共卫生事件预案，帮助和指导各地应对其他经常性突发事件的伤病救治工作。具体承担着鼠疫、传染性非典型肺炎、人感染高致病性禽流感防控和不明原因肺炎病例监测工作，负责重大活动医疗卫生保障、突发事件医疗救援组织协调工作。

二是卫生应急预案体系不断完善。近几年，按照国家卫生计生委关于卫生应急工作"一案三制"的基本原则，依据国家突发事件总体预案的精神，自治区卫计委编制了包括《宁夏回族自治区突发公共卫生事件应急预案》《宁夏回族自治区突发公共事件医疗卫生救援应急预案》《宁夏回族自治区鼠疫防治应急预案》等 20 个部门单项卫生应急预案，重新修订了《地震灾害应急预案》《洪涝灾害应急预案》《中东呼吸综合征卫生应急预案》等 5 项应急预案。自治区级卫生应急预案体系基本建立。这些预案的建立，明确了各有关部门在突发事件应急处置中的职责和功能，为突发事件应急处置提供了有力的技术支撑。

三是卫生应急工作机制逐步健全。本着"依靠科学，加强合作"的卫生应急工作原则，卫生部门积极与相关部门协作配合，不断健全工作机制，与自治区农牧厅，宁夏出入境检验检疫局，宁夏机场、铁路、交通厅、旅游局等单位建立了多部门参与的联防联控工作机制，与武警宁夏总队建立了卫生应急协作机制，进一步完善了多部门协调配合、共同应对突发公共卫生事件的联防工作机制。随着卫生应急管理体制、预案等不断健全完善，"统一指挥，反应灵敏，协调有序，运转高效"的卫生应急工作机制正逐步形成。

四是应急值守和信息报送进一步规范。自2003年"非典"疫情发生以来，原卫生厅一直实行24小时行政值班制度，设立专门的行政值班室，配置值班电话、传真机、电脑等必需的办公和通信设备，配备电视机和床品等生活配套设施。制定了应急值班制度，执行严格的交接班制度，绝不允许出现断岗、漏岗、脱岗等现象。实行主管领导带班制度，值班员接到突发事件第一时间向值周领导汇报，按照领导要求进行相应处置，并做好信息报送和值班记录。24小时值班制度实行的12年以来，每一名值班员都高度重视应急值守，及时有效报送突发事件应急处置信息，未发生迟报、漏报、缓报现象。

五是重大传染病疫情得到有效控制。近年来，宁夏鼠间鼠疫、禽流感、炭疽等重大传染病疫情时有发生，各级医疗卫生机构凝心聚力、密切配合，积极开展疫情防控，有效控制了各类传染病疫情的进一步扩散和蔓延。2004~2014年，累计处置鼠间鼠疫疫情7起，各级疾控机构开展了以灭鼠灭蚤、扩大监测、宣传教育为主的综合性疫情处置工作，及时有效地控制疫情，未发生人间鼠疫疫情。科学有序地开展了甲型H1N1流感、H7N9禽流感、中东呼吸综合征、埃博拉出血热等疫情防控工作，及时制订应急预案，成立防控工作领导小组，加强疫情监测，开展风险评估，采取防控措施，确保发生疫情后能够积极应对。

六是突发事件处置高效有序。卫生部门始终把保障人民群众身体健康安全作为卫生应急工作的首要任务，以高度的政治责任感，全力以赴投入每一起突发事件中。积极开展了6·26海原县重特大交通事故、4·30同心县重大交通事故、10·14大峰矿爆炸事故、1·5西吉踩踏事故和9·7宁东氨气泄漏事故等伤员救治工作。在突发事件应急处置中，坚持以人为本，发扬救死扶伤精神，按照突发事件应急预案和相关工作规范的要求，及时启动应急响应机制，统一调度、指挥应急力量，及时开通救治绿色通道，做好预留床位等应急准备，快速实施应对处置措施，及时上报突发事件信息，积极组织伤病员抢救和疫情防控工作，最大限度地减少了人员伤亡和财产损失。

七是抗震救灾彰显大爱无疆。2008年5月12日的汶川地震牵动了所有人的心。灾情就是命令，时间就是生命。面对突如其来的特大自然灾害，自治区卫生厅迅速集结，第一时间挑选了60名精兵强将组成医疗防疫救援队，昼夜兼程，千里驰援灾区。

在灾区的45个日日夜夜里，宁夏卫生防疫救援队冒着余震不断，山体滑坡的危险，克服道路堵塞等诸多困难，圆满地完成了各项任务，受到了当地有关部门的充分肯定和赞扬。据统计，宁夏卫生防疫队共巡查集中灾民安置点90余个，集中消毒47万多平方米，对150余处群众生活饮用水水源点进行检测并消毒处理，检查食品销售点80余个，防病宣传1.5万余人次，发放宣传材料4万余份，动员灾区群众清理环境7600平方米，重新掩埋尸体258具，实现了负责地区大灾之后无大疫的工作目标。

2010年4月14日，青海玉树发生7.1级强烈地震。自治区卫生厅发扬汶川抗震救灾精神，先后向玉树地震灾区派遣三批卫生防疫救援队。在52天的时间里，宁夏卫生防疫队主动监测了4800余名群众的健康状况，健康宣教万余人次，发放宣传材料4万份，对生活饮用水定期采样监测，消毒面积达30.41万余平方米，为2000名流动儿童接种了甲肝和麻风腮疫苗。

无论是在汶川还是在玉树，宁夏医疗卫生防疫队舍生忘死、冲锋在前，不怕疲劳、连续作战，一次次出色地完成了抗震救灾任务，一次次赢得了灾区人民的交口称赞，他们充分展示了宁夏医疗卫生队伍的良好精神风貌，真切地折射出宁夏人民大爱无疆的人道主义精神。

八是重大活动医疗卫生保障得到加强。随着宁夏经济的快速发展，国际、国内重大活动相继在宁夏举办，医疗卫生保障任务逐年增多。据统计，近五年，自治区卫生计生委累计参与保障的各项重大活动就达60余项，主要包括中阿博览会、房·车博览会、慈善博览会、感恩母河、黄河金岸国际马拉松邀请赛、环青海湖（宁夏段）自行车赛等。卫生部门高度重视各项重大活动的医疗卫生保障工作，针对每一项活动均制订专项医疗卫生保障工作方案，召开保障工作协调会议，明确任务、强化责任，安排保健医生和救护车实施 24 小时驻馆保障和现场医疗卫生保障，保证了各项活动的顺利进行。医疗保障工作成绩斐然，多次受到上级和有关部门的表彰奖励，连续三届荣获中阿经贸论坛保障服务工作先进集体、第四届"文博会"先进集体等称号。

九是卫生应急队伍不断壮大。按照"平战结合，因地制宜，分类管理，分级负责，统一管理，协调运转"的原则，不断强化卫生应急队伍建设。2014 年调整组建了自治区卫生计生委突发事件卫生应急专家咨询委员会和专业队伍：专家咨询委员会由 53 名专家组成，下设卫生应急管理、突发急性传染病、中毒处置、核辐射事件处置、医学救援、心理救援组 6 个专业组；专业队伍分为突发急性传染病防控、突发中毒事件处置、核辐射突发事件卫生应急、紧急医学救援、心理救援、卫生监督 6 类，由 7 个自治区级医疗卫生单位组建了 13 支队伍，专业队伍由组建单位负责管理，自治区卫生计生委根据卫生应急工作需要选派调用。各市、县（区）均成立了各自的卫生应急队伍。2012 年，与自治区经动办联合在全区组建 10 个卫生防疫队、24 个专科手术队、12 个机动医疗队、1 个医疗卫生装备维修队，保证了卫生应急工作需要。

十是卫生应急能力不断提升。结合卫生部《2006~2010 年全国卫生应急工作培训规划》，不断开展以鼠疫防控、人禽流感防治、突发事件信息网络报告、重大活动保障为主的卫生应急知识培训和以甲流感、鼠疫、不明原因气体泄漏等为背景的卫生应急演练，有效提升了卫生应急队伍的理论水平和实战技能。在全区卫生系统组织开展了卫生应急大练兵、院前急救技能大赛、突发急性传染病防控与突发中毒事件处置应急技能竞赛，并组队参加了全国应急技能决赛。努力提高卫生应急队伍装备水平，为自治区级卫生应急队伍配置了50万元的应急服装和标识。根据自治区人民政府2008年第14次常务会议纪要精神，自治区财政投入2000万元建设资金，依托宁南医院（原海原县新区医院）建成宁夏野外移动医院，购置指挥车、移动手术车、发电车、炊事车等车辆7台，配备各类医疗器械47种264台件、帐篷30顶。加强各级医疗卫生机构应急药品、防护物资、医疗器械储备，不断完善卫生应急物资储备机制，卫生应急能力不断提升，应急处置水平显著提高。

（七）改水改厕和创建卫生城市（城镇）得到普及

一是农村改水改厕工程取得明显成效。从2005年起，按照国家卫生部和财政部下达的工作任务，宁夏开始实施农村改厕项目工作。项目资金由中央转移支付拨付自治区财政厅。自治区爱卫办根据全区农村卫生户厕情况，结合全区"塞上新居""农村危房危窑改造""社会主义新农村建设"等重点工作，有序推进农村改厕。特别是2009年以来，国家和自治区将农村改厕工作作为医改重大公共卫生项目之一，全区各级党委、政府高度重视，自治区政府于2012年和2013年将农村改厕工作连续纳入政府为民10项民生工程。自治区在财政紧张的情况下，为农村改厕提供了配套经费，2009~2013年5年共投入资金6500万元。各级政府也结合当地实际，落实配套资金近8000万元，有效减轻了农民负担。自治区卫生厅和财政厅结合全区生态移民工程需要，采取农村改厕与生态移民工程捆绑实施的方式，制订全区农村改厕管理办法和技术规范，将项目工作任务量和经费及时下达各市、县（区）。各地多措并举、因地制宜，圆满完成了农村改厕任务。截至 2014 年，全区累计建设农村无害化卫生厕所 67.39 万座，其中双瓮漏斗式厕所 19.86 万座，水冲式厕所 14.71 万座，卫生厕所普及率达到 63.17%，群众满意率为 81.0%。近年来，自治区水利厅和卫生厅密切配合，加强农村饮水安全工程水质监测，排查氟砷病区，科学安排病区改水工作。2008 年全区实现农村改水工程监测全覆盖，2009 年完成全区高氟、高砷病区病情筛查和认定工作。对全区 2824 个高氟、高砷病区实施改水，地方性氟、砷中毒发展势头得到遏制，病区范围进一步控制。同时积极推进自来水进村入户工程，截至 2014 年，全区农村自来水普及率达到 86.73%，累计受益人口 359 万人。农村改水改厕项目的实施，改善了农村居民居住条件和居住环境，为有效遏制地方病、传染病和寄生虫病的发生和传播，保障广大农民群众身体健康做出了积极贡献，也为高质量地完成生态移民任务做出了努力。

二是卫生创建工作蓬勃发展。全国爱卫办于 1989 年启动了卫生城市创建工作。为指导各地积极踊跃参与卫生创建，自治区政府印发了《自治区人民政府关于深入开展创建卫生城市和卫生县城的决定》（宁政发〔1997〕83 号），明确了卫生城市创建目标，提出了创建要求，对自治区卫生城市创建工作进行了全面安排部署。2003 年，自治区出台了《宁夏回族自治区爱国卫生工作条例》，明确规定"各级人民政府或者爱卫会应当组织开展创建卫生城市和卫生村镇活动"，标志着全区卫生城市创建步入了法制化轨道。为规范卫生创建工作，自治区爱卫办按照国家爱卫办的统一部署，逐步健全了卫生创建各项制度，建立了《自治区卫生城市、县城（区）考核命名和监督管理办法》《自治区卫生城市标准》《自治区卫生县城（区）标准》等系列规章制度，为卫生创建工作健康发展提供了有力制度保障。全区各级政府高度重视、积极踊跃参与卫生城市、卫生县城和卫生镇村创建工作。把创建卫生城市作为落实科学发展观，践行西部大开发战略，改善投资环境，提高城市品位的实事，纳入政府议事日程，卫生城市创建工作呈现良好的发展格局。2005 年，贺兰县成功创建国家卫生县城，实现宁夏国家级卫生县城零的突破。2007 年，银川市创卫成功，成为西北地区首座获得"国家卫生城市"称号的省会城市，为带动西部地区卫生城市创建发挥积极带动作用。盐池县、彭阳县、青铜峡市成功创建国家卫生县城和城市，为全区进一步推广创卫工作发挥典型示范作用。截至 2014 年底，全区已创建国家卫生城市 2 个（银川市、青铜峡市），国家卫生县城 3 个（贺兰县、盐池县、彭阳县），自治区卫生城市 6 个（银川市、石嘴山市、吴忠市、中卫市、青铜峡市、灵武市），自治区卫生县城（区）13 个（贺兰县、兴庆区、金凤区、西夏区、永宁县、大武口区、盐池县、彭阳县、泾源县、隆德县、中宁县、平罗县、惠农区），启动了自治区卫生村镇、卫生单位创建活动。全区国家级和自治区级卫生城市（县城）比例位居西部地区前列。目前，吴忠市、石嘴山市和中卫市正在积极创建国家卫生城市，固原市正在积极创建自治区卫生城市。

三、经验启示

（一）预防为主，坚持公共卫生发展方向

随着医学模式从生物医学模式向生物—心理—社会医学模式转变，人们认识到预防疾病、促进健康在更大程度上依赖于社会。要实现"人人享有卫生保健"的目标，必须是医学更加社会化。引导群众合理消费，接受健康的生活方式是预防医学社会化的一项重要任务。为此，自治区政府先后投入 2000 万元，利用 3 年时间，由卫生厅牵头，相关部门配合，在全区组织实施了农民健康教育与健康促进工程；围绕工作目标，探索建立了"十个一"的健康知识传播新模式。2009 年，这项工作被自治区政府纳入民生计划，推进力度进一步加大，实现以村为单位全

覆盖，营造了良好的健康支持环境。2010 年起，自治区政府再投入3000 万元，实施"健康宁夏全民行动"，统筹城乡，全面开展健康教育和健康促进工程，全区回汉居民健康意识逐年提高，文明卫生行为逐步形成。

（二）部门协同，形成公共卫生发展合力

公共卫生服务工作是一项系统工程，根据实际需要，由自治区卫生厅牵头，并积极协调自治区儿童免疫工作和重大疾病防控领导小组成员单位，联合落实传染病防控措施，取得了良好效果。先后与教育部门联合开展学校、托幼机构预防接种证查验、学校传染病防治、晨检等工作；与公安等部门合作开设了美沙酮维持治疗门诊；与司法、公安等部门联合完成对监狱、劳教所羁押、收教人员、强制戒毒所所管辖人员进行艾滋病病毒抗体筛查；与计生、药监、工商、广电、质监等部门联合开展了预防艾滋病，推广使用安全套工作；与农牧部门协作实施了人禽流感、包虫病、布病防治项目；与出入境等部门签订了传染病联防联控机制；与水利部门配合实施了农村饮水监测，水质卫生学评价和降氟、砷改水等工作；与残联建立了麻风病人关爱机制；与盐业部门合作开展了碘缺乏病防治等。2003~2010 年，疾病预防控制多部门合作、全社会参与的联防联控局面日趋完善，各项工作机制进一步健全。

（三）依法依规，确保公共卫生规范服务

自治区各级医疗卫生单位，特别是基层医疗机构，积极向群众提供公共卫生服务，认真落实《国家基本公共卫生服务规范》，分解项目任务，开展技术培训，加强督导考核，强化服务质量，并逐步建立起了规范高效的考核评价机制。充分发挥专业公共卫生机构作用，指导基层医疗卫生机构落实各项任务，提高基本公共卫生服务水平。开展健康教育和健康促进，实施健康教育进机关、进学校、进社区，提高了城乡居民健康知识知晓率和基本公共卫生服务满意度。

（四）项目推动，加快公共卫生服务体系建设

改革开放以来，随着党的对外开放政策的不断扩大和深入，自治区卫生厅在中央和自治区政府的关怀和支持下，积极争取外援，引进外资，先后引进世界银行贷款农村卫生与医学教育项目、农村卫生与预防医学项目、结核病控制项目、秦巴卫生项目、澳大利亚政府、日本政府、联合国儿童基金会、联合国人口基金会、联合国粮食计划署、全球基金等国家和国际组织援助的项目，获得援助资金1亿多元，项目的实施，不仅促进了设施设备的改善，培训了一大批公共卫生骨干，而且开拓了工作人员的视野，更新了观念，介绍了国外预防医学的新进展、新技术，对全区公共卫生事业的发展起到了很大的推动作用。

（五）深化改革，不断创新公共卫生服务体制机制

在中盖项目的支持下，全区卫生计生行政部门在国家卫生计生委和国家项目办大力支持、指导下，与区内相关部门密切协作，积极探索创新，2013年1月在宁夏盐池和海原进行试点，成效明显。2014年，海原县和盐池县登记初诊疑似肺结核患者分别为2021例和701例，较2013年的805例和546例分别增长150%和28%。主要有三方面的创新改革。

一是建立结核病防治新的筹资模式。将普通肺结核病病人在县级定点医院门诊和住院报销比例提高至80%，将耐利福平肺结核患者在省级定点医院报销比例提高至90%；从基本公共卫生经费中划拨资金，对承担患者发现、转诊、治疗管理工作的基层医疗卫生机构进行了工作绩效补偿，对转诊到位的疑似肺结核患者和接受治疗的患者给予交通及误餐补助；申请县财政人均筹资1元钱，对重点人群和可疑症状者给予免费筛查，提高结核病病人发现率。耐多药结核病患者在治疗期间，两县民政部门均给予每例患者3000元的交通和营养补助。

二是建立结核病防治新型三位一体的管理模式。将结核病诊疗由以

前的县疾控中心移交至县医院，重新明确县医院、县疾控中心和基层医疗机构功能定位，建立完善结核病防治新型"三位一体"的管理模式，提高结核病防治效果。

三是引进新的诊疗技术和管理工具。支持项目县（区）使用 LED 荧光显微镜和结核病分子生物学耐药基因检测仪 Genepert 等先进的结核病诊断设备，提升基层结防机构常规防治工作能力，缩短了结核病检查镜检时间和耐多药患者的诊断时间，为耐药结核病患者的诊疗提供了更快捷、更科学的依据，对确诊的肺结核患者实行手机短信管理模式，保证全程督促随访管理。项目结合自治区实际，探索创新了结核病预防治疗的新模式。

四、对策建议

（一）加快立法，提高公共卫生发展保障力度

全区公共卫生工作法制化建设有待进一步健全和完善。随着新一轮医药卫生体制改革的不断深化，中国特色的医疗卫生制度逐步建立，宁夏作为少数民族之一，既需要根据我区实际，认真贯彻《中华人民共和国母婴保健法》《中华人民共和国精神卫生法》等国家颁布的有关法律法规，明确实施办法或细则，又需要在发展创新中，制定自治区级的《基本医疗卫生法》《公共卫生法》等，明确宁夏卫生的基本制度是什么、分级诊疗如何构建、公民在医疗卫生服务方面的权利和义务等，为公共卫生发展提供制度保障。

（二）扩大内容，推进基本公共卫生服务均等化

近年来，基本公共卫生服务内容不断扩大。居民健康档案虽全面建立，但由于受信息化发展的制约，无法实现其在医疗服务中的基础作用。为此，在推进新型城镇化的过程中，需要加快以居民健康档案为基础的区域卫生信息平台建设和基层医疗卫生机构信息系统建设，构建

"智慧医疗"体系，逐步实现居民健康信息在不同机构之间、区域之间的互联互通，充分发挥居民健康档案在居民健康管理、疾病诊疗等医疗卫生服务中的基础性作用，实现真正意义上的"同城互认"，避免患者不必要的重复检查，既能节省看病费用，又能节约看病时间。同时，充分利用信息化手段，强化项目服务管理，拓展服务内容，推进全区基本公共卫生服务均等化发展。

（三）强化队伍，提升公共卫生服务水平

依据区情和居民健康需求，全区公共卫生体系建设尚待完善，人才队伍建设急需提高。"十三五"期间，因地制宜地建设自上而下、分工明确、分级负责、信息互通、资源共享、协调互动的公共卫生服务体系。要坚持以县级疾控中心为主体、社区卫生服务中心和乡镇卫生院为平台，社区卫生服务站和村卫生室为网底，辖区医疗机构为支撑的公共卫生服务网络，有效促进公共卫生工作的落实。同时，建设一支政治和业务素质良好的专业队伍。一是结构要合理，合理配置疾控、妇幼保健、卫生计生、监督、应急等人员，优化人员结构，以适应各类、各层次的公共卫生工作。二是要注重人才的培养提高，稳定现有人才。三是要充分应用现代管理的激励机制，调动各种人才的积极性。四是要适应公共卫生工作多样性的趋势，适当引进或培养心理学、社会学、经济学、传媒学、信息管理学等学科和跨学科人才。

（四）突出重点，加强重大疾病防控

强化人感染 H7N9 禽流感等突发传染病的监测预警和风险评估工作，加大学校等人员密集场所传染病防控力度。积极建设现代结核病防治策略和"三位一体"的结核病防治服务体系。落实艾滋病防治"四免一关怀"政策和"五扩大、六加强"防治措施，鼓励社会组织参与艾滋病防治工作，保持艾滋病疫情低流行状态。加强预防接种门诊规范化建设，确保以乡镇为单位国家免疫规划疫苗接种率巩固在 95% 以上。加强慢性病、重性精神疾病和重点地方病防治工作。积极开展全民健康生活方式行动，推进慢性病综合防控示范区创建工作，全面提高慢性病防治水平。

（五）健全体系，做好突发公共卫生事件应急保障

强化卫生应急"一案三制"建设，以提高卫生应急能力为着力点，继续抓好卫生应急综合示范区创建，建成并启用突发公共卫生事件应急决策系统。加强自治区政府应急信息报送平台、国家中毒卫生应急平台、核辐射卫生应急平台的管理，完善数据库基础数据填报，整合信息资源，逐步建成与国家卫生计生委、自治区政府以及五市资源共享和互联互通的高效卫生应急信息化管理系统，努力提高卫生应急指挥决策科学化水平。依托优质卫生计生资源，继续加强卫生计生应急队伍建设，提升应急队伍整体处突能力。组织区内相关专家，编制统一的有毒有害物质中毒诊疗规范。建成统一管理、统一调度、统一指挥的自治区紧急救援体系，实现全区急救一体化，全面加强紧急医学现代化管理。

（六）全民动员，深入开展爱国卫生工作

认真贯彻落实国务院《关于进一步加强新时期爱国卫生工作的意见》和自治区政府《关于加强新时期爱国卫生工作的实施意见》，切实抓好城乡环境卫生整治、城乡改水改厕、卫生城镇创建、健康城市建设、病媒生物科学防控等8大工作任务，从着力打造有利于人民身心健康的环境，培育人民健康行为素质，健全基本医疗卫生服务体系入手，全面实施"健康宁夏"战略，深化卫生城市、乡村建设，结合推进新型城镇化建设，打造卫生城镇升级版，编制健康城市发展规划，围绕营造健康环境、构建健康社会、培育健康人群等重点，促进健康政策相关内容纳入城市规划、市政建设、道路交通、社会保障等各项公共政策并保障落实，促进城市建设与人的健康协调发展。丰富爱国卫生运动的形式和内容，动员单位、社会组织和个人，通过捐赠、创办服务机构、提供

志愿服务、参加义务劳动等方式，参与爱国卫生公益活动。探索推广居民健康自我管理小组、病友互助小组、健身小组、社区健康讲堂等有效形式，发挥群众组织在自我教育、自我管理、自我服务等方面的积极作用，为广大群众开展自我健康管理搭建平台、提供便利。

宁夏医疗服务的改革与发展

　　健康是民生之本，是人全面发展的基础，关系千家万户的幸福安康，关系经济社会协调发展，也关系国家和民族的未来。医疗服务是党和政府改善民生、团结群众、实现经济社会协调发展的基础性工作。改革开放三十多年来，宁夏医疗服务工作经历了探索、实践、改革、发展的艰辛而辉煌的历程，对促进宁夏经济社会协调发展发挥了重要作用。

一、改革发展历程

（一）医疗服务探索发展阶段（1978~1996 年）

　　20 世纪 70 年代末，宁夏医疗服务面临的主要问题：一是医疗资源严重短缺，不能适应人民群众需求；二是单一的公有办医体制造成服务能力严重不足；三是平均主义盛行，改善医疗服务缺乏积极性。这一阶段医疗改革发展的重点是扩大服务供给，提高服务能力，增强服务活力，缓解供需矛盾。

　　党的十一届三中全会提出"调整、改革、整顿、提高"的方针，以农村改革为先导的改革之风带动了医疗服务改革。1980 年初，自治区卫生局抽调人员组成 2 个调查组，选择山区的固原县、川区的平罗县为调查对象，就当地人口，经济及医疗卫生机构设置，卫生队伍的现状，财政体制改变后卫生经费的落实情况和问题，合作医疗，赤脚医生情况等进行调查，发现卫生机构的设置和布局不合理，缺少必要的防治机构，县医院没有设立传染病病房，卫生队伍存在着数量少、水平低、比例失调的问题。1980 年 3 月卫生部提出《关于搞好三分之一左右县的卫生事业整顿建设的意见》。5月，自治区政府批转自治区卫生局《关于整顿建设 1/3 县的卫生事业的报告》，自治区卫生局制订了《宁夏整顿建设 1/3 县卫生事业的规划》，确定了永宁、平罗、吴忠、中卫、固原 5 县为第一批 1/3 卫生事业整顿建设县，成立了 1/3 县卫生事业整顿建设试点小组，抽调人员首先到永宁县开展试点工作，取得经验后逐步推开。经过 3 年的整顿建设，一批年轻有为的卫生专业技术干部被提拔到各级领导岗位上来，购置了 400mAX 光机、心电监护仪等 39 台套，培训业务人员 758 名，提高了卫生技术队伍的水平，加强了三级医疗服务网建设，有效满足了群众对医疗服务的需求。1980 年，中卫县人民医院被评为全国卫生先进单位。

1982 年 6 月，自治区卫生局向自治区政府上报了《宁夏回族自治区个体开业医生管理办法的请示》。7 月，自治区政府印发了《宁夏回族自治区个体开业医生管理办法》，明确个体开业医生的条件：1966 年前领有开业执照，现在仍能继续行医者；医学院校毕业或具有相应技术职称的中西医师（士）、助产师和牙科技师（士）以及学习期 5 年以上的中医学徒；已退休但尚能工作的医师（士）、助产士和牙科技师（士）。还规定了不准开业行医的人员条件，个体开业医生的考核和审批程序，个体开业医生的职责和要求，个体开业医生的具体管理程序，加强了对个体开业医生的管理。

1983 年，卫生部提出了卫生改革的主要目标和内容是解决"独家办""大锅饭""一刀切""不核算"的问题，即解决医疗卫生体制上的全民所有制单一结构，分配形式上的平均主义导致的"大锅饭"状况，管理上过分强调权力集中而形成领导方法上的"一刀切"，经营管理上忽视经济效益而造成的"不核算"的状况。5 月，自治区卫生局印发《关于医疗卫生工作若干问题初步改革的意见》，提出：要积极发展多种形式的医疗机构，推行各种形式的责任制；在继续发展全民医疗机构的同时积极发展集体医疗机构，允许和支持个体行医。改革管理体制，推行各种责任制。县以上医院实行定额包干，超额有奖，完不成任务者受罚的按劳分配经济责任制，也可以实行浮动工资制。公社卫生院有的可以实行浮动工资制。改革中要逐步制订和完善选拔干部和民主管理制度。大队医疗机构的办医形式要因地制宜，多种多样。群众愿意办合作医疗的，应该继续办下去；群众不愿办者，可以实行谁看病谁出钱的办法。医疗站大队办，公社卫生院派人设点，赤脚医生个人或联合办都行。实行赤脚医生个人或集体承包责任制；进一步加强城乡基层医疗机构建设，凡是没有基层医疗机构的城市，都要在一两年内把街道医疗机构分期分批建立起来。公社卫生院的建设要保证重点，每个县要切实办好一两个中心公社卫生院。一般公社卫生院可设观察床。地级市以上医院要搞好对县医院的技术支援和技术服务工作。

1984 年 11 月，自治区政府批转卫生厅《宁夏卫生工作改革意见的报告》：改革"独家办"的现状，实行多渠道、多层次、多形式的办医，在办好全民卫生事业的同时，要充分发挥社会各方面的积极性，鼓励和支持集体经济组织、民主党派、群众团体办医疗卫生事业，鼓励工交企业、城镇、街道和其他部门兴办医疗卫生设施，建立职工医院和卫生保健机构；允许经过考核合格的闲散医务人员（包括草医药方面确有一技之长的人员）和离退休医务人员开业行医或集资办卫生机构；允许医务人员多的单位的一部分医务人员停薪留职或离职到城乡基层办联合诊所或个体诊所。组织和支持经过考核后合乎条件的助产士办接生站或家庭产院，护士开办家庭特别护理。村（大队）卫生组织经当地卫生行政部门考核批准，可根据群众的意愿办合作医疗、医疗站或联合诊所，可以由集体经济组织办，可以承包给乡村医生（赤脚医生）集体办或个人办，也可以由乡卫生院下村设点办。欢迎国外、自治区外的客户和港澳同胞来宁独资、合资办医。县以上医疗卫生机构都要结合本单位的实际，推行责权利相结合的管理责任制。改革现行的不合理收费制度，逐步做到按成本收费。医疗机构的收费按不同医疗条件和技术水平，实行不同的收费标准，特约、特别护理和挂牌门诊实行单独的收费标准，收入按单位和个人实行四、六分成。病房可按等级收费。各级医疗卫生机构根据工作需要，有权招聘专业技术人员；国家在职的各类业务技术人员在确保完成本人定额工作量的前提下，可以利用业余时间或节假日兼教、看病、护理病人、接生等；经上级有关部门批准，各医疗卫生单位可以引进外资、技术设备、技术人才等；提倡和鼓励中医带徒（包括自己的子女）；卫生学校在完成国家下达的招生教学任务、保证教学质量的前提下，允许举办各种类型的专业学习班、培训班、进修班；改革医药科研的管理办法，对技术开发和应用研究有直接经济效益或社会效益的项目，要逐步推行有偿合同制，研究课题实行承包制，研究人员可以自由组合；个体营业必须履行审批手续，营业医生的审批权属行署（市）级卫生处、局，未经批准者不得行医，改变全民所有制，卫生机构的经费补助办法。国家根据医院的医疗任务、床位数量、人员编制、业务指标，确定定额标准，实行定额包干，国家对卫生防疫、妇幼保健、药品检验、科研、教学等部门实行预算包干，定额包干和预算包干的经费一旦确定，单位有权自行支配使用，乡卫生院也要改变国家经费的补助办法。国家将不承担乡卫生院职工的工资，而根据完成卫生防疫、妇幼保健等任务的情况给予合理补偿。乡村医生（赤脚医生）的补助费全部实行浮动；各级各类医疗卫生机构（包括个体开业）都必须承担本地区、本部门的卫生防疫、妇幼保健、计划生育技术指导和其他医疗卫生任务；改革人事权和奖惩权；各级卫生机构要实行院长负责制。

1985 年 1 月，自治区卫生厅派驻吴忠市卫生改革工作蹲点组，调查了解吴忠市卫生工作改革的情况。1986 年 4 月，自治区卫生厅多次抽调人员对农村卫生工作现状进行调查，针对乡卫生院布局不合理，技术骨干匮乏，技术水平不高，人力、物力、财力不足，力量分散，对村医疗站的管理和乡村医生的培训有所放松等问题，向自治区政府上报了加强农村医疗卫生工作的意见的报告。报告提出各级农村卫生机构要始终把保护人民健康作为一切工作的指导思想，牢固树立全心全意为人民服务的思想，进一步加强经济管理，充分发挥人、财、物的潜力，改善医疗卫生条件。因地制宜，合理布局，办好卫生院，除陶乐县外，每个县要根据地理特点、交通条件、病人流向下决心办好 2~3 个中心卫生院，每个中心卫生院设置床位 20~50 张，尽快做到房屋、人员、设备三配套，使其真正成为一个片的医疗、防疫、妇幼、计划生育技术指导工作中心。离县城较近的乡卫生院可办成具有专科特长的乡卫生院，一般乡镇卫生院设 3~5 张观察床，做好门诊、卫生防疫、妇幼卫生、计划生育指导工作。进一步办好村医疗站，今后村医疗站一律统称××村医疗站，医疗站的设置一般一个村一个，也可以几个村联建，村医疗站的办医形式，要坚持以集体办为主，多种形式并存，无论采取什么形式办医，都要做到有医、有药、有机构，能防、能治、能保健。县卫生科（局）要进一步加强对村医疗站的管理，建立健全各项管理制度，乡政府和村民委员会要指定专人分管村医疗站的工作。乡卫生院要有专人负责医疗站的业务管理；搞好县级医疗卫生机构建设，今后每个县市要集中力量办好一所综合性的县级医院，不要分散力量再建县级的第二医院，有条件的可建县级专科医院；进一步搞好卫生防疫和妇幼工作，县级医院要尽快建立预防保健科，乡卫生院都要成立防保组，村医疗站要有一名乡村医生或卫生员负责卫生防疫和妇幼保健工作；搞好人才培养，不断提高农村医疗卫生队伍的医疗水平。各县市要根据本地实际情况，制订人才培养的梯队计划，分期分批地做好农村卫生队伍的全员培训工作，行署（市）级以上医疗卫生单位都要承担为农村培养技术骨干的任务。行署或市级以上的医疗卫生单位都要选择县级医疗单位或中心卫生院作好业务对口支援工作。对口支援双方要签订合同，订出具体目标，包教包学，抓出成效。

1986年初，自治区卫生厅按照中央"巩固、消化、补充、完善"八字方针的要求，抽调人员组成调查组，对8个县、16个乡、32个村进行了改革情况调查，为多层次、多形式、多渠道办医拓宽了卫生事业发展的路子，不仅村医疗站实行了多种形式办医，城镇联合诊所和个体开业行医人数也有了较快的发展。

1987年3月，自治区政府批转自治区卫生厅《关于宁夏卫生工作进一步改革的意见》，提出卫生工作改革要坚持以提高社会效益为最高标准，以全心全意为人民服务为宗旨。一切改革措施都必须有利于贯彻预防为主的方针，有利于调动广大医疗卫生人员的积极性，改善服务态度，提高服务质量和工作效率，有利于防病治病、便民利民，促进卫生事业和医学科学的发展。认真贯彻国家、集体、个人一起上的方针，实行多渠道、多层次、多形式办医，发挥各方面的积极性。提倡竞争，发展横向联系，全民所有制医疗卫生机构的发展要实行大、中、小型相结合，以中、小型和专科建设为主，统一规划，合理布局，适应防病治病的需要；各级财政在财力可能的条件下，逐步增加卫生投资，促进卫生事业的发展；各医疗单位要积极发展家庭病床，有条件的医院要开展专科或特约门诊，名老中医专家可以挂牌门诊，方便群众就医，提高服务质量。《关于宁夏卫生工作进一步改革的意见》还提出了参加业余医疗卫生服务的个人收入提成办法：家庭病床数控制在编制病床的20%以内，从事家庭病床工作的专职工作人员可以从家庭病床的劳务费中提取超额劳动报酬，由科室按劳分配；加床数量控制在核定病床利用率的10%以内，科室可以从加床的住院费收入中提取超额劳动报酬，由科室按劳分配；超门诊定额的由院方从其超量的挂号费收入中提取超额服务报酬。医务人员开展节假日业余门诊可从其挂号费或治疗费的纯收入中提取报酬；利用休息时间进行业余体检的可从体检费中提取报酬。积极开展各种医疗卫生联合体，促进自治区内和自治区外、地方和厂矿、城市和农村、山区和川区、大中型医院和基层医疗卫生单位开展医疗卫生技术协作。整顿加强乡镇卫生院管理，努力改变人浮于事、坐等病人上门的求医状况。发展中医事业，加强中医机构和中医队伍建设。各级卫生部门要在各级党委和政府的领导下，积极进行政治体制改革，实行党政分工，建立目标管理责任制，培养一支水平较高的卫生管理队伍。

1988年9月，自治区政府制定了《宁夏回族自治区关于深化卫生改革的若干规定》，进一步推行院长负责制；实行多种形式的承包责任制；实行卫生事业经费包干制，逐步改革不合理的医疗服务价格，有计划、有步骤地调整现行收费偏低的医疗收费标准；县以上医院（含县级）可以开设专家门诊，也可以根据病人特殊需要开设"优先、优质"服务项目；各级医学教育、医学科研等全额预算单位可以开展有偿服务，收取成本费和劳务费；凡参加单位统一组织的业余服务和超额服务，其收入扣除实际消耗后，由单位统一分配；在财政不增加额外拨款的前提下，医疗卫生事业单位奖金税的起征点，提高到人均三个半月基本工资金额；免征医疗卫生事业单位的城市基础设施配套费和设有固定装置的医用救护车的养路费；各级医疗卫生单位可以组织富余人员举办与医疗卫生工作有关的第三产业和小型工副业，实行单独核算，自负盈亏，"以工助医""以副养主"。对有困难的可以申请减免税收，减免税收必须用于发展生产。

1988年4~5月，卫生厅抽调人员深入城乡医疗单位进行调查，发现：一些地方对个体办医审批不严，不具备办医条件或不具备行医资格者被批准办医或行医；还有一些人未经批准擅自行医；有相当一部分社会办医机构和个人行医者不服管理、不讲道德、乱收费，不择手段地谋取非法收入，坑害群众；对县以上医院部分高级医务人员的业余服务和兼职的管理失控，出现了不经单位批准擅自搞业余服务或兼职服务，有把病人约到家中看病，或让病人到自己挂牌的诊所看病，也有自购"B超""胃镜"等医疗设备走乡串户检查等的情况；医疗质量滑坡，有的医院的医务人员对病人检查不仔细，诊断不用心，手术不专心，护理不认真；医德医风滑坡，少数医务人员给病人做手术要红包、乱收费，手术前后吃请受礼，会诊费不交公等。针对上述问题，自治区卫生厅先后制定《医德规范实施细则》《关于清理整顿医疗机构若干问题的规定》《关于业余服务、超额服务或兼职服务的管理办法》《专家挂牌门诊的规定》《农村医疗站管理办法》等，对医德医风建设、社会办医、个体行医、医疗单位扩大医疗社会服务应具备的条件、组织领导、审批手续、业务建设、行政管理、收费标准、收入分成、宏观调控和自我约束机制等都做了明确规定。经过一年多的治理整顿，扭转了医疗工作的混乱现象，初步解决了办医乱、乱办医的问题。

1989年10月，吴忠市被确定为自治区初级卫生保健试点之一。吴忠市政府与各有关局、乡镇签订了初级卫生保健责任书，把初级卫生保健工作纳入了市社会经济发展规划和两个文明建设。初级卫生保健工作选中了突破口，狠抓乡村医疗站建设。全市88个行政村医疗站（防保站）覆盖率达到100%，其中房屋全部是集体的，并有28个村委会全部赎回了医疗站的财产，占41.8%；有25个含有部分资金，占37.3%；有14个属乡村医生股份制形式，占20.9%。每个医疗站做到了诊室、药房、治疗室分开，并配有高压消毒锅等基本设施，有2名以上卫生人员，制度健全。

1991年，在自治区范围内的医疗卫生单位开展了以"双学"（学雷锋、学白求恩），"三创"（创优质服务、创优良作风、创优美环境），"四树立"（树立全心全意为人民服务的思想、树立社会主义的医疗道德风尚、树立职工主人翁精神、树立密切联系群众的工作作风）为主要内容的优质服务竞赛活动。各级医疗卫生单位始终把改善服务态度，克服"冷、硬、顶、拖、推"现象作为重要内容，大多数医院增设了便民措施，主动为病人办实事、办好事。狠抓医务人员的"三基"训练，掀起了勤学苦练基本功，提高业务技能的热潮。银川市卫生系统开展护理技术操作比赛，病例质量展评，三级查房观摩，论文评比，处方划价准确率评比等技术竞赛活动，参赛职工 2000 多人次，涌现出了一批技术能手和标兵。通过优质服务竞赛活动，多数医院的院容院貌、服务态度、医疗质量明显好转，行业不正之风和医疗秩序混乱等问题得到进一步纠正。在全区检查评比中，卫生厅授予 20 所医院优胜单位称号，48 名医务人员优质服务先进个人称号，分别占卫生系统各地（市）授予优胜单位、先进个人称号的 58.8% 和 48.5%。医德医风教育收到了明显成效。

1995 年，自治区财政厅、卫生厅、体改委印发《宁夏回族自治区行政事业单位职工医疗保障试行意见》，在抓好职工医疗保障改革试点工作的同时，各地市、县（区）在保证基本医疗，遏制浪费，保障城镇职工基本医疗水平等方面，基本形成了公费医疗经费交由医院管理，由国家、单位及个人三方面合理负担医疗费的管理模式。全自治区有 68% 的市、县实行医院直接参与公费医疗经费的管理。1996 年银川市和青铜峡市被国务院确定为城镇职工医疗改革的试点城市。自治区成立了领导小组，由自治区政府办公厅、体改委、财政厅、人劳厅、卫生厅、总工会等部门组成，自治区政府刘仲副主席任组长。银川市、青铜峡市抽调人力，通过调查摸底、汇总测算，制订了《职工医疗保险制度改革实施方案》，建立社会医疗统筹基金与个人医疗账户相结合的社会医疗保险制度。

1995 年，自治区政府办公厅根据国务院《医疗机构管理条例》的有关规定，宁夏社会经济发展总体规划，现有医疗资源分布、利用及发展趋势，制订了《宁夏回族自治区医疗机构设置规划（1995~2000 年)》，对医疗机构设置及规模、人员现状，医疗服务需求与利用，医疗机构分布现状的基本评价做了分析；对医疗需求做了概略预测；制订了医疗机构设置目标、设置原则、设置与布局，提出了实施规划的策略和措施。

经过这一阶段的改革发展，宁夏办医主体发生了深刻变化，逐步形成了以公有制为主体，多种渠道、多种形式办医的新格局。通过"放权让利、扩大自主权和分配制度改革"，调动了医务人员的积极性，服务供给大幅度增加，缓解了"看病难，住院难，手术难"等突出矛盾。同时，也出现了一些新的问题，主要是城乡发展不协调，医疗机构创收动力趋强，农村合作医疗解体，公费医疗和劳保医疗筹资不足，政府卫生投入比重下降，居民的医疗费用快速上升等。

（二）医疗服务促进发展阶段（1997~2002 年）

1996 年底，党中央、国务院召开了新中国成立以来第一次全国卫生工作会议，确定了新时期卫生工作奋斗目标、工作方针和基本原则。强调坚持为人民服务的宗旨，坚持把社会效益放在首位；强调以人民健康为中心，优先发展基本卫生服务；强调从国情出发，合理配置资源，注重质量和效益；强调加强农村卫生、预防保健和中医药工作，逐步缩小地区差距；强调举办医疗机构要以国家、集体为主，社会力量为补充；强调加强职业道德建设，提高思想道德素质和技术服务水平。1997 年 1 月，中共中央、国务院作出了《关于卫生改革与发展的决定》，明确我国卫生事业的性质是社会公益事业，政府负有重要责任，强调卫生事业发展必须与国民经济发展相协调，人民健康保障必须与经济发展水平相适应。1997 年 7 月 3~5 日，自治区党委、政府召开全区卫生工作会议。会议认真贯彻落实全国卫生工作会议精神，总结新中国成立以来宁夏卫生工作的成就和经验，确定了到 2010 年宁夏卫生工作的奋斗目标和主要任务；讨论和修改了《自治区党委、政府关于贯彻〈中共中央国务院关于卫生改革和发展的决定〉的实施意见》，黄璜书记、白立忱主席做重要讲话，刘仲副主席做了题为《加强领导，真抓实干，努力开创全区卫生工作新局面》的工作报告，马启智副书记做会议总结；两地两市和部分市县交流了卫生工作的经验。参加会议的人员有各地、市、县（区）党委和政府主要负责人，地、市、县（区）分管卫生的领导和卫生局长，自治区有关部门负责人，自治区级医疗卫生单位负责人等200余人。这次会议是自治区成立以来第一次由自治区党委和政府召开的全区卫生工作会议。8月，自治区党委、政府印发了《贯彻中共中央国务院关于卫生改革与发展的决定的意见》，提出了新时期宁夏卫生工作的地位、指导思想和奋斗目标；积极推进卫生改革，增强卫生事业活力；全面实施初级卫生保健，加强农村卫生工作；切实做好预防保健工作，深入开展爱国卫生运动；坚持中西医并重，振兴中医事业；发展医学科技教育，加强卫生技术队伍建设；加强药品管理，促进医、药协调发展；完善卫生经济政策，增加卫生投入，保障卫生事业健康发展；切实加强党和政府对卫生工作的领导等具体措施，进一步推进了宁夏卫生事业的改革与发展。

按照《中共中央、国务院关于卫生改革与发展的决定》中"改革城市卫生服务体系，积极发展社区卫生服务，逐步形成功能合理、方便群众的卫生服务网络"的要求，银川市率先在试点社区确定了政府公立医院举办为主、厂矿企业医院转型为补充的社区卫生发展模式。1998年，石嘴山市利用世界卫生组织项目开展社区卫生服务人员培训、探索社区卫生服务功能和工作机制，开始试点社区卫生服务。2001年8月，银川市开始申报中英城市社区卫生服务与贫困救助项目（简称中英项目或UHPP），2002年8月28日正式获得中英两国政府批准，被纳入中英项目第二批试点城市范围。在国家、自治区专家的指导下，经全面调查研究，制订了《银川市中英城市社区卫生服务与贫困救助项目实施方案》。

各社区卫生服务站普遍开展了健康教育、社区医疗活动，主动上门服务，方便群众就医，受到社会的广泛称赞。

1998年12月，国务院下发《关于建立城镇职工基本医疗保险制度的决定》，城镇职工基本医疗保险制度建设在全国稳步推进。1999年8月，自治区政府下发了《宁夏回族自治区城镇职工基本医疗保险制度改革实施意见》，决定从1999年起在全区范围内初步建立起适应社会主义市场经济体制，覆盖城镇全体劳动者，实行社会统筹和个人账户相结合的职工基本医疗保险制度；逐步形成包括基本医疗保险、补充医疗保险、社会医疗救助以及商业医疗保险等多层次的医疗保障体系。

2000年10月，自治区政府召开全区城镇医药卫生体制改革工作会议，对加快宁夏医药卫生体制改革工作进行动员和部署。会后，自治区政府组织卫生厅、财政厅、计委、经贸委、药品监督局、物价局等部门召开联席会议集中办公，制定印发了《宁夏卫生事业补助政策实施意见》《宁夏城镇医疗机构分类管理实施方案》《宁夏医院药品收支两条线管理办法》《宁夏医疗机构药品集中招标采购管理办法（试行）》《宁夏药品招标代理机构资格认定及监督管理实施细则》和《关于病人选择医生促进医疗机构内部改革的意见》等，对推进医疗服务改革起到了一定的作用。

从1997~2002年，宁夏医疗服务改革与发展取得了明显成就，医疗卫生机构活力明显增强，技术水平迅速提高，有效缓解了"看病难"等突出矛盾。同时，这个时期还有一些突出问题没有解决：医疗机构追求经济利益的倾向未得到有效扭转，农村卫生仍然薄弱，群众医药卫生负担较重等。

（三）医疗服务科学发展阶段（2003~2014年）

2003年，中共中央、国务院认真总结了我国经济社会发展的历史经验，提出了以人为本的科学发展观。全区各级党委、政府在科学发展观的指引下，高度重视医疗服务工作，努力解决医疗服务工作中存在的突出问题，加强制度建设，取得了显著成效。

1. 加强乡村医疗服务体系建设

2002 年，中共中央、国务院作出《关于进一步加强农村卫生工作的决定》。为认真贯彻落实《关于进一步加强农村卫生工作的决定》，加快宁夏农村卫生事业发展，2005 年以来自治区先后出台了《自治区党委、政府关于进一步加强农村卫生工作的意见》《自治区人民政府关于加强乡镇卫生院工作的意见》、政府办公厅转发了《自治区卫生厅等四厅局关于加强村卫生室建设的意见》和《宁夏回族自治区新型农村合作医疗试点工作的指导意见》等文件，为加快宁夏农村医疗服务发展提供了政策保障。2005 年 9 月，召开了全区农村卫生工作会议，自治区陈建国书记、马启智主席在会上做了重要讲话，就做好宁夏农村卫生提出了具体要求。11 月，自治区政府专门召开会议，全面部署了宁夏农村公共卫生体系建设工作，自治区政府与各地签订了乡村卫生机构建设目标责任书，明确了各自在农村卫生机构建设中的责任。将乡镇卫生院确定为全额拨款的事业单位，其业务经费和人员工资由各级财政予以保证。乡镇卫生院按照川区不少于 60 平方米，山区不少于 45 平方米的标准和诊断室、治疗室、药房三室分开的要求进行建设，统一为村卫生室配备血压计、听诊器、药柜、检查床、紫外线消毒灯、医用储槽、消毒器具、外伤处理小器械、出诊箱、桌椅等"小十件"设备。截至 2014 年底，全区 22 个县（市、区）农村参保人数 360 万人，参保率为 95%。全区共有乡（镇）卫生院 245 所，其中按乡镇建设的卫生院 189 所，分院 31 所，燕宝基金援建 13 所，农垦卫生院 12 个。乡（镇）卫生院共有人员 5646 人（在编人员 4174 人，临聘人员 1472 人），其中大专及以上学历占 76.95%，中专学历占 17.68%，初高中占 5.37%。乡（镇）卫生院总诊疗人次为 617.3 万人次，比上年增加 58.0 万人次；入院人数5.1 万人，比上年减少 0.3 万人。医师日均担负诊疗 13.66 人次和住院 0.68 床日。病床使用率 48.02%，出院者平均住院日 6.7 日。与上年相比，乡（镇）卫生院医师工作负荷有所增加，病床使用率下降 5.42 百分点，平均住院日缩短 0.5 日。全区村卫生室 2386 个，注册乡村医生 3265 名，其中初高中及以下学历占 29.31%，中专学历占 52.47%，大专及以上学历占 18.22%，具有执业（助理）医师资格的 138 人，占 4.22%。年龄 60 岁以上的在岗村医 888 人，占在岗村医的 27.2%。卫生室总诊疗人次为 531.5 万人次，比上年减少 7.8 万人次，下降 1.45%。

2. 加强城市社区医疗服务体系建设

2005 年 6 月，自治区政府办公厅转发了《自治区卫生厅、发改委、财政厅、民政厅、建设厅、人事厅、劳动保障厅、人口计生委、教育厅、地税局、物价局、食品药品监管局等 11 厅局关于进一步加强城市社区卫生服务工作的意见的通知（试行）》。2006 年 5 月，自治区政府下发了《关于发展城市社区卫生服务的决定》。同年自治区卫生厅制定了《宁夏回族自治区社区卫生服务发展规划（2005~2010 年)》《宁夏回族自治区社区卫生服务机构标准化建设基本标准》《宁夏回族自治区社区卫生服务标准化机构评估标准（试行)》《宁夏回族自治区社区卫生服务机构考核评估方案》《宁夏回族自治区社区卫生服务信息公示方案》《宁夏回族自治区社区卫生服务基本药品目录》等 6 个配套文件。2007 年 8 月，自治区政府下发了《关于进一步做好城市社区卫生服务工作的指导意见》。自治区卫生厅、发改委、财政厅、编办、劳动保障厅、人事厅等相关部门制定了 11 个配套文件，从管理体制、基础设施、人才队伍、服务功能、运行机制和监督管理等方面提出了新的要求。新的政策无论在体制上还是在机制上都有新的突破，为进一步加快全区社区卫生服务发展提供了政策保障，自治区还出台了《城市社区卫生服务机构与二级以上医疗机构实行双向转诊的办法》，在社区推行适宜的诊疗技术，引导群众就医到社区首诊。2009年自治区卫生厅、财政厅、计生委下发了《关于推进宁夏基本公共卫生服务逐步均等化的实施意见》，2010年自治区政府下发了《关于进一步深化基层医疗机构综合改革的实施意见》。一系列文件的密集出台，为健全城市社区医疗服务体系奠定了基础。截至2014年底，全区已建成城市社区卫生服务机构151所，其中城市社区卫生服务中心21所、城市社区卫生服务站130所，社区卫生服务人员达到2436人。社区卫生服务覆盖总人口达到280.5万人，覆盖率达82.5%以上。

全区基本公共卫生服务项目扩展为11类50项，补助标准增加到人均35元。截至2014年底，全区居民健康档案规范化电子建档人数达到472万人，电子建档率为73.15%；完成65岁以上老年人健康管理人数50.74万人，老年人健康管理率为70.5%；完成0~6岁儿童健康管理54.3万人，0~6岁儿童系统管理率为94.77%；完成孕产妇健康管理7.8万人，孕产妇健康管理率达96.96%；国家免疫规划疫苗单苗报告接种率达到95%以上；传染病疫情报告率为99.97%；重性精神疾病规范管理人数1.8万人，管理率达到75%。完成城乡居民高血压管理人数38.25万人，高血压患者健康管理率达到39.58%，规范管理率达到85.1%，高血压患者血压控制率为71.24%；完成城乡居民糖尿病管理人数12万人，糖尿病患者健康管理率达到26.85%，规范管理率达到84.5%，糖尿病患者血糖控制率为62.5%。

3. 加强应急医疗救治体系建设

2006年，银川市建立了独立的急救机构——银川市紧急救援中心，其他四市陆续依托综合医院建立了紧急救援指挥中心。2010年来，分三期为22个县（市、区）和宁东能源化工基地建立了紧急救援中心，建设了房屋，每个紧急救援中心配备了2辆载有急救设备的救护车，急救体系在县以上实现了全覆盖。

4. 加强医院监督管理

2005 年起，连续在全国开展"以病人为中心，以提高医疗服务质量为主题"的医院管理年活动，改善医疗质量，降低医疗费用，构建和谐医患关系，加强思想道德建设，倡导良好医德医风，涌现了一大批深受群众爱戴的好医生、好护士。深入开展治理医药购销领域商业贿赂的专项工作，遏制医药购销和诊疗服务中的不正当行为。

5. 加快医疗保障制度建设

从 2003 年开始，国家组织建立新型农村合作医疗制度。宁夏在平罗县、隆德县开展试点。2008 年新型农村合作医疗制度覆盖全区，坚持以政府投入为主，农民自愿参加，重在解决因病致贫、因病返贫问题。2007 年下半年，宁夏启动城镇居民基本医疗保险试点，为城市非就业居民建立基本医疗保障制度。2010 年 1 月，自治区政府决定将新农合管理职能由卫生系统划转到人力资源社会保障系统管理，城乡居民基本医疗保险职能实行统一归口管理。商业健康保险也有了较快发展，为群众提供多层次医疗服务。同时，大病医疗救助、疾病应急救助等城乡医疗救助制度逐步建立。

二、主要成就

改革开放三十多年来，在自治区党委、政府的正确领导下，宁夏医疗服务工作从增加供给到提高效率，从满足群众基本就医需求到提升医疗服务质量，历经不断改革发展，取得了巨大成就，进一步提高了人民群众健康水平，为全区经济社会又好又快发展提供了有力保障。

（一）医疗服务体系不断健全

一是农村医疗服务体系得到完善。宁夏已有县级医疗机构 48 所、乡（镇）卫生院 245 所、村卫生室 2386 所，乡（镇）卫生院卫生人员达 5465 人、乡村医生 3265 人。二是城市社区卫生服务框架基本建立。

已建成社区卫生服务机构 151 所，包括 21 所社区卫生服务中心和 130 所社区卫生服务站，共有社区卫生服务人员 2436 人，社区卫生覆盖总人口达 280.5 万人，覆盖率达 82.5% 以上。三是采取"培养一批、下去一批、进来一批"等措施，不断提升基层医疗卫生服务队伍素质。四是社会资本举办医疗机构成为公立医疗机构的重要补充。批准设置民营医院 90 所，门诊部 22 所，诊所、卫生所、医务室 1096 所，卫生服务机构遍布城乡。

（二）医疗服务保障力度不断加大

建立健全了城镇职工医疗保障体系、城镇居民医疗保障体系和农村新型合作医疗保障体系，全区 22 个县（市、区）实现新型农村合作医疗全覆盖，农村参保人数 360 万人，参保率达到 95%，高于全国平均水平；建立了农村医疗救助制度，对农村特困户和特重大疾病实行医疗救助，初步解决了农村居民的医疗保障问题；建立了城市贫困人群医疗救助制度，将儿童保健、孕产妇保健和慢性病等纳入救助范围，缓解了贫困居民看不起病的问题；建立了疾病应急救助制度，在宁夏境内发生急重危伤病、需要急救但身份不明确或无力支付相应费用的患者在医疗机构实施紧急救治所发生的费用，由疾病应急救助基金补助。

（三）医疗服务能力不断增强

一是医疗服务资源总量不断增加。全区医疗机构床位数达到 31368 张，每千人口床位数达到 4.74 张，执业（助理）医师 15058 人（执业医师 13363 人），每千人口执业（助理）医师 2.28 人，注册护士 15096 人，每千人口注册护士 2.28 人，均高于全国平均水平。二是全区医疗卫生机构总诊疗人次达 3668.4 万人次，其中医院 1678.5 万人次，基层医疗卫生机构 1812.3 万人次。全区医疗机构入院人数 96.5 万人，其中医院 86.6 万人次，基层医疗机构 5.2 万人次。三是综合医院 11 个专科入选国家临床重点专科，建立了自治区级医学优势特色专科 14 个，诊疗水平达到了西部领先、全国先进层次。四是宁夏医科大学总医院被评为心脏、肺脏移植医院，自治区人民医院被评为肾脏移植医院，心血管介入诊疗技术、关节置换技术在市级以上医院普遍开展。五是城乡居民健康水平明显提高。孕产妇住院分娩率达到了 99.88%，孕产妇死亡率降至 14.84/10 万；婴儿死亡率降至 7.95‰，新生儿死亡率降至 5.53‰，低于全国平均水平。

三、经验启示

在改革开放三十多年中，医疗服务工作积累了宝贵的历史经验，需要牢牢记取，不断发扬。

（一）加强基层服务能力是医疗服务发展的根本

以农村为重点，是我国卫生工作的基本方针。农村医疗服务一直是一个突出的薄弱点，国家、自治区和各市、县始终把搞好农村医疗服务工作放在重要位置，建立了县、乡、村三级医疗服务网络。同时，随着近年来"城镇化"进程的不断推进，加快了城市社区卫生服务机构的建设，开展预防、保健、基本医疗等为主要内容的"六位一体"服务，建立起了覆盖城乡的基层医疗服务体系。到 2014 年，全区乡（镇）卫生院 245 所，工作人员 5646 人，总诊疗人次为 617.3 万人次，入院人次为 5.1 万人次；全区村卫生室 2386 个，注册乡村医师 3265 人，总诊疗人次为 531.5 万人次；全区社区卫生服务机构 151 所，工作人员 2436 人，覆盖总人口数达 280.5 万人，总诊疗人次为 663.5 万人次；乡（镇）卫生院、村卫生室、社区卫生服务机构总诊疗人次达到了当年医疗卫生机构总诊疗人次的 49.40%，有效解决了群众基本医疗问题，有效缓解了医院就医压力，有效节约了医疗费用和医疗资源。同时，基层医疗服务的发展也使严重影响群众健康问题的基本指标得到了大幅提升，孕产妇住院分娩率由 1990 年的 31.48% 提高到 2014 年的 99.88%，孕产妇死亡率、婴儿死亡率分别由 1990 年的 123/10 万和 49.2‰下降到 2014 年的 14.48/10 万和 7.95‰。

（二）推动医疗保障制度改革是解决基本医疗的关键

解决群众基本医疗问题是政府义不容辞的责任。基本医疗保障制度基本建立完善，为实现"病有所医"迈出了关键性步伐。20 世纪 80 年代，随着"家庭联产承包责任制"在农村全面铺开，家庭成为农村的基本生产单位，绝大多数行政村变成"空壳村"，集体经济解体，农村合作医疗失去了依托，农村合作医疗制度迅速崩溃，到 1985 年，宁夏农村合作医疗彻底解体。20 世纪 90 年代初又开始恢复农村合作医疗制度，但这项工作刚恢复不久，就被农业部以减轻农民负担为由而强行停止。按照国务院办公厅转发卫生部、财政部、农业部《关于建立新型农村合作医疗制度的意见》的要求，2003 年起，宁夏选择平罗县、隆德县为新型农村合作医疗试点县，开始探索以政府组织引导、统筹为主的农民医疗互助共济制度。2008 年新型农村合作医疗覆盖全区，到 2010 年全区共有 372.01 万人参加新农合，参合率达 95.87%，全区共筹集资金 5.4 亿元，有 535.76 万人次直接受益，共补偿资金 4.6 亿元。新农合制度实施以来，农民参合率从 67.66% 提高到 96.75%；人均筹资水平由 30 元提高到 150 元。全区累计筹资 15.43 亿元，累计补偿 12.53 亿元，共有 1413.79 万人次群众得到补偿，全区二级以下医疗机构政策范围内住院报销比例达到 70% 以上。群众主动就医受益面明显扩大，个人医疗负担明显下降，"看病贵"问题得到有效缓解。

（三）多元化办医是医疗服务发展的必由之路

新中国成立以来，我国公立医院一统天下的单一办医体制，在人民健康水平改善方面取得显著成就。然而，随着人民群众日益增长的健康要求与我国政府财力的限制，医疗服务供需矛盾日益突出，医疗资源严重短缺，不能适应人民群众需求和单一的公有办医体制造成服务能力严重不足成为改革开放初期医疗服务中最为突出的问题。20 世纪 80 年代以来，宁夏着力发展个体诊所（联合诊所）和民营医疗机构，1982 年 7 月自治区政府印发了《宁夏回族自治区个体开业医生管理办法》，此后多层次、多元化的办医成为历次医疗卫生改革的重要内容。到 2014 年，宁夏有门诊部 22 所，诊所（卫生所、医务室）1096 所，民营医院 90 所，特别是个体诊所遍布城乡，有效增加了医疗服务供给，成为公立医疗机构的重要补充，有效缓解了群众"看病难"问题。非营利性医疗结构为主体，营利性医疗结构为补充，公立医疗机构为主导，非公立医疗机构共同发展的多元化办医成为宁夏医院的新格局。从发展历史看，既要发挥政府的主导作用，为群众提供基本医疗卫生服务，维护社会公平，又要发挥市场机制作用，引导社会力量发展医疗服务，扩大医疗服务供给，不断改善服务结构，提高服务水平。

四、对策建议

改革开放三十多年来，宁夏医疗服务工作取得了长足发展，但必须清醒地认识到，宁夏医疗服务工作还存在很多不足。尤其是进入新的历史时期，党的十八大对卫生计生工作做出了新的战略部署，党的十八届三中全会通过的《中共中央关于全面深化改革若干重大问题的决定》对进一步就深化医改提出了具体任务和举措，党的十八届五中全会要求推进健康中国建设，建立覆盖城乡的基本医疗卫生制度和现代医院管理制度，医疗服务工作面临新的机遇与挑战。存在的主要问题体现在以下几个方面。一是医疗服务发展尚不能满足需求。与经济社会发展和人民群众日益增长的服务需求相比，宁夏医疗卫生资源总量相对不足，质量有待提高。每千人口执业（助理）医师数、护士数、床位数等指标相对较低。二是资源布局结构不合理。医疗服务资源集中在城市，更多地集中在中心城市，一定程度上影响了医疗卫生服务提供的公平与效率。基层医疗卫生机构服务能力不足，利用效率不高。中西医发展不协调，中医药服务规模小，服务弱化，农村中医药工作薄弱，著名老中医青黄不接，基层中医药人员学历层次偏低，技术水准不高，中医药、回医药特色优势尚未得到充分发挥。专科医院发展相对较慢，儿科、精神卫生、康复等领域服务能力较为薄弱。公立医院规模过快扩张，部分医院单体规模过大，导致资源要素之间配置结构失衡，加重医院的负担，也导致病人看病难。政府对医疗卫生资源配置的宏观管理能力不强，资源配置需要进一步优化。三是医疗卫生服务体系碎片化的问题比较突出。公共卫生机构、医疗机构分工协作机制不健全，缺乏联通共享，各级各类医疗卫生机构合作不够、协同性不强。四是公立医院改革还不到位。以药补医机制尚未有效破除，科学的补偿机制尚未建立，普遍存在追求床位规模，竞相购置大型设备，忽视医院内部机制建设等粗放式发展问题，部分公立医院单体规模过大，挤压了基层医疗卫生机构与社会办医院的发展空间，影响了医疗卫生服务体系整体效率的提升。针对以上问题，我们建议从以下几个方面改进完善。

（一）完善投入保障政策，维护公立医疗机构的公益性

公立医院是政府举办的医疗机构，公益性是其基本属性。2015 年 4 月，习近平总书记在主持召开中央全面深化改革领导小组第十一次会议时指出，要坚持公立医院公益性的基本定位，破除公立医院逐利机制，建立维护公益性、调动积极性、保障可持续的运行新机制。完善投入保障政策，是维护公立医疗机构公益性的基本要求。

一要坚决破除以药补医机制。要积极探索多种有效方式改革以药补医机制，取消药品加成（中药饮片除外）。将公立医院补偿由服务收费、药品加成收入和政府补助三个渠道改为服务收费和政府补助两个渠道。通过调整医疗服务价格、加大政府投入、改革支付方式、降低医院运行成本等，建立科学合理的补偿机制。对医院的药品贮藏、保管、损耗等费用列

入医院运行成本予以补偿。采取综合措施切断医院和医务人员与药品间的利益链，完善医药费用管控制度，严格控制医药费用不合理增长。

二要降低药品和医用耗材费用。全面落实《国务院办公厅关于完善公立医院药品集中采购工作的指导意见》（国办发〔2015〕7号），建立完善自治区级药品集中采购平台上，进行阳光采购，网上公开交易，在保障药品的供应配送和质量安全的前提下，有效降低药品和医用耗材在医疗费用中的比重。

三要理顺医疗服务价格。在保证公立医院良性运行、医保基金可承受、群众整体负担不增加的前提下，在降低药品、医用耗材费用和取消药品加成的同时，降低大型医用设备检查治疗价格，合理调整提升体现医务人员技术劳务价值的医疗服务价格，特别是诊疗、手术、护理、床位、中医等服务项目价格，逐步理顺不同级别医疗机构间和医疗服务项目的比价关系，建立以成本和收入结构变化为基础的价格动态调整机制。

四要落实政府投入责任。各级政府要落实公立医院基本建设和设备购置、重点学科发展、人才培养、符合国家规定的离退休人员费用和政策性亏损补贴等投入，对公立医院承担的公共卫生任务给予专项补助，保障政府指定的紧急救治、救灾、援外、支农、支边和城乡医院对口支援等公共服务经费。落实对中医院（民族医院）、传染病院、精神病院、职业病防治院、妇产医院、儿童医院以及康复医院等专科医院的投入倾斜政策。改革财政补助方式，强化财政补助与公立医院的绩效考核结果挂钩关系。完善政府购买服务机制。

（二）做好医疗资源配置，有效缓解"看病难"问题

便利、质优就医是患者的共同心愿。医疗资源配置不合理是导致医疗服务质量有所下降、医患矛盾较为突出，甚至造成"看病难、看病贵"现象长期持续的关键原因。破解这一问题的关键就在于如何让医疗

资源的配置更加合理，用"分布式"医疗服务满足广大患者的需求。今后，要按照《全国医疗卫生服务体系规划纲要（2015~2020年)》，做好宁夏医疗资源的配置。一是分级设置各类公立医院。医疗资源配置不合理，首先体现在城乡、地区差异上。每个县原则上应办好1个县办综合性医院和1个中医类医院，按人口规模合理设置市办和区办的综合性医院。特别是对加强县级医疗机构的建设，尽快有效解决农村医疗条件落后的局面。二是合理确定公立医院床位数、大型设备配置等，支持社会办医院扩大床位规模。优先加强县级医院服务能力，支持村卫生室、乡（镇）卫生院和社区卫生服务机构标准化建设，让患者不用出远门，花较少的钱也能看好病。三是是强化功能布局与分工协作，由基层医疗卫生机构逐步承担首诊、康复和护理等服务，分流公立医院普通门诊。整合疾病预防控制、妇幼保健等专业公共卫生机构，进一步明确基层医疗卫生机构和专业公共卫生机构的定位，让各级各类医院各归其位、各尽其事。四是加快推进公立医院改革，破除以药补医，理顺医疗服务和药品价格，改革医保支付方式，实行政事分开、管办分离，让医疗服务更好为群众除患解忧。

（三）鼓励社会力量办医，满足群众就医需求

非公立医院是医疗卫生服务体系不可或缺的重要组成部分。国务院办公厅2015年6月印发的《关于促进社会办医加快发展若干政策措施的通知》（国办发〔2015〕45号），为发展社会办医指明了方向，宁夏要尽快出台具体的落实措施，各级政府要在落实制度、规划、筹资、服务、监管等方面的责任，维护基本医疗卫生的公益性的同时，大力发挥市场机制在资源配置方面的作用，充分调动社会力量的积极性和创造性，鼓励社会力量与公立医院共同举办新的非营利性医疗机构，参与公立医院改制重组，放宽准入条件，拓宽投融资渠道，促进资源流动和共享，优化发展环境，特别要支持社会力量开展中医药服务，满足人民群

众多层次、多元化医疗卫生服务需求。

（四）加强医疗服务监管，保障医疗服务质量

质量是医疗服务的核心。在不断增加医疗服务供给的同时，必须切实加强医疗服务监管。一要加大医疗机构信息公开力度，各级卫生计生行政部门定期公开公布区域内医疗机构服务情况及日常监督、处罚信息，接受社会监督。二要加强监管体系和能力建设，严厉打击非法行医，严惩经查实的恶性医疗事故、骗取医保资金、虚假广告宣传、过度医疗、推诿患者等行为。三要探索建立医疗机构及其从业人员退出机制，建立健全医疗机构及其从业人员信用记录，对严重违规失信者依法采取一定期限内行业禁入等惩戒措施。四要引导参加医疗责任险，推进医疗纠纷人民调解，切实化解医患纠纷。

宁夏人口和计划生育的改革与发展

人口问题是国家事务的基础性问题，关系经济社会的可持续发展。人口和计划生育工作是国家一项基本国策，是各级党委和政府的一项重要工作，对促进宁夏社会事业发展发挥了巨大的作用。改革开放三十多年来，宁夏人口和计划生育工作经历了探索、实践、改革、发展艰辛而辉煌的历程。

一、改革发展历程

改革开放以来，宁夏人口和计划生育事业改革发展大致可以分为五个阶段。

（一）建立健全计划生育政策阶段（1978~1991 年）

党的十一届三中全会以后，以邓小平同志为核心的党的第二代中央领导集体将人口发展纳入现代化建设总体战略。邓小平指出，人口政策是带有战略性的大政策。1980 年发布的《中共中央关于控制我国人口增长问题致全体共产党员共青团员的公开信》提倡一对夫妇生育一个孩子。同年发布的《宁夏回族自治区人民政府计划生育若干问题的试行规定》，提出全区城乡（不包括固原、西吉、泾源、海原、同心县农村的少数民族）一对夫妇生育子女数最好一个，最多两个。固原、西吉、泾源、海原、同心县农村少数民族，一对夫妇生育子女最好一至两个，最多三个，生育间隔期要在 3 年以上。要求各地"要建立健全计划生育领导机构，充实工作人员。要拨给必需的计划生育经费，保证专款专用，不得挪作他用。要组织各方面力量，密切协作，共同努力，迅速把我区的人口自然增长率降下来，如期完成国家下达的人口规划指标。"按照自治区党委、政府部署，全区计划生育主要开展一般的宣传教育工作，计划生育工作的重点在城市和川区农村。

1982 年发布的《中共中央国务院关于进一步做好计划生育工作的指示》，计划生育在十二大被确定为基本国策，同年写入新修订的《中华人民共和国宪法》。为了进一步搞好计划生育工作，切实控制人口过快增长，结合宁夏实际情况，同年自治区党委、政府联合下发的《关于印发计划生育若干问题的暂行规定的通知》规定："国家干部和职工、城镇居民除有特殊情况要求生二胎的，一对夫妇只生育一个孩子；农村除固原、海原、泾源、西吉、隆德、同心、盐池 7 县少数民族外，普遍提倡一对夫妇只生育一个孩子，某些群众确有实际困难要求生二胎的，经过审批可有计划地安排。不论哪一种情况都不能生三胎；固原、海原、泾源、西吉、隆德、同心、盐池 7 县少数民族农民，普遍提倡一对夫妇生育一至二个，确有实际困难要求生育三胎的要有计划地安排，绝对不准生四胎。生育间隔一律为 4 年。"经宁夏四届人大常委会十五次会议原则批准，自治区政府颁发的《宁夏回族自治区计划生育暂行规定》进一步明确：国家干部、职工和城镇居民，一对夫妇只准生育一个孩子；农村社员提倡一对夫妇只生一个孩子，最多生两个；固原、海原、泾源、西吉、隆德、同心、盐池七县少数民族农村社员，提倡一对夫妇生育一至两个孩子，最多生三个。允许生两个或三个孩子的，生育间隔期为 4 年。至此，宁夏城乡有别、民族有别、山川有别的"一、二、三孩"和间隔 4 年的计划生育政策初步形成。《宁夏回族自治区计划生育暂行规定》的发布标志着计划生育在全区全面实行，并依法对人口生育实行有计划的调节和管理。

1983 年，自治区计划生育委员会成立，统一管理全区计划生育工作。各地、市、县（区）也先后成立了计划生育委员会或计划生育办公室，成为本级政府管理计划生育的机构。全区乡（镇）建立了计划生育服务站，配有专职人员。全区县、乡计划生育机构除进一步加强自身组织建设外，努力健全行政村、自然村计划生育干事机构和办事人员，多数行政村、自然村配备了计划生育宣传员、工作员，有的村由妇女主任兼做计划生育工作，从组织上保证了计划生育工作的开展。

受第三次人口出生高峰的冲击，全区育龄妇女和生育旺盛期妇女人数逐年大幅度增加，使全区人口出生率明显回升，总人口增长速度逐年加快。人口出生率由 1985 年的 17.18‰ 上升到 1986 年的 25.49‰ 和 1987 年的 25.14‰；总人口增长率由 1985 年的 18.88‰ 上升到 1986 年的 23.16‰ 和 1987 年的 25.19‰；自治区"七五"人口计划总人口 450 万人的控制目标也将被突破（1988 年末总人口已经达到 444.5 万人）。面对十分严峻的人口形势和控制人口增长的艰巨任务，自治区党委、政府为贯彻落实中央计划生育工作方针政策，深入进行计划生育工作改革，严格控制宁夏人口增长，完成国家下达给宁夏的人口计划控制指标，决定从 1989 年开始在全区普遍推行由党政一把手亲自抓、负总责的人口与计划生育目标管理责任制，以此来缓解第三次人口出生高峰给宁夏国民经济和社会发展带来的巨大人口压力。在 1988 年全区计划生育工作会议上，首次由自治区政府分管副主席同各市（县）长签订了《宁夏回族自治区 1989~1991 年计划生育目标管理责任书》。责任书明确了由总人口数、人口出生率、人口自然增长率、超计划生育率为指标体系的人口计划控制指标和奖罚办法。各级政府通过层层签订人口与计划生育目标管理责任书，把计划生育工作列入重要议事日程，确保党政一把手亲自抓、负总责落到实处。

1986 年 8 月 28 日，自治区五届人大常委会十九次会议通过并发布的《宁夏回族自治区计划生育暂行规定》，标志着宁夏开始将生育政策纳入法制化轨道。《宁夏回族自治区计划生育暂行规定》在生育政策方面，依据城乡有别、民族有别、山川有别的原则，继续实行"一、二、三孩"和间隔 4 年的生育政策。

1987 年 7 月 11 日，世界人口达到 50 亿，联合国将这一天定为世界人口日。自此，每年 7 月 11 日宁夏都会举行"世界人口日"的宣传活动，使人们清醒地认识到人口形势不容乐观，计划生育工作任务艰巨，实行计划生育、控制人口数量、提高人口素质，仍然是一项长期而紧迫的任务。1988 年，自治区计生委配合中央电视台拍摄了"世界人口 50 亿"电视节目。

1988 年，自治区政府下达了《关于充实加强计划生育系统机构编制问题的通知》，此后，全区计划生育机构统一了名称。《关于充实加强计划生育系统机构编制问题的通知》明确各市、县设立计划生育委员会；各乡（镇）设立计划生育领导小组。全区建立县以上宣传、技术、药具"三合一"综合性服务站 21 所，配有工作人员 107 人；乡、镇级服务室、工作网点 32 个。全区共有计划生育干部和技术服务人员 1377 人；村民委员会有不脱产计划生育联系员 2542 人。

1989 年，自治区将县级计划生育服务站建设第一次列入自治区基建项目，为西吉、海原、彭阳、惠农四县修建服务站投资 38 万元，并为石嘴山、吴忠、青铜峡、中卫、中宁、灵武、同心、固原八县（市）的计划生育服务站配备了技术、宣传、培训、药具设备。同年，全区建立县以上"三合一"综合服务站 24 所，有工作人员 168 人；全区共有计划生育干部和技术服务人员 778 人，街道、行政村、自然村（村居委会）计划生育联系员或信息员 7511 人（不脱产），企事业单位计划生育专（兼）职人员 1168 人。

1990 年，自治区计生委确定吴忠市计划生育服务站为全国 52 个计划生育规范化管理试点站之一，制定了各项规范化管理的制度，重点抓了服务宗旨、办站方向和规范化管理工作，对站貌建设进行整改，为全区计划生育服务站规范化、制度化、标准化起到了示范作用。自治区共投资55万元，为11个县、市装备了宣传、技术、药具、培训设备。

在宁夏450万人口日宣传活动中，自治区计生委会同自治区计委、公安厅、统计局召开自治区党委、人大、政府、政协分管领导和有关部门领导及人口专家、学者参加的座谈会，自治区计生委与计委联合编辑了《宁夏450万人口日活动专辑》，自治区计生委组织编演的计划生育文艺节目，在全国计划生育文艺节目调演中获优秀奖。

1990年12月28日，自治区六届人大常委会十六次会议审议通过了《宁夏回族自治区计划生育条例》（以下简称《条例》）。为了适应《行政诉讼法》实施的要求，《条例》增加了计划生育行政复议内容，完善了计划生育管理和奖罚等措施。《条例》的颁布实施，对于贯彻落实计划生育基本国策，加强计划生育法制建设具有十分重要的现实意义，它是宁夏关于计划生育管理工作的重要地方性法规，具有法律的强制力和约束力。《条例》的颁布和实施，标志着宁夏计划生育工作在依法管理上进入了新的阶段，为依法管理计划生育、促进计划生育各项工作的顺利开展提供了法律保障和管理依据。同年，自治区党委和政府决定，在原有编制的基础上，将国家编委、人事部、计委分配给宁夏的105名计划生育专项行政编制重点分配到了县级计划生育部门。县（市）级计划生育队伍切实得到了加强。同年，自治区劳人厅、财政厅、计委联合下发《关于解决计划生育系统有关岗位津贴、工资及生活补贴的通知》，规定：自1989年起，每年给各市、县、乡（镇、街道）三分之一专职干部浮动工资升级指标，对各级计划生育服务站从事专业技术工作的人员提高10%的工资标准。行政村（居委会）计划生育临时工工作满1年的，在原有报酬的基础上，每人每月发给生活补贴10元。

1991年，自治区计生委召开计划生育服务站规范化管理经验交流会，交流计划生育服务站建设工作经验。同时下发了《县级计生服务站工作规范》，各市、县计划生育服务站结合本站实际，制定了服务站工作规范和各项规章制度、工作人员职责，使计划生育服务站建设逐步向规范化、制度化、标准化发展。

（二）控制人口过快增长阶段（1992~2000 年）

1991 年，《中共中央、国务院关于加强计划生育工作严格控制人口增长的决定》发布。1993 年，自治区党委和政府批转了自治区计划生育领导小组《关于进一步加强计划生育工作严格控制人口增长的意见》，各地先后成立了计划生育领导小组，加强了对计划生育工作的领导。全区 212 个乡镇配备了专职计划生育副书记或副乡长，占全区乡镇总数的71%。

1994 年初，自治区党委、政府批转了自治区人口和计划生育领导小组《关于党政一把手对计划生育工作亲自抓、负总责的意见》的通知，并首次召开了全区计划生育工作座谈会。当年，自治区政府出台了《宁夏回族自治区流动人口计划生育管理办法》，全区统一实行流动人口计划生育证和流动人口计划生育管理费征收证，从而使宁夏流动人口计划生育工作开始走上了依法管理的轨道。为了加快落实"三为主"（宣传教育为主、避孕为主、经常性工作为主）工作方针的步法，全区开展了争创计划生育合格村（居）活动，当年全区创建计划生育合格村（居）126 个。

由自治区政府牵头，自治区经贸厅、卫生厅、计生委与妇联共同参与的中澳技术合作宁夏计划生育、妇幼保健项目在泾源、彭阳两县实施，该项目共引进外资约 853.23 万澳元（为两县计划生育部门共投资 64 万元人民币），援建乡镇级计划生育服务所、卫生院 21 所，配置北京 213 交通车辆以及医疗设备、宣传画册等，培训县、乡级计划生育技术服务人员 8 期 160 人次。

1995 年，自治区计生委、卫生厅联合转发了国家计生委、卫生部《关于配合做好计划生育母婴保健工作的通知》，各级计划生育技术服务站（所）按照要求，根据育龄群众的需要，围绕母婴保健和优生优育，开展了各种服务工作。

在全区积极推行计划生育"三结合"（把农村计划生育工作与发展经济相结合、与帮助农民勤劳致富奔小康相结合、与建设文明幸福家庭相结合）过程中，自治区政府把推行计划生育"三结合"工作正式作为一项重要工作提到议事日程上。自治区召开全区计划生育工作会议，对计划生育"三结合"工作进行了全面部署。自治区分管副主席带领市县领导赴吉林省考察计划生育"三结合"工作，召开全区计划生育"三结合"工作经验交流会议。自治区计生委、科委、水利厅、农业厅等十四个部门联合转发了国家计生委等十部门《关于认真抓好农村计划生育"三结合"工作的通知》，进一步动员各地、各部门共同努力，推动计划生育"三结合"工作深入开展。自治区计生委根据宁夏山川有别的实际情况，确定抓好永宁县、固原县为全区计划生育"三结合"试点。

1996 年，自治区党委、政府作出了《关于在全区开展计划生育"三结合"工作的决定》，各地在积极贯彻落实决定精神中，动员社会各方面的力量，以帮助农民少生、脱贫、快富、奔小康为目标，抓住五个机制（党政一把手亲自抓部门参与机制、利益导向机制、考核评估机制、"四户"帮扶机制、载体建设机制）的建设，摸索出具有宁夏特点的县、乡、村"六、五、三""三结合"工作模式，（县级抓好六项工作：制订贯彻《关于在全区开展计划生育"三结合"工作的决定》的实施意见；充实调整人口与计划生育领导小组分管农业的领导和涉农部门负责人进入领导小组；制定领导小组工作制度；建立部门联合办公会议制度；制订"四户"帮扶规划；签订责任书；制订考核评估办法。乡级抓好五项工作：建立"三结合"领导小组，制定工作制度；对"四户"摸底调查；确定部门帮扶对象；制定优先优惠政策和措施；建立考核评估制度。村级做到"三到位"：资金到位、项目到位、措施到位）并将计划生育"三结合"工作纳入人口和计划生育目标管理责任制。

1997年，召开全区计划生育"三结合"暨孕前型管理工作经验交流会议，会议确立了通过推行"三结合"工作提高计划生育率，减少计划外生育，降低人口数量的指导思想。

1998年，自治区提出了深化"三结合"七条措施，进一步开展"三结合"工作，促进计划生育工作的"两个转变"（工作思路和工作方法由就计划生育问题抓计划生育向与经济社会发展紧密结合、采取综合措施解决人口问题转变，由以社会制约为主向逐步建立利益导向与社会制约相结合和宣传教育、综合服务、科学管理相统一的机制转变），确保2000年基本实现"三为主"目标。

中国人口福利基金会、中国计划生育协会和中国人口报社于1995年初共同发起实施幸福工程——救助贫困母亲行动。1997年幸福工程在我区正式启动，得到幸福工程全国组委会、广州市、福建省（包括厦门市）、北京市、自治区计委的关怀和帮助。到2000年底，全区已建立灵武县、惠农县、固原县、中宁县、盐池县、泾源县共六个幸福工程项目点，资金总投入88万元。

1996年，自治区妇联、自治区计生委共同转发了全国妇联、国家计生委《关于在"九五"期间开展农村妇女生殖保健服务活动的通知》，全区各级计划生育服务站（所）技术服务人员利用各种宣传活动，针对妇女在不同生理阶段的不同需求，为农村育龄妇女普及生殖保健知识。

吴忠市充分发挥穆斯林宗教领袖的宣传带头作用，为穆斯林群众宣讲《古兰经》中有关计划生育生殖健康内容，转变穆斯林群众的婚育观。并通过发放宣传包，制作宣传册、展板、挂图，播放幻灯、录像、广播、电视，开展专题培训等多种形式，进行多角度、全方位的生殖保健宣传及服务。试点实施 3 年中，共举办生殖保健知识专题培训 39 期，接受培训育龄群众 15700 名，接受生殖生理诊治 35000 余例，鉴定不孕症患者 380 例，婚前检查 9525 人，健康检查 1 万余人次，妇科病普查 2 万余人次，产前检查 6820 人次。

1997 年，自治区计生委被中宣部等十部委授予"三下乡"活动先进集体。在每年的"三下乡"活动中，宁夏计划生育系统广大干部为育龄群众送温暖、送知识、送服务，大力普及计划生育避孕节育、优生优育、生殖保健等科普知识，把适用的计划生育宣传品送到育龄群众手中，开展面对面的咨询活动，有力促进了群众生育观念的转变。

1998 年，自治区党委、政府根据国家计生委的要求制定了《关于加快实行计划生育"三为主"的决定》，从全区基本实现计划生育"三为主"的规划、考核指标、保证措施考核及奖励办法等各个方面都做了明确的规定，以保证奋斗目标的实现。根据国家计生委的要求并结合宁夏计划生育工作实际，制订了全区 20 世纪末基本实现计划生育工作"三为主"的分年度规划。规划制订后，各市县党委、政府相继召开会议，研究部署，广泛深入地开展计划生育"三为主"达标活动。1999 年自治区将计划生育工作"三为主"落实情况和达标情况纳入到全区人口和计划生育目标管理责任制中。1999 年 10 月，自治区计生委对全区计划生育工作基本实现"三为主"情况进行了考核验收。经考核，到 1999 年底全区共有 18 个县（市、区）基本实现了计划生育"三为主"的目标，占全区县（市、区）的 75%。经过全区各级党政领导的高度重视和计划生育及相关部门的共同努力，各地基层建设和基础工作进一步加强，大多数地区基本扭转了主要靠突击活动、补救措施开展计划生育工作的状况，全区 2000 年基本实现了计划生育工作"三为主"的奋斗目标。

联合国人口基金生殖健康、计划生育第四周期项目在平罗县实施，这个项目共引进资金 240 万元，为项目县配置了工作用车、育龄妇女信息自动化系统编录宣传教育设备、技术服务所医疗设备等。项目实施中，坚持以人为本，以育龄群众为中心，以满足服务对象需求为出发点，使项目县计划生育工作逐步以管理为主向服务为主转变，改变了过去计划生育工作单纯强调对群众生育行为的约束转变为以生殖健康系列服务为重点，强调宣传和服务，强调人口与计划生育基础知识的普及教育，强调把依法管理与优质服务结合起来，做到寓管理与服务之中，切实改变了过去那种"重管理，轻服务；重结果，轻过程"的工作模式。

计划生育、妇幼保健、防治寄生虫国际合作项目第六周期在同心县实施。项目实施中，把计划生育、妇幼保健、防治寄生虫结合起来，以寄生虫防治为项目第一切入点，计划生育、妇幼保健为项目主体内容，倡导知情选择、优质服务。通过3年的项目实施，为项目乡镇1250余户农户配备了手压式水泵，85%以上的农户饮水实现了漂白粉净化处理；项目区农户改厕率40%，粪便无害化处理达到63.9%，项目乡镇中小学改厕率达到80%以上；妇幼保健工作力度加大，项目区新法接生率、住院分娩率、产前产后检查诊断率、儿童传染病疫苗预防接种率都有了较大提高，共为2735名儿童做了预防接种，为3809名儿童进行了寄生虫检查，寄生虫阳性率由项目实施前的13.7%下降至5.51%；计划生育技术服务水平不断提高，服务环境得到改善，两个项目乡镇、24个行政村全部建立了计划生育服务所（室），添置了宣传等服务设备，改善了服务条件，增强了技术服务人员的服务意识。

2000年初，为改变宁夏南部山区的人口过快增长和贫困的面貌，自治区计生委通过大量的调查研究，积极探索解决宁南山区人口过度增长问题的新思路、新机制和新的管理方式，由过去以罚为主，变为奖罚结合、以奖为主，在固原地委、行署提出的设法先让"少生"的人尽快富起来的基础上，提出在南部山区实施"少生快富"扶贫工程。"少生快富"扶贫工程，是自治区政府对按照现行计划生育政策可以生育两个或者三个孩子，而自愿少生一个或者两个孩子并采取节育措施的农村育龄夫妇，或者对自愿采取节育措施的农村计划生育纯女户给予一次性经济奖

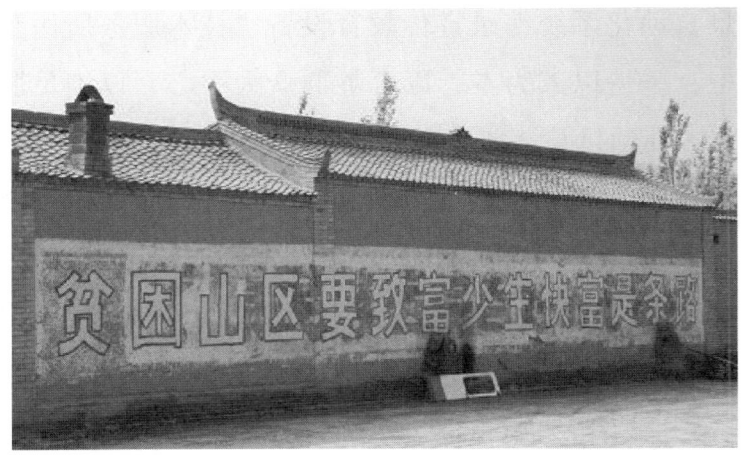

南部山区试点之初，"少生快富"工程宣传标语

励及其他政策优惠，帮助其发展经济的计划生育奖励措施。

自治区根据国家计生委《关于全面推进计划生育优质服务工作的意见》要求"中西部地区要先抓试点，典型引路，因地制宜，分类指导，逐步推开"的原则，印发了《计划生育优质服务试点方案》，并成立了自治区计划生育优质服务试点领导小组，确定了5个村居进行优质服务试点工作。

全区计划生育目标管理责任制坚持不断改革创新，在"突出重点、明确导向、简便易行、注重实效"的原则指导下，本着有利于推动"三为主"方针的贯彻落实，有利于山区实现低生育水平和川区稳定低生育水平，促进计划生育整体工作水平的提高，逐步对人口和计划生育目标管理责任制的考核评估机制进行了改进和完善，取得了显著的成效。在签订方式上，由一签一年改为一签三年；在考核方式上，将"面对面"改为"背靠背"，实行分线考核、分级考核、分类考核和"三个不确定"（不确定时间、不确定地点、不确定内容）相结合，同时增加了现场公示环节；在考核内容上，根据年度工作重点内容的不同，对考核内容和指标体系及时进行调整。

自治区计生委制订了《宁夏回族自治区"十五"人口与计划生育事

业发展计划》，其中，确定了全区"十五"人口与计划生育事业发展目标为：到 2005 年，全区总人口控制在 600 万以内，自然增长率控制在 12‰以下，计划生育率达到 85%以上（仍然是对少数民族实行 4 年间隔期统计），努力使出生婴儿性别比趋于正常；同时还提出了在计划生育宣传教育、法规、科技、信息网络建设、服务网络建设、人员队伍建设、协会建设、经费投入等 8 个方面的计划生育事业发展目标。这是宁夏第一个比较完善的 5 年人口与计划生育事业发展规划。

（三）综合治理人口和计划生育阶段（2001~2005 年）

2000 年，中共中央、国务院作出了《关于加强人口与计划生育工作稳定低生育水平的决定》。为了贯彻中央文件精神，进一步做好宁夏新时期人口与计划生育工作，自治区党委、政府于 2001 年作出了《关于加强人口与计划生育工作的决定》，提出了 21 世纪前 10 年宁夏人口与计划生育工作的奋斗目标和工作方针；明确了人口与计划生育工作改革、发展的方向和措施，提出新时期宁夏人口与计划生育工作的主要任务是实现并稳定低生育水平，提高出生人口素质，并在经费投入、机构建设、队伍稳定等方面做出了明确要求。

2001 年，宁夏"少生快富"试点工程范围扩大到 6 个乡镇 62 个村 1268 对夫妇。2002 年，试点范围扩大到宁南山区 8 县 2174 对夫妇。2003 年，自治区政府将此工作列入新一届政府向全区人民承诺的 12 件实事之中，并将试点范围由原来的 6 县 6 村扩展到南部山区 9 县（区）所有乡村。为巩固扩大"少生快富"扶贫工程的成果，建立和完善"少生快富"扶贫工程长效机制，2004 年 3 月，经国务院同意，人口计生委、财政部、国务院扶贫办决定在宁夏扩大"少生快富"扶贫工程试点。2004 年 6 月，财政部、国务院扶贫办在固原市召开了西部地区"少生快富"扶贫工程试点工作座谈会，重点总结推广了宁夏南部山区实施"少生快富"扶贫工程试点的经验。2005 年自治区政府颁布了《宁夏回族自治区少生快富扶贫工程实施办法》政府令，从而将"少生快富"扶贫工程以行政规章的形式固定了下来。2005年10月，党的十六届五中全会通过的《中共中央关于制定国民经济和社会发展第十一个五年规划的建议》中，正式将"少生快富"扶贫工程纳入到国家发展规划中，"少生快富"工程在全国全面推开。为了不断完善和深化，进一步加大"少生快富"工程的政策吸引力，推行了"少生快富"工程纯女户提前奖励扶助制度，全区推行"少生快富"工程"一本通"制度，强化部门帮扶力度。

宁夏是一个少数民族聚居区，其中回族人口200多万，全区共有清真寺3500多座，注册阿訇5000多名。为了在少数民族地区做好计划生育宣传教育工作，各级计划生育部门充分发挥宗教人士的作用，发动他们广泛参与人口与计划生育的宣传教育工作。自治区计生委及各地相继举办了不同类型的学习班、研讨班。固原市对400多名阿訇采取送出去学习及集中办培训班的办法来提高他们对计划生育工作的认识，有600多名阿訇和宗教人士成为计划生育宣传的有生力量。

2002年，《宁夏回族自治区人口与计划生育条例》规定：鼓励公民晚婚晚育，少生优育，提倡一对夫妻生育一个子女；城镇居民或一方为城镇居民、另一方为农民的，只能生育一个子女；提倡农民一对夫妻生育一个子女，最多生育两个；固原市原州区、西吉县、海原县、隆德县、泾源县、彭阳县、盐池县、同心县的少数民族农民，一对夫妻可以生育两个子女，最多生三个；符合条例规定，准予生育第二个、第三个子女的，生育间隔期不得少于4年。

2003年，随着人口和计划生育事业发展的需要，自治区计划生育委员会正式更名为自治区人口和计划生育委员会。职能增加了三项：加强人口规模、趋势、素质、结构等人口和计划生育重大问题的战略性、前瞻性研究，推动人口和计划生育工作的综合治理，促进人口与经济协调和可持续发展；制订人口发展规划和政策，协调有关部门做好出生人口性别比治理工作，促进生殖健康产业发展；"少生快富"工程实施和管理职责。

2005 年，在认真分析宁夏人口和计划生育工作面临的严峻形势的基础上，自治区党委、人民政府下发了《关于进一步加强人口和计划生育工作的决定》，明确了宁夏人口和计划生育工作的指导思想、目标任务和工作措施，对加强宁夏人口和计划生育工作进行了全面部署。《关于进一步加强人口和计划生育工作的决定》提出：为控制山区人口过快增长、稳定川区低生育水平，建立健全计划生育难点乡、难点村和难点户三级承包责任制（县市区党政主要领导和分管领导各抓一个难点乡镇，乡镇党政主要领导和分管领导各抓一个难点村，村两委班子成员和所有党员各包一个难点户），实施"六个一"（保证每人术后一斤牛奶、一斤鸡蛋、一斤面粉、一斤蔬菜、留院观察一天、住院康复一宿）到人，按照因地制宜、分类实施的原则，在川区和山区（含吊庄）分别开展"三无"（无早婚早育、无间隔不够生育、无超计划生育）、"一无"（无超计划生育）评比活动，对创建合格的乡、镇给予 10 万元的奖励。

（四）统筹解决人口问题、促进人口长期均衡发展阶段（2006 年至今）

2006 年末，中共中央、国务院下发《关于全面加强人口和计划生育工作统筹解决人口问题的决定》，标志着人口和计划生育工作进入稳定低生育水平、统筹解决人口问题、促进人的全面发展的新阶段。

2007 年以后，

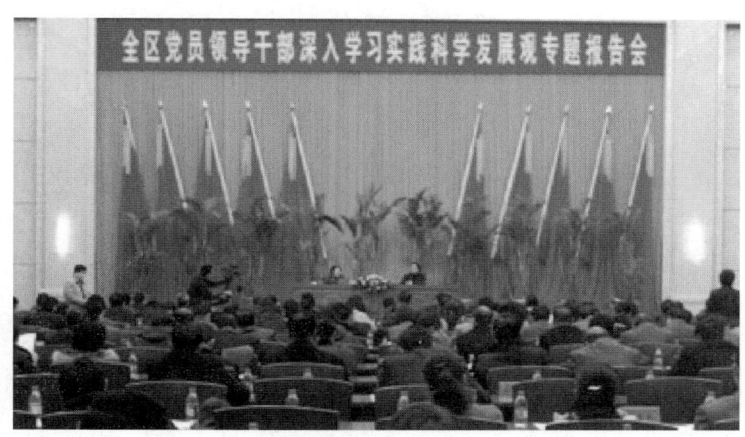

国家人口计生委赵白鸽副主任为全区党员领导干部做《统筹解决人口问题》的专题报告

自治区党委、政府从解决项目户实际困难入手，出台了如《少生快富扶贫工程实施办法》《宁夏回族自治区少生快富工程特殊困难家庭扶助暂行办法》《南部山区计划生育少生快富工程纯女户提前实施奖励扶助制度试点工作的意见》《计划生育少生快富工程项目户"一本通"制度管理职责》和自治区财政厅等九部门《关于"少生快富"扶贫工程项目户给予优先优惠扶持的意见》等一系列政策规定。

2007 年，自治区在固原市原州区、西吉县和海原县开展了"少生快富"工程纯女户家庭提前实施奖励扶助试点工作，实现了计划生育两项制度的提前对接。全区推行少生快富工程"一本通"制度，强化了部门帮扶力度，推动了少生户"快富"进程。

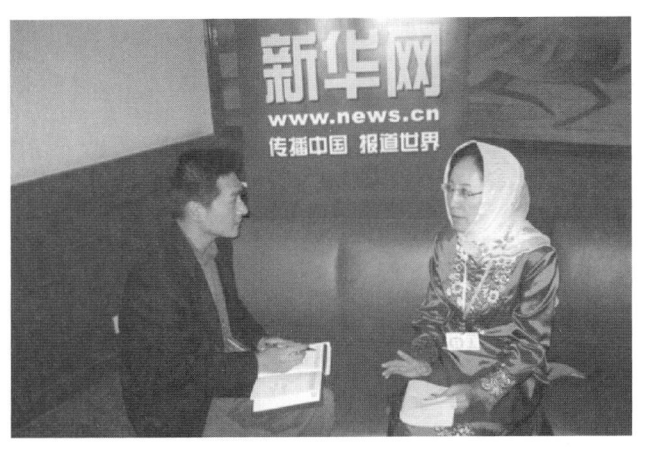

全国人大代表、自治区人口计生委主任吴海鹰全国两会期间接受新华网记者采访，介绍宁夏"少生快富"工程经验

宁夏依法制定的《自治区人口和计划生育再生育审批监督管理制度》《再生育证申领管理办法》《宁夏回族自治区人口和计划生育有奖举报办法》等，健全了人口和计划生育工作法制体系。

自治区人民政府批转了人口计生委、财政厅联合制订的《"十一五"期间全区县乡计划生育服务站（所）设备配置方案》，制订出台了《"十一五"农村计划生育服务设施建设规划》《宁夏 2007 年和 2008 年农村基层计划生育服务体系建设项目方案》，将县、乡计划生育服务站（所）设备纳入财政预算，全年投入 450 万元对原州区等 4 个县（区）的计划生育服务站进行了新建和改扩建，投入 240 万元为部分县、乡计划生育服务站（所）配置了仪器和设备。启动了 13 个中心乡（镇）和 17 个普通乡（镇）计划生育服务所建设项目。加大对干部队伍的培训力度，认真实施国家人口计生委"三千人才"工程和"十一五"时期西部地区县、乡服务站（所）技术服务人员进修项目。

各市县以婚育新风进万家活动和"关爱女孩行动"为载体，广泛宣传生殖健康、优生优育等知识，促进了群众婚育观念的转变。同时，不断拓宽渠道，大力营造社会舆论氛围，宁夏电视台、《宁夏日报》和各地新闻媒体，开设了固定的人口和计划生育宣传专栏。设计制作了人口和计划生育形象代言人——动画枸杞娃"宁宁"和"夏夏"，受到了群众的普遍欢迎。全区广泛开展了"我会说，你爱听"大型演讲活动，

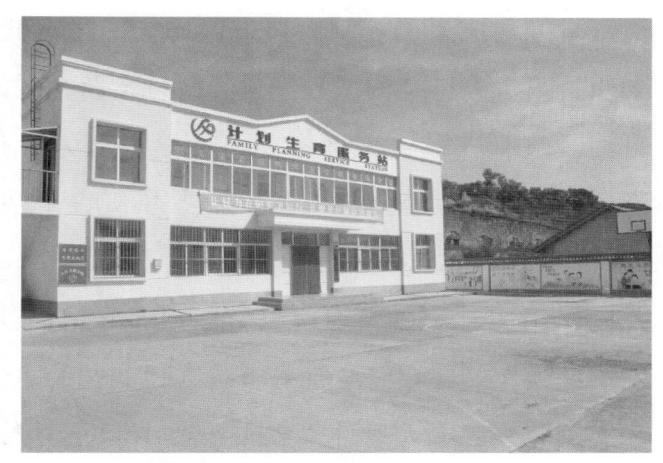

新建成的彭阳县城阳乡计划生育服务站

提高了人口和计划生育干部的工作能力和水平，增强了宣传针对性和效果。注重培植亮点、创特色，继续在回族聚居地区开展穆斯林生殖健康宣传教育项目。

2008 年，自治区党委、政府颁布《关于全面加强人口和计划生育工作统筹解决人口问题的意见》，提出了宁夏 2010 年和 2020 年人口发展目标：到 2010 年全区人口出生率控制到 14.8‰，自然增长率控制到 9.6‰，人口总数控制在 635 万人以内；到 2012 年全区人口出生率控制到 14.5‰，自然增长率控制到 9‰，人口总数控制在 650 万人以内；到 2020 年全区人口总数控制在 710 万人以内，出生人口素质进一步提高，人口和计划生育法制体系、服务体系基本健全，管理体制和工作机制进

一步完善。

加大对基层计划生育服务站标准化建设力度，国家和自治区投入640万元补助17个中心乡站和10个普通乡站建设，投入710多万元为县乡服务站配置技术服务设备。

2009年，全区236个乡（镇、街道）通过了自治区验收，分别实现了"三无""一无"创建目标，其中："三无"乡（镇、街道）120个，"一无"乡（镇、街道）116个。为了巩固"三无""一无"达标乡（镇、街道）创建成果，控制人口过快增长，稳定低生育水平，提高出生人口素质，改善人口结构，为宁夏经济社会跨越式发展创造良好的人口环境，自治区政府决定从2009年起在全区开展人口和计划生育"星级乡（镇、街道）"创建活动，共设置了1~5星级5个档次，3星级以下由市、县（区）考核验收，对创建合格的4、5星级乡、镇，自治区将分别给予8万元、10万元奖励，通过以奖代罚的方式，引导基层全面加强人口和计划生育工作，建立健全统筹解决人口问题的工作机制。

按照《国家人口计生委关于改革和完善人口和计划生育目标管理责任制的意见》的要求，宁夏在考核的指标体系、内容和方式方法上作了较大改革。首次以自治区党委办公厅、政府办公厅联合发文的形式下发了《自治区人口和计划生育目标管理责任制考评办法》。第一次将相关部门履行统筹解决人口问题的职责纳入到人口和计划生育目标管理责任制考核之中。自治区党委、政府与相关部门签订了《2009~2010年区直部门履行统筹解决人口问题职责责任书》。实行"党政、部门和人口计生"三线考核，把以前由自治区和地级市分别独立组织的目标管理责任制考核有机结合了起来，减少了考核次数，减轻了基层的负担。在人口和计划生育目标管理责任制中引入利益引导机制，推进人口和计划生育工作持续健康发展。奖金总额由以前的每年40万元增加到200万元以上。对新增加的考核，其结果与自治区政府效能建设考核挂钩，对统筹解决人口问题职责落实好的单位在政府效能考核中予以加分。

2009年11月19日，自治区十届人大常委会十四次会议审议通过了新修订的《宁夏回族自治区人口与计划生育条例》。对人口与计划生育政策做了适度调整：一是适当放宽残疾儿家庭的再生育条件；二是适当放宽再婚家庭的再生育条件；三是涉外生育按照国家有关生育规定执行；四是明确了农村居民转为城镇居民的，自变更为城镇居民之日起3年内执行农村居民的生育规定。

党的十七届五中全会上通过的《中共中央关于制定国民经济和社会发展第十二个五年规划的建议》，要求"全面做好人口工作，坚持计划生育基本国策，逐步完善政策，促进人口长期均衡发展。""人口长期均衡发展"概念首次出现在党中央纲领性文件中。在人口计生工作面临新的形势和任务下，如何创新人口计生工作体制、机制、手段和方法，实现"人口长期均衡发展"目标，建设人口均衡型社会，成为亟待解决的课题。

2011年，为全面做好"十二五"时期宁夏人口和计划生育工作，顺利完成"十二五"人口发展目标，自治区党委、政府联合印发了《关于全面做好"十二五"时期人口和计划生育工作的意见》提出了"十二五"时期全区人口和计划生育工作的主要奋斗目标：到"十二五"末，全区人口出生率控制在14‰以内，人口自然增长率控制在8.9‰以内。出生缺陷发生率下降，出生人口素质明显提高，出生人口性别比逐步回落，人口结构明显改善，人口分布趋于合理。计划生育家庭发展政策日趋完善，家庭发展能力逐步增强，"少生快富"户人均纯收入高于当地平均水平。同年，自治区人口计生委和中国人民大学人口与发展研究中心共同申报的《民族地区人口均衡发展示范区建设研究》被列为国家人口发展战略研究课题，还联合中国人民大学人口与发展中心开展《宁夏内陆开放型经济试验区人口协调发展研究》，准确把握宁夏人口发展态势，深入全面分析人口发展中的优势与问题，研究人口均衡发展的对策建议，为我国第一个内陆开放型经济试验区建设提供良好的人口环境具有重要的现实意义。

实施强基提质工程和优生促进工程。"十二五"前两年，自治区先后投入1160万元，新建4所县级服务站、30所乡级服务站。开展计划生育干部职业教育、岗位培训和继续教育，累计培训各类人员2万余人次。加大出生缺陷预防干预，做好生殖健康教育、优生咨询、高危人群指导、孕前筛查等，开展国家免费孕前优生健康检查项目，累计为近5万对计划怀孕夫妇提供孕前优生健康检查，为开展三级干预、降低出生缺陷做出积极贡献。加大"少生快富"实施力度，进一步完善奖励扶助制度，提高标准扩大覆盖面。

提高 "少生快富"工程奖励标准，南部山区少数民族两女户由8000元提高至15000元，其他"少生快富"户由5000元提高至10000元。在中南部地区全面推行"少生快富"整村推进工程，2年累计创建"少生快富"整村推进村132个，整村推进村目标人群覆盖率达到85%以上，部门帮扶项目覆盖率达到100%。提高"少生快富"独生子女户、纯女户提前奖励扶助和农村部分计生家庭奖励扶助标准，分别从50元/人·月和60元/人·月统一提高至100元/人·月。同时，想方设法增强计生家庭抵御风险能力，提高社会保障水平，引导5.3万户农村计生家庭参加计划生育保险，城乡居民社会养老保险对城镇独生子女户、农村独生子女户及两女户和"少生快富"户的缴费补贴标准提高到124元，"少生快富"工程的引导性和成效性日益凸显。

强化基层，投入1200万元，安排6所县级计生服务站、15所乡级计生服务站建设。强化培训，开展计生干部职业教育、岗位培训和继续教育，全年累计培训各类人员3195人次。强化服务，全年实施各类节育手术9.5万例、查环查孕70.7万人次、咨询服务54.5万人次；实施孕前优生健康检查 97732 人，共检出高风险人群 10755 人，占参检人数的 11.05%。同时，采取一对一个性化咨询指导，提出治疗建议或及时转诊，建立档案，定期随访，有效降低了出生缺陷发生风险。

自治区根据《国务院机构改革和职能转变方案》和《中共中央办公厅、国务院办公厅关于印发〈宁夏回族自治区人民政府职能转变和机构改革方案〉的通知》，结合宁夏实际，为提高出生人口素质和人民健康水平，设立自治区卫生和计划生育委员会为自治区人民政府组成部门。将人口和计划生育委员会的研究拟定人口发展战略、规划及人口政策职责划入发展和改革委员会；不再保留卫生厅、人口和计划生育委员会。从 1983 年单独设立，到 2013 年不再保留，计划生育行政主管部门整整存续了 30 年。

2014 年 5 月 28 日，自治区十一届人大常委会十次会议通过《关于调整完善生育政策的决议》，"一方是独生子女的夫妇可以生育两个孩子的政策"在宁夏落地。

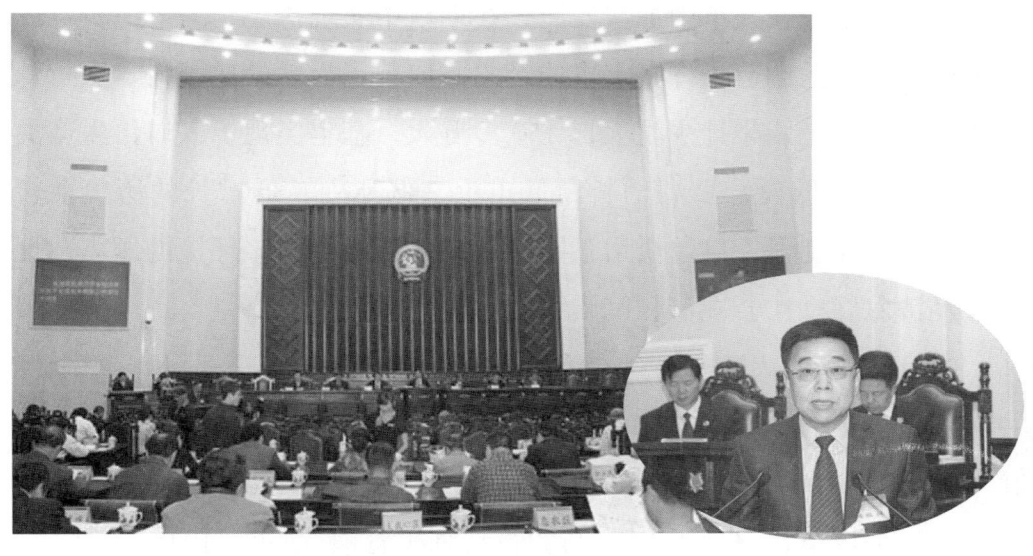

自治区十一届人大常委会十次会议通过《关于调整完善生育政策的决议》，自治区卫生计生委主任黄占华在会上作《关于〈宁夏回族自治区实施单独两孩政策的决定（草案）〉的说明》

2014 年 9 月 29 日，自治区十一届人大常委会十二次会议通过《关于修改〈自治区人口与计划生育条例〉的决定》，正式取消生育间隔。同时，还取消了原《条例》中"依法确立婚姻关系并系初婚或者曾婚无子女的夫妻，可以自行安排生育第一个子女，并持经常居住地村（居）民委员会出具的婚育状况证明，到乡（镇）人民政府或者街道办事处领取计划生育·生殖健康服务证"的规定。

二、主要成就

宁夏虽实行计划生育比全国大部分地区晚，但是，自全面实行计划生育以来，在自治区党委、政府的正确领导下，坚持一手抓经济建设，一手抓控制人口过快增长，不断完善计划生育政策，强化人口和计划生育目标管理责任制，不断创新工作机制和调整工作思路，努力探索民族地区计划生育利益导向机制，创造性地在全区实施计划生育"少生快富"工程，在穆斯林人群中积极开展生殖健康宣传教育服务。全区人口和计划生育工作在改革中加快发展，在创新中实现跨越，为解决少数民族地区人口问题创造了许多宝贵的经验并取得了显著的成绩。自实行计划生育以来，全区累计少生人口 150 多万人，基本实现了人口再生产类型由高出生、低死亡、高增长向低出生、低死亡、低增长的历史性转变，有效地控制了人口过快增长，缓解了人口对资源、环境的压力，促进了经济发展、社会进步和民族团结。

（一）人口过快增长得到有效控制

2014 年末，全区总人口为 661.54 万人，与 1981 年的 383.38 万人相比增加了 278.16 万人，33 年间总人口增长了 72.56%，年平均增加 8.43 万人，年平均增长率为 1.7%。与实行计划生育前 32 年（1949~1981 年）的人口年平均增长率 3.7%相比，下降了 2 百分点。

（二）人口再生产类型实现了历史性转变

全区人口出生率由 1981 年的 29.65‰下降到 2014 年的 13.10‰，下降了 16.55 千分点；人口自然增长率由 1981 年的 23.57‰下降到 2014 年的 8.57‰，下降了 15 千分点；人口自然增长率由 2007 年降到 10‰以内，2011 年降到 9‰以内。计划生育率（出生政策符合率）由 1992 年的 55.36%上升到 2014 年的 90.69%，上升了 35.33 百分点；育龄妇女总和生育率由 1981 年第三次人口普查的 4.06 下降到 2014 年的 1.8 左右，低于更替水平。全区实行计划生育以来，有效缓解了人口增长对全区经济、社会发展和资源开发、环境保护的压力。在三十多年的时间内，全区人口再生产类型实现了由"高出生、低死亡、高增长"向"低出生、低死亡、低增长"的历史性转变，全区人口发展进入了稳定低生育水平阶段。

（三）人口素质显著提高

随着社会经济的发展，全区人民生活水平、医疗保健水平和人们的健康水平不断提高，人口的死亡水平不断下降，平均预期寿命不断延长，人口文化素质逐步提高。

一是婴儿死亡率显著下降。婴儿死亡率由 1981 年第三次全国人口普查的 60.06‰分别下降到 1990 年第四次全国人口普查的 46.6‰再到 2000 年第五次全国人口普查的 21.78‰和 2010 年第六次全国人口普查的 10.27‰。

二是人口平均预期寿命逐步延长。全区人口平均预期寿命由 1981 年第三次全国人口普查的 65.48 岁延长到 1990 年第四次全国人口普查的 69.65 岁、2000 年第五次全国人口普查的 72.93 岁和 2010 年第六次全国人口普查的 75.21 岁。

三是受教育人数增加。第三次到第六次全国人口普查 6 周岁及以上人口受教育人数分别为 183.81 万人、276.14 万人、407.80 万人和 537.92

万人。

四是受教育人口比重上升。第三次到第六次全国人口普查受教育人口比重分别为47.18%、59.32%、74.33%和85.37%。

五是人均受教育年限提高。第六次全国人口普查全区6周岁及以上人口平均受教育年限为8.5年，比2000年的7年、1990年的5.6年和1982年的3.06年分别增加1.5年、2.9年和5.44年。

六是文盲人口减少，文盲率下降。第六次全国人口普查全区15岁及以上文盲人口为41.92万人，分别比2000年的61.77万人、1990年的103.27万人和1982年的105.01万人减少19.85万人、61.35万人和63.09万人。第六次全国人口普查全区15岁及以上文盲人口占总人口的比重为6.65%，比2000年的15.72%、1990年的33.48%和1982年的45.89%分别下降9.07、26.83和39.24百分点。

（四）人口结构更趋合理

一是人口年龄结构由年轻型向成年型及老年型转变。2010年第六次全国人口普查宁夏全区总人口中，0~14岁人口为134.80万人，占总人口的21.39%；15~64岁人口为455.05万人，占总人口的72.21%；65岁及以上人口为40.29万人，占总人口的6.39%。与1982年（第三次全国人口普查数据）相比，0~14岁人口比重下降了19.86百分点，15~64岁人口比重上升了16.67百分点，65岁及以上人口比重上升了3.19百分点。

自1982年以来，全区人口年龄结构发生了较大变化，从第三次全国人口普查（1982年）至第六次全国人口普查（2010年）数据可以直观地看到，宁夏人口年龄结构类型由1982年的年轻型，2000年和2010年的成年型向老年型转变，人口再生产类型也由增加型向稳定型及减少型转变的历史过程。

二是城乡人口结构趋于合理，城市化进程加快。2014年全区总人口中城镇人口为354.65万人，占全区总人口的53.61%；比1981年的84.52

万人增加了 270.13 万人，增长 3.20 倍，年平均增长率为 4.44%；乡村人口为 36.89 万人，占全区总人口的 46.39%，比 1981 年的 298.86 万人增加了 8.03 万人，增长 2.69%，年平均增长率为 0.08%。数据表明：宁夏人口城镇化水平由 1981 年的 22.05%上升到 2014 年的 53.61%，上升了 31.56 百分点，平均每年上升 0.96 百分点。

三是民族人口构成变化明显。自实行计划生育以来，宁夏的少数民族生育政策比较宽松，所以少数民族人口尤其是回族人口发展速度快于总人口发展速度。2014 年全区总人口中，回族人口为 236.14 万人，占总人口的 35.70%，与 1981 年相比，回族人口增加了 115.60 万人，增长 95.90%，回族人口比重上升了 4.26 百分点。

（五）计划生育服务网络逐步健全，技术服务能力显著提高

建立健全了区、市、县、乡一直延伸到村的人口和计划生育服务管理网络。各级计划生育服务机构和技术服务人员坚持以人为本、以人的全面发展为中心的服务理念，以不断满足群众的需求、提高群众的满意度为工作目标，开展了以技术服务为重点的避孕节育优质服务工程、生殖道感染干预、出生缺陷干预"三大工程"为主的计划生育优质服务，启动了人口早期教育及出生缺陷一级预防工作，开展了人口和计划生育"十佳岗位标兵""十佳技术服务能手""十佳志愿者"评选表彰活动，激发了广大服务人员爱岗敬业工作热情，努力提高服务人员综合服务能力。积极开展创建全国计划生育优质服务先进单位，通过组织推进计划生育优质服务先进单位创建活动，推行避孕方法的知情选择，拓展服务领域，提升服务能力，既提高了管理人员和技术服务人员的思想道德素质、咨询服务能力和技术业务水平，又提高了育龄群众的生殖健康水平。通过加强计划生育技术服务队伍和能力建设，逐步改善和优化技术服务队伍专业结构，管理和服务能力明显增强。

（六）创造性地实施"少生快富"工程

"少生快富"工程是宁夏人民的一个创造性的举措，被列入《中共中央关于制定国民经济和社会发展第十一个五年规划的建议》中。这项工程从 2000 年初开始试点，2003 年自治区政府将其列入向全区人民承诺的 12 件实事之一。全国政协"少生快富"工程跟踪调研组对宁夏"少生快富"扶贫工程实施情况进行调研后，撰写的《关于宁夏"少生快富"扶贫工程的跟踪调查及建议》受到国家领导人的高度关注，温家宝总理作了重要批示。国务院副秘书长陈进玉对宁夏固原市"少生快富"扶贫工程进行了考察，并对宁夏积极探索建立和完善"少生快富"扶贫工程的长效机制给予了充分肯定。2005 年自治区政府颁布了《宁夏回族自治区少生快富扶贫工程实施办法》政府令，标志着宁夏"少生快富"扶贫工程上升到制度化、规范化、法制化轨道。2005 年 7 月，中国人民大学人口与发展研究中心对宁夏"少生快富"扶贫工程实施 5 年来的宏观经济效益、微观经济效益和社会效益进行了全面、科学的评估。绩效评估结果表明："少生快富"经济效益投入产出比为 1:40.20。

（七）打造了穆斯林生殖健康服务项目品牌

宁夏回族自治区有 200 多万穆斯林人口，占全区总人口的 35%以上。全区有清真寺 3500 余座，注册阿訇 5000 余名。穆斯林人口占 30%以上的市县有 12 个。由于经济、文化基础薄弱，政府及非政府组织无能力为穆斯林群众提供优质的生殖健康宣传教育服务的条件，70%以上群众得不到有关宣传品。从 1999 年起，宁夏计生协在中国计生协的援助下，受孟加拉计生协在穆斯林宗教领袖中开展生殖健康宣传活动的启发，结合中国实际情况，在原吴忠市利通区、原银川市郊区通贵乡的穆斯林宗教人士中开展生殖健康宣传教育试点。旨在通过宗教人士宣传教育，政府和非政府的教育、咨询心理、身体等健康服务，提高穆斯林群众的生活质量，创造有利于穆斯林群众生殖健康的生存环境。使宗教人士开始认识到生殖保健的重要性，有 50% 的宗教人士能在清真寺结合《古兰经》向信教群众开展生殖健康的宣传教育。穆斯林群众对生殖健康认识有了很大的提高，对生殖健康常识的知晓率由试点前的 20%

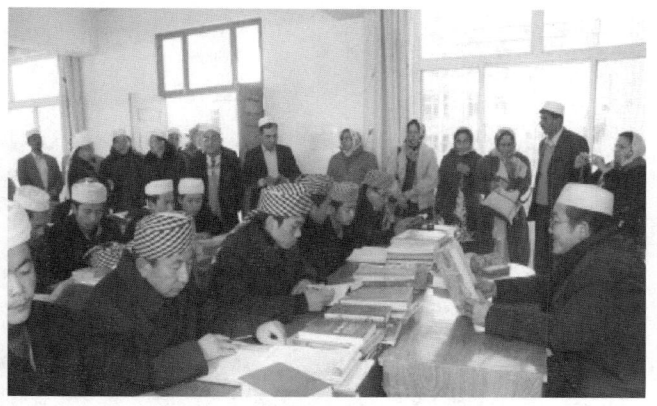

巴基斯坦人口福利部考察团到吴忠中大寺观摩穆斯林生殖健康项目开展

达到60%，吴忠达到 80% 以上，穆斯林群众的综合避孕率达 85% 以上。这个项目工作的开展引起了国际国内有关组织的高度关注，联合国人口基金会、福特基金会、南南合作组织、孟加拉国、美国宗教领袖代表团、中国人口计生委、中国计生协的主要领导和项目官员先后到宁夏考察后，对宁夏项目工作给予了高度评价。

（八）人口发展战略研究成果丰富

近年来，宁夏人口计生委不断加大人口发展战略研究力度，加强与区内外高等院校、科研机构等专业单位的交流合作，取得了一系列研究成果。编撰《宁夏人口发展研究报告（2009~2013)》，搭建了一个人口发展战略研究的平台，促进了宁夏人口发展战略研究的深入展开。《宁夏人口发展研究报告（2009)》荣获第五届中国人口科学科研成果专著类优秀奖。成功举办了中国人口学会民族人口专业委员会年会暨首届穆斯林人口与发展论坛、人口与发展国际研讨会等人口发展论坛，推动了学术界和社会各界对穆斯林人口的深入研究，扩大了宁夏在中国乃至世界人口学界的影响。

针对宁夏经济社会发展的热点、难点问题，宁夏人口计生委与区内外高等院校、科研院所一起加大了研究力度，相继完成《宁夏人口发展

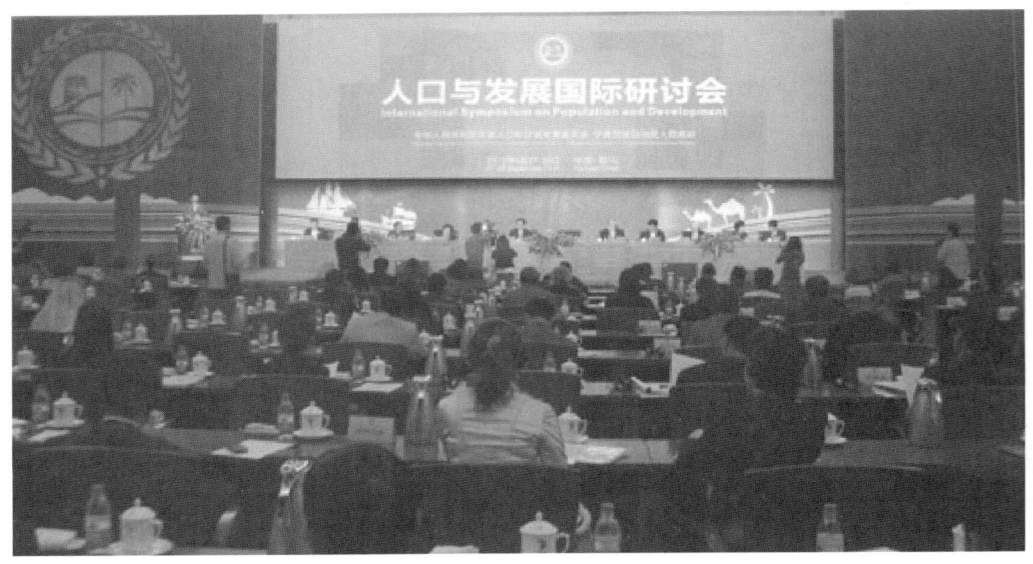

人口与发展国际研讨会在银川市举行。来自阿拉伯国家及有关国际机构的代表、国内专家学者与会研讨

功能区划研究》《宁夏农村回族穆斯林人口与发展——措施、成就与未来策略研究》《宁夏"少生快富"工程10年回顾与展望》《宁夏"少生快富"发展模式研究》《宁夏穆斯林生殖健康项目评估报告》《宁夏出生缺陷发生现状及干预政策》等课题，为全区经济社会发展和沿黄经济区建设提供决策参考依据。

（九）信息化建设提升人口和计划生育管理的科学化水平

宁夏以全员人口信息库建设为抓手，先后建成了自治区人口数据中心、全员人口信息系统、全区全员人口信息库。流动人口信息化实现全区"一盘棋"，并与国家PADIS对接、上线应用。全区全员人口信息库涵盖全区660万人口个案信息，基本覆盖全区所有人口，综合完整率等多项指标位居全国前列。通过整合资源，在全国率先实现区、市、县、乡、村的"五级联动、一步到位"。通过岗位练兵活动，抓系统应用、促数据质量、提业务技能。参与沿黄智慧城市建设，促工作效率，拓宽基层信息采集手段。积极推进部门间信息共享工作，编制《全区人口信息资源共享实施方案》，与工商部门试点实施人口信息共享，与公安部门比对全员人口信息，积极推进部门间信息共享工作。全员人口信息数据质量稳步提升，各类业务系统应用成效显著。中国人口与发展研究中心连续3年编发《中国人口与发展研究通讯（宁夏专辑）》，高度评价宁夏全员人口宏观管理信息化建设工作。先后荣获全区信息化工作先进集体、全区社会信息资源整合工作优秀协作单位称号，自治区经信委将全员人口宏观管理信息化建设工作作为宁夏唯一一个"宁夏新技术在电子政务发展中的应用工作成功案例"向国家工信部申报，自治区政府将全员人口宏观管理建设工程确定为宁夏"十二五"期间重点建设工程。

（十）调整完善计划生育政策顺民意、得民心

启动实施单独两孩政策，既符合国家战略，也顺应群众期盼。依据中央决策部署，在国家卫生计生委的指导下，宁夏周密安排部署，稳妥扎实有序启动实施单独两孩政策。2014年5月28日，自治区人大常委会通过《关于调整完善生育政策的决议》，宁夏单独两孩政策正式落地。自治区卫生计生委制订了《宁夏回族自治区单独两孩政策实施方案》报请自治区党委、政府同意后实施。通过宣传解读政策、发布信息、回应社会关切的问题，有效防止了群众误读误判、社会舆论负面炒作，形成正确的舆论导向。实施1年，全区单独两孩累计审批862例。

三、经验启示

三十多年来，宁夏人口和计划生育工作紧紧抓住难得的机遇，坚持计划生育基本国策和稳定现行生育政策不动摇，不仅为宁夏经济社会跨越式发展做出了重要贡献，为民族地区控制人口过快增长积累了丰富的宝贵经验，也为计划生育事业深化改革、科学发展形成了值得长期坚持的重要启示。这些经验启示是通过广大人口和计划生育工作者多年的艰苦探索和全区人民的积极参与下取得的。它符合中国处于并将长期处于

社会主义初级阶段的基本国情，符合建设开放富裕和谐美丽宁夏、与全国同步建成全面小康社会的根本要求，也符合人口和计划生育工作的客观规律。

（一）坚持科学发展、完善政策、综合治理和统筹解决人口问题，是推动人口和计划生育改革发展的指导思想

人口和计划生育工作是一项具有长期性、艰巨性、复杂性的社会系统工程，涉及经济、社会、资源、环境等各个方面。只有始终坚持党政一把手亲自抓、负总责，才能充分调动方方面面的力量，各负其责、齐抓共管，采取政策、法律、宣传、教育、经济、行政等多种措施统筹解决、综合治理。只有注重统筹解决，依靠综合治理，才能有效缓解性别比过快攀升的势头，才能解决好流动人口计划生育管理滞后的问题，才能实现人口和计划生育工作重点和难点问题的突破。只有注重统筹解决，依靠综合治理，打造人口计生工作合力，才能有效抑制西部地区尤其是民族地区的人口过快增长势头，才能不断创新贫困地区人口计生工作的新机制、新模式，开创人口计生的新局面。

（二）坚持把人口和计划生育工作融入全区经济社会发展大局，是推动人口和计划生育改革发展的关键所在

人口问题的本质是发展问题，人口和计划生育事业的根本目的就是促进人口与经济、社会、资源、环境的协调和可持续发展，促进人的全面发展。实现民族地区人口计生事业又好又快发展，必须要坚持把人口计生工作融入全区经济社会发展中心和全局，纳入民生事业整体部署，统筹决策、统筹责任、统筹投入，推动人口与经济社会、资源环境全面协调可持续发展；必须要站在加强民族团结、维护社会稳定和加快民族地区经济社会发展的高度，把人口和计划生育工作放在经济社会发展大局中去考虑，放在构建社会主义和谐社会的进程中去推动；必须要坚持人口与发展综合决策，充分发挥党和政府在人口和计划生育事业中的主

导作用；必须要坚持转变政府职能，研究战略、编制规划、完善法制、制定政策，为人口和计划生育事业发展创造良好环境。

（三）坚持"以人为本"维护群众计划生育权益，是推动人口和计划生育改革发展的根本核心

人口和计划生育工作既关系国家和民族的长远发展，又涉及广大人民群众的切身利益。做好人口和计划生育事业，必须以解决好人民群众的切身利益为根本出发点和落脚点，以最大限度地满足人民群众的需求为目标，把稳定低生育水平、提高出生人口素质与增进群众生殖健康和家庭幸福结合起来，造福人民群众。只有将人民群众满意度作为衡量工作的根本标准，怀着对人民群众的深厚感情，真心实意为群众解难事、破难题、办实事、做好事，才能取得群众的广泛理解；只有始终坚持以人为本，依法行政、优质服务，切实维护育龄群众的合法权益，才能引导群众自觉参与；只有始终坚持以人的全面发展为中心，尊重群众的知情权、选择权、隐私权、发展权，才能赢得群众的支持。

（四）坚持强基固本、分类指导，是推动人口和计划生育改革发展的基本原则

要注重根据不同时期的人口变动情况，及时调整人口计划，在对各地工作的指导和要求上，有所区别，有所侧重，对山川两地不同类型的人口与计划生育工作，提出不同的目标和要求。如我们结合宁夏少数民族地区的实际，制定并执行符合民族地区实际、照顾少数民族特点的城乡有别、民族有别、山川有别的"一、二、三"生育政策，并保持政策的稳定性和连续性，做到既控制人口的过快增长，又保持少数民族人口的适度规模。同时，还注重在不同地区发现和培养工作典型，大力宣传典型的先进经验，充分发挥典型的示范带动作用，为人口和计划生育事业奠定广泛的群众基础。

（五）坚持宣传教育转变群众观念，是推动人口和计划生育改革发展的基本导向

宣传教育是人口和计划生育工作的一项基本职能和基础性工作，对促进人的婚育观念转变，推动人口和计划生育工作开展具有举足轻重的作用。宣传教育到位，工作就会取得事半功倍的效果。必须要注重发挥各种宣传媒体的作用，一方面积极转变群众的婚育观念，使计划生育成为人民群众的理性选择和自觉行动；另一方面为做好人口和计划生育工作营造强势的舆论氛围。近年来，我们还积极创新宣传载体，发挥宗教人士作用，在穆斯林人群中开展计划生育、生殖健康宣传教育服务，借助宗教文化载体，将人口政策和生殖健康知识与宗教活动巧妙结合，有效改变回族群众的婚育观念，创造有利于穆斯林群众生殖健康生存环境，提高穆斯林群众的生活水平，促进民族地区经济发展和社会进步。

（六）坚持计划生育利益引导，是推动人口和计划生育改革发展的鲜明特色

领导重视，上下达成共识，党政一把手亲自抓、负总责，在全社会形成齐抓共推、攻坚克难的合力。落实政策，加大投入，有效解决广大计生户致富无门路、种养殖缺资金的后顾之忧，充分调动群众计划生育的积极性。建立机制，政策扶持，项目捆绑，最大限度地向少生户倾斜，实现"少生"与"快富"双赢的目标。树立典型，以点带面，带动周围更多的群众加入到"少生快富"工程，扩大人口计生利益导向政策的影响力和覆盖面。强化服务，帮扶解困，千方百计解决群众在生产、生活、生育等方面的困难和问题，赢得群众对计划生育工作的支持和积极参与。

（七）坚持观念和思路的创新，是推动人口和计划生育改革发展的强大动力

做好新时期、新形势下的人口和计划生育工作，只有不断更新发展观念，及时调整思路，才能有效解决前进中遇到的新情况、新问题。宁

夏三十多年的人口和计划生育工作实践证明，正是由于我们大胆创新，勇于开拓，才探索出了一条解决少数民族贫困地区人口问题的新路子，特别是我们结合实际，积极调整了过去以处罚为主的工作思路，提出了加大利益引导——以奖励为主，率先提出"少生快富"工程，从"惩罚多生"到"奖励少生"，从"管理一代人"到"服务三代人"，"少生快富"工程充分体现了国家对广大育龄群众的真心关怀，进一步明确了"国策惠及国民"的思路。少生快富不仅推动宁夏人口和计划生育工作的深入开展，还为民族地区控制人口过快增长树立了典型，为全国统筹解决人口问题创造了宝贵经验。

（八）坚持调整和完善政策、提升服务能力，是推动人口和计划生育改革发展的重要保障

人口和计划生育事业归根到底是人民的事业，广大人民群众是计划生育的践行者，计划生育优质服务就是以维护好、实现好、发展好广大人民群众的根本利益为出发点和最终归宿。三十多年来，自治区在人口计生工作的理念上，把优质服务的意识贯穿于计划生育工作的全过程，把"以人为本"的精神渗透到每一个环节之中。在具体的实践上，把计划生育优质服务领域由"三查""四术"向妇女病筛查、出生缺陷干预等方面拓展，认真实施免费孕前优生健康检查民生项目，使县、乡人口计生服务机构成为当地开展人口计生服务的优质资源，成为群众接受计划生育和生殖健康服务的首选机构。把计划生育与发展经济、帮助群众勤劳致富奔小康、建设文明幸福家庭相结合，千方百计为计生家庭谋福祉，使计划生育家庭经济上得实惠、生活上有保障、发展上添动力。

四、对策建议

当前，宁夏经济社会发展正处在承前启后的重要时期，这也是宁夏计划生育事业改革发展的关键时期。今后一段时期是深化改革开放、加

快经济社会转型发展、深入推进依法治区和"四个宁夏"建设的重要时期，也是计划生育事业加快发展、大有作为的战略机遇期。总体上看，当前及今后一段时期经济社会发展的重要战略机遇期，也是计划生育事业发展的重大转折期。稳定低生育水平、完善生育政策、促进人口均衡发展的任务十分艰巨，必须以高度的历史责任感和使命感，努力开创计划生育事业发展新局面。

稳定低生育水平的工作依然繁重。宁夏人口增长速度较快、低生育水平还不够稳定，受年龄结构及人口惯性增长的影响，在今后相当长的时期内，全区人口总量仍然呈现持续增长的态势。单独两孩和全面两孩政策的落实，在"十三五"期间将会给宁夏带来2万~3万人的出生人口增量。计划生育工作区域间发展不平衡，人均资源占有量低、生态环境总体比较脆弱，随着人口继续惯性增长，人口、资源、环境压力日益突出。生育政策与群众生育意愿之间的差距依然存在，计划生育群众仍处于起步阶段。稳定低生育水平的政策措施和工作方式有待进一步创新。

全面放开两孩生育政策面临诸多挑战。党的十八届三中全会以来，国家人口发展战略由控制人口数量向优化人口结构、提高人口素质、引导人口有序流动和合理分布转变，逐步调整完善生育政策，先后启动实施单独两孩政策和全面两孩政策，促进人口均衡发展。先后启动实施"单独两孩"政策、取消生育间隔期，在各方面的努力下，两项政策带来的人口增长压力控制在预期范围之内。十八届五中全会适时作出了全面放开两孩的重大决策部署，生育政策的调整和落实关系到千家万户的幸福安康。在政策实施过程中，计划生育服务管理任务不减反增，内容进一步丰富，要求也进一步提高。

计划生育基层基础亟待加强。农村计划生育服务管理职能需要进一步理顺，大部分城市基层计划生育机构和队伍建设需要加强。基层卫生和计划生育机构和资源整合问题不够突出，全员人口信息采集和更新机制亟待创新。计划生育事业财政投入不足，与新时期、新任务不相适应。人口城镇化率将超过60%，城乡人口格局发生重大变化，对计划生育机构资源城乡布局、设施建设和服务管理提出更高的要求。流动人口规模持续增加、人口分布结构面临调整、新型城镇化进程加速，现有计划生育妇幼保健机构和资源空间布局与不断增长的公共服务需求不相适应。

计划生育利益导向政策体系有待完善创新。现行农村计划生育利益导向政策体系需要进一步完善创新；由宁夏首创并向西部少数民族地区推广实行的计划生育"少生快富"工程政策吸引力日渐减小，普惠性惠民政策向计划生育家庭的倾斜力度日趋变小。此外，"少生快富"工程实质上是一项收紧生育政策的阶段性工作，和当前中央逐步调整完善生育政策中渐进式放开生育政策的总体要求愈来愈显得不相适应。"少生快富"工程向何处去的课题亟待宁夏各级计划生育工作者加以研究并及时创新转型。

人口素质总体不高。出生缺陷发生率仍处于较高水平，婴儿死亡率、孕产妇死亡率、平均预期寿命、人类发展指数和人口平均受教育年限等多项指标均低于全国平均水平。虽然人口素质逐年提升，但总体不高，成为提升区域经济竞争力的瓶颈。全面两孩政策实施后，高龄孕产妇会明显增加，发生孕产期合并征、并发症的风险增大。

出生人口性别比偏高问题突出。自21世纪初以来，自治区出生人口性别比持续偏高，近两年升高势头有所遏制，但仍高于103~107的正常范围。出生人口性别比偏高问题治理的法律和政策有待加强，现有政策导向作用有限，综合治理难度大。部门间与区域间协作机制有待健全，社会性别平等的文化建设亟待加强。人口结构性矛盾对经济社会发展的影响日益深刻。全面放开两孩后，一个现实的问题会立现，即非法性别鉴别。全面放开两孩毕竟仍是一种限制性的计生政策，所以，按照国人的传统习俗、心理和现实需求，可以说，几乎所有希望要二孩的家庭都会希望"儿女双全"。那么，人为选择性别生育的可能就会非常强烈。私自违法鉴别性别的需求和与之响应的"黑市场"，就必然存在，甚至会非常"火爆"，这显然违背人性、法规和伦理。如何严格教育人们，坚决严格监管、打击非法性别鉴别，就显得极为重要和迫切。

计划生育基层各种网络和队伍建设亟待加强。计划生育基层工作人员空间布局和全区人口布局不相符。近些年来，我区人口空间布局、区域流动呈现"由中南部地区向沿黄经济区转移、由乡村向城镇转移"的总体态势。结合《宁夏空间发展战略规划》部署的"两带两轴、统筹城乡"的空间发展格局，可以预计今后我区人口分布将有一个由分散向集聚发展的过程。城市计划生育管理人员明显不足，沿黄地区计划生育管理人员数量与其人口规模严重不相称。相对而言，人员年龄结构老龄化，在工作中缺乏必要的进取心和积极性，难以保证计划生育基层基础工作正常开展。人员文化程度偏低，不能很好满足计划生育工作转型发展的需求。乡镇计划生育管理人员中行政编制人员偏少，依法行政无从谈起。人员工资报酬偏低，村居计划生育工作人员从事计生工作年报酬占所在村居主任年报酬的65%，与多年要求的80%还有一定的距离，尤其是农村计划生育工作人员待遇提升空间还很大。

针对以上问题，建议从以下几个方面，科学推进宁夏人口和计划生育工作。

（一）完善公共政策，稳定低生育水平

坚持计划生育基本国策，适应人口总量和结构变动趋势，统筹解决好人口数量、素质、结构和分布问题，促进人口长期均衡发展。更加注重人文关怀、利益导向和宣传引导，改革完善医疗、养老、失业等基本保险制度，有效减少生育政策调整后的生育反弹幅度。加大生育政策研究力度，对生育政策及其调整后所产生的人口、经济、社会各方面的影响进行全面研究与分析。改善和优化人口结构，实现人口可持续发展，维护人口安全，确保人口结构规模与社会经济发展水平相适应。完善稳定低生育水平相关经济社会政策，促进经济社会相关政策与计划生育政策的有机衔接，进一步完善以计划生育家庭奖励扶助制度、"少生快富"工程和特别扶助制度为主的优先优惠政策体系，综合运用其他经济手段，引导中南部地区的居民自觉实行计划生育。实施计生政策以来，做出贡献与牺牲的独生子女家庭，国家应加大政策性照顾与补偿的力度。

（二）完善配套政策措施，保障全面两孩政策有序落实

一是尽快修改完善相关法律法规，做好政策衔接。改进人口趋势的监测与研判，提高人口趋势预估的精准度。加强生殖健康、妇幼健康、托儿所幼儿园等公共服务的供给，帮助有特殊困难的计划生育家庭。鼓励民营企业和非盈利性组织参与进来，共同为这些周边人群提供服务。

二是加大宣传力度，增强政策知晓率，让有生育两孩意愿的每家每户都能尽快享受政策、满足生育愿望。还要进一步普及优生优育意识，生健康的婴儿。家庭幸福有利于社会进步。

三是优化服务，推动计生体系的真正转型，计生体系重心要从"计划"向"服务"转移。卫生计生部门整合意味着职能的转变；以登记替代审批意味着其"管"的力道减弱。公共卫生政策中，生殖保健、优生咨询（包括出生缺陷防治）、失独家庭关怀等，势必会得到更大幅度的政策倾斜。倾注更多精力资源，将原来"计生"转变为与优生优育配套的服务。

四是提高助产技术，加强孕产期保健管理，减少和控制妊娠并发症和妊娠合并征的发生，促进自然分娩，缩短住院时间，提高床位周转率，满足群众分娩需求，确保母婴健康安全。做好分级诊疗，引导群众合理选择助产服务机构，完善危重孕产妇转诊，并加强出生人口动态监测，引导群众合理安排生育，防止出生人口出现大幅波动。城市的优质医疗资源需要迅速扩大容量，改善条件。

（三）巩固深化，扎实做好基层经常性工作

一是推进依法行政。按照合法行政、合理行政、程序正当、高效便民、权责统一的要求，改进执法方式，推进基层依法管理规范化建设。加快推进生育服务制度改革，依法全面公开服务事项，规范审批程序，提高审批效率。规范社会抚养费征收管理。

二是强化宣传倡导。坚持宣传教育在计划生育工作中的先导地位。拓展宣传载体，通过多种形式和渠道宣传计划生育国策、政策法规和调整完善生育政策措施。坚持正确舆论导向，做好信息公开，回应社会关切。依托人口学校、人口文化大院、穆斯林人口文化书屋等宣传阵地，大力推进"婚育新风进万家""亲情计生万家行""促进穆斯林群众生殖健康"等宣传活动，倡导科学、文明、进步的婚育观念。

三是提升服务水平。坚持优质服务理念，创新服务模式，拓展服务范围。扎实开展计划生育、优生优育、生殖健康服务，落实国家免费计划生育基本技术服务项目。在低生育水平地区广泛推行避孕方法知情选择，引导群众选择安全、适宜、长效为主的避孕措施。进一步提高避孕节育手术质量，降低手术并发症和意外妊娠发生率，严禁非医学需要的大月份引产。加强孕前管理和服务，加快推进妇幼保健计划生育技术服务机构标准化建设，合理配置产科、儿科医疗资源，配齐、配强专业技术人员。将计划生育服务与健康促进工作有机结合。

四是提升家庭发展能力。不断完善利益导向政策，继续实施好"少生快富"工程、计划生育家庭奖励扶助、特别扶助"三项制度"以及独生子女保健费、"少生快富"独生子女户、纯女户提前奖扶等制度，创新"失独家庭"的关爱扶助工作。严格落实资格确认、资金管理、资金发放和社会监督"四权分离"运行机制，确保各项奖励优惠政策落实到位。推进"少生快富"工程示范户创建活动，各部门将优惠政策、项目资金向 "少生快富"工程倾斜。继续落实在城乡居民医疗保险、城乡居民社会养老保险等政策中对计生家庭的优先优惠政策。引导社会各方资源对特殊困难家庭给予扶助，特别是要解决好独生子女伤残死亡家庭在生活保障、疾病治疗、养老保障、社会关怀等方面的困难和需求。

五是不断提升信息化水平。深度开发利用全员人口信息系统，依托村（居）工作网络和队伍，规范信息采集制度和流程，不断提高数据库信息采集完整率、准确率和及时率。建立孕期保健、住院分娩、免疫规划、户籍管理、迁移流动、婚姻登记、义务教育、社会保障等信息共享、比对机制，做好出生人口统计与监测工作。精简基层台账、报表，实现人口信息电子化管理。

（四）完善创新利益导向，确保计划生育政策的稳定性和公信力

一是切实落实对计划生育家庭的奖励扶助政策。提高农村部分计划生育家庭奖励扶助标准，列入自治区财政预算。对已不具备生育能力的城市独生子女家庭，参照农村部分计划生育家庭奖励扶助制度予以扶助。

二是尽快转型计划生育"少生快富"工程的方向和内容。取消采取永久性节育措施这一前置条件，禁止各级卫生计生部门就"少生快富"工程逐级下达任务指标。鼓励群众按政策生育，确实自愿少生的，采取长效节育措施后，实行合同管理。对往年参加"少生快富"工程的群众，要加大奖励帮扶力度，参照独生子女费标准，按月发放保健费。

三是为国家免费孕前优生健康检查项目提标扩面。扩展全区国家免费孕前优生健康检查项目目标覆盖面，即符合生育政策，并准备怀孕的具有宁夏户籍的人口和流入且居住6个月（包括6个月）以上的流动人口，纳入免费孕前优生健康范畴。针对高龄孕产妇势必增加的现实情况，拓展免费孕前优生健康检查项目和费用标准，并将费用列入自治区财政预算。

（五）实施出生缺陷干预，提高出生人口素质

提高出生人口素质，事关千家万户的幸福，事关国家和民族的未来。

尤其是在实施全面两孩政策的大背景下，高龄孕产妇增多，出生缺陷风险加大，实施好出生缺陷干预工程有利于提高全区出生人口素质。

一是完善综合防治服务体系。加强出生缺陷综合防治服务机构能力建设。建立健全产前筛查，产前诊断，新生儿遗传代谢性疾病，新生儿髋关节发育不良，听力、视力、肢体、智力障碍，孤独症儿童筛查、诊断和治疗康复等技术网络。自治区、市级至少分别建设 1 所产前诊断中心、新生儿遗传代谢性疾病筛查中心（实验室）、新生儿听力诊断中心和残疾儿童康复机构；每个县（市、区）至少设立 1 所产前筛查血样采集机构；在全区科学规划，合理建立跨区域急危重症孕产妇和新生儿救治中心。

二是加强专业人才队伍建设。实施出生缺陷综合防治能力提升项目，积极开展超声、优生咨询、产前筛查诊断、新生儿疾病与残疾筛查等技术人员专项培训，不断提高医疗保健机构服务能力和水平，促进产前筛查、诊断和新生儿疾病与残疾筛查等干预措施的广泛开展。加强妇产科、儿科、超声科、妇幼保健、产前诊断、医学遗传和康复等学科建设。加强出生缺陷综合防治相关科学技术研究，加大支撑力度，促进成果转化，推广适宜技术。增设助产、儿科和康复等相关专业，合理调整招生规模，提高培养质量，充实专业技术人员队伍，同时采取"引进来、走出去"的形式，加快专业技术人才培养和储备。

三是全面落实出生缺陷一级预防措施。以妇幼保健和计划生育技术服务资源整合为契机，深化实施免费婚前医学检查项目，将婚前医学检查与孕前优生健康检查有机结合。深入推进国家免费孕前优生健康检查项目，将艾滋病初筛纳入项目实施，不断扩大项目覆盖，努力实现项目城乡人群全覆盖。

四是扩大出生缺陷二级预防措施覆盖。强化孕产妇系统保健管理，加强孕期指导，进一步提高孕产妇健康管理率。积极开展孕产期保健营养健康教育，严格控制孕期用药。鼓励各地不断扩大实施预防艾滋病、梅毒、乙肝母婴传播项目，落实各项预防措施，最大限度降低母婴传播造成的儿童感染。对发现的阳性孕妇要及时进行产前诊断，已参加居民基本医疗保险、生育保险的按规定报销产前检查费用，扩大人群覆盖，降低出生缺陷发生。

五是做好出生缺陷三级预防和康复工作。全面加强0~6岁儿童疾病筛查技术培训和质量控制。扩大筛查病种，建立儿童残疾报告制度，卫生计生行政部门、残联和专业机构要建立残疾儿童信息通报系统，实现儿童疾病筛查评估和康复信息共享。加大出生缺陷患儿社会和生活救助力度。

（六）把握工作重点，推进出生人口性别比综合治理

坚持标本兼治，切实加强出生人口性别比综合治理，深入开展"关爱女孩行动"，健全区域协作机制，依法打击"两非"行为。积极应对人口老龄化，建立和完善计划生育家庭老年人扶助制度，做好老年人医疗卫生保健，健全老年健康支持体系。统筹推进城乡养老服务，发展养老服务市场，构建以居家养老为重点的养老服务体系。重点加强如下几个方面的工作。

一是深入开展宣传倡导。要创新宣传形式，加强新闻宣传和社会宣传，动员传统和新兴媒体，发动社会力量，大力倡导男女平等、关爱女孩的先进理念，破除男尊女卑、重男轻女、传宗接代的传统思想，不断提高社会性别平等意识。要加强新型家庭文化建设，营造社会性别平等的舆论氛围，以文化的感召力促进性别平等，引导群众逐步消除性别偏好。

二是加大打击"两非"力度。要加大查处"两非"案件力度。协调公安等相关部门建立联合执法机制，坚决把涉案单位和人员查处到位，把每个案件办成铁案；要严明工作纪律，以敢于担当、勇于作为的责任

感和使命感，坚决做到有线索必挖、有案件必查。加大采血鉴定胎儿性别的打击防控力度。及时宣传报道"两非"典型案件惩处情况，营造舆论氛围，形成高压态势。

三是强化利益导向政策。要在各级党委政府的领导下，努力推动各项经济社会政策向计划生育女孩家庭倾斜。在村规民约的制定和修订过程中，保障计划生育女孩家庭的权益。为女孩家庭营造良好的社会经济环境，创造条件鼓励，帮助女孩上学、女性就业，解决计划生育女孩家庭养老、照护等现实问题。

四是完善出生登记制度。要充分利用机构改革的有利条件，整合卫生计生资源，发挥采集管理个案信息的优势，以住院分娩出生性别统计为重点，建立完善的出生个案登记和性别统计制度。依托信息化建设出生登记个案数据库，获得全面、实时、可靠的出生性别统计数据。建立信息交换共享机制，实现住院分娩、出生医学证明等个案登记信息的交换与共享。

五是加强孕期服务管理。要重点夯实基层基础工作，健全"村为主"工作机制，发挥好村（居）委会的工作积极性和主动性，实现重心下移，关口前移，把出生人口性别比综合治理工作与进村入户为群众提供优质服务相结合，及时掌握情况，将各项工作措施落到实处，从源头上防范"两非"行为。

（七）加强队伍建设，筑牢计划生育工作网底

全面两孩政策关系到亿万家庭的幸福安康。要把这件好事办好，计划生育服务管理的任务不是减轻了，而是更重了，内容更丰富了，要求也更高了。既要帮助群众生好孩子，又要管控可能出现的风险。需要加强宣传引导，加强出生人口动态监测，引导群众合理安排生育，防止出生人口出现大幅波动。必须加强基层基础工作，稳定县乡计划生育行政管理、技术服务和群众工作队伍，保证各项服务管理工作落到实处。

一是优化空间布局。宁夏人口空间布局、区域流动呈现"由中南部地区向沿黄经济区转移、由乡村向城镇转移"的总体态势。因此，针对当前计划生育工作人员空间布局现状，要在巩固现有人员规模的基础上，加强"两带两轴"城市区计划生育队伍建设，使该区域计划生育工作队伍逐步增长到与其总人口规模相应的规模，并适度超前，以顺应人口变动趋势。

二是优化人员年龄、知识结构。协调人社部门在乡镇新招考公务员中，安排一部分人员作为计划生育干部充实到乡镇。有条件的乡镇，要把 45 岁以上计划生育工作人员向其他岗位转换。加快村级人员整合，在当前加强村医队伍建设的过程中，加入计划生育工作内容。优化人员编制结构，通过人员调整、乡镇公务员招考等途径，逐步配齐计划生育行政执法人员，加强对新录用人员的执法资格培训，严格落实行政执法人员持证上岗和资格管理制度，顺应计划生育行政执法需求。

三是优化村级人员激励机制。建立并落实报酬动态增长机制，探索村级计划生育工作人员报酬财政统筹的新方法，确保其年报酬不低于所在县城镇居民可支配收入、农民人均纯收入的 2 倍，并随居民可支配收入、农民人均纯收入的增长相应逐年递增。建立管理考评制度，探索建立一系列的管理、考核、奖惩制度，实行规范化的绩效管理，并与报酬待遇挂钩。定期安排考评优秀人员外出学习培训，输送一批优秀人员到区内院校培训、参加学历教育。

四是优化技术服务机构和队伍。优化整合县、乡妇幼保健和计划生育技术服务资源，保障财政投入，突出公益性质，优化服务职能，实现两类机构的资源共享和优势互补，落实好计划生育宣传教育、技术服务、优生指导、药具发放、信息咨询、随访服务、生殖保健、人口培训等职责。

五是健全完善基层计划生育协会组织。切实加强各级计划生育协会的建设和管理。要在非公经济组织和社会组织以及流动人口聚集地建立计生协会，通过政策引导、项目支持等方式，充分发挥计生协会组织在创新社会管理中的作用。强化"村为主"的管理方式，按照"建章立制、以制治村、民主管理"的要求，依法制定计划生育群众自治章程和计划生育村规民约，健全村级计划生育自治组织。完善计划生育自治制度，引导群众自我管理、自我服务、自我教育、自我监督，努力构建"两委负总责、协会当骨干、群众做主人"的计划生育村（居）民自治工作机制。

宁夏医药卫生体制的改革与发展

医药卫生事业关系人民的健康，关系千家万户的幸福，是重大民生问题。建立健全并不断深化医药卫生体制改革，加快医药卫生事业发展，使其不断适应人民群众日益增长的医药卫生需求，不断提高人民群众健康素质，是贯彻落实科学发展观、促进经济社会全面协调可持续发展的必然要求，是维护社会公平正义、提高人民生活质量的重要举措，是全面建设小康社会和构建社会主义和谐社会，以及逐步实现四个宁夏的题中应有之义。

一、改革发展历程

宁夏现行的医药卫生体制是在新中国成立以后开始建立的。改革开放以来，宁夏先后启动过三轮医改，但前两轮进展不大，都是一些局部性的调整，医药卫生体制与机制上并未进行大的改革。2009 年，全国新一轮医药卫生体制改革开始启动，同年 11 月宁夏也启动新医改。

（一）首轮医药卫生体制改革（1978~1991 年）

党的十一届三中全会提出了"调整、改革、整顿、提高"的方针，以农村改革为先导的改革带动了卫生改革。1979 年元旦，时任卫生部部长的钱信忠首次提出"运用经济手段管理卫生事业"，同年，卫生部开始试点对医院"定额补助，经济核算"。

1983 年，卫生部提出了卫生改革的主要目标和内容，是解决"独家办""大锅饭""一刀切""不核算"的问题，即解决医疗卫生体制上的全民所有制单一结构，分配形式上的平均主义导致的"大锅饭"状况，管理上过分强调权力集中而形成领导方法上的"一刀切"状况，经营管理上忽视经济效益而造成的"不核算"的状况。

1984 年 11 月，自治区政府批转卫生厅《我区卫生工作改革意见的报告》，提出了卫生工作改革的意见：改革"独家办"的现状，实行多渠道、多层次、多形式的办医，鼓励和支持集体经济组织、民主党派、群众团体办医疗卫生事业。欢迎国外、自治区外的客户和港澳同胞来宁独资、合资办医；改革现行的不合理收费制度，逐步做到按成本收费。根据医院的医疗任务、床位数量、人员编制、业务指标，确定定额标准，实行定额包干，国家对卫生防疫、妇幼保健、药品检验、科研、教学等部门实行预算包干。国家将不承担乡卫生院职工的工资，而根据完成卫生防疫、妇幼保健等项任务的情况给予合理补偿。改革人事权和奖惩权。

1984 年 10 月召开的中共十二届三中全会，通过《中共中央关于经济体制改革的决定》，改革内容从农村到城市、从加强经济管理到经济体制、科技、教育、政治体制等各个领域，为医改全面展开奠定了基础。1985 年，中国首轮医改启动。4 月，国务院批转卫生部《关于卫生工作改革若干政策问题的报告》提出：放宽政策，简政放权，多方集资，开阔发展卫生事业的路子，把卫生工作搞好。这标志着我国医疗卫生市场化改革的开始。因此，1985 年被称为医改元年，卫生医疗机构实行放权、让利、搞活，实行鼓励创收和自我发展的政策；改革收费制度。改革使医院的效率得到极大改善，服务量持续增长，而财政对卫生的投入占比则开始逐步减少，个人医疗费用支付比例逐步提高。

截至 1985 年底，全自治区有 17 家县级以上医院分别实行不同形式的责任制，办起了 149 张家庭病床。各级医疗卫生机构的管理水平逐步提高，多数乡（镇）卫生院实行了"两定一考"（定任务、定质量、年终考评）的经济责任制，从制度上打破了吃"大锅饭"的状况，调动了职工的积极性。16 所乡（镇）卫生院的人均门诊量与 1983 年相比，普遍有了增加。据对 8 所医院、卫生院的调查，医院治愈率达 75.9%，好转率达 21.7%，死亡率为 1.4%，病床工作日达到 292.5 天，平均病床使用率达 80.2%。

但是，在改革中也出现了一些问题，主要是：少数医疗单位片面追求经济效益，做重复不必要的检查，开大处方，甚至不按规定的收费标准收费；有的单位又出现了完全靠经济责任制管理而忽视思想政治教育，致使一些职工滋生了只讲实惠的思想倾向。1986 年初，自治区卫生厅按照中央"巩固、消化、补充、完善"八字方针的要求，抽调人员组成调查组，对 8 个县、16 个乡、32 个村进行了改革情况调查，认为多层次、多形式、多渠道办医拓宽了卫生事业发展的路子，不仅村医疗站实行了多种形式办医，城镇联合诊所和个体开业行医人数也有了较快的发展。据统计，城镇开业人数达 304 人，集体所有制医疗机构也发展到 17 所，"九三"学社发挥名老中医和离退休医疗卫生人员的作用办起了中山医馆；许多医疗单位采取多种便民措施，改革门诊制度，延长服务时间，解决群众看病难的问题。

1987 年 3 月，自治区政府批转自治区卫生厅《关于我区卫生工作进一步改革的意见》，提出卫生工作改革要坚持以提高社会效益为最高标准，以全心全意为人民服务为宗旨。一切改革措施都必须有利于贯彻预防为主的方针，有利于调动广大医疗卫生人员的积极性、改善服务态度、提高服务质量和工作效率，有利于防病治病、便民利民，促进卫生事业和医学科学的发展。

1988 年 9 月，自治区政府制定了《宁夏回族自治区关于深化卫生改革的若干规定》，要进一步推行院（所、站、校）长负责制；实行多种形式的承包责任制；实行卫生事业经费包干制，逐步改革不合理的医疗服务价格，有计划、有步骤地调整现行收费偏低的医疗收费标准；县以上医院（含县级）可以开设专家门诊，也可以根据病人特殊需要开设"优先、优质"服务项目；各级医疗卫生单位可以组织富余人员举办与医疗卫生工作有关的第三产业和小型工副业，实行单独核算，自负盈亏，"以工助医""以副养主"。对有困难的可以申请减免税收，减免税收必须用于发展生产。

1989年12月至1990年1月，自治区卫生厅会同计委、财政、物价、人大科教委员会、政协科教委员会等部门组成联合调查组，采取分级负责、分层调查的办法对自治区人民医院、宁夏医学院附属医院、自治区精神病防治院、银川市第一人民医院、银川市中医院、银川市妇幼保健院、平罗县医院、吴忠市医院、永宁县医院和固原县医院以及6所中心卫生院、12所乡卫生院进行了改革情况调查。调查结果显示：28所医院在经济体制改革的推动下，普遍实行了各种形式的管理责任制，增强了医疗机构的活力，调动了职工的积极性，挖掘了医疗机构现有的设备潜力，扩大了医疗服务。据统计，3所自治区级医院1989年的总收入比1979年增长224.07%，其中业务收入增长849.44%；3所市级医院总收入增加349.86%，其中业务收入增加449.35%；4所县级医院的总收入增加388.76%，其中业务收入增加553.32%，部分地补偿了卫生事业经费投入的不足。但是，医院改革中仍存在着一些问题：一是医院改革缺乏明确的整体目标，导致盲目追求眼前利益，忽视长远利益。3所自治区级医院1989年的设备购置专款均有所下降，3所市级医院未安排设备购置专款；二是医院改革的政策不配套；三是医院过多地利用经济手段，放松了对医务人员的思想政治教育和职业道德教育，医德医风出现了滑坡，社会上对医院反映最多的是服务态度差，医疗质量下降，收费过高；四是医院采用经济管理模式，偏重经济在管理中的作用，甚至还将经济利益的再分配渗透到医院管理的各个环节，改变了以医疗为中心的内在机制；五是医疗资源的配置严重失衡，城市、农村差距过大。

（二）第二轮医药卫生体制改革（1992~2003 年）

1992 年春，邓小平南方讲话后，党的十四大确立了建立社会主义市场经济体制的改革目标，掀起了新一轮的改革浪潮。1992 年 9 月，国务院下发《关于深化卫生改革的几点意见》提出，"卫生事业是公益性的福利事业"，"支持有条件的单位办成经济实体或实行企业化管理，做到自主经营、自负盈亏"。宁夏回族自治区各级卫生行政部门和单位认真组织广大职工学习邓小平同志南方谈话和十四大精神，深入讨论加快改革的步伐，提出深化改革的措施和办法。自治区卫生厅在召开由计委、财政、劳动人事、物价、税务、工商部门、政府秘书三处和自治区党委组织部参加的协调座谈会，提出深化卫生改革的设想，制订了《关于进一步深化卫生改革的实施意见》。1993 年，党的十四届三中全会通过了《中共中央关于建立社会主义市场经济体制若干问题的决定》，进一步明确了社会主义市场经济体制和社会主义基本制度密不可分的关系，同时指出要建立适应市场经济要求，产权清晰、权责明确、政企分开、管理科学的现代企业制度。在卫生医疗领域，继续探索适应社会主义市场经济环境的医疗卫生体制。同年 9 月，国务院下发《关于深化卫生医疗体制改革的几点意见》，卫生部贯彻文件提出的"建设靠国家，吃饭靠自己"的精神，卫生部门工作会议中要求医院要在"以工助医、以副补主"等方面取得新成绩。这项卫生政策刺激了医院创收，弥补了收入不足，同时，也影响了医疗机构公益性的发挥，酿成"看病问题"突出、群众反映强烈的后患。

1994 年，国家体改委、财政部、劳动部、卫生部共同制订了《关于职工医疗制度改革的试点意见》，启动城镇职工医疗保障制度改革。

1995 年自治区财政厅、卫生厅、体改委印发《宁夏回族自治区行政事业单位职工医疗保障试行意见》，在抓好职工医疗保障改革试点工作的同时，各地市、县（区）在保证基本医疗，遏制浪费，保障城镇职工基本医疗水平的基础上，基本形成了公费医疗经费交由医院管理，由国家、单位及个人三方面合理负担医疗费的管理模式。全自治区有 68% 的市县实行医院直接参与公费医疗经费的管理。

1996 年 12 月 9 日，中共中央、国务院召开了新中国成立以来第一次全国卫生工作会议。此次会议为下一步卫生改革工作的开展打下了坚实的基础。1997 年 1 月，中共中央、国务院出台《关于卫生改革与发展的决定》，明确提出了卫生工作的奋斗目标和指导思想，提出了推进卫生改革的总要求，在医疗领域主要有改革城镇职工医疗保险制度、改革卫生管理体制、积极发展社区卫生服务、改革卫生机构运行机制等。这些指导思想成为这一轮改革的基调和依据。

1997 年 8 月，宁夏回族自治区党委、政府印发了《贯彻中共中央国务院关于卫生改革与发展的决定的意见》，提出了新时期宁夏卫生工作的重点：积极推进卫生改革，增强卫生事业活力；全面实施初级卫生保健，加强农村卫生工作；切实做好预防保健工作，深入开展爱国卫生运动；坚持中西医并重，振兴中医事业；发展医学科技教育，加强卫生技术队伍建设；加强药品管理，促进医、药协调发展；完善卫生经济政策，增加卫生投入，保障卫生事业健康发展；切实加强党和政府对卫生工作的领导等具体措施，进一步推进了宁夏卫生事业的改革与发展。

2000 年 2 月，国务院公布了《关于城镇医疗卫生体制改革的指导意见》，这被视为全面医改启动的标志。此次医改主要措施包括：将医疗机构分为非营利性和营利性两类进行管理，营利性医疗机构医疗服务价格放开，扩大基本医疗保险制度覆盖面；卫生行政部门转变职能，政事分开，实行医疗机构分类管理，公立医疗机构内部引入竞争机制，放开管制，规范运营，改革药品流通体制，实行医药分家等。

2000 年 10 月 11~12 日，自治区政府召开全区城镇医药卫生体制改革工作会议，对加快宁夏医药卫生体制改革工作进行动员和部署。会后，自治区政府组织卫生厅、财政厅、计委、经贸委、药品监督局、物价局等部门召开联席会议集中办公，制定印发了《宁夏卫生事业补助政策实施意见》《宁夏城镇医疗机构分类管理实施方案》《宁夏医院药品收支两条线管理办法》《宁夏医疗机构药品集中招标采购管理办法（试行）》《宁夏药品招标代理机构资格认定及监督管理实施细则》和《关于病人选择医生促进医疗机构内部改革的意见》等，对推进宁夏卫生改革起到了一定的作用。

2003 年 9 月，宁夏在全国率先开展了新型农村合作医疗试点，并把建立新型农村合作医疗制度作为为农民办的十二件实事之一，并将其列入新农村建设的重要内容，不断完善组织管理体系，进一步完善制度，落实政策，加强监督和管理，培训人员，使新型农村合作医疗试点工作有了较快的发展，同时，也激活了农民的医疗需求，保障了农民的身体健康，促进了农村小康建设。自治区制定了具体办法并选择隆德县、平罗县为新型农村合作医疗制度试点县。截至 2005 年 9 月 30 日，5 个试点县（市）共有 89.41 万人次农民参加新型农村合作医疗，参合率为 66%，共筹集基金 3082.7 万元，有 42.36 万人次农民直接受益，农民"因病致贫、因病返贫"的问题得到缓解。为了进一步推进新型农村合作医疗试点工作，自治区政府决定扩大试点范围，将自治区财政与试点县财政参合农民的补助在目前人均 10 元的基础上再增加 10 元。自治区政府还分别制订了川区、山区新型农村合作医疗实施方案，主要有统一封顶线和报销比例，统一设置家庭账户，同时结合宁夏的实际情况，统一建立"封顶又保底"的优惠政策。宁夏新型农村合作医疗使农民逐步走出"小病不治，大病硬扛"的认识误区，也减轻了农民的医药费用负担，农民"因病致贫、因病返贫"状况有所缓解。自选择试点到 2007 年 10 月，宁夏有 13.65 万人次的农民住院得到报销，县级定点医疗机构实际报销比例达到 35%、乡（镇）卫生院达到了 45%。住院人次与开展合作医疗前相比提高了 30%，住院人次平均费用下降了 30%。2007 年开始，新型农村合作医疗试点在取得成功经验的情况下，在全国全面展开。城乡医疗救助制度稳步推进。

2003 年，为资助农村困难群众参加新型农村合作医疗，在开展新农合试点的同时，国务院决定建立农村医疗救助制度。之后，国家又决定在城市建立相应的制度。城乡医疗救助制度是加快城乡特殊困难群众社会救助体系建设，努力缓解城市困难群众看病难，防止因病致贫的一项重要举措。除资助困难群众参保外，日常医疗救助是困难群众基本医疗保障的最后一道兜底线。

（三）第三轮医药卫生体制改革（2004~2008 年）

2005 年 9 月，中国医疗体制改革被证实并没有帮助到最应得到帮助的群体，特别是农民，医改并不成功。2006 年 9 月，国家成立了医改协调小组，国家发改委主任和卫生部部长共同出任组长，新一轮的医改正式启动。2006 年，为了解决"看病难、看病贵"的问题，宁夏回族自治区开始尝试推行药品"三统一"政策——政府负责全区国有医院药品的统一招标、统一价格、统一配送工作，成立了药品统一招标采购工作领导小组，由自治区分管主席任组长，纪检、监察、卫生、药监、物价等 8 个相关部门为成员单位。同年，出台了《关于进一步加强医疗机构药品统一招标采购工作的意见》，自治区药品统一招标采购工作领导小组及其办公室先后制定了药品招标、采购、定价、配送、使用和监督管理等 15 个办法及相关配套实施细则。2007 年，自治区政府又颁布实施了《宁夏回族自治区医疗机构药品招标采购"三统一"监督管理特别规定（试行）》和 4 个配套实施办法。这些政策明确了各级政府、各有关主管部门、中标企业、配送企业和医疗机构的职责，具体规定了对违规、违约行为的处罚措施，为药品"三统一"工作的深入推行提供了更加完备的政策保障。通过"三统一",把医药分开,切断医生和药品商之间的利益链条,降低虚高药价,让利于民。

同时,宁夏在卫生方面加强了公共卫生体系建设和农村卫生工作,正式启动"人人享有基本医疗卫生服务"试点。2008 年 12 月 3 日,在自治区党委、政府的坚强领导下,在卫生部的大力支持下,自治区卫生厅紧紧围绕构建国民基本卫生服务制度这一重大医药卫生体制改革命题,以基层卫生服务机构为平台,以基本公共卫生和基本医疗服务为载体,以"夯实基础,加强基层,保障基本,建立机制,改革创新,持续发展,服务民生"为总体思路,创新理论,探索实践,在全国率先开展了人人享有基本医疗卫生服务试点工作。为实现试点目标,宁夏相关部门将免费为试点地区居民提供计划免疫、妇幼卫生保健、健康管理、慢性病管理等 10 类 40 项基本公共卫生服务,以及按成本提供 30 种一般性疾病诊疗和 74 种药品的基本医疗服务。宁夏还规定,按照服务人口每人每年 9 元落实城乡居民公共卫生服务补助经费。不足部分由自治区财政、市县财政和卫生部项目按照 4:3:3 的比例分担。从新型农村合作医疗门诊统筹资金中每人每年划拨 30 元,按成本为农村居民提供基本医疗服务。从城镇居民基本医疗保险和贫困人口医疗救助资金划拨一定比例的经费,探索为城镇居民提供基本医疗服务。试点坚持公共医疗卫生的公益性质,着力解决城乡居民看病就医的问题,在一定程度上缩小了城乡、地区、不同收入群众之间的基本医疗卫生服务差距,实现人人享有基本医疗卫生的战略目标。

(四)新一轮医药卫生体制改革(2009 年至今)

2009 年 3 月 17 日,中共中央、国务院向社会公布《关于深化医药卫生体制改革的意见》,提出了"有效减轻居民就医费用负担,切实缓解'看病难,看病贵'"的近期目标,以及"建立健全覆盖城乡居民的基本医疗卫生制度,为群众提供安全、有效、方便、价廉的医疗卫生服务"的长远目标。新医改统筹推进五项重点改革,包括基本医疗保障制度、基本药物制度、基层医疗卫生服务体系、基本公共卫生服务以及公立医院试点改革,严格按照"先易后难、先基层后中心、先农村后城市"的方案,有条不紊地推行。"十二五"医改规划明确提出,"十二五"期间要在加快健全全民医保体制,巩固完善基本药物制度和基层运行新机制,积极推进公立医院改革三个方面取得重点突破,同时,统筹推进其他领域改革。

2009 年 11 月 10 日,全区深化医药卫生体制改革工作会议在银川召开,标志着新一轮医药卫生体制改革在宁夏进入了全面启动和实施阶段。按照中央确定的改革思路和目标要求,会前,自治区政府印发了《宁夏回族自治区医药卫生体制改革近期重点实施方案(2009~2011年)》,进一步明确了宁夏深化医药卫生体制改革工作的指导思想、基本原则、主要任务和保障措施。此后 3 年,宁夏"新医改"将抓好五项重点工作:加快基本医疗保障制度建设,让老百姓看病有保障;落实国家基本药物制度,让老百姓看病少花钱;健全基层医疗卫生服务体系,让老百姓看病更方便;促进基本公共卫生服务均等化,让老百姓平时少得病;推进公立医院改革试点,让老百姓看病更放心。

同时,为建立与试点配套的基层医疗卫生机构运行机制,2009 年,宁夏将健全试点地区农村县、乡、村三级卫生服务网,加快社区卫生服务机构基层设施建设,基本形成覆盖 90% 城镇居民的城市社区卫生服务网络,实现 15 分钟服务圈。

2009 年 12 月 1 日《宁夏基本药物目录(基层部分)》正式向社会公布,标志着宁夏落实国家基本药物制度工作全面启动。

建立国家基本药物制度是党中央、国务院为维护人民健康、保障公众基本用药权益实施的一项惠民工程,是建立完善药品供应保障体系,推进医药卫生体制改革的重要任务。对于保证基本药物的供应和合理使用，改革医疗机构"以药补医"机制，减轻群众基本用药负担具有重要意义。2009年8月，卫生部等九部委印发了《关于建立国家基本药物制度的实施意见》，发布了《国家基本药物目录（基层部分）》。

按照自治区党委、政府的安排部署，自治区卫生厅、药招办认真总结宁夏药品"三统一"工作的经验，结合区情，及时组织医药专家研究，广泛征求相关部门、社会各界和各级医疗机构的意见，经自治区药招领导小组审定、自治区医改领导小组同意，《宁夏基本药物目录（基层部分）》正式发布。《宁夏基本药物目录（基层部分）》中的药品包括化学药品和生物制品、中成药、中药饮片三部分，其中化学药品和生物制品共230个品名、510个品规，中成药共139个品名、266个品规，合计369个品名、776个品规。实际新增品名64个（化学药品和生物制品27种、中成药37种），较《国家基本药物目录（基层部分）》所列307种药品，增加了20.8%。所增加药品主要是临床必需，价格低廉，群众常用的儿科、妇产科、眼科、血液系统用药和民族药，体现了宁夏选择基层用药的针对性、实用性、可及性、公平性和科学性。

为进一步缓解困难群众看病难问题，从2009年开始，宁夏计划逐步建立困难群众普惠型医疗救助制度，适度扩大救助范围，即由对城乡低保对象、五保供养对象救助逐步向低保边缘群体、低收入群体和特殊群体扩大；完善救助服务内容，即由门诊、住院救助向"门诊救助、资助参合参保、住院救助、大病救助、临时或慈善援助"五位一体化发展；改进医疗救助形式，即由事后救助向事前、事中、事后相结合转变。

2010年9月28日，自治区卫生厅、编办、发展改革委、财政厅和人力资源社会保障厅联合印发《宁夏回族自治区加快推进公立医院改革试点工作的意见》，标志着宁夏公立医院改革试点工作正式启动。《宁夏回族自治区加快推进公立医院改革试点工作的意见》是根据卫生部等五部委联合下发的《关于公立医院改革试点的指导意见》，结合宁夏实际制定的医改重要配套文件，是推动宁夏公立医院改革试点工作顺利实施的指导性文件。

2010 年 12 月 6 日，自治区编办下发《关于印发宁夏回族自治区乡（镇）卫生院机构编制标准（暂行）的通知》，标志着宁夏乡（镇）卫生院机构编制标准的研究制定工作顺利完成，这将对宁夏进一步深化基层医疗卫生机构综合改革起到重要作用。

2011 年 8 月 1 日，自治区人力资源社会保障厅联合财政、卫生、民政部门共同出台了《关于调整城乡居民基本医疗保险有关政策的通知》《关于开展城乡居民基本医疗保险普通门诊统筹的意见》《关于进一步完善基本医疗保险门诊大病统筹的意见》。这三个文件的出台，对于完善宁夏医疗保障体系建设、提高医疗保障水平、扩大医疗保险受益面、实现城乡居民公平享有基本医疗保障具有重要意义。

2011 年 11 月 5 日，为调解处理医患纠纷、迅速有效地化解医院和患者之间的矛盾，保障医患双方合法权益，宁夏医疗纠纷人民调解委员会正式成立，这也是全国第六家省区级医疗纠纷人民调解委员会。

新医改启动以来，吴忠市大胆探索医改模式，特别是盐池县开展的"创新支付制度，提高卫生效益"试点项目，得到了国家有关部委的充分肯定。国务院副总理李克强在 2011 年 10 月新华社《宁夏试点创新新农合支付制度缓解群众看病贵》的内参上批示："请陈竺、张茅同志阅，注意总结地方改革新农合支付制度的经验，以资借鉴。"卫生部部长陈竺批示："宁夏的这项试点对新农合控费、建立分级医疗制度有重要意义，也有利于县医院改革。"

2012 年 4 月 6 日，自治区政府在吴忠市召开"宁夏改革支付制度提高卫生效益"推广启动会议，会上印发了《宁夏改革支付制度提高卫生效益推广实施方案》。"改革支付制度提高卫生效益"是自治区政府与美国哈佛大学合作项目，于 2009 年底在宁夏盐池和海原两县开展试点并取得显著成效。项目得到了国务院副总理李克强、卫生部和自治区领导的高度关注和充分肯定，为扩大项目成果，推广项目经验，自治区政府决定将该项目在吴忠和中卫两市推广。

2012 年 6 月 15 日，自治区政府办公厅转发自治区发展改革委、卫生厅等部门《关于进一步鼓励和引导社会资本举办医疗机构意见的通知》，提出：逐步形成以公立医疗机构为主体、非公立医疗机构为补充，多种形式并存，公平竞争、共同发展的医疗服务体系新格局。到 2015 年，力争使宁夏非公立医疗机构数和床位数分别达到宁夏总量的 30%和 15%，实际门诊和住院服务量分别达到宁夏总量的 35%左右和 15%左右。

2012 年 7 月 14 日，全区深化医药卫生体制改革暨启动县级公立医院综合改革试点工作会议在海原县召开。本次会议是医改"十二五"起步之年召开的一次重要会议。会议全面贯彻落实全国医改会议精神和自治区党委常委会和自治区政府常务会议精神，总结部署了全区 2012 年医改工作，启动了县级公立医院综合改革试点工作。

2012 年 9 月 29 日，自治区政府办公厅印发了《宁夏回族自治区关于加快推进县级公立医院综合改革的指导意见》（宁政办发〔2012〕182 号），明确了宁夏县级公立医院综合改革的总体要求、工作思路和工作内容。提出从 2012 年 10 月 1 日起，全面取消全区县级公立医院药品加成费用，作为试点阶段，在新的补偿办法未出台前，先按照补偿范围内的药品加成费用"取消多少，补偿多少"的原则，分别由医疗保险基金和财政资金对医院给予补偿。

2013 年 1 月 23 日，宁夏创新支付试点项目被卫生部列为医改亮点。卫生部的通报称，宁夏在盐池、海原等县（市）实施"创新支付制度，提高卫生效益"项目，实施门诊、住院经费包干预付制，包干经费，具有普遍的指导和推广意义。

2013 年 3 月 1 日起，为认真贯彻落实《国务院关于印发"十二五"

期间深化医药卫生体制改革规划暨实施方案的通知》《国务院办公厅关于县级公立医院综合改革试点的意见》和《人力资源和社会保障部关于进一步推进医疗保险付费方式改革的意见》等文件精神，进一步推进医药卫生体制改革，更好地向群众提供安全、有效、价廉、便捷的医疗卫生服务，切实缓解群众看病难问题，自 2013 年 3 月 1 日起，永宁县率先在全县县级公立医院和乡（镇）卫生院全面推行"先住院后付费"诊疗模式。"先住院后付费"新型诊疗模式是深化医药卫生体制改革的一个创举，是抓服务、赢民心的一次实践，既有利于缓解群众看病难、看病贵问题，又有利于规范服务流程，提升医院的服务质量，缓解医患矛盾，提高病人满意度。

2015 年 11 月 3 日，由十八届五中全会审议通过的《中华人民共和国国民经济和社会发展第十三个五年规划纲要》，提出要将推进公立医院改革进行到底。

二、主要成就

2009 年 4 月新一轮医改启动以来，宁夏认真贯彻落实党中央、国务院深化医改的决策部署，全区上下紧紧围绕"保基本、强基层、建机制"，准确把握各阶段医改的总体思路、重点任务和关键措施，不断强化领导，攻坚克难，全区积极落实各项任务，深化医改工作取得了新的进展和成效。

（一）以建立医改配套政策体系为抓手，加强了顶层设计

坚持公立医院公益性质，按照"四个分开"的要求，以破除"以药补医"机制为关键环节，以县级医院为重点，以取消药品加成为关键环节，统筹推进管理体制、补偿机制、人事分配、药品供应、价格机制等方面的综合改革，由局部试点转向全面推进。大力开展便民惠民服务，逐步建立维护公益性、调动积极性、保障可持续的公立医院运行新机

制。一是建立健全长效机制。在统筹推进医改各项工作的基础上，宁夏以县级公立医院综合改革为重点，加强顶层设计。2012 年，宁夏县级公立医院综合改革试点全面启动，全区 29 家县级医院全部取消了药品加成。2014 年，宁夏 6 个县被确定为国家第二批县级公立医院综合改革试点县。银川市、吴忠市分别被确定为国家第二批、第三批城市公立医院改革试点城市。在此背景下，2014 年 7~10 月，在自治区政府分管主席的协调与安排下，自治区政协、审计厅、宁夏医科大学和卫生信息中心分别从把脉公立医院现行机制症结和问题根源，对公立医院改革试点县进行运行状况审计，基线调查，岗位与成本核算等四个方面进行了专项调研、调查，形成了调研、调查报告。在此基础上，确定了县级公立医院综合改革的"4+4"配套政策，即《县级公立医院人事制度改革意见》《县级公立医院改革补偿办法》《县级公立医院调整医疗服务价格意见》《县域内医保支付制度改革实施方案》四个核心配套政策，《完善县级公立医院药品（医用耗材）供应保障的实施意见》《卫生资源配置标准（2016~2020)》《关于建立县级公立医院现代管理制度的实施意见》《县级公立医院综合改革效果评价办法（试行)》四个政策性文件。二是不断加大财政投入力度。在中央财政给予每个试点县 300 万元补助的基础上，自治区财政给予每个试点县 100 万元的配套补助。三是建立医疗服务共同体。2012 年，自治区人民医院、宁夏医科大学总医院、自治区中医医院三大医疗集团相继成立，网络覆盖全区所有二级公立医院，同时包括内蒙古阿拉善盟中心医院、陕西定边县人民医院等周边毗邻省区综合医院，使宁夏综合医院跨上了规模化、集约化发展道路，医疗模式向集团化办医转变，实现了各级综合医院优势互补。

（二）以创新支付制度项目试点为突破口，探索形成了基层医疗卫生服务新机制

2009 年 10 月，自治区政府与美国哈佛大学萧庆伦教授、英国牛津

大学叶志敏教授及其研究团队合作，在盐池县和海原县开展了"创新支付制度、提高卫生效益"试点项目。项目经过5年实施取得了阶段性成果：一是基层门诊量明显增加，首诊在基层、首选为门诊的医疗服务模式初步形成；二是医疗服务质量持续改进，群众满意度不断提高；三是医疗费用得到较好控制，减轻了群众就医负担；四是激励机制发挥作用，调动了医务人员积极性；五是县级医院恪尽守门人职责，县内住院比例明显提高，促进了分级医疗模式的形成，离"实现90%的门诊病人留在基层，90%以上的住院病人留在县内"的目标逐步接近。试点项目得到了李克强总理、原卫生部相关领导的关注。2014年5月，自治区政府召开了试点项目总结会议。2015年，自治区卫生计生委和人社厅、国际项目专家团队达成共识，制定了《县域内医保支付制度改革实施方案》，目的在总结盐池、海原县试点基础上，逐步推广至全区。

（三）以"先住院，后付费"诊疗模式为切入点，缓解了群众住院难问题

2012年，宁夏永宁县率先实施了"先住院，后付费"的诊疗服务新模式，有效解决了群众因大额住院押金难以筹措而影响及时治疗的困难。2014年，宁夏在全面总结经验和完善各项机制的基础上，宁夏回族自治区人民政府召开了全区"先住院，后付费"推进会，在全国率先开展了以省为单位的"先住院，后付费"诊疗服务工作。截至6月底，已有29家市级、45家县级、140家乡镇医疗机构实行"先住院，后付费"诊疗，较好地解决了患者因大额押金一次难以支付而得不到及时有效治疗的问题，为群众看病就医提供了保障。

（四）以建立第三方医疗纠纷调解机制为保障，构建了和谐医患关系

2011年，宁夏医疗纠纷人民调解委员会正式成立。通过政府推动与市场运作相结合、人民调解与保险理赔相结合、纠纷化解与风险防范相结合的方式，建立第三方医疗纠纷调解机制，促进"平安医院"建设。

该机制运行 3 年来，有效缓解了医患矛盾，减轻了医疗机构医疗赔偿风险和压力，规范了医疗事故责任认定和赔偿处理，转移和化解了医患矛盾，维护了医疗机构的正常工作秩序和社会稳定。自医调委开始运行至 2015 年 4 月 30 日，全区受理各级各类医疗机构纠纷 957 起，结案 902 起，结案率 94.25%。是年，为进一步加大医疗纠纷预防与处置的力度，使运行机制更加合理顺畅，保护医患双方合法权益，维护正常医疗秩序，宁夏卫计委拟定了《关于加强医疗纠纷预防与处置的意见》，之后提请以自治区政府名义印发。

（五）以基本药物招采机制为基础，创新了药品配送新模式

2006 年，宁夏率先在全国以省为单位开展药品统一招标、统一采购、统一配送，为国家基本药物制度的建立探索出了宝贵经验。一是按照实行以省为单位集中采购、统一配送的原则，选择配送能力强、企业信誉好、服务水平高的经营企业配送中标基本药物，提高配送集中度。二是将县级医疗机构与基层医疗卫生机构打包，由选择确定的配送企业配送，保障基层医疗卫生机构基本药物供应及时。三是引入竞争机制，只有给基层配送达标的企业，才可以按照双向选择的方法参与市级及以上医疗机构的药品配送。四是建立能进能出的配送机制，对配送时间、配送到位率予以明确限定，达不到要求的市、县医疗机构可随时调整。

（六）以开展城乡居民健康体检为重点，建立了城乡普惠性体检制度

2014 年，自治区政府印发了《宁夏开展城乡居民普惠性健康体检工作意见》，在城乡建立普惠性健康体检制度。纳入体检范围的对象为自治区 50 周岁以上、连续 3 年以上参保缴费的城乡居民和参加企业职工基本医疗保险的退休人员。据人社部门测算，此项政策将惠及全区 200 余万人。其中，50~59 周岁的参保人员每 3 年体检一次，60 周岁以上的参保人员每 2 年体检一次。截至 2014 年底，全区已完成体检 15.3 万人。

三、经验启示

（一）政府主导是深化医改强有力的保障

我国医疗体制改革是在计划体制的大背景下进行的，引入市场机制是一个新思路，也取得一定成效。但政府在医疗服务竞争管理中存在的"缺位""错位"和"越位"现象不容乐观。"缺位"是指政府管理市场竞争缺少成熟的制度安排，缺少完整的初级医疗服务体系守门人制度，真正意义的医疗服务第三方购买者尚未形成，医疗保障体系尚未完全覆盖，医疗服务公平竞争局面尚未形成等。"错位"是指医疗保障体系过高比例自付额的设定导致部分丧失保障功能，公立医院回归公益性存在制度设计性障碍，多数医疗机构治理结构不清导致不公不私，政府缺少强大服务购买力引导医疗服务机构承担社会责任等。"越位"是指对市场可以发挥作用的如医疗服务与药品的价格确定等领域承担了过多的责任，对本已有强大生存能力的医疗机构给予了大量投入，一些地区医疗服务的市场还存在不同程度的垄断等。此种现象导致我国对医疗卫生服务市场管理实际上出现了"政府失灵"现象，失灵表现为：公共卫生投入不足；偿付机制不合理；三级转诊网络失灵；政府存在多头管理等，因此必须坚持政府主导。各级政府要把医药卫生体制改革作为一项全局性工作，加强组织领导，建立健全责任制和问责制，形成政府主要领导负总责，分管常务工作和卫生工作的领导具体抓，各有关部门分工协作、密切配合、合力推进的工作机制。

（二）保基本是深化医改必须坚持的原则

发展医疗卫生事业必须要着眼于保障广大人民群众的基本医疗卫生需求，坚持突出基本、逐步提高、尽力而为、量力而行。医药卫生各个领域都要找准基本和非基本的界限，并以此为基础完善各项政策，逐步建立起覆盖城乡居民的基本医疗卫生制度，实现人人享有基本医疗卫生服务。在实践中，宁夏坚持从农村开始、从基层改起，着力推进基层卫生机构运行"新机制"建设。"新机制"给宁夏深化医改带来了重要启示，也完全符合国家医改总体要求，对全面深化宁夏医改工作具有重要指导意义和示范效果。

（三）强基层是深化医改的基础

在深化医改的初期，宁夏着力推进医药卫生体制五项重点改革，五项重点改革的鲜明特征就是强化基层，以基层为着力点，夯实基础，保障基本。五项重点改革的前四个"基"要不折不扣地落实在基层，公立医院改革也要与基层紧密联系，把支持基层医疗卫生体系改革与发展作为重要内容，为建立和巩固基本医疗卫生制度打下坚实基础。

（四）建机制是医改可持续的保证

建机制就是要通过一系列的制度创新，从根本上转变医疗卫生机构的运行机制。建机制要兼顾公平和效率，既不能扩大保障和服务差距、损害社会公平，也不能养懒人、吃大锅饭、搞平均主义。建机制的目的是为了切实保障医疗卫生事业的公益性，同时也要有利于调动广大医疗卫生人员的积极性、保障医疗卫生机构的正常运转，实现医疗卫生事业可持续发展。

（五）公平可及、群众受益是深化医改的出发点和立足点

坚持医保、医药、医疗"三医联动"，用改革的办法在破除以药养医、完善医保支付制度、发展社会办医、开展分级诊疗等方面迈出更大步伐，在县级公立医院综合改革、实施城乡居民大病保险制度等方面实现更大突破，在方便群众就医、减轻看病用药负担上取得更大实效，不断提高医疗卫生水平，满足人民群众的健康需求。

四、对策建议

改革开放三十多年来，宁夏医药卫生体制发展进展迅速，在药品

"三统一"、建立基本药物制度及新型农村合作医疗等方面均走在全国前列。但不容否认，依然存在一些问题，需要进一步发展完善。问题主要体现在以下几个方面：一是公立医院改革尚不深入。自新一轮医药卫生改革启动以来，宁夏虽然取得了辉煌的成绩，但仍存在一些问题——公立医院改革进展迟缓、公共医疗资源配置仍不合理、深层次问题尚未涉及，让医疗卫生技术人员受鼓舞、医疗卫生机构发展有活力的长效机制尚未建立。二是公共卫生事业发展不平衡。从全区层面看，优势卫生资源集中在首府城市和中心城市，乡（镇）卫生院服务水平不高，广大农村，特别是山区群众享受优势医疗卫生服务的成本较高，可及性不能有效保证。三是卫生事业投入相对不足。由于宁夏财政能力有限，地方经济发展相对落后，对医疗卫生基础设施建设、医疗设备购置、卫生人才培养等方面投入相对不足，基本上全部依靠国家和自治区的投入以及医疗卫生单位自筹，形成了新的债务，严重制约了医疗卫生事业的健康发展。四是卫生专业人员配备不到位，卫生资源配置不合理。宁夏医疗卫生技术人员编制总数过低，千人卫生技术人员数明显低于全国平均数，各级医疗卫生单位普遍存在人员紧张，各级医疗卫生机构普遍聘用大量卫生技术人员，待遇无法保证，流动性强，卫生专业技术人员队伍不稳定，断层现象日益凸显。部分乡（镇）卫生院医疗、检验、影像等专业技术人员缺乏，技术力量严重弱化，与群众日益增长的医疗保健需求不相适应。高层次人才、学科带头人缺乏，特色专科优势不明显，卫生应急处置能力不强，不能满足人民群众新形势下的医疗卫生需求，同时，具有较高医学学历、较高技术水平、较高群众认可度的医务人员集中在二级以上医疗机构。乡（镇）卫生院、社区卫生服务机构和村卫生室作用发挥不充分，群众看病就医方便快捷的要求还不能得到很好的满足。

针对以上问题，宁夏将在党中央和自治区党委、政府的坚强领导下，深入贯彻落实党的十八届五中全会精神，以《中华人民共和国国民经济和社会发展第十三个五年规划纲要》为指导，继续因地制宜地规划好、筹谋好、实践好宁夏的医药卫生工作。

（一）推进人事制度改革，增强医疗卫生服务活力

一是编制缺口大，县级公立医院为保生存、谋发展，编制外聘用大量人员。据摸底，贺兰、平罗、海原6所县级公立医院聘用人员占人员总数的53.5%；据不完全统计，全区县级公立医院聘用人员占人员总数普遍在50%~60%。二是竞争性的人事制度还需完善，"能上不能下、能进不能出"的问题依旧普遍存在。三是财政按编制核拨经费，医院只能通过增加医疗收入保障编外聘用人员工资，背离了公益性的办医宗旨，加重了患者就医负担。四是高级职称人才流失严重，聘用人员流动大，人才队伍不稳定。因此，必须要加快推进人事制度改革。

（二）加强财政保障力度，促进公立医院健康发展

目前，县级财政对公立医院的经常性补助只包括离退休人员和实际在编人员，而在职职工中有近50%~60%的聘用人员，聘用人员全部由医院自筹资金支付薪酬。公立医院既要承担政府下达的各项指令性和公益性任务，又要承担确保自身生存发展的创收任务，在经营上不可避免地存在趋利性，削弱了医院的公益性。因此，必须加强财政保障力度，促进公立医院健康发展。

（三）调整医疗服务价格，充分体现医务人员劳动价值

目前，宁夏执行的医疗服务价格是2001年制定，2006年正式实施的价格规范。医疗服务价格整体偏低，尤其是体现医疗服务劳务技术价格偏低。例如：一、二、三级的护理费用分别仅为每天8元、5元、1.8元；普通门诊诊查费仅为1元，副主任医师为3元，主任医师为4元；大部分手术费及中医项目价格也很低，导致了医院"护理"等部分医疗服务"缺失"。严重扭曲的医疗价格体系，背离了医务人员的劳动价值，必然诱导产生不合理的医疗服务行为。因此，必须要尽快调整医疗服务

价格，充分体现医务人员劳动价值。

（四）推广创新支付制度改革，建立分级诊疗模式

近几年，随着国家和自治区对医疗保障的不断投入，人均筹资水平逐年提高，宁夏基本实现了城乡居民基本医疗保险的全覆盖。但医疗费用快速上涨给医保资金带来的风险，同时抵消了给参保人员的红利，群众"看病难、看病贵"的问题仍然没有得到很好的解决。如何有效利用卫生资源，合理节约医疗成本，使政府的卫生投入取得最大效率和效益，国际经验证明，实行付费方式改革是行之有效的办法，改革医保支付方式是卫生费用控制的重点。

（五）加强政策引导，加强基层医疗卫生队伍建设

由于基层医疗机构先天不足，规模小，能力弱，吸引、留住优秀医疗技术骨干的能力差，百姓对其信任度低，因此，必须要加强政策引导，加大人才的培训力度，切实加强基层医疗卫生队伍建设。

（六）建立现代医院管理制度，提升公立医院服务质量

目前，公立医院内部管理不适应改革发展的需要，需要积极探索公立医院管办分开的多种有效实现形式，落实公立医院人事管理、绩效工资内部分配、运营管理等自主权。要创新管理方式，从直接管理公立医院转为行业管理，调动医疗机构和人员积极性，提高县域医疗服务体系能力。

宁夏卫生计生科技与队伍建设的改革与发展

科学技术是第一生产力，人才是第一资源。卫生计生科技水平和卫生计生人才素质的不断提高是促进卫生计生事业发展的不竭动力。卫生人才资源是卫生资源的重要组成部分，在医疗卫生事业发展中起着极其重要的作用，是为广大群众提供安全、有效、方便、价廉的公共卫生和基本医疗服务的有效保障。改革开放以来，以体制创新、机制创新和制度创新为先导，深化科技和人才体制改革、全面推进科技和人才体制创新体系建设，卫生计生科技实力和人才队伍建设不断增强，科技和人才队伍建设取得了历史性跨越，为宁夏卫生计生建设和快速发展提供了坚实的支撑。

一、改革发展历程

（一）党的十一届三中全会后，卫生计生科技与人才队伍建设走上正轨（1978~1985 年）

改革开放之前，全区卫生计生科技水平相对较低，人才队伍数量严重不足。1977 年，全区共有卫生计生专业人员 12961 名，其中专业技术人员占 82.0%。

改革开放初期，为了稳定赤脚医生队伍，1978 年自治区革委会批转自治区卫生局《关于保持赤脚医生稳定，使赤脚医生队伍得以巩固的紧急报告》。1981 年自治区政府批转《关于合理解决赤脚医生报酬问题的报告》，提出凡经自治区统一考核达到中等水平的赤脚医生，发给乡村医生证书，并对乡村医生和赤脚医生给予每月 30~40 元补助。

1978 年 12 月，党的十一届三中全会召开后，医学专业教育得到加强。"文化大革命"期间撤销的中专专业逐步得到恢复，并日益成为自治区培养卫生专业技术人员的中坚力量。到 1994 年，全区卫生中等学术发展到 12 所。与此同时，医学高等教育也得到快速发展，1980 年国务院批准宁夏医学院学生规模为 1200 人，包括研究生、本科生、进修生和预科生，并实现首次招收研究生。在加强医学普通教育的同时，1985 年，自治区卫生厅同安徽中医学院签订协议书，为宁夏代培 70 名中医大专学生；同西安市中医学院签订 10 年合同，每年为宁夏接收在职中医 10 名到该院进修，开启了自治区医学人才培养对外合作的先河。

1978 年，在全国科学大会上，邓小平同志发表重要讲话，旗帜鲜明地指出"科学技术是生产力"，科学的春天来了。1979 年，自治区医学科学研究所得以重建。随着科技工作发展的不断发展，卫生科技工作的地位的重要性日益凸显。1983 年，自治区机构改革领导小组决定，卫生厅内部机构设置科教处，卫生科技工作得到重视和加强。1984 年，首次召开全区医药卫生科研经验交流成果奖励大会，62 项医药卫生科研成果获得奖励。

（二）实施中共中央《关于科学技术体制改革的决定》，卫生计生科技和人才队伍建设不断推进（1986~1995 年）

1985 年 3 月，中共中央作出《关于科学技术体制改革的决定》，提出对从事医药卫生等社会公益事业的研究机构仍由国家拨给经费，实行经费包干制。全区的医药科研经费不再从卫生事业费中列支，改由自治区科学技术委员会统一管理。1988 年，自治区卫生厅制定《关于宁夏回族自治区卫生厅医药卫生科技成果奖励暂行办法》，全区医药卫生科技工作迈上新台阶。

1986 年，国务院发布《关于实行专业技术职务聘任制度的规定》，职称制度改革启动。随后，中央职称改革工作领导小组转发卫生部《卫生技术人员职务试行条例》，职称评聘工作转入经常化轨道，职称工作成为卫生人才队伍建设中的一项基础性、导向性工作，对之后的卫生事业发展产生了深远影响。随着卫生职称工作的全面推进，评聘模式经历了两个阶段性，评聘结合的单轨制（1986~1999 年）和评聘分开的双转制（2000 年至今）。

在此期间，全区卫生干部培训工作也得到加强。1986 年，自治区卫生干部学院成立。卫生干部培训经费逐年增长，1985 年之前总计 91.7 万元，到 1994 年达到 71.2 万元。

（三）落实"科教兴国"战略，卫生计生科技和人才队伍建设快速发展（1996~2009 年）

1995 年，中共中央、国务院颁布《关于加速科学技术进步的决定》，首次提出在全国实施科教兴国的战略。全区卫生系统在继续抓好医学科研的同时，对继续医学教育工作更加重视。为加强卫生专业技术人员的毕业后教育，促使卫生专业人员能够紧跟医学发展水平，1998 年，自治区卫生厅、人事劳动厅印发《宁夏回族自治区继续医学教育实施细则》和《宁夏回族自治区继续医学教育学分授予办法》，规定全区卫生专业技术人员每年必须完成规定数量的继续医学教育内容，医学继续教育走向正规化。

随着卫生专业技术人才管理的法制化建设，经过国家卫生行政部门的多年努力，1998 年国家颁布了《执业医师法》，正式建立了医师执业资格准入制度，并于 1999 年正式启动医师资格考试。全区 1303 名医生通过首次全国医师资格考试，获得执业医师资格。与此同时，自治区卫生厅于 2000 年完成了全区 10474 名执业医师和 1281 执业助理医师的资格认定工作。随后，国务院于 2003 年颁布《乡村医生从业管理条例》，

2008年颁布《护士条例》，1993年由原卫生部颁布的《护士管理办法》完成其历史使命。至此，对占卫生专业技术人员绝大多数的医生、护士和乡村医生的管理均步入法制化轨道。

在人才评价方面，为适应经济社会发展，自治区于1998年对卫生系列高级职称评审条件进行了重新修订。原人事部、卫生部也启动了卫生系列初中级职称的"以考代评"工作，组织实施全国卫生专业技术资格考试。自治区自2003年起不再组织开考专业的初中级职称评审工作，卫生专业技术人才评价方式发生重大改变。

在这一时期，国家和自治区出台了诸多人才培养和流动的政策，加强对基层卫生专业技术人员和管理人员的培训。特别是2006年开始实施的西部卫生人才培养项目，为全区县级医疗卫生机构培养教育业务骨干100名；2005年开展实施的"万名医生支援农村卫生工作"，实现了三级医院帮扶县级医院、县级医院帮持乡（镇）卫生院的格局，带动了卫生技术人员培养工作；出台"城市医生晋升中级和副高职称前到农村累计服务1年"的规定，促进了卫生技术人员向上流动；2006年开始实施的"三支一扶"工作，累计为乡（镇）卫生院派遣医学毕业生2000余名，既缓解了基层的人员紧缺问题，又锻炼了队伍。

（四）不断拓宽途径，卫生计生科技和人才队伍建设迈上新台阶（2010~2014年）

2009年《宁夏回族自治区人才资源开发条例》颁布后，自治区党委、政府印发了《关于进一步发挥现有人才作用和引进急需紧缺人才的若干规定（试行）》。伴随着自治区人才工作的发展大潮，根据《宁夏中长期人才发展规划纲要（2010~2020年）》，自治区卫生厅与自治区人才办印发了《宁夏回族自治区医药卫生人才发展中长期规划（2011~2020年）》。全区卫生计生人才队伍建设迈上了新台阶。特别是自2010年起，自治区先后举办四届中国（宁夏）引进海内外高层次人才合作洽谈会。

全区医疗卫生机构借助平台积极引进国内外高层次人才，取得了显著成效，共引进国内外专家、博士100余名。

在加强人才引进的同时，宁夏加强与区外在人才培养方面的合作，先后与江苏、福建、北京、上海等地开展人才培养合作，每年为自治区培养医疗技术骨干100余名。通过与中华医学会协调，组织实施中华医学会专家宁夏行活动，聘请国内知名专家担任自治区医学顾问。

继续加强基层卫生人才队伍建设，先后实施乡（镇）卫生院招聘执业医师项目、特岗见习医生项目、自治区民生计划乡（镇）卫生院专项招聘等工作，为乡（镇）卫生院招聘、派遣医学毕业生2000余名，及时为乡（镇）卫生院补充人力资源。

二、主要成就

（一）医药卫生科技和人才队伍建设发展迅猛

医药卫生人才队伍建设以抓好基层卫生人才队伍建设和高层次人才队伍建设为重点，统筹各级各类人才队伍建设，紧紧抓好人才培养、吸引和使用三个环节，坚持卫生人才队伍全面、协调、可持续发展，逐步建立和完善符合卫生人才发展内在规律、充满生机与活力的人才工作机制，造就了一支结构合理、素质精良、具有开拓创新意识和掌握现代医学科学技术，能满足人民群众日益增长的卫生服务需求，带动自治区各医学领域学科建设的专业技术人才队伍。

一是卫生科技管理体系基本形成。卫生科技管理从原有项目计划申报和成果鉴定的单纯管理模式，逐步发展为以重点学科建设、人才培养为基本内容的卫生科技发展体系和管理模式。设立了"宁夏医学科技奖"，进一步调动了卫生专业技术和科技人员投身科学事业的积极性和创造性，对推动全区卫生科技的发展起到了积极的促进作用。

卫生科技投入不断增加，多渠道筹资机制初步形成。经费来源由以前的单纯科研项目资助发展到项目经费、人才培养经费、重点学科建设经费等多种形式，经费途径也由原来的单一归口部门发展到国家、省、市、部门及国际资金等多种渠道筹措。各单位也加大了投入力度，自筹、统筹科研经费逐年增加，初步形成了多元化的科技投入机制，保证了卫生科技的发展。

二是卫生科技水平明显提高 。"十一五"期间，全区先后承担省部级以上各类医药卫生科研项目 395 项。其中，国家级计划项目课题 47 项，国际合作项目 2 项，国家部委项目 55 项，自治区科技攻关项目 71 项，自治区自然科学基金项目 220 项。全区卫生系统获得省部级以上科技成果奖 71 项，部分医药科研成果得到转化。开展了肝移植技术、造血干细胞移植技术、角膜移植和人类辅助生殖技术等；血管内治疗心脑血管病技术得到进一步的发展；微创显微外科技术的开展应用在临床工作中极大地降低了治疗风险；人类干细胞技术的开展为未来医学发展展现了美好的前景。一些严重危害全区人民健康的传染病、地方病、多发病得到了进一步控制，疾病监测体系和实验室建设得到完善和加强。在全区 5 县（市）推广了 20 余项卫生适宜技术。以上工作有力促进了自治区医药卫生科技进步。

三是重点学科建设稳步发展。以学科、特色专科建设为重点，把学科建设、专科培育、人才培养统筹起来，以学科建设带动人才发展，以人才进步促进学科发展。对优势学科、发展前景好的专业采取了重点扶持、重点投入的倾斜措施。目前有独立医学科研机构 2 个，附设研究机构 9 个。已建立 11 个国家临床重点专科，15 个自治区级医学优势专科。新建"生殖与遗传"和"颅脑疾病研究"等 5 个自治区级重点实验室。

四是医药卫生人才资源总量稳步增长。截至 2014 年底，全区卫生人员总量已达 50775 名，其中卫生计生技术人员 39859 名。全区每千人口拥有卫生计生技术人员 5.71 名、执业（助理）医师 2.28 名、注册护士2.28 名、专业公共卫生机构人员 0.68 名，略高于全国平均水平，4 项指标均达到国家规划确定的中期目标。

五是医药卫生人才整体素质得到提升。全区在职卫技术人员中，有享受国务院和自治区政府特殊津贴的专家 50 名，获得国家卫生计生委有突出贡献中青年专家 8 名、塞上英才 7 名。研究生学历占 2.5%，本科学历占 29.4%；高级职称占 12.3%，中级职称占 18.0%；35~54 岁人员占 52.8%；卫生计生技术人员占 85.1%。基层卫生计生人员中大专以上学历占 47.5%以上，其中：乡（镇）卫生院本科学历占 22%、村卫生室大中专以上学历占 78.61%。卫生计生人员结构进一步优化，进而促进了卫生计生人才队伍的可持续发展。

（二）计划生育科技和人才队伍建设迈上新台阶

改革开放以来，为加大计划生育技术服务能力建设的力度，自治区卫生计生部门着力从政策保障、创新培训形式及模式、加大培训力度、举办适应性培训班、组织全区科技大练兵、改善服务环境、提高设备档次等方面加强能力建设；在培训内容上实现了由"单一科目"到"综合能力"，"单纯理论"到"理论操作技能"，"短期培训"到"中长期培训"，"要我培训"到"我要培训"，"县站师资到乡所传、帮、带"等一系列转变，使培训更注重实效性。构筑了良好的能力建设外部环境，切实提高了全区技术服务综合能力。

一是建立了长效培训机制。自治区卫生计生部门结合技术服务工作实际，制订了技术人员教育培训中长期规划，设立培训教育专项经费，建立了以职业教育为基础、岗位培训和继续教育为重点的终身教育网络，建立健全了培训管理、考核评估、培养与使用相结合制度，着力营造良好的教育培训保障机制。

二是推动了服务机构设施规范化建设。自治区卫生计生部门在国债资金支持下，先后新建、改扩建了 20 个县级服务站（90.9%）、99 个乡级服务所（51.6%），打造了一批环境温馨、舒适，计划生育特色突出、民俗风情浓厚、处处体现人文关怀的服务站（所）。配备了开展服务所需的设备 2237 件，改善了服务环境，提高了设备档次，推动了服务机构基础设施规范化建设。

三是强化了服务意识。通过不同的培训途径，技术人员开阔了视野，增强了服务理念。服务流程得到了规范，依法、规范提供服务的意识不断强化。各级计划生育服务机构在提供服务过程中按照《计划生育技术服务质量管理规范》的要求，建立健全了计划生育手术质量管理制度，进一步规范了避孕节育知情同意、术前检查、手术流程、术后指导及随访、医疗文书书写、归档保存等制度，确保了计划生育、生殖健康服务安全、有效。

四是实现了自身发展。通过加强计划生育技术队伍能力建设，提高了技术人员综合服务能力，培养和造就了一批高素质、专业化的计划生育技术服务人员，机构服务功能及内涵得到拓展。全区 22 个县级服务机构中有 18 个取得了医疗机构执业许可证，1034 名技术人员中有 814 人取得了大专以上学历，736 人取得了执业（助理）医师资格、护士执业资格和药学、医技专业技术资格，中级以上职称 248 人。服务机构在承担（八项）职能同时，根据自身优势，围绕群众需求开展了以"三大工程"为主线的避孕节育、优生优育指导、健康教育、健康体检、健康咨询、出生缺陷一级预防、生殖道感染防治、人口早期教育等计划生育特色服务，实现了机构公益性质及社会效益的最大化。

2010 年之前，宁夏区内卫生计生高层次人才以本地培养人才为主，且向外流失情况较为突出。随着自治区出台多项人才引进政策，国内外优秀人才开始流向宁夏，其中不乏国外知名医疗或科研机构的优秀人才。截至 2014 年底，全区面向区外和海外共引进学科带头人 38 名、高端留学归国人才 14 名。同时各级卫生计生机构加大对研究生以上学历人员的招聘力度，2014 年全区卫生计生单位招聘研究生以上学历人员计划数达到招聘总数的 27.2%。全区每年均有 10 名左右卫生计生技术人员入选各类高层次人才项目。

三、经验启示

改革开放以来，宁夏各级卫生部门和计生机构一方面制定吸引高层次人才的优惠政策措施，广泛吸纳人才；另一方面立足本地本单位实际，实施人才培养战略，通过举办各种培训班、进修班，开展经常性的学术交流活动，提高人才队伍素质，为改变宁夏医疗卫生计生技术的落后面貌，促进卫生事业快速发展提供了重要的智力支撑。实践证明，卫生计生事业的发展离不开人才的培养，一大批高素质人才队伍的形成，带动了宁夏卫生计生事业的又好又快发展。

（一）以强基层为目的，加强县乡卫生计生人才队伍建设

按照深化医药卫生体制改革和加快医疗卫生事业发展的要求，重点加强基层人才队伍建设，为健全基层医疗卫生服务体系夯实人才基础。积极争取政策增加基层卫生单位人员编制，通过各种渠道补充基层卫生技术人员，大力培养基层医疗卫生人员。建立了城市对口支援农村卫生工作机制，每年选派 60 名左右区、市级医院技术人员支援县级医院；选派 140 名左右县级医院技术人员支援乡（镇）卫生院；选派 200 名左右县级技术骨干到区内外三级医院进修。在乡（镇）卫生院实施"一乡一人一年"培养计划，在社区开展全科医师和社区护士全员岗位培训，对所有的村卫生室人员进行集中轮训。5 年来，共培训乡镇和社区全科医师、技术骨干等 3700 余人次，村卫生室技术人员 1 万余人次，基层卫生人才素质明显增强。

（二）以提素质为目的，加快高层次人才队伍建设

一是积极引进国内外优秀人才。近年来，充分利用自治区引进人才

政策和宁夏引进海内外高层次人才洽谈会平台，发挥单位用人主体作用和引进人才主体作用，面向区外和海外共引进优秀人才近100名。充分发挥引进人才的引领作用，委以重任，在引进人才的带领下，填补了区内部分专业领域和科研领域的空白，促进了学科建设的快速发展。

二是实施技术骨干到区外研修项目。以创新能力建设为核心，每年选派4~5名有培养前途的技术骨干参加中组部"西部之光"访问学者项目。2009~2013年，与江苏省委组织部、卫生厅密切合作，每年选派25名左右自治区级和地市级医院青年骨干到江苏知名医疗机构研修半年。2014年，自治区政府分别与北京、上海、福建3地签署卫生合作协议，计划利用3年时间为全区培养290名学术带头人和技术骨干，锻炼30名管理干部。

三是加大高层次人才招聘力度。在卫生技术人员招聘中逐年加大硕士以上或高级职称以上人员的招聘力度，为卫生事业发展储备人才。近5年，仅卫生计生委直属单位就招聘、引进、培养硕士366名、博士41名，研究生总量增长了4倍。2013年，全区卫生事业单位招聘计划中17%的名额用于硕士以上或高级职称以上人员，其中博士研究生近70名。

（三）以创特色为目的，加快中医药、回医药人才队伍建设

一是积极争取国家和发达地区支持。自治区政府与国家中医药管理局签订《共同促进宁夏中医药、回医药事业发展协议》，制定支持宁夏中医药、回医药人才发展的优惠政策。原自治区卫生厅与北京市中医药管理局签订人员委托培训项目协议，计划通过进修学习、技术指导、学术活动等形式，培养100余名中医药、回医药学科带头人。

二是强化中医药、回医药人才培养。启动中医药、回医药"36331"人才培养计划，计划利用5年时间培养30名自治区名中医、60名中医学科带头人、300名中医专科技术骨干、300名社区中医全科医师和1000名农村中医药专业技术人员，为全区中医药、回医药事业发展提供

人才支持。

（四）以优环境为目的，创新和完善人才工作机制

一是创新和完善人才评价方式。创新和完善高级职称评审和高层次人才选拔方式，注重工作业绩，逐步将品德、知识、能力、服务满意度等纳入评价指标体系，强化实践能力考核，在高级职称评审中引入业务能力测试和统一论文答辩环节，提高评价的科学化水平。

二是拓展高层次人才表彰。认真做好政府特殊津贴、百千万人才工程、"塞上英才"工程、卫生部有突出贡献中青年专家、"塞上名医"评选等工作，通过表彰评选活动，培养选拔了一批区内顶尖、国内有一定知名度的专家，带动全区医疗卫生技术水平快速发展。

三是柔性引进国内顶级医学专家。在自治区主要领导的直接关心和支持下，2013年承办了中华医学会专家"宁夏行"活动，与中华医学会签署《支持宁夏医疗卫生科技发展意向书》，130名国内知名专家来宁参加学术活动并进行业务交流指导，23位院士和专家被自治区政府聘请为"自治区政府医学顾问"，建立了国内顶级医学专家服务宁夏卫生事业发展的柔性工作机制。

四是积极争取人才配套政策。全面推进卫生事业单位人事制度改革，全区卫生事业单位全部实行聘任制、岗位管理和绩效工资制度，逐步打破铁饭碗、大锅饭。会同有关部门出台乡（镇）卫生院工作人员补贴政策。成立了自治区人才发展服务中心，定位于全区卫生人才评价、培训和服务，通过自治区层面卫生人才工作政事分开，逐步探索卫生人才的社会化服务。

五是继续加强技术服务队伍能力建设。目前，技术服务队伍能力低下已经成为制约人口和计划生育事业发展的瓶颈。要完成好稳定低生育水平、统筹解决人口问题的历史任务，必须认真抓好技术服务队伍能力建设。加强技术服务队伍能力建设，是促进新农村建设的现实需要。计

划生育技术服务的重点和难点在于农村，其服务网络承担了农村70%~80%的计划生育手术，国家人口计生委《关于进一步加强人口和计划生育服务体系建设意见》中将技术服务内容在原有"宣传教育、技术服务、药具发放、人员培训、信息咨询"5项功能的基础上，又增加了优生指导、随访服务、生殖保健的功能。实现人人享有优质的计划生育、优生优育、生殖保健服务这一目标，就必须加强技术服务队伍能力建设。

（五）以强技能为目的，创新和完善教育培训长效机制

一是牢牢抓住教育培训长效机制这个根本，着力营造良好的教育培训保障机制。实现技术服务能力提高，最根本的是要结合技术服务工作实际，制订教育培训中长期规划，设立专项资金，形成加强能力建设长效机制。必须按照计划生育技术服务行业特点及服务需求，不断创新培训形式、方法、内容。形式上要针对岗位职责要求，提高培训针对性和实效性，推进培训形式多样化。多年的实践证明，理论培训同临床实践相结合，培训形式和方法上采取学历教育、自学、请进来、走出去、以会代训、到上级机构进修学习、高级职称技术人员进行传帮带等互动式、参与式方法，培训内容上既要注重理论知识，更要注重临床实际，既要注重专业理论、专业技能知识培训，又要注重计划生育领域新发展、新动向，使服务人员易于接受、乐于参与，可以达到事半功倍的效果。

二是提高技术服务能力要从技术人员"三基训练"入手。开展科技练兵技术比武活动要将提供技术人员基本知识、基本技能、基本理论水平"三基训练"作为重点，同日常技术服务工作结合起来，紧紧围绕本职工作的实际需要及重点，本着"不图形式、重在实效、全员参与"的原则，做到在干中"练"、在"练"中干。同时，要鼓励技术人员参加学历教育，尽可能为技术服务人员提供培训、学习、进修机会，展示、锻炼能力的平台。

三是不断完善服务功能，实现网络优势向能力优势转化。加强服务能力建设往往需要建立在机构服务能力不断完善和人员服务能力提高的基础上，互为制约，相辅相成。因此，要按照计划生育技术服务不同时期要求，不断增加服务机构及人员综合服务能力。要不断完善机构服务功能，加强县乡服务站标准化、规范化建设，通过形象的变化反映工作理念的变迁，展示人口计划生育事业的亲和力、凝聚力。建立科学规范的服务流程和质量标准，提高技术服务质量，实现机构、队伍服务能力共同提高，最终实现计划生育网络优势向能力优势转化，使服务机构成为群众接受计划生育生殖健康服务的首选单位。

四、对策建议

由于全区科学研究基础薄弱，面临的卫生计生科技发展形势仍然十分严峻。卫生计生科技工作面临的主要问题是：卫生科技人才队伍科技创新能力不强，科研人才还没有形成集团优势，产学研相结合的团队攻关项目还较少，体现在申请和承担国家级重点科研项目的能力较弱，尚未形成国家级有影响原创性医药卫生成果。

（一）加强自主创新，提高卫生计生科技创新能力

一是要加强重点科研项目攻关。病毒性肝炎、传染性肺结核、麻疹、鼠疫、包虫病等传染病和地方病仍然是今后防治工作的重点，同时人禽流感、新型流感、手足口病、布鲁氏菌病、不明原因肺炎等新发传染病时有发生。性病、艾滋病呈逐年增加的趋势，恶性肿瘤、心脑血管疾病、呼吸系统疾病、内分泌与代谢病等慢性非传染性疾病仍在全区疾病死因中排序位居前列。生活方式改变和营养失衡性疾病在不断增加；出生缺陷与人口老龄化问题突出农村和基层卫生工作基础薄弱的状况尚未根本改变，疾病已经成为农民脱贫致富的重要制约因素。针对医疗卫生工作实际，需要在"十三五期间"设立不少于 5 项重大卫生科学技术

研究专项，集中力量攻关，实现重点突破，解决卫生科技的重点问题。

二是要积极创新。在卫生领域新建 2~3 个自治区级重点实验室，努力打造覆盖面广、学科齐全、功能完善、适应科技创新的自治区重点实验室网络。争取国家支持建设 1~2 家部级重点实验室。继续抓好现有重点学科和特色专科建设工作，再建设 7 个自治区级重点学科和优势专科，并争取国家级重点学科的突破。

三是要突出特色。突出宁夏特色，对宁夏特色枸杞多糖、苦豆子生物碱、甘草生物活性成分、老瓜头、鹅绒腾等药用有效成分的药理学研究；对回医药文献、民间验方和秘方挖掘与整理，选择 2~5 个药方进行系统性药理研究，并做动物实验；对枸杞保健品、"香药"保健品、回族"八珍"养生系列产品及清真药膳产品等方面进行研究。

（二）推广适宜技术，满足基层卫生计生服务需要

改革开放以来，全区的卫生计生科研工作取得了丰硕的成果。但在科研成果转化和推广方面还有很大差距。随着经济社会的快速发展，人民群众对医疗卫生服务的需求明显提高。加强医疗卫生基础设施建设，改善服务环境，提高服务能力，推广适宜技术，最大限度地满足人民群众日益增长的医疗需求，是卫生工作的出发点和落脚点。在卫生事业发展的各个阶段，宁夏回族自治区卫生和计划生育委员会及全区各级政府把加强医疗卫生基础设施建设作为改善民生的头等大事，加大投入，更新设备，先后实施了村卫生室、乡（镇）卫生院改扩建，市、县（区）级综合医院迁建、与宁夏医科大学附属医院合作共建专科医院等工程，积极将科研成果转化并推广，在农村基本形成了以县（区）级医疗卫生机构为中心，乡（镇）卫生院为枢纽，村卫生室为基础的三级卫生服务体系，城镇形成了以医疗卫生机构为中心，社区卫生服务机构为基础的两级医疗服务体系，夯实了卫生事业发展基础。

（三）加大领军人才培育，提升医疗卫生服务水平

从数量上看，全区每千人员拥有执业（助理）医师数、注册护士数和专业公共卫生机构人员数略高于全国平均水平。与此形成对照的是，全区卫生技术水平尚不能满足群众就医需求。主要表现为在国内有影响力的专家、学科带头人不多；本科以上学历卫生技术人员比例偏低；部分专业领域人才短缺，特别是儿科、急救、精神卫生、公共卫生等专业。为此，一要积极争取国家级科研项目和人才项目。搭建施展才华的工作平台，为引进人才发挥作用，实现自我价值提供硬件和软件支持，通过项目引进带来更多先进人才和技术团队，形成人才与项目相互依托、相辅相成的良性循环。二要对自治区确定的重点学科、特色学科和优势学科，给予重点资金支持，资金用于人才的培养和引进。三要深化与北京、上海、福建等发达地区的医疗合作力度，加大投入，继续延伸，通过引才、引智、引技等多种方式，加强医疗合作的深度和广度，提升人才培养质量。四要简化国际研讨交流的出国审批程序。建立学术交流的绿色通道，减少行政审批程序，提高工作效率，增强服务意识，为人才进行学术交流提供更多的政策支持和服务保障，鼓励、支持医疗卫生单位选送专业技术人才到国（境）外积极参加学术研讨，扩大对外交流。五要加大在自治区优势重点学科建设人才创新团队力度。克服短期内人才短缺的困难，鼓励有培养前途的技术人员到区外、国（境）外进修。

（四）完善政策措施，稳定基层卫生计生服务队伍

改革开放以来，全区基层卫生计生事业发展取得了长足发展，一方面基层留住人才难，另一方面技术水平提高难。受到卫生计生技术人员数量和素质的影响，基层卫生计生单位发展缓慢，基层卫生计生事业发展未能达到预期效果。

为此，一要提高基层卫生计生技术人员的工资待遇。目前基层卫生

计生吸引留住人才难、急需紧缺专业从业人员少的主要原因是待遇不高。仅仅通过制定职称等优惠政策不足以形成对优秀人才的吸引力；通过引导优秀人才服务基层不能解决发展内力不足的问题。提高基层工资待遇政策成为稳定基层卫生计生服务队伍的关键。二要完善配套政策，通过"县管乡用"，尝试由政府"购买"医疗卫生人才到乡镇定期服务，定期培训考核，搞活县域内人才流动；通过"以强带弱""多点执业"等形式，盘活区内人才队伍，促进科学有序流动，带动基层卫生技术水平提高，从而逐渐形成合理的人才梯队和人才分布，引导人民群众就近就医、适度就医。三要在职称评聘、评选表彰等方面制订倾斜政策，通过"组合拳"为基层吸引人才。四要妥善解决村医的准入和退出机制，保障村医的待遇，吸引优秀医学院校毕业生投身村医行列。

（五）重视用好现有人才，充分调动其工作积极性

在科学技术突飞猛进的今天，知识更新的进程在逐步加快，卫生计生工作者的知识技能要不断适应经济社会发展的需要，就必须不断地更新知识。除定期选派专业技术人才到有关的大中院校及知名医院进行系统的专业学习和实习外，重点放在岗位培训上。要把盘活卫生计生现有人才资源作为人才工作的重中之重，改善他们的工作和生活条件，调动其工作积极性。在政治上信任他们，大胆起用现有的有用人才，放手让他们大展宏图，对他们的科研成果和医疗创新要给予鼓励支持，及时推广应用。对他们增加一定的科研经费，购置必要的设备，创造较好的工作条件。在生活上多关心，尽可能帮助卫生计生专业技术人员解决生活中存在的实际问题，使其后顾无忧，安心工作。以科学发展观统揽人才发展全局，以能力建设为核心，以培养高层次人才、高技能人才和新型基层实用人才为重点，以体制机制创新为动力，紧紧抓住培养、引进和使用三个关键环节，推进人才资源整体开发，努力培养造就和团结凝聚一批数量比较充足、结构比较合理、素质比较优良的卫生计生人才队伍。

当前，卫生计生科技与队伍建设正面临跨越式发展的大好历史机遇。要认真贯彻落实党的十八大，十八届三中、四中、五中全会和自治区十一次党代会精神，以邓小平理论、"三个代表"重要思想为指导，深入贯彻落实科学发展观，以提升自主创新能力为核心，以改革创新为动力，围绕自治区重大部署，在人口和健康等领域取得突破。进一步强化医院主体地位，引导和支持实践、学习、科研相结合的创新体系。坚持依靠科技进步，走引进、推广和自主创新相结合的路子。强化医德、医风建设，为群众提供更加安全、舒适、文明的就医环境。加快卫生计生人才培养力度，促进宁夏卫生计生事业快速健康发展。

宁夏中医药、回医药的改革与发展

中医药、回医药是宁夏医药卫生事业不可或缺的重要组成部分。新中国成立以来，特别是改革开放以来，自治区党委、政府高度重视中医药、回医药工作。全区中医药、回医药事业发展走过了辉煌历程，取得了显著成就。

一、改革发展历程

（一）全区中医药服务体系初步建立时期（1978~1999 年）

"文化大革命"期间，卫生部门是一个重灾区，中医工作又是卫生部门里的重灾区，十年动乱中"残酷迫害中医药人员，拆散中医药机构，摧残中医药事业，造成了中医药事业日趋没落，中医药队伍后继乏人的严重状况"（引自 1978 年 11 月 2 日《人民日报》社论《大力加快发展中医中药事业》）。改革开放初期，全区中医药事业面临着人才匮乏、基础设施落后的困境，也面临着兴废继绝的艰巨任务。截至 1978年，全区仍然只有银川市中医院 1 所中医院，医院只有 132 张病床、中医药技术人员 192 人。按照 1978 年全区 356 万人计算，每千人拥有中医病床 0.037 张，拥有中医药技术人员 0.059 人，中医药资源十分有限。

1. 解决中医队伍后继乏人的问题，发展壮大中医药技术人员队伍

1978 年，中共中央转发了中共卫生部党组《关于认真贯彻党的中医政策，解决中医队伍后继乏人问题的报告》（中发〔1978〕56 号），当时主持中央工作的邓小平同志亲笔为文件作批示"要为中医创造良好的

发展与提高的物质条件"。文件包括卫生部党组给党中央写的报告和中共中央转发这个报告的批语。中央在批语中对卫生部的意见予以肯定，并对如何贯彻做出了重要指示，"在发展西医队伍的同时，必须大力加快发展中医中药事业，特别是要为中医创造良好的发展与提高的物质条件，抓紧解决中医队伍后继乏人的问题"。卫生部在给中央的报告中主要针对当时中医药事业关键问题：后继乏人、乏有术之人，提出了一系列有力措施，解决了当时中医事业迫切需要解决的几个主要问题。文件提出：对"文化大革命"中受迫害的中医药人员平反收回；由国家计委拨出 1 万名全民劳动指标，从集体所有制医疗机构和民间考核选拔一批有真才实学的中医药师充实到全民所有制中医医、教、研单位。各地党委和政府纷纷响应，很快使从事中医临床工作多年的中医专家和骨干人员重返中医药岗位，并给当地中医增拨录用指标。针对"文化大革命"中存在的以中西医结合来代替中医自身发展，中医院普遍中不中、西不西的问题，文件第一次提出"中医院要突出中医的特点，从门诊到病房都要体现以中医药为主"。

《关于认真贯彻党的中医政策，解决中医队伍后继乏人问题的报告》是我国中医事业在经历"文化大革命"10 年摧残破坏后拨乱反正、走向恢复发展的起点与标志。文件下发后，1979 年宁夏卫生局、劳动局联合印发《关于吸收集体所有制和散在城乡 80 名中医药人员充实加强全民所有制中医机构问题的通知》，经考试选拔，80 名中医药人员被正式吸收为国家中医药人员，极大地缓解了当时全区中医药人才匮乏的局面。自治区卫生厅组织学习文件精神，采取措施，努力改善"乏人"这一突出矛盾，把着眼点放在对中医人员培训工作上，1980 年和 1981 年宁夏卫校招收了两届中医大专班 83 名学生，1983 年又招收 3 年制针灸中专班 43 名学生，同年，还举办中医在职进修班两期，学员 80 名。1980~1986 年有 539 名中医、中药学生毕业。1982 年起，委托上海中医学院代培了 119 名中医药本科生，1983 年，根据宁卫政字〔1983〕76号转发《关于进一步解决深造出师的中医药人员和"西学中"人员称职问题的通知》精神，自治区先后为 3 名老中医分配了 8 名徒弟，1986年，有的正式学成，独立工作，有的转入高考。1983 年宁夏卫生学校开设针灸专业班，招收学生 40 名。1984 年，在宁夏医学院创办了中医系，1987 年开始招生，改变了全区不能自己培养中医本科生的历史。1985 年起，委托安徽中医学院代培了在职 3 年制中医专科生 70 人，在银川设立陕西中医学院函授站，招收学员 64 人。1985 年起与陕西西安市中医医院签订了 10 年临床进修协议，从 1986 年起，每年选派 10 名骨干医生赴西安市中医医院进修。自治区卫生厅于 1986 年收集了时逸人、朱汝藩、董平、雷声远、胡树安、赵贵春、李雪岩等宁夏名中医经验、医案、医话等，编写成《宁夏中医药学术经验汇编》出版发行，保留了老中医珍贵经验和遗产。1991 年，宁夏卫生学校开办了面向农村的中医医士专业，5 年共毕业中医中药专业中专生 201 人。1992~1994年，委托中国中医研究院为宁夏代培 6 名（内、外、妇、儿、针灸、中药各 1 名，每年 2 名）研究生，为自治区培养了高层次中医药研究人员，提升了科研能力。1993 年，国家中医药管理局颁布《中医住院医师培训试行办法》，自治区卫生厅与人事厅联合在自治区中医医院、银川市中医医院、平罗县中医医院开展了中医临床住院医师规范化培训试点工作。1998 年，落实国家中医药管理局"113"人才培养计划，加强县级中医医院专科专病人才培养，制定《宁夏专科专病培训实施细则》，在全区县级中医医院遴选了 20 名专科人才作为培训对象，分赴国家中医药管理局专科专病培训基地学习。通过以上措施，提高了全区中医药人员的数量和水平，这批人员现在已成为自治区各级中医医院的骨干力量。

2. 解决中医机构不健全的问题，初步建立中医医疗服务体系

1982 年 4 月，国家卫生部在衡阳市召开建国后首次全国中医医院和

高等中医药院校建设工作会议,史称"衡阳会议"。会议形成了《关于加强中医医院整顿和建设的意见》《全国中医医院工作条例(试行)》和《努力提高教育质量,切实办好中医学院》3个文件。这次会议明确提出:必须在人力、物力、财力等方面认真加强中医工作,提出了突出中医特色、发挥中医药优势、发展中医药事业的根本指导方针;明确指出:中医、西医、中西医结合3支力量都要大力发展、长期并存,大力加强队伍建设和机构建设是发展中医药事业必备的物质基础。会议针对当时有些中医医院在办院方向和医院管理上存在的严重问题,明确提出中医医院的办院方向是突出中医的特色,中医药人员应占医药人员的多数,医疗工作要以中医辨证论为核心,为中医事业发展指明了前进方向。衡阳会议的基本精神,符合我国当时中医药事业发展实际,对全面贯彻党的中医药方针政策,保持和发挥中医药特色,推动中医药事业发展产生了重大而积极的影响,是改变中医药从属地位的开始,开启了中医复兴的新征途,成为中国中医药事业迈过"生死存亡"门槛、迎来迅猛发展的转折点,具有里程碑意义。

衡阳会议后,国家相继推出了一系列政策举措,加快中医机构建设和加速中医药人才培养工作。宁夏也迅速跟进,迎来了中医机构建设迅猛发展新阶段。1982年7月,自治区卫生厅召开了全区中医工作座谈会。会议的主题是:进一步贯彻党的中医政策,加强中医医院建设。1984年自治区卫生厅设立了中医处,1986年国家成立了国家中医药管理局。1988年自治区卫生厅组织召开全区中医工作会议,各行署、市、县(区)主管卫生工作的专员、市长、县(区)长和卫生局长参加了会议,会议主题是贯彻国家中医药管理局提出的"坚持以机构建设为基础,人才培养为重点,学术提高为领先"的中医机构建设方针,讨论修订了《宁夏回族自治区2000年中医事业发展规划》,提出加大中医医院建设力度、实现县县有中医医院的建设目标。这两次会议对全区中医药

事业发展起到了重要推动作用。至 1990 年，全区建成中医机构 18 所
（含中医门诊部），除彭阳县、泾源县外，基本实现了国家中医药管理局
提出的县县有中医机构的目标。（彭阳县中医医院设立于 2005 年）

表 1　自治区公立中医医院成立时间及床位数、建筑面积

医　院	成立时间	床位数（张）		建筑面积（平方米）	
		成立时	2014 年末	成立时	2014 年末
银川市中医医院	1958 年	30	410	约 500	19068
吴忠市中医医院（现改名为为宁夏医科大学附属回医中医医院）	1980 年	12	300	176	14350
贺兰县中医医院	1981 年	30	80	1226	2478
平罗县中医医院	1981 年	0	220	600	18000
固原地区中医院（现改名为固原市中医医院）	1981 年	70	205	1997	13098
西吉县中医医院	1984 年	30	140	3460	8012
中卫县中医医院（现改名为中卫市中医医院）	1984 年	50	400	2484	18824
灵武市中医医院	1985 年	50	210	1967	11500
石嘴山市中医医院	1986 年	12	150	640	12000
青铜峡市中医医院	1986 年	60	150	2533	23000
中宁县中医院	1986 年	0	270	670	11332
永宁县中医医院	1987 年	7	60	1200	4600
海原县中医医院	1987 年	20	150	1000	5453
自治区中医医院	1988 年	154	508	14036	31173
同心县回民中医医院（现改名为同心县中医医院）	1989 年	0	162	626	5685
隆德县中医医院	1990 年	0	200	1676	3600
盐池县中医医院	1992 年	0	120	460	9235
彭阳县中医医院	2005 年	60	100	4000	8400

3. 开展中医医院分级管理，加强和规范中医机构内涵建设

1984 年，自治区卫生厅为贯彻全国中医医院专科建设座谈会精神，加强中医医院专科建设，明确要求各中医医院切实加强中医外科、妇科、儿科、针灸、骨伤科、推拿按摩等中医专科建设。1985 年，自治区卫生厅根据"重庆会议"精神，强调中医医院要加强中医急诊工作，组织银川市中医医院急诊科、中卫县医院制剂室、吴忠市人民医院中西医结合科等单位成立了中医急诊协作组，引进重点中医研究所的增液汤、养阴汤等中药大输液制剂和各种中药注射剂 30 余种，配合临床开展中医急诊工作。到 1994 年全区中医医院普遍开设了急诊科，推广使用了国家中医药管理局推荐的 15 种急诊科室必备中成药。

1989 年，国家中医药管理局开展中医医院分级管理。1993 年，自治区卫生厅在灵武市召开中医医院分级管理研讨会，根据国家中医药管理局《关于制定中医医院分级管理地区性规定有关问题的通知》，自治区制定并印发了《宁夏中医医院分级管理标准与办法》，作为全区区域性标准实施，开展了全区中医医院分级管理试点工作。1995 年，国家卫生部发布《医疗机构评审办法》，医院等级评审作为一项制度形式实施。宁夏成立了自治区中医医疗机构评审委员会，开展了第一轮中医医院等级评审。至 1999 年，灵武市、平罗县、吴忠市、中卫县等 6 所中医医院达到二级甲等中医医院。

1990 年以后，国家中医药管理局加强中医机构内涵建设，建立健全符合中医发展规律和特点的规章制度，分别印发了《中医病案书写规范》《中医护理常规、文件书写规范、技术操作规程》《中医医院分组管理标准》《中医病症诊断疗效标准》《中医病症分类与代码》等一系列中医行业标准。1994 年，国家发布《医疗机构管理条例》及实施细则，颁布了《医疗机构基本标准》。这些标准和规范相继实施，对提高全区中医医疗技术规范化、标准化建设，提高中医医疗质量和中医医院

科学管理水平起到很大推动作用。

1993 年，国家中医药管理局颁布《中医住院医师培训试行办法》。自治区卫生厅与人事厅联合在自治区中医医院、银川市中医医院、平罗县中医医院开展了中医临床住院医师规范化培训试点工作。1998 年，在全区开展创建"放心药房"工作，各级中医医院从把好药品采购关入手，规范进药行为，完善内部管理，健全规章制度，促进了中医医院药房建设，提高了药品质量，保障了用药安全。银川市、永宁县、石嘴山市、灵武市、吴忠市、平罗县、中宁县、中卫县等 8 所中医医院第一批达到"放心药房"建设标准。

经过十余年建设，中医医院功能不断健全，普遍建立健全了各项规章制度，明确了各类各级工作人员职责，医疗条件有了不同程度改善，服务能力有了一定提高。各级中医医疗机构普遍开设了中医内科、妇科、儿科、针灸、推拿、按摩、骨伤、肛肠、理疗等专科门诊或病房，中医药防治心脑血管病、肾病及烧伤等方面取得了良好疗效。但是由于中医医院大都是 20 世纪 80 年代中期在原县城卫生院基础上建立起来的，起步晚、基础条件差，使中医医院发展受到了制约，和全区综合医院相比，在人均占有固定资产和专业设备方面有明显差距。

（二）中医药事业全面快速发展时期（2000 年至今）

1. 不断完善中医药政策

2002 年，自治区人大审议通过了《宁夏回族自治区发展中医条例》，并于 9 月 1 日起施行，比《中华人民共和国中医药条例》的颁布还早了1 年。条例分总则、保障措施、医疗机构和中医人员、回族医药、人才培养和科学研究、法律责任、附则等 8 章，共 38 条。《宁夏回族自治区发展中医条例》是地方性法规，为全区中医药事业规范、科学发展提供了政策保障，全区中医药事业进入法制化发展的轨道。2003 年，国务院颁布实施了《中华人民共和国中医药条例》，至此我国中医药立法迈出了历史性的一步。《中华人民共和国中医药条例》将中医药工作在社会关系中的地位和作用、中医药事业发展的目标、中医药工作的方针政策等用法律的形式固定下来，有利于推动全社会及各级政府关心支持中医药事业发展，对促进中医药事业健康有序发展意义重大。全区通过多种形式，开展专题宣传周活动，举行大型义诊咨询活动，对国家和自治区实施的中医药条例进行了广泛宣传和贯彻落实。

2009 年 3 月，《中共中央国务院关于深化医药卫生体制改革的意见》（中发〔2009〕6 号，以下简称《意见》）颁布实施，新一轮医改正式启动。《意见》提出，要坚持中西医并重的方针，充分发挥中医药作用。4 月 21 日，国务院颁布了新医改的重要配套文件《关于扶持和促进中医药事业发展的若干意见》（国发〔2009〕22 号，以下简称《若干意见》）。《若干意见》是中医医改的纲领性文件，突出了顶层、整体设计，既强调了在深化医药卫生体制改革中要充分发挥中医药作用，又系统提出了中医药事业发展的主要任务及政策措施。《若干意见》的出台，再次表明了党和国家高度重视和支持中医药事业发展的鲜明态度和坚强决心，为中医药事业在新世纪新阶段又好又快发展提供了坚实的制度保障，创造了更好的政策环境。为了贯彻《若干意见》，发挥中医药在深化医药卫生体制改革中的作用，2009 年 10 月，自治区政府召开全区发展中医药、回医药大会，自治区政府主席王正伟，卫生部副部长、国家中医药管理局局长王国强出席会议并发表重要讲话。自治区政府副主席姚爱兴做了工作报告。科技厅、财政厅、人力资源和社会保障厅、卫生厅厅长做了大会表态发言。会议总结了全区中医药工作，对今后 5 年中医药工作进行了安排部署。会议颁布了《自治区人民政府关于进一步扶持和促进中医药事业发展的意见》《宁夏回族自治区中医药事业发展规划（2009~2015 年)》和《宁夏回族自治区促进回族医药事业发展实施方案》，为全区中医药、回医药事业发展提供了有力政策保障。

2. 逐步健全中医药管理体系

1984 年宁夏回族自治区卫生厅设置中医处，为正处级行政管理机构，核定编制 4 名，负责全区中医（含中西医结合、民族医药）行业管理。1988 年，增挂自治区中医药管理局牌子（正处级），2000 年更名为卫生厅中医药管理局，2012 年调整为自治区卫生厅所属正处级事业单位（参照公务员管理），更名为自治区中医药管理局，挂自治区回医药管理局牌子。局长由自治区卫生厅副厅长兼任，设副局长 2 名（正处级），内设参公事业编制 10 名。2013 年局机关核定设置综合科、中医药科、回医药科 3 个内设正科级机构，科级领导职数 3 正 1 副，增设副处级领导职数 1 名。2014 年 8 月局长由自治区卫生计生委副主任兼任，增设副调研员职数 2 名。各市卫生计生委（局）设置中医药管理科，县（区）卫生计生局配备中医药工作专干。形成了完善的中医药行政管理体系，为贯彻落实中医药方针政策奠定了基础。

3. 加大中医药项目建设力度

从 2005 年起，国家逐年加大对中医药事业投入力度。"十一五"至"十二五"期间，国家中医药管理局投入宁夏中医专项资金（不含基建）共 1.9417 亿元。2010 年，自治区财政设立了中医药事业专项经费，至 2015 年，每年增加至 500 万元。自治区组织实施了中医药服务能力建设等一系列中医药项目，取得了显著成效。

一是中医医院基础设施建设项目。"十一五"期间，全区共实施自治区中医医院、石嘴山市、吴忠市、固原市、中卫市、盐池县、西吉县、中宁县、同心县、彭阳县、海原县、平罗县中医医院扩建、翻建等基础设施建设项目 14 个，建筑面积 12.37 万平方米，总投资 3.2837 亿元，其中，中央投资 1.003 亿元，地方配套 2.2807 亿元。重点中医医院建设项目 5 个，涵盖了除银川市中医医院以外的 5 个市级以上中医医院，建筑面积 6.03 万平方米，总投资 1.8881 亿元，其中，中央投资 0.62 亿元，地方配套 1.2681 亿元。县级中医医院建设项目 9 个，建筑面积 6.34 万平方米，总投资 1.3956 亿元，其中，中央投资 0.383 亿元，地方配套 1.0126 亿元。

二是市、县级中医医院服务能力建设项目。2011 年国家中医药管理局安排自治区市、县级中医医院服务能力建设项目资金 4600 万元，按照市级中医医院每院 400 万元，县级中医医院每院 200 万元，为 18 所市、县级中医医院购置诊疗设备。自治区中医药管理局组织各项目医院开展设备配置需求调查摸底、填报设备采购计划，制订项目实施方案，组织设备统一招标采购，共采购各类设备 1122 台（件），价值 4868.6076 万元，除国家补助 4600 万元外，各医院自筹资金 268.6076 万元。2006 年起，在全区实施《县、市级中医院急诊科、感染科建设项目》，共建设 15 个市、县中医医院急诊科和 10 个感染性疾病科。

三是中药服务能力建设项目。2006 年起，自治区共实施中药服务能力建设项目 17 个，其中中药制剂能力建设 6 个，县级中医医院中药房建设项目 11 个，共采购设备 722 台，培训专科技术骨干 120 人。

四是基层常见病、多发病中医药适宜技术推广项目。自 2007 年起，逐步在全区 22 个县（市、区）开展基层常见病、多发病中医药适宜技术推广项目。重点在基层医疗卫生机构推广针灸、推拿、火罐、刮痧等 10 余种中医技能和中医药适宜技术，容易掌握、价格便宜、疗效显著，受到群众热烈欢迎。

五是中医药知识宣传普及项目。2008 年起，在 15 个县（市、区）实施中医药知识宣传普及项目。组建了自治区中医药文化科普巡讲人才队伍，组织对全区各级中医机构的 80 余名中医药科普技术骨干进行了"中医药文化科普专家培训"。通过宁夏卫生网、宁夏中医网、宁夏新闻网等网络媒体，采用中医药知识与文化科普讲座、中医药专家义诊咨询、中医药文化表演、高峰论坛、学术交流、技术培训、中医药基本理论与技能竞赛、宣传资料发放、参观考察、媒体宣传等多种形式，大力宣传和普及了中医药知识和文化。

六是乡村医生中医中专学历教育项目。2006 年起，实施乡村医生中医中专学历教育项目，至 2010 年，共培养乡村医生中医中专学历 700 名，通过正规系统学习掌握中医理论知识，丰富了专业知识，提高了实践技能及业务水平，使农村乡村医生中医医疗整体素质得到了提高。

七是中药资源普查试点项目。2012 年，宁夏被国家中医药管理局、财政部列为全国中药资源普查试点项目省区，自治区政府成立了以主管副主席为组长的自治区中药资源普查试点项目工作领导小组，负责我区中药普查试点项目组织、协调、监督工作。自治区中医药、回医药管理局负责全区中药、回药资源普查工作日常管理与组织实施。项目工作领导小组成员单位包括自治区发改委、财政厅、科技厅、农牧厅等 13 个有关单位，项目试点范围涉及 19 个农业县（市、区）。领导小组各成员单位积极配合，主动参与，5 个普查大队及技术支撑单位全力以赴，全区中药资源普查试点项目工作有序开展，普查工作进展顺利。此外，自治区结合自身特色，同时开展了回药资源普查工作，制定了回药普查规范和制度，现已完成 470 余种回药资源植物标本实地踏察与采集、制作，发放各类调查表 17000 余份，调查民间医生 445 人，调查药材种植农户 33 人，民间药方 85 种，共拍照片 15659 张。整体普查工作已进入后期整理、总结阶段。

八是中医"三名三进"工程项目。2010 年制定并印发了《中医"三名三进"项目建设管理办法和建设标准》，开展 2 所中医名院、17 个中医重点专科、5 个扶持专科和 30 个基层医疗机构中医特色示范单位（社区中心、乡（镇）卫生院示范中医科，中医药特色社区站、村卫生室）建设，配备中医诊疗设备，培训中医药人员。项目实施提升了基层医疗卫生机构中医药服务能力，完善了基层中医药服务网络。

4. 中医药积极参与传染病防治工作

2003 年，"非典"疫情发生后，自治区中医药系统迅速行动起来，转发了国家中医药管理局《非典型性肺炎中医药防治技术方案》，印发了《关于做好中医药防治非典型性肺炎工作有关问题的通知》，成立了"自治区防治非典型肺炎中医专家指导小组"，在《宁夏日报》发布了《关于正确使用中药及其他等药物预防非典型肺炎的公告》，指导各地在中医执业医师的指导下，科学合理地选择和服用预防性中药防治"非典"。加强中医医院发热门诊规范设置，规范中药进购渠道、中药质量及价格监管。明确大批量煎制中药单位名单，对每剂预防中药限价不超过 10 元，保护了群众利益。举办了全区中西医结合防治"非典"培训班，切实加强对中医药防治"非典"培训。各级中医医院连续奋战，为群众调配代煎中药预防汤剂近百万余剂，派出医疗队 25 支 175 人次，满足了群众对中医药预防"非典"需求，充分发挥了中医药在防治"非典"中的作用。宁夏启元药业根据中华医学会发布的预防"非典"型肺炎 2 号配方制成"预防非典型肺炎中药煎剂"在全区范围发售，为普通民众选择中药防治"非典"提供了方便。

2009 年，甲型 H1N1 流感疫情发生后，按照国家中医药管理局要求和卫生厅统一部署，成立了宁夏甲型 H1N1 流感中医药防控工作小组及中医药专家组。及时转发上级相关文件，印发了《关于做好宁夏甲型 H1N1 流感中医药防控工作的通知》，对防治工作进行了全面部署，积极组织中医药人员参加会诊和救助工作。为保证流感流行期间防治用药需求，配合有关部门制订了全区各级医疗单位甲型 H1N1 流感防治中成药、中药饮片储备方案。根据国家中医药管理局下发了《甲型 H1N1 流感中医药防治方案》，结合我区地域、气候特点和人群体质，制订并下发了《宁夏甲型 H1N1 流感中医药防治方案》，推荐小儿和成人防治中药处方 20 余种，并在媒体进行防治宣传。各市、县（区）卫生行政部门及各级医疗机构都高度重视应用中医药防控甲型H1N1流感工作，组织中医药专家组制订防控方案，培训基层医务人员，指导防控工作。

2013年，我国南方部分省市发生人感染H7N9禽流感疫情后，自治区中医药管理局组织中医药专家制订了《人感染H7N9禽流感中医药防治方案》，举办中医药防治人感染禽流感培训班，对各级中医院院长、医教、护理负责人及有关综合医院中医药技术人员进行了中西医结合防治人感染禽流感知识培训，发挥了积极作用。

2015年，自治区卫生计生委印发《关于做好中医药防治传染病工作的通知》，成立了全区中医药防治传染病工作小组和技术专家组，对加强中医药防治传染病工作作了全面部署，全区中医药防治传染病工作进入了规范发展的道路。

5. 建立中医重点专科体系

2001年，自治区卫生厅印发《宁夏回族自治区关于加强中医专科（专病）建设的实施意见》，制订了详细的《重点中医专科（专病）建设计划书》，对专科（专病）建设原则、发展方向、建设目标、建设计划和要达到的建设指标作了明确具体要求，启动了第一批11个自治区级中医重点专科建设。通过5~10年建设，建立起以银川为中心，辐射全区、专业比较齐全、地区分布合理、中医特色突出、有一定创新能力、运行机制良好的中医专科（专病）体系，促进全区中医学术水平和医疗质量的提高。

2002年，国家实施西部大开发技术支持项目，自治区固原市中医医院心血管科、西吉县中医医院肝病科等6个专科得到项目支持。通过加强人才培养力度、改善基础设施，提高了中医专科学术水平和防治疾病能力，促进了中医医院内涵建设和学术发展。

2002年，自治区中医医院肾病专病被国家中医药管理局确定为"十五"重点专病建设项目，至2006年通过国家验收合格，已在全区及周边形成区域优势，中西医结合治疗肾病优势突出，临床诊疗水平显著提高，为全区中医重点专科（专病）建设起到了示范作用。

2004年，宁夏医科大学中医学院中医内科消化学科被确定为国家"十五"重点学科，经过3年建设，学科内涵建设、学术水平、临床疗效、技术、管理能力有了明显提高，形成了地域优势，2008年通过了国家验收。

2007年，自治区中医医院骨伤科、石嘴山市中医医院骨伤科、银川市中医医院肛肠科、吴忠市中医医院心血管科被列入国家"十一五"重点专科建设单位，2011年通过国家验收。

2012年起，利用自治区财政中医药专项经费，开展了自治区中医优势、特色重点专科建设，至2015年，共投入1200万元，建设了6个优势专科、12个特色专科。

6. 全面推进基层中医药工作

1993年，中卫县被确定为全国农村中医工作试点县，并于1998年通过国家验收，被命名为全国农村中医工作先进县，是全区第一个全国农村中医工作先进县。1999年，召开全区农村中医工作会议，贯彻落实国家卫生部、中医药管理局《关于切实加强农村中医药工作的意见》和《自治区卫生厅关于加强农村中医工作的决定》，加大农村中医药工作力度。中卫市（县级）、平罗县、灵武市、中宁县、隆德县先后被国家中医药管理局批准为全国农村中医工作先进县。2006年，开展了全国中医药特色社区服务示范区建设，银川市兴庆区创建成功，被命名为全国中医药特色社区卫生服务示范区。继兴庆区之后，吴忠市利通区、银川市金凤区也先后创建成功并获此殊荣。

2011年，自治区制订中医基本公共卫生服务试点方案，确定试点内容，将0~6岁儿童中医健康指导等6项中医基本公共卫生服务项目纳入试点地区基本公共卫生服务体系。自治区将中医药工作纳入基本公共卫生服务和构建中医预防保健服务体系的做法得到了国家卫生部充分肯定，陈竺部长在 2012 年全国卫生工作会议报告中给予表扬。2013 起，国家正式将 0~6 岁儿童中医健康指导、65 岁以上老年人中医体质辨识纳入基本公共卫生服务，面向群众提供。

2011 年初，自治区卫生厅中医药管理局组织自治区名老中医专家针对全区基层常见病和多发病拟定了 4 个常见病种的 10 个中药饮片处方和 10 种中医适宜技术，制订并印发了《全区基层医疗机构推行中医药和适宜技术"双十"服务实施方案》，在基层医疗卫生机构推行中医药"双十"服务，建立和完善基层中医药服务网络，对提高基层中医药服务能力，满足城乡居民百姓对中医药服务的需求，凸显中医药服务优势，降低医药费用，解决群众"看病难、看病贵"的问题起到了积极作用。盐池县投入 390 万元更新了县、乡、村医疗单位中医设备，协调县人社局、物价局出台配套政策，落实保障措施，完善中医药服务网络，培训中医药人员，严格执行中医协定药品零差率销售，加大宣传力度，提高群众知晓率，2011 年累计提供"双十"服务 4876 人次，其中 10 种协定处方 6430 剂，10 种中医药适宜技术 1758 人次。

2012 年底，按照国家中医药管理局等四部门关于实施基层中医药服务能力提升工程的意见安排，制定出台了《自治区人民政府办公厅关于转发自治区卫生厅等部门关于实施全区基层中医药服务能力提升工程的意见的通知》，联合五部门印发了《自治区基层中医药服务能力提升工程实施方案》，并建立了厅际联合督查制度。自治区政府与五市人民政府签订了《目标承诺书》，并将基层中医药服务能力提升工程的五项关键指标以医改任务下达各地市，分级负责，狠抓落实。至 2015 年，提升工程主要指标完成良好。

7. 大力开展中医药人才培养

1990 年自治区卫生厅、科技干部局印发《关于做好中医药专家学术经验继承人遴选工作的通知》，开展了自治区全国首批中医药专家学术继承工作。银川市中医医院主任医师董平、自治区中医医院主任医师胡树安任指导老师。这是自治区参加第一批国家名老中医药专家师承工作。

2002 年自治区卫生厅、人事厅联合印发了《宁夏回族自治区老中医药专家学术经验继承管理办法》。第二批全国老中医药专家学术经验继承工作结束，陈卫川、贾占清、马浩亮、李玉幸、邢世瑞等 5 名指导老师被自治区人事厅、卫生厅联合授予"宁夏回族自治区名中医"称号。2011 年开展了第二批自治区级师承工作。

2003 年起，先后实施了第三、四、五批全国老中医药专家师承工作，38 名学术继承人分别拜师 20 名老中医药专家，开展了跟师继承工作。目前，第三、四批师承工作已结业，20 名继承人考核合格出师。整理出版了《老中医药专家学术经验荟萃》。

2005 年，制订《乡村医生中医专业中专学历教育项目实施方案》，委托宁夏医科大学中医学院开展全区乡村医生中医专业中专学历教育，开始为期 3 年项目人才培养。截至 2010 年，共有 700 名乡村医生参加了中医中专学历教育，培养了 250 名乡（镇）卫生院中医技术骨干。2005 年，成功承办全国第八期名老中医临床经验高级讲习班，全国著名老中医药专家金世元、吉良晨、张学文、李曰庆、盖国忠、朱健平和自治区老中医专家为全区中医技术骨干做了高水平学术报告。这是宁夏第一次邀请全国名老中医来自治区举办学术讲座。

2008~2009 年，根据国家中医药管理局、卫生部《关于妥善解决中医、民族医医师资格认定工作有关问题的通知》（国中医药发〔2007〕43 号）要求，自治区卫生厅严格认定条件和考核程序，积极开展中医医师资格考核认定工作。全区共有 35 人向市、县（区）卫生局提出中医执业医师资格认定申请。经严格按规定审核，确定 21 人符合认定条件。自治区卫生厅委托宁夏医学考试中心组织在自治区中医医院中医医师资格临床考试基地实施实践技能考核，共有 19 人通过临床实践考核。经自治区卫生厅中医医师资格领导小组研究确认考核合格，予以认定，并按有关规定核发了中医执业医师资格证书。

2009 年，开展了贯彻落实国家中医药管理局传统医学师承和确有专长人员的考核考试和培养工作。制定并印发了《传统医学师承人员管理办法》，开展师承人员备案工作，并形成制度和规范工作机制。开展了中医传统医学师承人员出师考核和确有专长人员考核、一技之长人员纳入乡村医生管理考核，扩大了中医药人员队伍，传承了民间中医诊疗技术和方法。

2009 年，为贯彻落实国家中医药管理局"三名三进"战略，继承和发扬祖国传统医药学，大力营造名医辈出良好氛围，向社会推出一批医德高尚、技术精湛中医名家，调动广大中医药工作者积极性，经自治区政府批准，宁夏开展了第一届自治区名中医评选活动。2015 年，开展了第二批自治区名中医评选工作。

2010 年，举办了第一届中医药知识技能大赛，于 11 月 10 日在人民会堂举行了隆重的大型"杏林春辉扬国粹"颁奖晚会，邀请卫生部副部长、国家中医药管理局局长王国强，自治区党委常委杨春光，自治区人大副主任冯炯华，自治区政府副主席姚爱兴等领导出席颁奖晚会并为获奖选手颁奖。王国强副部长在颁奖晚会上发表了重要讲话，对宁夏开展的中医药理论与技能竞赛及大型颁奖晚会给予高度评价和充分肯定，颁奖晚会以宣传中医药、弘扬中医药文化为主旋律，取得圆满成功，引起社会强烈反响，达到宣传效果。

2014 年，举办了第二届全区中医药知识技能竞赛活动。自治区卫生计生委、人社厅、总工会联合主办，确定了以"学经典、强技能、扬国粹、促发展"为竞赛主题。在 5 市预赛基础上，全区中医药系统 92 名参赛个人和 12 个参赛团体通过历时 2 天的激烈决赛角逐，决出了 6 个团体奖和 26 个个人奖，锻炼了全区中医药专业技术人员队伍，营造了全系统读中医经典、用特色技术的学习氛围。

8. 深入开展中医医院管理年活动

2008 年国家中医药管理局印发《中医医院管理评价指南（2008版)》，并制定和发布了《科室建设与管理指南》《中药处方格式及书写规范》《中成药临床应用指导原则》《医院中药房基本标准》《医院中药饮片管理规范》《医疗机构中药煎药室管理规范》《中医预防保健服务提供平台建设基本规范》《中医医院中医护理工作指南》《中医病历书写基本规范》《中医医院中医药文化建设指南》等一系列中医药管理标准和规范，开展了为期 3 年的"以病人为中心，以提高中医药疗效为主题"的"中医医院管理年"活动。自治区中医药管理局高度重视中医医院管理年活动，召开专题会议安排部署，贯彻落实国家中医药管理局关于管理年活动的各项重点工作和相关会议精神，组织开展了中医医院管理年活动系列培训，遴选中医药专家，对《中医医院管理年活动方案》的 8 项重点工作和 22 个规范性文件逐一进行培训学习，共 12 期，23 个专题，时间跨度达 2 个月，培训人员达到 2000 人次以上。国家专家组 2011 年对宁夏管理年活动进行了抽查，给予了认可和好评，在全国中医医院管理年检查评估中，宁夏评分排名第二。

2008 年，组织开展了全区中医药现状调查，调查覆盖全区各市、县（区）卫生行政部门、各级医疗机构、城市社区和农村基层医疗卫生机构、中医门诊部、个体中医诊所等 3473 个单位。本次调查是全区首次大规模全方位中医药调查，取得了圆满成功。摸清了我区中医药工作现状。在自治区卫生信息中心的支持下，对调查数据进行统计分析，形成了 15 万字的调查报告，为制定我区中医药发展政策提供了翔实客观的科学依据。2010年，自治区卫生厅在自治区中医医院成立了宁夏中医医院医疗质量监测中心，根据国家中医药管理局要求，全面开展了中医医院医疗质量监测和农村中医药服务监测工作。至2015年，监测点范围逐渐扩大，监测指标体系逐步健全，为评价全区中医医院中医特色优势和农村中医药服务能力，完善政策措施提供了科学依据。

2012年，国家中医药管理局启动了新一轮中医医院等级复审评审工作。等级评审工作对中医医院保持正确办院方向，保持发挥中医药特色优势，不断提高中医临床疗效和中医医疗质量起到了重要引导作用。2014年起，按照国家中医药管理局部署，开展了三级、二级中医医院持续改进活动，进一步巩固了医院等级评审成果。

2014年，印发了《全区中医医院对口支援基层中医药工作实施方案》，签订了三级中医医院对口支援县级中医医院协议，建立了年度会商、人员进修、驻点帮扶、专科对口帮扶等4项机制，提升了基层中医药服务能力。开展全区中医医院医疗质量巡查，促进中医医院落实医疗核心制度，规范执业行为。

9. 加强中医药交流合作

2012年，宁夏卫生厅与北京中医管理局签署了《京宁中医人才培养协议》。共选派4批102名中医药临床技术骨干人才，拜师北京知名专家，通过"一对一"跟师学习的方式，继承北京中医药专家学术思想和临床经验。北京市中医医院、中国中医科学院东方医院等6家医院与宁夏中医医院、宁夏医科大学附属回中医医院等我区6家医院签订了对口支援协议，逐步巩固和深化协作关系，拓展协作内容，取得了良好效果。自2013年起，每年举办"北京中医药专家宁夏行"活动，至2015年已举办三届，取得了丰硕成果。

2013、2014年，连续两年承办第一、二届中国（宁夏）民族医药博览会，组织全区回医药医疗、科研、产业机构展示了宁夏回医药发展成就。

2015 年成功主办了中阿卫生合作论坛传统医学国际交流会议，阿拉伯国家联盟 14 个成员国卫生官员、专家以及国内中医药界 230 余名代表参会，开启了中阿传统医学学术合作交流先河。

2015 年，宁夏卫生计生委与北京中医管理局签订了《京宁合作共促"一带一路"医疗卫生发展战略框架协议》，建立了"一带一路"民族医药（回医药）发展共促机制、京宁中医医院对口支援协作机制、北京中医药老专家赴宁夏学术休假机制、京宁回医药携手发展合作机制、京宁远程医疗服务机制和中医药重点专科对口支援协作机制。自治区将继续把"北京中医药专家宁夏行"活动深入开展下去，将其打造成服务全区百姓的健康品牌，使活动走遍宁夏山川、造福群众健康。

（三）全区回医药事业发展的历程

2009 年，经自治区政府批准，自治区回族医药研究所成立。

2010 年，自治区组织开展回族医药文献整理及适宜技术筛选推广项目，举办了"张氏回医正骨技术培训班"与"'汤瓶八诊'特色回族医药诊疗技术培训班"，培训回医药技术骨干 360 余名，完成了两项技术规范化光盘制作。

根据自治区回族医药发展实际情况，确定了民营回医医院先行发展的思路，批准设置张氏回医正骨医院等四家民营回医医院，筛选推广回医药适宜技术，培养回医药临床骨干人才。2011 年，同心、海原、西吉、彭阳县中医医院增挂回医医院牌子。2012 年宁夏医科大学附属回医中医医院挂牌，成为宁夏第一家公立回医医院。

2012 年，宁夏医科大学附属回医中医医院、宁夏张氏回医正骨医院被列入国家重点民族医医院建设项目，银川市第一人民医院回医脑病科、宁夏张氏回医正骨医院回医骨伤科被国家中医药管理局列入国家级"十二五"重点专科，成为第一批国家级回医重点专科建设项目。宁夏张氏回医正骨医院回医骨伤科成为首个列入国家临床重点专科建设项目的民营医院回医重点专科。

2012 年 3 月，国家中医药管理局与自治区人民政府签署了《共同促进宁夏中医药、回医药事业发展协议》，内容包括支持宁夏中医、回医医院建设，完善中医药、回医药服务体系，促进回医药的研究与应用，支持建设国家中医、回医重点专科、临床研究基地，搭建中医药、回医药技术帮扶平台，促进中药、回药产业发展，促进中医药、回医药文化繁荣发展，扩大中医药、回医药对外交流与合作等八个方面内容，明确了国家支持宁夏中医药、回医药事业发展的政策和机制措施。

2012 年 7 月，自治区副主席姚爱兴率领政府考察团赴青海、西藏两省区学习考察藏医药工作，重点学习考察两省区扶持和促进藏医药发展的政策措施和成功经验，为宁夏扶持和促进回医药事业发展提供了宝贵经验和借鉴。自治区政府于 2012 年 10 月研究出台了《自治区人民政府关于扶持和促进回族医药事业发展的意见》和《贯彻落实自治区人民政府关于扶持和促进回医药事业发展意见任务分工》。自治区中医药管理局按照卫生厅统一部署，相继制订了《自治区卫生厅贯彻落实回医意见实施方案》，全区回医药工作全面加速。

2013 年 4 月，自治区政府召开了全区回医药工作会议，国家卫生计生委副主任、国家中医药管理局局长王国强，自治区副主席姚爱兴出席大会并做了重要讲话。会议总结了过去 5 年全区回医药发展工作，安排部署了今后 5 年回医药重点工作任务。

2013 年 9 月，宁夏牵头筹备成立了中国民族医药学会回族医药分会，汇聚了全国回医药科研、教学、临床、文化领域资源与力量。举办了"第三届全国回医药学术论坛"，搭建了国家级回医药学术平台，邀请全国知名回医药专家学者来宁开展回医药学术交流。2015 年成功举办了 2015 年学术年会暨回医药基础理论培训班，培训回医药技术骨干 200 余人。

2015 年，组织制定了全区回医科建设标准，完成了回医适宜技术目录和回药基本目录制定工作，启动了全国回医执业医师考试筹备工作。宁夏医科大学附属回医中医医院、宁夏张氏回医正骨医院顺利通过国家级第二批重点民族医医院建设项目评审验收。完成了自治区回医药研究所回药标本馆建设，近400余种回药标本规范化展示。

二、主要成就

（一）中医药法规、政策不断完善，管理体系基本建立

《宁夏回族自治区发展中医条例》于2002年9月1日起施行，为自治区中医药事业规范、科学发展提供了政策保障，自治区中医药事业进入法制化发展的轨道。自治区政府于2009年10月颁布了《关于进一步扶持和促进中医药事业发展的意见》《宁夏回族自治区中医药事业发展规划（2009~2015年)》和《宁夏回族自治区促进回族医药事业发展实施方案》，于2012年10月颁布了《自治区人民政府关于扶持和促进回族医药事业发展的意见》，为全区中医药、回医药事业发展提供了有力政策保障。"十一五"至"十二五"期间，国家中医药管理局投入自治区中医专项资金（不含基建）共1.9417亿元。2010年，自治区财政设立了中医药事业专项经费，至2015年，每年增加至500万元，扶持力度逐年加大。自治区中医药、回医药管理局设立于1984年（原宁夏回族自治区卫生厅中医处），局长由自治区卫生计生委副主任兼任，设副局长2名（正处级），副处级领导职数1名，副调研员职数2名，内设参公事业编制10名，设置综合科、中医药科、回医药科3个内设正科级机构，科级领导职数三正一副。各市、县（区）卫生计生委（局）设置了中医科或中医药工作专干，形成了完善的中医药行政管理体系，为贯彻落实中医药方针政策奠定了基础。

（二）中医医疗服务体系不断健全

全区中医药资源进一步丰富，截至2015年，全区有公立中医医院

18 所、民营中医医院 5 所、床位 3841 张，每千人口拥有中医病床数 0.58 张；全区中医药技术人员达到 4355 人，每千人口拥有中医药人员 0.67 人。共有三级甲等中医医院 2 所，三级甲等民族医医院 1 所，三级乙等中医医院 1 所，二级甲等中医医院 14 所。除泾源县外，基本实现了每个县建设 1 年中医医院的目标。在"十一五""十二五"期间，全区公立中医医院实施新建、改建、扩建、翻建等基础设施建设项目 17 个，建筑面积 12.37 万平方米，总投资 3.2837 亿元，其中，中央投资 1.003 亿元，地方配套 2.2807 亿元。5 所市级以上中医医院完成了重点中医医院建设。各级中医医院基础设施明显改善，业务用房面积、设备显著增加，中医诊疗设备配置水平极大改善，综合服务能力明显提升，患者就医环境极大改观，全区中医医院门诊量、住院病人明显增加，病床使用率大幅提高，社会效益和经济效益全面提升，基础条件和服务能力上了一个新台阶。

基层中医药服务能力持续提升，提升工程主要指标完成良好。0~6 岁儿童中医健康指导等 6 项中医基本公共卫生服务项目纳入试点地区基本公共卫生服务体系。截至 2015 年，91.6% 乡（镇）卫生院、95.8% 社区卫生服务中心设置了中医科、中药房，配备了至少 1~2 名中医类别执业医师；74.8% 村卫生室、85.7% 社区卫生服务站可提供中医药服务；全区基层中医药工作先进单位创建取得实效，全区已有 55% 的县（市、区）通过国家验收，被授予"全国基层中医药工作先进单位"（含农村、社区），银川市、石嘴山市、中卫市被授予"全国基层中医药工作先进单位"。基层医疗卫生机构中医药服务量明显提高，中医药服务量达到 30% 以上，中医处方（中药饮片处方和中医非药物处方）占处方总量的比率比开展培训工作前平均提高 10%。

（三）中医药服务能力明显增强

截至 2014 年底，92% 的县级中医医院达到了二级甲等医院标准；67%

地市以上中医医院达到了三级甲等（乙等）中医（民族医）医院标准，33%达到二级甲等中医医院标准；一家民营中医医院达到了二级甲等医院标准。2014年，全区公立中医医院年诊疗量达到298.8万人次，出院人数10.8万人次，业务收入9.9亿元。通过管理年活动，进一步落实了中医医院管理制度和规范，促进了中医医院科学规范管理，突出了中医医院"姓中"的办院方向，有力地纠正了中医医院西医化倾向。自治区中医医院在政策措施、中医人员配备、专科建设、科室建设、文化建设、中药药事等方面均较以前有了可喜变化，中医药特色优势进一步显现，中医药人员配备趋于合理，队伍建设得到加强，中医临床科室建设进一步规范，中医重点专科建设明显加强，中药药事管理逐步规范，中医护理质量显著提高，中医药文化建设进一步加强，中医保健服务不断完善。

临床重点专科建设取得了显著成就：截至2015年，建成国家临床重点专科5个，"十五""十一五""十二五"国家重点专科18个，重点学科13个，国家农村医疗机构中医特色专科18个，国家农村医疗机构针灸理疗康复专科11个，自治区优势重点专科18个，自治区第一、二批中医重点专科27个。中医重点专科建设工作有力地推动了自治区各级中医医院专科建设发展，突出了中医药服务特色和优势。专科基本诊疗设备得到补充，老中医专家学术经验得到整理和总结，形成了一批专科优势病种诊疗规范。中医学科带头人得到培养，专科人才梯队基本合理，专科规模不断扩大。中西医结合肾病和中医肝病、肛肠、针灸理疗、骨伤推拿、心脑血管等专科具有了一定区域优势，全区各级中医医院专科年门诊人次增长20%以上。中医专科专病建设与发展，带动了各级中医医院坚持中医办院方向，突出了中医药服务优势。

6个市级以上中医医院建设了中药制剂室，11个县级中医医院完成中药房标准化建设。中药制剂建设项目带动了地市级以上中医医院中药制剂室能力提升，为项目中医医院开展名老中医经验药方研究，开展临床应用，开发院内中药制剂，发挥中医药特色和优势奠定了基础，自治区中医医院肾衰胶囊、生肌散，银川市中医医院生肌玉红膏，永宁县中医医院"救肝汤"等系列中药院内制剂广泛应用于临床。中药房建设项目的实施，促进了项目医院规范中药房建设，提升了中药饮片炮制等加工能力，提高了中药人员技术水平，改善了中药房设备条件，中药服务能力显著提升，服务范围得到扩展。各项目中医医院中药饮片使用量较建设前有了不同种程度提高。

全区中药资源普查工作基本完成，共采集药用植物 1529 种，药用植物标本 8831 份，拍摄照片 10 万余张。通过中药资源传统知识调查整理确定了 60 名传承人员，完成了民间药文献调研 28 个，建成两个中药资源动态监测与服务站，并投入运营。建立了《宁夏回药基本目录》，确立了 492 种回药。

面对"非典"、甲流、手足口病等传染病的肆虐流行，自治区中医依靠源远流长的治温病理论和实践，强调整体观念、审证求因、辨证论治，以及抗病毒、增强免疫等双重作用，建立中医药防治传染病决策机制和技术保障机制，加强中医药防治传染病临床科研和中回医医疗机构传染病防治能力建设，在传染病防治工作中发挥了重要作用，使人们重新认识到中医药在治疗传染性疾病和应对突发公共卫生事件中独特作用和优势。

自治区人民医院、宁夏医科大学附属医院、自治区第三人民医院等 16 所综合医院通过评估，成为自治区级综合医院中医药工作示范单位，其中 12 所通过了国家验收，被命名为全国综合医院中医药工作示范单位。

（四）中医药人才培养成果丰硕

初步建立起了包括院校教育、师承教育、继续教育在内的多形式、多层次、多途径的医学教育，使人才队伍数量和素质得到提高。目前，全区开设中医类专业的高等中医药院校 1 所，开设有本科、研究生 2 个层次，2个专业1个方向；在校本科生558人，研究生7人；设有9个教研室及中医学实验中心、中草药标本馆和中医图书资料室，设有7所实习医院。开展全国二、三、四、五批师承工作，共培养学术继承人45名，开展自治区级师承两批次，培养学术继承人57人，一批老中医药专家学术经验得到继承。开展了两届自治区名中医评选，共评选出27名自治区名中医和16名基层名中医。共有700名乡村医生参加了中医中专学历教育，培养了250名乡（镇）卫生院中医技术骨干。

陈卫川、贾占清、邢世瑞、李遇春、马浩亮、卢化平、李淑英、张任城、张镇、候玲玲、赵自强、梁伯学、焦振禄、马思义、张凤武15人被评为第一届自治区名中医。付军、张卫东、陈志英、赵建华、周尚珍、李生斌、黄立成、武廷辅、李俊芳、王进文、谷长明、崔志玉、马祥、杨龙14人被评为自治区基层名中医，受到自治区政府表彰。丁象宸、王中久、邓存国、刘仁庆、孙希圣、杨仓良、杨学信、张武、茆建国、金明亮、高亚陇、高锐12人被评为第二届自治区名中医。李拥军、魏彦灵二人被评为自治区第二届基层名中医。

（五）中医药交流合作取得显著成效

京宁中医药合作为自治区培养了102名中医临床骨干人才，"北京中医专家宁夏行"活动逐渐深入，形成品牌。通过每年举办"北京中医药专家宁夏行"活动，北京中医管理局领导亲自带领北京名老中医专家来宁共举办义诊21场次，来宁专家有许多是全国一流水平名医大家，全区患者逾万人免费享受到了北京名老中医药专家高水平中医药服务，得到了实惠。利用举办启动仪式、义诊活动之机，通过制作宁夏中医药发展宣传展板和长廊、播放中回医药宣传片、发放宁夏居民中医药健康手册等形式，向群众大力宣传普及中医药文化和发展成就，展现宁夏中医药、回医药独特魅力，受到了社会各界群众广泛认可和普遍好评，扩大了中医药服务影响力，赢得社会广泛关注和支持，对推动我区中医药事业健康发展产生积极而深远的影响。沪宁、闽宁合作有序开展。宁甘、宁蒙、宁陕中医药合作正在酝酿中。成功承办了两届中国民族医药博览会，圆满主办了 2015 中阿卫生合作论坛传统医药学术交流会议，开启了中阿传统医学学术合作交流的先河。中医药影响力逐步扩大，中医药文化内涵日渐丰富，"大医精诚"价值理念得到弘扬，为中医药、回医药事业发展营造了良好的社会和舆论环境。

（六）回医药事业发展取得突破性进展

成立了自治区回族医药研究所。牵头筹备成立了中国民族医药学会回族医药分会，汇聚了全国回医药科研、教学、临床、文化领域资源与力量。宁夏医科大学中医学院成立了回医学院，开展了回族医学研究生教育。全区 18 所二级以上公立中医医院全部设置了回医科，12 所公立中医医院开设了回医病区。截至 2012 年，全区共有回医医疗机构 9 家，其中公立医疗机构 5 家，民营医疗机构 4 家，共有从业人员 958 人，编制床位共 1014 张，年门诊 44.6 万人次，出院 2.3 万人次，业务收入总计 9475 万元。

自治区共有回医药科研机构 7 所，其中公立 3 所，民营 4 所；共有回医药科研人员 136 人，其中高级职称 78 人，博导 1 人，博士 46 人，硕士 28 人，聘请区内外回医药研究和著名专家 24 人。强化回族医药文献整理，组织研究整理出"真一、七行""四液四性""体质禀赋""病因病机""治则治法"等 8 大特色理论。研究编著出版《中国回族医药》《回族医方集粹》《回药本草》等回医药学术著作 28 部，近 5 年发表回医药相关学术论文 290 篇、出版学术论文集 3 部。挖掘整理民间回医优势技术和单方验方，凝练出 7 大类 56 项回医特色诊疗技术、回医 40 余种外治等法。回医八疗外治法、陈氏回医十法、回医正骨技术、回医汤瓶八诊疗法、回医香药等疗法特色鲜明，展现出回医治疗学百花齐放、百家争鸣发展格局。自治区回医药研究所回医文献学、宁夏医科大学中医学院回药学等列入国家中医药管理局重点学科建设项目。

筛选推广回医药适宜技术 12 项，陈卫川诊治 6 种疾病的诊疗技术、张氏正骨诊疗技术，在全区各级中医院临床推广应用，已培训中回医药人员 1290 人次。现有国家中医药管理局名老回医药专家学术传承指导老师 1 名，学术继承人 2 名，自治区级回医药学术传承指导老师 2 名，学术继承人 4 名。宁夏医科大学中医学院成立了回医学院，开展了回族医学研究生教育，并面向全校本科生开设了回族医学选修和辅修课程。近年来，自治区共举办回医药骨干培训班 3 次，培训 260 人次，宁夏医科大学与宁夏汤瓶八诊国际养生机构合作，共培养回医药养生保健技术人员 180 名。

宁夏回药资源丰富，盛产铁棒锤、老瓜头、葫芦巴、苦豆子等特色回药，近年来种植面积不断扩大，具备了开发回药的优势。回药医院内制剂研发取得突破，其中张氏回医正骨医院研发 26 种，陈氏回医康复医院研发 22 种，宁夏医科大学研发 30 种。回药成药、清真保健食品研发取得进步。目前，我区有回药生产企业 1 家，中药饮片生产企业 4 家，能生产 4 个中药剂型、53 个中药准字号药品和 700 余种、1000 多个规格中药饮片，有国食健字号的清真保健食品 1 种。宁夏医科大学回药现代化工程技术研究中心具有回药方剂与资源、提取与分离、药效学评价、先导物优化、药代动力学、现代制剂、质量控制、安全评价 8 大科研平台及提取与分离、现代制剂、加工炮制 3 大车间，仪器设备总价值达到 1000 万元以上，具有承担国家重大研究任务的能力。研发的枸杞多维钙、苦豆子总碱等已在市场上销售，经济效益显著。

三、经验启示

（一）政策引导是中医药事业发展的关键

改革开放之初，《关于认真贯彻党的中医政策，解决中医队伍后继乏人问题的报告》发布后，我区采取一系列政策措施，加大中医药人才培养和队伍建设力度，对解决我区"文化大革命"后中医药后继乏人的困境起到了关键作用。1982年衡阳会议后，自治区及时召开会议部署，加大中医医院基本建设力度，对全区中医医疗服务体系的建设和完善发挥了决定性的影响。2008年开始的中医医院管理年活动，对中医医院发挥中医特色优势、坚持中医为主的办院方向、纠正中医医院西化的错误倾向起到了重要作用。2009年颁布后，自治区出台了《关于扶持和促进中医药事业发展的意见》，召开了全区发展中医药、回医药大会，为十二五期间我区中医药事业的快速健康发展奠定了基础。2013年自治区按照国家中医药管理局部署，实施基层中医药服务能力提升工程，至2015年，提升工程主要指标基本达标。

（二）政府投入是中医药事业发展的重要保障

回顾历史，自治区中医药快速发展时期均得益于政府加大对中医药事业的投入。从20世纪80年代兴建中医医院，到21世纪初通过项目建设加强中医医院综合服务能力建设、提升基层中医药服务能力，政府资金的投入与扶持均起到了至关重要的作用。如果没有财政的大力支持，自治区中医药事业就不可能取得快速发展的成就。

（三）人才培养是中医药事业发展的根本

中医药事业的发展关键在人。中医药学是一个实践性很强的学科，中医药人才培养周期长、成本高、成长缓慢。正因为如此，人才培养一直是中医药事业兴衰成败的关键。从改革开放之初"解决中医药后继乏人"、加强中医药人才培养和队伍建设起，自治区紧紧抓住人才培养这一关键环节，通过实施国家、自治区级老中医药专家学术经验继承项目培养高端中医药人才，通过中医优秀骨干人才培养项目为市县中医医院培养了一批中医临床骨干人才，通过乡村医生中医中专学历教育、乡（镇）卫生院中医骨干培养和基层师承项目为基层培养了一大批中医人才，为中医药事业的健康发展打下坚实基础。

（四）传承是中医药事业发展的永恒主题，创新是中医药事业发展的不竭动力

传承是中医药创新的基础，是中医药发展的内在动力，是保持和发挥中医药特色优势的重要前提条件，在中医药事业发展中具有重要地位和作用。随着经济全球化、科技进步和现代医学的快速发展，中医药发展环境发生了变化，面临许多新情况、新问题。中医药发展基础条件差，人才匮乏；老中医药专家学术思想和经验得不到有效传承，一些特色诊疗技术、方法濒临失传；中医药传承人才培养仅限于项目层面，传承机制尚未建立；中医药人才培养体系有待进一步完善和健全，等等，这些都是影响和制约中医药传承发展和人才队伍建设的因素。

四、对策建议

（一）继续加大对中医药事业的投入力度

自治区中医医院成立晚，基础薄弱，历史欠账多，近年来虽然有了较大改观，但相比综合医院仍有相当大的差距。仍需继续争取国家、自治区财政加大扶持力度，在基础设施建设、设备配置、人才培养方面加大投入，不遗余力地提升中医医院的服务能力，以满足人民群众的中医药服务需求。

（二）尽快出台《中医药法（草案）》，解除制约和限制中医药发展的政策瓶颈

《中医药法（草案）》在制约中医药事业发展的诸多方面都有重大突破，如能尽快出台，将对中医药事业带来难得的发展机遇。如果放宽对只提供传统中医药服务的中医诊所的设置审批条件，试点备案制；放宽传统医学师承人员行医资格准入条件；放宽以传统工艺制作的中药制剂的审批程序等，都将促进中医药事业有新的发展。

（三）以创新为导向，推动中医药传承发展

借鉴协同创新模式和机制，鼓励高等院校、科研院所、医疗机构、企业之间开展深度合作，推动建立中医药传承创新平台。

地　方　篇

银川市卫生和计划生育的改革与发展

卫生和计划生育是重要的民生事业，与人民群众健康福祉息息相关，与经济、社会发展紧密相连。改革开放以来，在银川市委、市政府的坚强领导下，银川市推进医疗卫生体制改革向纵深发展，不断增强公共卫生服务保障能力，推进基本公共卫生服务均等化和重大疾病防控，使医疗卫生服务技术水平不断提高，卫生事业得到快速持续健康发展。与此同时，银川市认真贯彻落实计划生育各项政策，着力提高计生治理能力，人口数量得到有效控制，人口素质稳步提升，为银川经济社会发展营造了良好的人口环境，有力地推进了全市卫生计生事业的健康发展。

一、改革发展历程

（一）卫生改革发展历程

从 1978 年到 2015 年，银川市卫生工作的发展历程可分为以下四个阶段。

1. 卫生改革启动阶段（1978~1984 年）

党的十一届三中全会后，银川市卫生部门逐步下放权力，实行多种形式办医并实行院（站、所）长负责制和经济目标管理责任制，职工实行聘任制，科室逐步实行经济核算，医疗收费标准提高，增强了卫生单位的生机和活力。大批医务工作者从农村返回城市，大中专医学院校的毕业生被分配到各个医院和农村卫生院。1979 年 1 月，银川市爱国卫生委员会成立，11 月，卫生局成立党组织。到 1984 年底，全市共有

1200 人次参加了各种形式的业务培训和进修，医院诊疗水平普遍提高。银川市实现了县县有综合医院、中医门诊部、卫生防疫站、妇幼保健所的目标，所有乡镇都有卫生院，村有卫生室，形成了三级医疗卫生网，爱国卫生运动、健康教育、预防保健和农村卫生工作普遍开展。

1978 年 1 月 18 日，自治区爱国卫生广播动员大会召开，各市、县、镇设立了分会场。4 月 22 日上午，自治区及银川市领导带领机关干部、解放军指战员与银川市 3 万多人一起打扫街道、清运垃圾、冲刷墙壁。1979 年，宁夏各地继续开展在元旦、春节、五一、十一等重大节日的群众性卫生突击活动。1982 年 2 月 24 日，自治区党政领导与银川市机关干部、职工、学生、解放军指战员 5 万多人，一同清扫街道、车站、商店卫生，拉开了"文明礼貌月"活动的序幕。

1981 年 8 月至 1982 年 2 月，按照国务院批转卫生部等部门《关于在全国开展整顿药厂工作的报告》的精神，自治区对制药企业进行检查、验收和整顿，保留了宁夏制药厂、宁夏中成药厂、银川生化制药厂、灵武制药厂。自 1983 年起，银川市对中医医院的中药管理、中药质量、中药使用进行专项调查。此后，卫生行政部门每年都要对医疗机构的药品质量、药品管理进行监督检查。

2. 卫生改革渐次展开阶段（1985~1991 年）

1986 年以后，《中华人民共和国食品卫生法（试行）》《中华人民共和国药品管理法》相继颁布实施，卫生管理工作由行政管理向法制管理转变，食品卫生和药品监督管理开始全面整顿、依法管理。1986 年，银川市妇幼保健院建成开业并成为西北最大的妇幼保健机构。

1987 年 3 月，银川市按照自治区政府批转自治区卫生厅《关于我区卫生工作进一步改革的意见》，提出卫生工作改革要坚持以提高社会效益为最高标准，以全心全意为人民服务为宗旨。提倡竞争，发展横向联系，全民所有制医疗卫生机构的发展要实行大、中、小型相结合，以中、小型和专科建设为主，统一规划，合理布局，适应防病治病的需要；各医疗单位要积极发展家庭病床，有条件的医院要开展专科或特约门诊，名老中医专家可以挂牌门诊，方便群众就医，提高服务质量。

1988 年 9 月，银川市卫生机构根据自治区政府制定的《宁夏回族自治区关于深化卫生改革的若干规定》，推行院（所、站、校）长负责制，实行多种形式的承包责任制，实行卫生事业经费包干制，逐步改革不合理的医疗服务价格，有计划、有步骤地调整现行收费偏低的医疗收费标准。

从 1989 年 5 月起，银川市重点检查药品生产企业和药品经营企业的药品质量。1990~1991 年底，银川市政府相继出台了一系列卫生改革的政策和措施，卫生资源配置更加合理，卫生机构的功能和范围不断扩大。

1989 年，自治区爱国卫生运动委员会结合宁夏实际，把每年的 4 月确定为"爱国卫生月"。此后，每年 4 月自治区爱卫会都发文件提出爱国卫生月活动的要求或主题。各地爱卫会都能结合当地实际，认真组织，精心安排，集中解决卫生难点和重点问题，使爱国卫生月活动既深入又扎实，改变了城市和县城卫生面貌，收到了良好的社会效果。1990 年，银川市开始开展创建卫生城市活动。

3. 卫生改革不断深化发展阶段（1992~2005 年）

1992 年，银川市卫生局提出重点在转换医疗卫生机构的管理运行机制上进行多方面的改革：卫生行政部门要转变职能，减少直接干预；推行院（站、所、校）长负责制，全面推行各种形式责、权、利相结合的目标管理责任制；进行人事制度改革；加强经营开发，鼓励各单位兴办各种经济实体，同时鼓励各单位发挥自身优势，开展各种特殊服务和中介服务，收费价格放开，实行市场定价。这些改革措施加快了卫生改革的步伐，促进了卫生事业的持续发展。

1995 年，银川市实现了以乡镇为单位为儿童免疫接种 85% 的目标，同时加强卫生单位内涵建设，改革医院管理办法，实行分级管理，在全市范围内开展优质服务活动，宁夏医学院附属医院、自治区人民医院、银川市第一人民医院被评为三级甲等医院。医疗机构开展了特需服务，各医院引进了先进的诊疗设备，诊疗水平普遍提高。当年，银川市保证基本医疗，遏制浪费，保障城镇职工基本医疗水平，基本形成了公费医疗经费交由医院管理，由国家、单位及个人三方面合理负担医疗费的管理模式。

1996 年 5 月，银川市卫生局成立药政科。同年，银川市以原有卫生监督队伍为基础，建立公共卫生监督所，行使卫生监督职能，实行与卫生防疫站一个机构，两个牌子，卫生监督所挂公共卫生监督所的牌子。

截至 2000 年底，银川市各类医疗机构发展到 137 个（不含社区卫生服务机构、诊所、医务室等），卫生防疫机构 10 个，妇幼保健机构 6 个，卫生机构床位数 6166 张，卫生技术人员 7932 人，银川地区每千人拥有医疗卫生机构床位 4.88 张，每千人拥有卫生技术人员 6.27 人，有 7 个研究所、17 个专科中心。至 2000 年底，在银川市已能开展自体肾移植、各种方式的前列腺切除术、膀胱再生术、肾癌根治术、甲状腺癌清除术、胃癌根治术、肺叶切除术、胆道手术、脑癌切除术、髋关节、脊椎病灶清除术等。

2001 年，银川市卫生局与市委组织部、人事局共同制定了《银川市卫生局机构改革实施办法》《银川市卫生事业单位人事制度改革实施方案》，合理设置专业技术岗位，实行公开竞聘，以建立激励机制为重点，在原有两级成本核算的基础上进行分配制度改革，加大了效益工资分配比例。

2002 年 3 月，银川市政府批转了《银川市卫生监督执法与疾病预防控制体制改革实施方案》，明确了市、区两级疾控和卫生监督机构的职责分工和功能定位，健全完善了市、区两级疾病预防控制和卫生监督执法体系。医院实行弹性工作制，提高了人、财、物等卫生资源的有效利用率。医疗机构推行"双联处方透明度""一日清单"等制度，公布举报电话，设置举报箱、意见箱和公示栏，争创"百姓放心医院"。

2003年4月初，银川市发生输入性传染性非典型肺炎疫情。银川市委、市政府精心组织，周密安排，紧急动员全市人力、财力、物力资源组织开展防治工作，严格疫情报告管理制度，实行了传染性非典型肺炎疫情日报告和"零"报告制度。对接触者实施医学隔离观察，组织大范围的预防性消毒，实行交通检疫。对52例"非典"患者、疑似病例及可疑发热病人进行流行病学个案调查，并对接触者进行登记管理。先后在15个隔离点实施医学隔离观察33批（次），共隔离和解除隔离896人。对全市895个单位1100多人分11批进行了预防性消毒，专门知识培训和指导，对全市公共场所、公用设施预防性消毒面积达3.1亿平方米。各医院建立发热门诊，接诊发热病人9110人次，收治留观病人655人次。从当年4月7日第1例"非典"病例报告到6月中旬"非典"疫情得到控制，两个多月时间内银川市共报告输入性非典型肺炎临床诊断病例6例，其中死亡1例，治愈出院4例，排除1例；报告非典型肺炎疑似病例8例全部被排除。全市没有发生1例本地传播病例，也没有造成医护人员传播。在这次重大疾病控制过程中，银川市卫生局被自治区党委、政府授予"全区抗击非典先进集体"荣誉称号，全市卫生系统19个集体、57名工作人员分别受到了国家、自治区和市委的表彰奖励。

银川市卫生监督所于2003年正式挂牌成立，先后起草并经银川市人代会公布施行了《银川市学生校外休息场所卫生管理条例》《银川市建筑工地公共卫生管理条例》《银川市公共餐饮具卫生管理条例》等地方性法规。

银川市疾病预防控制中心2003年挂牌成立，主要承担疾病预防与控制，突发公共卫生事件应急处置，疫情及健康相关因素信息管理，健康危害因素监测与控制，实验室检测分析与评价，健康教育与健康促进，技术指导与应用研究等7大职能26类78条266项疾病预防控制工作任务，同时承担全市食品安全工作的采样、检验检测等技术服务工作。先后被授予"全国防治非典工作先进基层党组织""全国卫生系统先进集体""全国工人先锋号""全区防治非典工作先进基层党组织"等50余项荣誉。

2004年起，政府由"办"卫生向"管"卫生逐步转型，实现卫生事业由局部到整体、由医疗到公卫、由城市到农村发展策略的转变。放开医疗服务市场，严格准入条件，吸引民营资本进入，建立多元化办医格局，实现医疗市场由办向管、由统死向放活的转变；立足大银川，跳出直属机构的小圈子，把银川地区全部医疗卫生资源纳入视野，综合管理，实现由隶属管理向依法管理、由条块管理向行业管理的转变。将医疗市场全面放开，吸引民营资本进入医疗服务市场。拟定了公立医院产权制度改革操作程序，并将银川市口腔医院作为改革试点医院。加强公共卫生工作，依托各级疾控部门分别建立了1家食品污染物监测风险性评估机构，4家职业卫生技术服务机构和2家艾滋病初筛实验室，建成了覆盖全市二级以上医疗卫生机构的突发公共卫生事件和传染病疫情网络直报系统。

中英城市社区卫生服务与贫困救助项目（简称UHPP）是中、英两国政府于2000年签署的合作项目。作为全国四个项目市之一的银川市从2003年启动该项目，把门诊诊疗、母子保健、家庭健康管理、慢性病管理作为重要救助内容。同时，较低的住院救助起付线、合理的救助比例，大大降低了住院门槛，做到住院救助低水平、广覆盖。"零利润"门诊药品救助解决低保人群常见病治疗的需要，还通过社区首诊免除挂号费，直接为贫困人群提供门诊和预防保健服务。中英项目医疗救助项目为银川市近 4 万名城市贫困人口累计提供门诊诊疗 32.45 万人次、家庭健康管理服务 11.11 万人次、慢性病管理 1.32 万人次、住院救助 2089 人次。通过外部专家评估，被救助家庭医疗支出占收入的比例由 2003 年的 28.4% 下降到 24.3%。这一项目通过全额工资预算、购买公共卫生服务、强化人才培养、开展贫困医疗救助等措施，进一步加快了公益性社区卫生服务的建设，使"银川模式"叫响全国。

2000 年 5 月，银川市卫生局药政科撤销，银川市专门成立药品监督管理局负责药品监管，各县也陆续成立了药品监督管理局。2004 年 10 月 19 日，银川市食品药品监督管理局正式挂牌成立，是自治区食品药品监督管理局的直属机构，承接自治区食品药品监督管理局代管的银川市药品、医疗器械监管任务，指导永宁县、贺兰县、灵武市食品药品监督管理局开展工作。2005 年 2 月，银川市食品安全委员会成立，下设的办公室设在市食品药品监督管理局。

卫生城市创建活动取得重要进展。1995 年，银川市获全国城市卫生进步奖。1997 年 9~10 月，自治区爱卫会组织检查团对 24 个城市、县城（区）进行第二次全面检查评比活动。检查结果为银川市城区、新城区获得城市组第一名。1999 年 9 月 8~12 日，全国城市卫生检查团对银川市进行了全面的检查。在全国第四次城市卫生检查评比中，银川市荣获全国卫生先进城市称号，受到全国爱卫会的表彰，是西北唯一受到表彰的首府城市。2000 年 4 月 25 日，自治区政府召开了自治区爱国卫生运动委员会扩大会暨表彰会，银川市获得卫生先进城市荣誉称号。2002 年，银川市委、市政府提出 2003 年争创国家卫生城市的目标，2003 年以来，银川市以创建国家卫生城市为目标，坚持政府组织、地方负责、部门协调、群众动手、科学治理、社会监督的工作方针，按照"以城带乡（镇），以乡（镇）带村，城乡联动，整体发展"的思路，制订了综合整治城乡环境卫生及"讲卫生、抗非典、改陋习、权新风"等活动方案，动员全社会力量，开展了"3·5学雷锋爱国卫生日""第十五个爱国卫生月""世界卫生日""世界无烟日"等大型活动。2005年，银川市创卫工作全面开始冲刺。后经国家爱卫会评估验收，银川市被命名为"全国卫生城市"。

4. 卫生改革稳步发展阶段（2006~2015年）

"十一五""十二五"期间，银川市卫生工作紧紧围绕"保基本、强基层、建机制"的要求，以加快"两宜"城市建设为契机，以有效减轻居民就医费用负担、切实缓解"看病难、看病贵"问题、建立覆盖城乡居民的基本医疗卫生制度为目标，以加快推进基本医疗保障制度建设、建立并巩固完善国家基本药物制度、健全基层医疗卫生服务体系、促进基本公共卫生服务逐步均等化、推进公立医院改革为主要内容，扎实推进了各项医改工作，努力构建医药卫生新体系和运行新机制，为群众提供公平、优质、便捷和负担合理的医疗卫生服务，缓解群众"看病难、看病贵"的问题，促进和保障卫生事业与全市经济社会的全面、协调和可持续发展。

2008年，在银川市第三人民医院探索了以增加财政补偿、实行社区卫生服务中心医疗服务收费标准和基本药物零利润为内容的试点改革，降低住院病人住院起付额，提高住院报销比例。市三医院呈现出床位使用率高、报销比例高、住院费用低、住院病人逐年上升的"两高一低一升"。

2009年，银川市以基层卫生机构为平台，以"一元钱门诊"为主要内容，进行了人人享有基本医疗卫生服务的实践，探索基层医疗机构实现公益性的途径，有效减轻了群众看病就医负担，加强了基层卫生服务体系建设，进一步规范了基本医疗服务行为。2009~2011年，全市基层卫生机构共为城乡居民提供免费门诊服务230.42万人次、药品1798.29万元，次均费用仅7.80元。

2010 年，银川市被自治区确定为公立医院改革试点城市。确定了以控制公立医院医疗费用、切实提高住院病人报销比例、探索建立政府补偿支持机制为主要内容的公立医院改革思路。2011 年，在市属 6 家医院推行人事分配制度改革的基础上，在市第二人民医院探索实施医院与社区卫生服务中心并行模式试点，采取医疗服务收费标准和药品差率不变，重点实施医保政策调整改革措施，降低住院起付线，提高报销比例，扩大门诊大病病种范围。在市二医院、三医院分别加挂金凤区、兴庆区人民医院牌子，实行二级医院、辖区人民医院、社区卫生服务中心"一门三牌"发展模式。

2012 年，永宁县、灵武市和贺兰县重点推进了县级公立医院改革试点。2013 年 6 月 10 日起正式在全市推行试点"先住院，后付费"诊疗服务模式。截至 2014 年底，有 6 万余人次享受此项政策优惠，且无逃费现象。

2014 年银川市被确定为国家第二批公立医院综合改革试点城市，永宁县、灵武市被确定为国家第二批县级公立医院综合改革试点。银川市成立了城市公立医院综合改革领导小组和医院管理委员会，在银川市中医医院开展了法人治理结构试点工作，启动实施了宁夏医科大学总医院托管银川市第三人民医院试点工作。

不断提高基本公共卫生服务均等化水平，截至 2014 年 12 月底，共建立城乡居民电子健康档案 160.72 万份。深入落实妇幼卫生"七免一

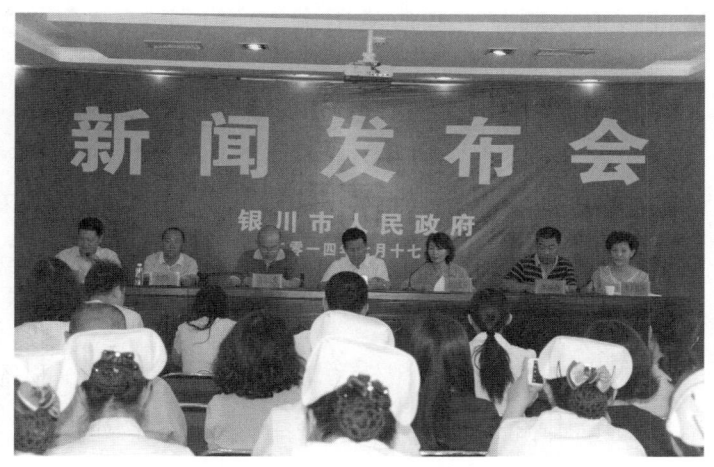

2014 年 7 月公立医院改革及购买社区服务新闻发布会

救助"惠民政策，2011~2014 年，为 12.72 万新婚夫妇提供了免费婚前医学检查，为 3.06 万名农村孕产妇提供了免费住院分娩，为 9.08 万名儿童开展了免费甲状腺功能减低症和苯丙酮尿症患儿筛查，为 8.24 万名患儿开展了免费听力筛查，为 3.63 万名适龄妇女补服了叶酸，完成适龄妇女宫颈癌 12.57 万和乳腺癌 4.73 万名的筛查任务。

建立巩固完善基本药物制度。自 2010 年，全市所有基层医疗机构全部使用基本药物并实行"零差率"销售，提前实现基本药物制度全覆盖。2012 年，将实施范围扩大到非政府办基层医疗卫生机构。2014 年 10 月 1 日起，所有公立医疗机构通过网上集中采购基本药物。

进一步夯实卫生基础设施建设，加大卫生事业投入力度，健全完善全市公共卫生服务体系、医疗服务体系和基层卫生服务体系建设，不断改善服务环境，提升服务能力。市辖三区监督、疾病预防建设项目基本完成；银川市口腔医院异地新建项目，自治区妇幼保健院及儿童医院新建项目，自治区宁安医院及精神卫生服务中心新建项目，宁医大附属心脑血管病医院建设项目等已经基本完成建设；银川市中医医院扩建项目、宁医大七子湖新院建设项目、宁夏回医医院建设项目等建设工作有序推进。2011~2014 年，银川市政府累计投入 6000 余万元购买或长期租赁社区卫生服务机构业务用房 57 套，连续 2 年将新建标准化村卫生室建设列为市政府为民办实事项目并建成投入使用 186 所，积极争取国家和自治区建设项目新建改建社区卫生服务中心和服务站 26 所，改扩建乡（镇）卫生院 27 所，为乡（镇）卫生院配备了 X 光机、B 超机、全科壁挂诊断仪、生化分析仪和远程心电等常用医疗设备，为 40 家社区卫生服务机构建设了健康小屋，基层医疗卫生机构的服务环境得到了改善。

不断提升公共卫生服务水平，疾病预防控制体系建设成效显著，全市重大疾病和传染病疫情监测预警能力得到提升，传染病防控工作不断加强，2014 年，全市传染病报告发病率为 745.90/10 万，比 2010 年下降

31.66%。应急救治体系初步建立，修订完善了《银川市突发公共卫生事件应急预案》《银川市突发重大传染病应急预案》，全面整合银川地区医疗卫生资源，健全了全市统一指挥、反应灵敏、协调有序的应急处置体系，全力打造 10 分钟医疗应急救治圈。

逐步提高医疗服务管理能力，在提升医疗管理和服务水平工作中，在市属医院引入了 PDCA 循环和品管圈（QCC）等现代医院管理手段，提高了管理效率。组织开展了"医疗质量万里行"、抗菌药物专项整治等活动，降低抗生素使用比率，促进医疗质量持续改进。在市属各医院开展了"优化流程、方便服务"活动。同时，积极发展医疗服务体系，截至 2014 年底，银川市共有各级各类医疗卫生机构 939 所，实有床位 13688 张（医院 12535 张），比 2010 年增长了 44.51%。医疗服务能力明显增强，患者就诊率和治愈率明显提高，全市医疗机构总诊疗人次由 2010 年的 840.4 万人次增长到 2014 年的 1552.21 万人次，住院人数由 22.82 万人次增长到 38.72 万人次。

加快发展中医药、回医药事业，实施基层中医药服务能力提升工程。银川市形成了以银川市中医医院为龙头，县级中医院为骨干，社区卫生服务中心、乡（镇）卫生院为枢纽，辐射社区卫生服务站和村卫生室的中医药服务体系。银川市中医医院达到三级甲等中医医院，开放病床 410 张，灵武市中医院、永宁县中医院均达到二级中医医院标准。灵武市、金凤区、兴庆区成功创建全国中医药社区卫生服务示范区。在西夏区开展了"全国基层中医药工作先进单位"创建工作。全市 80% 的乡（镇）卫生院、社区卫生服务中心有中医类别医师，设中医科、中药房，配备中医诊疗设备，运用中医药、中医非药物疗法开展常见病、多发病的基本医疗和预防保健服务；60% 的社区卫生服务站、50% 的村卫生室能够开展中医药服务。大力发展回医药，开展回医药特色技术的挖掘、整理和研究，银川市中医医院和银川市第一人民医院回医药脑病科总结

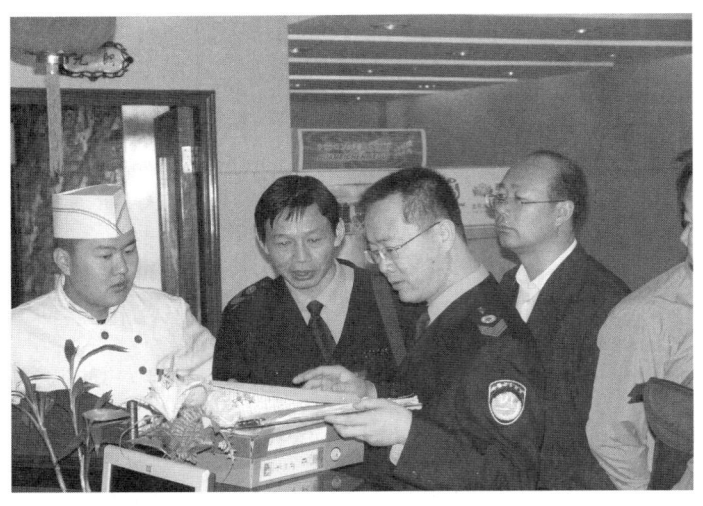

建立食品安全综合执法机制，食品安全监管进一步加强

回医药文献和回医药临床经验，开展回医药特色诊疗技术及院内制剂、回药协定处方的研究。

推进食品安全综合监督。2009 年 12 月，银川市食品药品监督管理局取消垂管，交由地方政府管理，成为银川市卫生局部门管理机构，同时银川市食品安全委员会划转到市卫生局。2011 年 1 月，组建局下属正科级事业单位——银川市食品安全监督所。

在食品安全综合监督工作中，银川市以建设食品安全城市为载体，持续探索创新监管机制，银川市食品安全工作得到了国务院食品安全委员会办公室的充分肯定，并在全国进行了经验推广。全市食品安全处于稳定、可控状态。注重源头治理，督促各监管部门建立完善从田间到餐桌全过程监管制度，市财政每年预算食品安全综合工作经费 400 万元。2014 年 11 月，银川市组建市场监督管理局，将原市食品药品监督管理局和市工商行政管理局、质量技术监督管理局的职责及卫生局承担的食品安全协调监管职责整合划入。同时调整理顺市与辖区市场监督管理体制，加快建立市与辖区上下一致、科学统一、监管有力的食品药品市场监管体制。

2015 年 10 月，党的十八届五中全会提出，推进健康中国建设，深化医药卫生体制改革，理顺药品价格，实行医疗、医保、医药联动，建立覆盖城乡的基本医疗卫生制度和现代医院管理制度，实施食品安全战略。根据党中央，自治区党委、政府的有关要求，银川市正在紧锣密鼓地部署下一步工作安排。

（二）人口计生改革发展历程

人口问题是影响社会经济发展的重要因素。如何以人的全面发展统筹解决人口问题，变人口压力为人力资源优势，为经济社会提供持久动力，是银川市要实现经济社会又好又快发展所面临的重大问题。从1978 年到2015 年，银川市计生工作的发展历程可分为四个阶段。

1. 建立健全人口计生制度阶段（1978~1991 年）

1978 年，中共中央下达的中发〔1978〕69 号文件，要求各级党委第一书记要亲自抓计划生育，要采取经济手段管理，提出一对夫妇生育子女数"最好一个，最多两个"的生育要求。银川市委、市政府根据中央文件精神下达了〔1979〕44 号文件，这是全自治区第一个将计划生育与经济处罚挂钩的实施文件。随后动员了一批育龄妇女采取了各种节育措施，有643 对已有一个孩子的夫妇领取了独生子女父母光荣证，计划生育工作有了新的突破，初见成效。1979 年12 月11 日，银川市委、市政府联合召开了银川市第一次计划生育先进集体、先进工作者、先进个人表彰大会，表彰了17 个先进集体、220 名先进工作者、781 名先进个人。

1980 年9 月25 日，中共中央发表了《关于控制我国人口问题致全体共产党员、共青团员的公开信》，又颁布了新《婚姻法》。同年，自治区政府也下发了66 号文件，提出"计划生育者奖、超生者罚"的规定。银川市结合实际情况，制定了实施细则，确立了用思想教育和经济手段管理计划生育工作的方法，以思想教育为主，经济处罚为辅，取得了一定成效。

1982 年底，银川市成立了计划生育宣传月活动领导小组。在1983 年元旦、春节期间，银川市采取多种形式的宣传活动。1983 年3 月，银川市委、市政府召开了银川市第二次计划生育先进集体、先进工作者表彰大会。大会表彰了先进集体 50 个、先进工作者 803 人。1984 年中共中央下达〔1984〕7 号文件，开始纠正计划生育工作中的偏差。这一时期的计划生育工作也取得了明显的成效，全市人口过快增长的情况得到了有效控制，人口出生率从 1963 年的 41.5‰下降到 1983 年的 13‰，自然增长率由 1964 年的 32.2‰下降到 1983 年的 9.3‰，多胎率也比上一年降低了 5.87%，全市顺利通过了第二次人口出生高峰。

从 1985 年起，全市多胎生育在城市已得到基本控制，农村则逐年下降。银川市委、市政府紧紧围绕稳定低生育水平、提高出生人口素质这个主要任务，不断创新计划生育工作思路和工作方法，使全市人口和计划生育工作在经常化、制度化、规范化的轨道上稳步发展。1990 年 4月，银川市计划生育委员会成立，成为市政府的一个职能组成部门，负责全市常住人口和流动人口的计划生育管理工作。1990 年 8 月 14 日，银川市根据国家、自治区有关法律法规，经市人民政府第 59 次常务会议通过了《银川市计划生育管理办法》和《银川市外来人口计划生育管理办法》。

2. 严格控制人口增长阶段（1992~2000 年）

1995 年以后，银川市各级技术服务机构初具规模，并结合各自实际广泛开展避孕节育措施知情选择、生殖健康优质服务；乡（镇）街微机全部配备到位，并和银川市人口和计划生育局域网实现联网，提高了全市计划生育工作的科技水平。广泛深入地开展了以婚育新风进万家活动为主的人口与计划生育宣传教育活动，开通了银川市人口与计划生育网站和紧急避孕援助热线、政策咨询服务热线。开展了幸福工程——救助贫困母亲和各种形式的献爱心、送温暖募捐活动，各级组织投入大量帮扶资金和实物，通过典型引路、传授技术、落实项目、小额贷款等，为计划生育户提供生产、生活、生育等方面的全程服务。先后为 500 多位贫困母亲发放幸福工程贷款、妇女发展项目款 74 万元，扶持贫困母亲发展生产。此外还启动了"关爱女孩行动"试点工作，为女孩的健康成长提供有利的环境。

在大力推进计划生育工作中，银川市落实政府牵头、部门配合、齐抓共管、综合治理的管理机制，成立了暂住人口管理局，社区配备了协警员，把市直各部门纳入流动人口计划生育目标管理责任制中，建立起流出地办证，流入地验证的双向管理机制，加强与西北五省市流动人口计划生育的合作交流，加大了综合治理力度。同时，在流动人口中成立计划生育协会，建立流动人口之家，设置了流动人口避孕药具免费发放点，打开了流动人口计划生育工作的新局面。

在实现人口再生产类型转变后，国家继续坚持稳定现行生育政策，同时积极推进计划生育工作思路和工作方法的转变。2000 年 3 月，党中央、国务院作出《关于加强人口与计划生育工作稳定低生育水平的决定》，指出人口过多仍然是我国的首要问题，人口问题是社会主义初级阶段长期面临的重大问题。在实现人口再生产类型的历史性转变以后，人口与计划生育工作的主要任务将转向稳定低生育水平、提高出生人口素质。

3. 综合治理人口计生工作阶段（2001~2005 年）

2001 年 12 月，九届全国人大常委会第二十五次会议审议通过了《中华人民共和国人口与计划生育法》，计划生育基本国策有了国家基本法律的保障。《人口与计划生育法》以及《计划生育技术服务管理条例》《社会抚养费征收管理办法》《流动人口计划生育工作条例》（简称"一法三规"）的颁布和地方条例的修订实施，标志着人口和计划生育工作全面进入依法管理、优质服务的阶段。2002 年 9 月 1 日，国家《人口与计划生育法》颁布实施，根据国家有关法律法规，银川市政府结合实际出台了《银川市计划生育暂行办法》（银川市政府第129 号令）。

2003 年 3 月,十届全国人大第一次会议决定,将国家计划生育委员会更名为国家人口和计划生育委员会,增加了开展人口发展战略研究、制定人口发展规划、促进生殖健康产业发展等职能。各级人口计生部门也顺利实现了更名,2004 年 4 月银川市计划生育委员会更名为银川市人口和计划生育委员会,增加了人口和综合协调职能。2004 年 9 月 1 日,出台了《银川市人口与计划生育管理条例》,经自治区第九届人民代表大会常务委员会第十一次会议批准实行,标志着符合银川市实际情况的计划生育法律法规正式形成。

银川市从 2001 年开始把政策性移民搬迁户计划生育工作纳入属地管理。2003 年,出台《中共银川市委、银川市人民政府关于进一步加强吊庄和流动人口计划生育工作的决定》。2005 年 10 月 14 日,银川市委、市政府出台《贯彻落实〈自治区党委、人民政府关于进一步加强人口和计划生育工作的决定〉的意见》。2005 年 2 月,国家人口计生委将银川市列入农村部分计划生育家庭奖励扶助范围。银川市成立了"银川市 60 周岁部分计划生育家庭奖励扶助工作领导小组",分组对兴庆区、金凤区、西夏区、永宁县、贺兰县、灵武市符合奖励扶助的人员进行调查核实,至 2005 年 5 月 31 日上报符合条件的人员 309 人。

自实行计划生育以来,银川市人口增长得到有效控制,生育水平逐年下降,人口再生产实现了从"高出生、低死亡、高增长"向"低出生、低死亡、低增长"的转变。人口出生率和自然增长率分别由 1990 年的 19.61‰和 14.31‰下降到 2005 年的 10.02‰和 6.69‰,分别下降了 9.59 和 7.62 千分点。

4. 统筹解决人口问题,促进人的全面发展阶段(2006~2015 年)

2006 年 2 月,银川市召开了人口和计划生育工作会,将创建"三无"和"一无"乡(镇、街)活动纳入考核之中,建立了县、乡、村计划生育三级承包责任制。当年,银川市被国家确定为国家计划生育工作新机制建设试点单位后，银川市在三区建立了"属地管理、单位负责、居民自治、社区服务"和街道办事处、社区居委会、物业公司、业主委员会"四位一体"的计划生育管理与服务工作新机制。成功承办了全区计划生育药具优质服务现场会，国家人口计生委副主任江帆、国家药具发展中心主任刘继武先后视察了银川市4个区级药具优质服务试点单位，对银川市的药具优质服务工作给予了充分肯定。

2007年，银川市政府拿出41.7万元资金，兑现了创建"三无""一无"和目标管理责任奖。积极开展创建和巩固"三无""一无"乡（镇、街）活动，抓重点，攻难点，加大了对创建工作的检查、评估和验收力度。启动了"生育关怀行动"，募集11万元启动资金，为育龄夫妇发放了10万张"生殖健康温馨卡"。广泛开展优质服务先进县（市、区）创建活动，全市6个县区服务站和42个乡服务所都取得执业许可证，4个县区荣获国家级优质服务先进县区，2个县（市）荣获自治区级优质服务先进县（市）。

2008年，银川市委、市政府出台了《关于全面加强人口和计划生育工作统筹解决人口问题的决定》，进一步明确了新形势下加强人口和计划生育工作，统筹解决人口问题的指导思想和工作方向。制定了《银川市人口和计划生育责任部门工作职责及考评办法》，拓展责任范围，将责任部门由7个增加到37个，加大综合治理力度，形成全社会齐抓共管的合力。出台了《人口计划生育举报奖励管理办法》，完善"一票否决制"，坚持对拟提拔任用的党员干部，提名的区、市两级人大代表、政协委员，推荐的文明单位、文明社区、文明村镇和评先评优等人员进行严格审查，把好"一票否决"关。

2009年，银川市突出人口文化特色，打造了市级"塞上回乡"人口文化品牌，"塞上回乡"文化品牌被国家人口计生委确定为国家级少数民族人口文化开发项目。开展婚育文明星级"五级联创"活动，顺利通过了国家人口计生委婚育新风进万家活动专家评估组的考核评估。制定下发了《创建基层先进计划生育协会三年规划实施意见》，加强基层协会组织建设，完成市计生协会换届工作，全市共建立各级协会 749 个，会员总人数达 189195 人，占全市总人口的 10.9%。2010 年举办了首届银川人口文化节系列活动，投入 150 万元免费为全市 5000 名城乡困难家庭待孕及孕期妇女进行新生儿出生缺陷系统干预，依托社区卫生服务中心建设 18 个城市街道人口计生服务阵地——将此列入 2010 年银川市实施为民办 10 件实事，启动了新生人口出生缺陷一、二级干预。同时，加大对计划生育各类先进单位、个人的奖励力度，为连续在基层工作 15 年以上的人员颁发荣誉证书并给予了奖励。

2011 年，下发了《银川市创新流动人口服务管理体制，推进流动人口计划生育基本公共服务均等化试点工作实施方案》，将流动人口计生工作纳入人口计生工作全局，形成部门"一盘棋"、系统"一盘棋"的良好工作局面。银川市政府下发了《全面开展全员人口信息化建设质量提升年活动方案》，将 2011 年确定为全员人口信息化建设质量提升年。进一步简化了市人口计生委承办的三项计划生育行政审批办事流程，并将人口计生行政管理服务纳入到 22 个街道办事处的市民服务中心，实行一站式服务，对服务流程进行再造，进一步方便了群众。

2012 年，银川市委、市政府研究出台了《关于开展创建幸福家庭活动的实施方案》《关于全面加强新时期人口和计划生育工作，促进人口长期均衡发展的意见》等文件，切实加大创建幸福家庭、孕前优生健康检查、生态移民和农场人口计生等重点工作指导力度。银川市新生人口出生缺陷社会化系统干预工作被自治区人民政府授予"创新奖"。此外，出台了《深化户籍管理制度改革政策》等规范性文件，在流动人口比较集中的社区、工业园区、商城、市场成立流动人口协会。

2013 年，银川市在计划生育指导服务中心建立人口文化展示厅，全市共新建人口文化街（长廊、大院）39 处，累计建设婚育文明星级联创点 356 个，建成 427 个标准化村（居）人口宣传服务阵地。全力落实出生缺陷一级干预（自治区为民办 30 件实事之一——免费孕前优生健康检查）和二级干预（银川市为民办 10 件实事之一——免费孕期优生筛查）工作。

2014 年，依托银川市计划生育指导服务中心阵地，打造了集"婴幼儿早期教育、青少年身心健康辅导、老年人精神抚慰（心理咨询）"为一体的人口和家庭公共服务基地。制定下发了《关于进一步简化和规范办理计划生育相关证件的通知》，对计划生育生殖健康服务证（一孩准生证）办理、再生育申请审批、独生子女父母光荣证的领取及"生育关怀资金"申报等工作进行了再梳理、再简化，取消乡（镇、街道）一级盖章、公示环节，简政放权、方便群众。

2015 年党的十八届五中全会做出全面实施一对夫妇可生育两个孩子政策，积极开展应对人口老龄化行动的决策，这一决定必将带来深远的影响，银川市相关配套政策有待出台。

二、主要成就

改革开放三十多年来，在银川市委、市政府的坚强领导下，经过各级政府、各个部门和卫生计生工作者的共同努力，以及广大人民群众的积极参与支持，银川市卫生计生工作取得了显著的成绩，为全市经济社会协调、可持续发展和全面建设小康社会，创造了良好卫生计生环境。

（一）医疗服务水平和能力不断提升

经过多年的发展，银川市各级各类医疗卫生机构、服务设施设备、卫生技术人员不断增加，医疗技术、检查手段、人员力量得到了较大的发展，基本满足了人民群众就医需求。特别是在全市推行了"先住院，后付费"诊疗服务模式，减轻患者压力，改善就医感受；推行了国家基

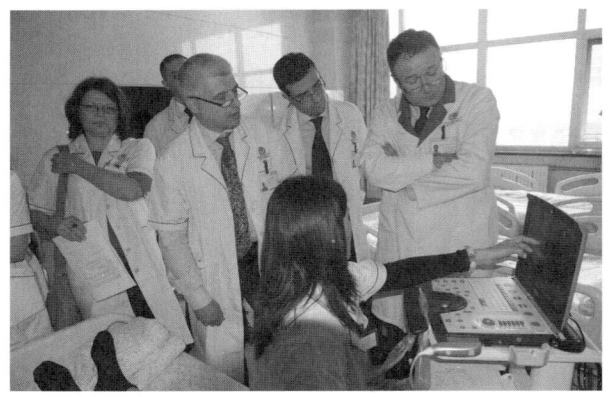

2015 年 6 月卡瓦中心引进欧洲团队

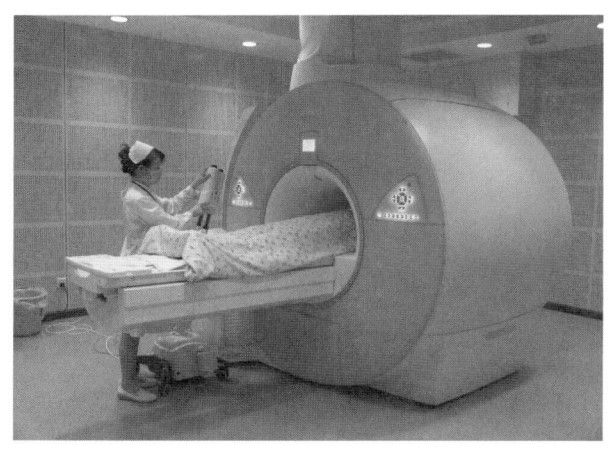

医疗技术水平明显提高

本药物制度，并实行零差率销售，努力降低医疗费用；引进了国际一流的卡瓦心脏手术和美容整形技术，使银川人就近享受了国际一流的医疗服务；与国际、国内优势医疗机构联合发展专科项目，不断扩大医疗国际化水平，并在滨河新区打造国际化、高端化的国际医疗城，为旅游医疗及患者提供高端的医疗服务，不断提升医疗服务水平。

建立医疗卫生服务对口协作机制，推进医师多点执业政策，依托银川市第一人民医院，与县、乡两级医疗机构建立了远程医疗会诊系统，开展全科医生转岗培训、基层卫生人员规范化培训和农村卫生工作人员定向培养，不断提升基层医疗机构服务能力。在全市努力建立起"15 分钟健康圈"，居民只要步行 15 分钟就可抵达社区卫生服务机构。在公立医院与社区卫生机构之间建立了"双向转诊"机制，逐步形成"小病在社区、大病进医院、康复回社区"的就医格局。在社区卫生服务中心（站）建设健康小屋，免费为居民提供 16 项自助体检项目。加强国家、自治区、银川市重点专科、学科建设和科研立项工作，不断提升市级医疗机构服务能力。截至 2014 年底，全市共有国家级重点专科 5 个、重点学科 3 个、自治区级优势专科 5 个、市级重点专科 6 个；国家级名中医工作室 4 个；市属医疗卫生单位科研立项 59 项，国际合作技术 2 个。

（二）覆盖全市的基本公共卫生服务体系初步建立

积极建设社区卫生服务中心和卫生服务站，改扩建乡（镇）卫生院，建设村卫生室和标准化村卫生室。全市共建设社区卫生服务中心 7 所，社区卫生服务站 77 所，服务范围覆盖全市所有社区；乡（镇）卫生院 39 所，覆盖率达到 100%；村卫生室 287 所，覆盖率达到 100%；建设标准化村卫生室 157 所，占全市村卫生室的 54.78%。向广大居民提供了基本医疗卫生服务。

（三）传染病得到有效防控

国家免疫规划疫苗接种率逐年提高，儿童接种率保持在 95% 以上，形成了有效的免疫屏障；全市重大疾病和疫情的监测预警能力不断增强，建立了覆盖城乡、灵敏高效、快速畅通的信息网络，成功防控了"非典"、甲流、人感染 H7N9 禽流感等重大传染病；对不明原因疾病、鼠疫、霍乱、手足口病、流感等重点传染病进行监测；开展了 4~8 岁儿童麻腮风疫苗强化免疫；对艾滋病人实施了艾滋病关怀救治工程，各类传染病得到及时有效的防控。法定报告传染病发病率由 2004 年的 935.54/10 万下降到 2013 年的 713.93/10 万。成功保护了群众的身体健康和生命安全。

（四）公共服务范围不断扩展

基本公共卫生服务项目从 9 类 33 项，逐步扩大到 11 类 50 项。6 个县（市）区积极创建综合防治示范点，已有 5 个县（市）区创建成为自治区级慢性病示范区，其中一个区已申报国家级慢性病示范区。银川市被国家确定为流动人口卫生和计划生育基本公共卫生服务均等化试点，为流动人口提供了与银川市民同等待遇的基本公共卫生服务。

（五）突发事件应对处置能力不断提高

在"十二五"期间，建成了覆盖全市的应急预案体系，健全统一领导、综合协调、分类管理、分级负责、属地管理为主的应急管理体制；加强应急管理机构和应急救援队伍建设，构建统一指挥、反应灵敏、协调有序、运转高效的应急管理机制；健全应急管理法制，建设突发公共事件预警预报信息系统和专业化、社会化相结合的应急管理保障体系。同时，建立了覆盖全市的监测预警网络和突发公共卫生事件监测哨点，全市所有公立医疗机构均已实现了网络直报。"3 分钟接警出车"，覆盖全市的急救网络体系基本形成，实现急救管理属地化、应急指挥一体化的模式，有效处置多起突发公共卫生事件。

（六）城乡居民健康水平显著提升

开展了包括普及健康素养知识，开展公众健康服务，加强慢病防控，保障人民饮食健康，开展全民健身活动，推进城乡环境综合治理，加强控烟宣传和执法监督检查，开展学校健康教育，创建健康家园，发展健康产业 10 项内容的健康银川全民行动。在社区、学校企事业单位建立示范点，针对主要危险因素，有计划、有针对性地开展健康教育、健康促进和干预活动。全方位立体式地传播健康素养知识，落实各项生活方式干预措施，改变城镇居民旧俗陋习，倡导采取健康生活方式，有序开展居民公众健康服务。建立了城镇居民健康档案，建档率达到86.7%，加强居民健康管理服务和自我健康管理指导。加大环境卫生整治力度，努力改善居民生产生活环境。

（七）人口过快增长得到有效控制，人口素质全面提高

用较短的时间，实现了人口再生产类型由"高出生、低死亡、高增长"转向"低出生、低死亡、低增长"；人口快速增长势头迅速得到遏制，缓解了经济、社会、资源、环境协调和可持续发展所面临的人口压力。人口出生率从 1981 年的 19.12‰下降到 2014 年的 10.38‰，人口自

然增长率从 14.83‰下降到 2014 年的 6.71‰，计划生育率稳定在 96% 以上。从实行计划生育以来，有效地控制了人口过快增长，缓解了人口增长对经济社会资源环境的压力。

全力推进出生缺陷干预工程，将免费孕前优生健康检查、孕期优生筛查纳入政府民生工程和为民办实事项目，加强优生优育知识宣传普及，扎实开展出生缺陷干预工作，出生人口素质等人口指标呈现出良好的发展态势。人口增量的下降和放缓，为提高人均卫生、教育等公共投资和服务水平创造了条件。全市出生人口缺陷发生率下降到 108.91/万，出生人口性别比降低到 106.77，孕产妇和新生儿死亡率降到最低；人们的预期寿命在不断提高，全市人均寿命提高到 76 岁。

（八）群众婚育观念发生了根本性的变化，人民群众的生存和发展状况得到极大改善

计划生育利益导向政策的建立与实施，改善了计划生育家庭生产、生活、生育上的困难状况，促进了城乡居民生育观念的转变，带动了大批少数民族、农民自觉自愿地放弃生育 2 孩，14 周岁内领取独生子女证人数达 52988 人，城乡居民自觉实行计划生育的意愿大大提高。计划生育转变了人们的思想观念，提高了人口文化素质，缓解了就业压力，改善了人民生活，促进了妇女解放。自 2014 年单独政策启动实施以来，全市 2643 个单独家庭中，申请再生育夫妇仅 550 对，已生育只有 154 人，占申请再生育夫妇的 28%。育龄妇女综合避孕率提高到 94.18% 的较高水平，长效避孕节育率达 51.11%。据专家测算，计划生育的投入产出比为 1:80。

改变了育龄妇女为落实基本国策所付出的巨大奉献和牺牲（妇女忍受了生理上的不适、生育上的徘徊、生活上的艰辛），改变了人口老龄化所带来的养老问题（空巢老人、留守老人、孤寡老人生活上的困难，失独老人精神上的打击，老人们独居空巢、生活失落、精神空虚）。

（九）利益导向政策体系逐步完善，人口红利持续释放

在关注和改善民生、建设和谐社会的新形势下，人口和计划生育工作思路发生了根本性转变，即由过去的单一"处罚多生"转变到"处罚多生"与"奖励少生"并重，让计划生育家庭享受到更多实惠，通过利益导向引导群众提高实行计划生育的自觉性。银川市委、市政府先后下发了《关于全面加强人口和计划生育工作统筹解决人口问题的决定》《关于全面加强新时期人口和计划生育工作，促进人口长期均衡发展的意见》，不断完善利益导向政策体系。在对接国家、自治区相关政策基础上提高奖励扶助标准，扩大受益范围。市政府设立"生育关怀资金"，对城乡独生子女死亡的，按照银川市上年度城镇居民人均可支配收入发放一次性抚慰金；对农村双女户家庭子女意外死亡的，市财政给予5000元一次性抚慰金；对农村双女户、城乡独生子女意外伤残的家庭，市财政给予3000~5000元的一次性抚慰金。农村部分计划生育家庭奖励扶助制度、计划生育家庭特别扶助制度和少生快富利益导向政策体系逐步健全，贫困人口大幅减少。

人口抚养比下降1/3，劳动年龄人口充足，特别是调整完善生育政策保持合理的劳动力数量和结构，为经济快速发展赢得较长时间的人口红利期。据有关专家测算，计划生育对经济持续快速增长的贡献率达1/4以上。

三、经验启示

改革开放三十多年的医药卫生和计生工作积累了一些经验，得到了许多对今后工作有益的启示。

（一）必须建立和完善卫生计生制度体系和运行机制

在医疗卫生事业的改革与发展中，医疗卫生制度体系建设时带有根本性、全局性、稳定性和长期性的问题。是否有一套系统、科学的医疗

卫生制度，关系到医疗卫生体制改革和卫生事业发展的成效。改革要以保障人民健康为中心，以人人享有基本医疗卫生服务为根本出发点和落脚点，加强医疗卫生制度建设，建立和完善

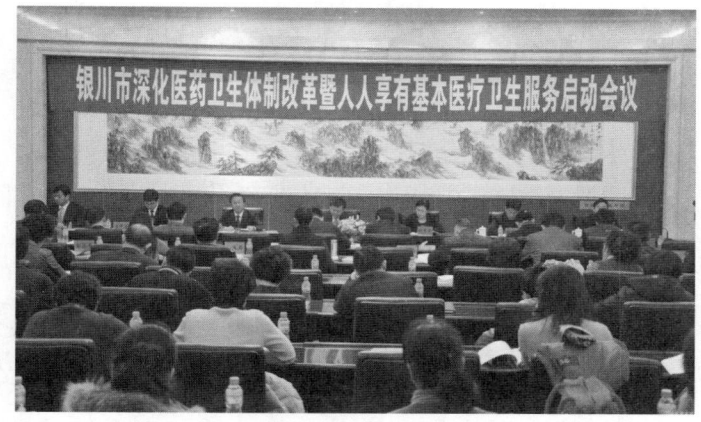

大力推进深化医药卫生体制改革，人人享有基本医疗卫生服务

覆盖城乡居民的公共卫生服务体系、医疗服务体系、医疗保障体系、药品供应体系及相应的运行机制，形成"四位一体"的基本医疗卫生制度。同时，按照统筹解决人口问题的要求，深化人口和计划生育综合改革，完善各级人口和计划生育工作的领导机构、协调制度，强化人口与发展综合决策，健全人口发展宏观调控体系，创新人口服务管理，健全人口发展政策体系，改革目标管理责任考核体系。立足人口长期均衡发展，不断完善人口政策。

（二）必须发挥政府的主导作用

要发挥政府的主导作用，强化政府管理责任，主要包括制定医疗卫生事业改革与发展的规划、政策、法规，合理配置医疗卫生资源，对医疗卫生机构进行监管等。而对于计生工作来说，要完善稳定增长的人口和计划生育财政投入保障机制，形成以财政投入为主、稳定增长、分类保障、分级负担、城乡统筹的保障机制。人口和计划生育事业属公益事业，人口和计划生育事务属于政府基本公共服务的范畴，要围绕计划生育家庭利益导向、人口和计划生育公共服务、自身管理与服务能力的提升、公共管理等方面，进一步加大财政投入力度。政府应加大对公立医疗卫生机构基本建设和设备购置、重点学科发展、人才培养、政策性亏

损以及承担公共卫生任务和紧急救治、支农、支边公共服务等方面的投入。逐步化解公立医疗机构债务，严禁公立医疗机构举债建设。

（三）必须加强基层机构建设和科技支撑建设

加强医疗卫生机构重点学科建设，培养学科带头人，加强对儿科、急诊等人才紧缺科室的梯队建设。加快培养基层医疗机构所需要的全科医生。而对于加强人口和计划生育领域科技支撑建设来说，要开展较大样本量的流行病学调研，开展生殖健康水平，避孕节育产品效果，相关疾病及健康问题关联度的研究，开展出生缺陷预防研究。建设监测点，进行新生儿数据收集、统计、分析，研究全市重大出生缺陷与遗传因素、环境因素的关系。

（四）必须建立严格有效的监管机制

要健全医疗卫生和计生工作监督执法体系，加强城乡医疗卫生和计生监管机构能力建设，强化医疗卫生服务行为和质量监管，完善医疗卫生服务保障和质量评价体系，规范管理制度和工作流程，加强对医疗卫生机构的准入和运行监管。同时要加强对规划执行情况的监测、评估、督导，"十三五"时期加强对重大政策、重大工程项目的动态跟踪和实施效果的评估。建立规划中期、末期评估和修订机制。

（五）必须增进家庭发展能力促进社会和谐稳定

逐步提高家庭福利在国民收入再分配中的比例，提高消费预期，缓解家庭在婚姻、生育、养老、居住等方面的后顾之忧，稳定家庭功能，增强家庭发展和抗风险能力。以实施草原幸福人家示范村、示范户项目，滚动扶持贫困计划生育家庭。通过宣传倡导、优质服务、利益导向、关怀关爱和民主管理，推动家庭特别是计划生育家庭的生育文明、健康促进、权利保障、能力发展和素质提升，努力推动"计划生育、优生优育、文明富裕、身心健康、和谐幸福"的新家庭建设。

四、对策建议

自改革开放以来，银川市在党中央，区党委、政府的领导下，在医药卫生与计生领域取得了可喜的成绩，但也出现了一些亟待解决的问题。一是基层卫生服务能力不足。基层医疗卫生是医疗卫生服务体系的网底，承担着为广大城乡居民提供预防、医疗、保健、康复、计划生育技术指导等基本服务。目前，银川市基层卫生服务体系还存在体系不健全，缺乏城市社区卫生服务机构人员、设备和建设的保障及激励性机制等问题，基层建设缺乏活力，队伍不稳定。二是公立医院改革尚不深入。自新一轮医药卫生改革启动以来，银川市虽然取得了辉煌的成绩，但仍存在一些问题：公立医院改革进展迟缓、公共医疗资源配置仍不合理、深层次问题尚未涉及，让医疗卫生技术人员受鼓舞、医疗卫生机构发展有活力的长效机制尚未建立。三是突发事件处置能力有待提升。如何有效处置突发公共卫生事件，保证公共卫生安全，维护群众生命健康，防止疫情扩散传播等是摆在卫生医疗部门面前的现实问题。银川市目前尚缺乏应急队伍、技术力量、应急设备保障机制，难以满足较大规模突发公共卫生事件和甲类传染病爆发的需求。卫生监督执法的主体定位、人员配置、执法装备、监管手段、经费投入与实际工作需求不相匹配，应对突发公共卫生事件应急处置能力还有待进一步提升。四是人口素质有待提高。随着计划生育工作的开展、人们观念的转变，以及医疗水平与生活水平的提高，银川市的人口出生率、死亡率、自然增长率均低于全区平均水平。从 2008 年至 2011 年，银川市每年新生婴儿数量基本保持在 16000 人左右。尽管随着银川人口自然增长和"单独二孩"生育政策的调整，银川市在近年内可能再次出现人口出生高峰，但总体来讲，人们的生育意愿已有所下降。与此同时，提高人口素质的重要性逐渐凸显出来。据银川市卫生部门妇幼监测网 7 家医院监测数据显示，银川市每万名新生婴儿中有 115.86 个婴儿会出现缺陷，缺陷发生率为 11.586‰。五是性别比需监控。出生人口性别比是指某一时期内出生男婴与女婴的数量之比。其数值为每 100 名女婴对应的男婴数，即出生性别比=男婴出生数/同期女婴出生数×100。2013 年，银川市出生人口性别比为 107.5，较 2012 年的 105 提高 2.5。而根据近八年的数据反映，银川市的出生人口性别比从 2006 年的 112 下降至 2012 年的 105，归于正常范围之内，但性别比仍需要监控。六是流动人口管理服务体系需要完善。据统计，2000 年银川市总人口为 126.46 万，2007 年底人口总数已经增加到 148.79 万，2010 常住人口为 199.31 万，至 2014 年底，银川市总人口数已达到 212.89 万。除了人口自然增长外，建设"两宜"城市、积极改善投资环境、大力发展服务业等重大惠民工程，吸引着周边群众来银投资置业，此外还有自治区实施的生态移民工程，都是促使银川市常住人口数量不断增长的重要原因。伴随着大量流动人口的涌入，如何进行并完善流动人口管理服务体系成为重要的问题。七是人口老龄化问题凸显。据第六次全国人口普查数据显示：银川市常住人口为 199 万，其中 60 岁以上老年人口约 18.8 万，占总人口的 9.45%。另据公安部门统计，2011 年，银川市 60 岁以上户籍老年人口达到 20 万，占户籍人口总数的 12.39%，这个比例远远超过宁夏平均水平。因此，人口老龄化也是银川市将要面临的重大社会问题。

针对在卫生及计生领域存在的一些问题，党中央，自治区党委、政府提出了一系列解决措施，银川市依据上级要求，积极谋划解决对策。2015 年 10 月，党的十八届五中全会就深化医药卫生体制改革、促进人口均衡发展提出了具有战略意义的部署，为今后的工作指明了方向。

（一）制订政策，全面统筹发展城乡基层卫生

国家和自治区应根据新形势下基层卫生工作和人民群众的真实需要，出台基层卫生服务发展条例，从法律层面对基层卫生服务机构规

划，机构定位，职能，规模，服务提供，政府购买方式和标准，举办主体，政府投入机制，人才保障等方面进行顶层设计，提高基层卫生服务能力，促进基层卫生服务机构健康发展。

（二）全面落实政府"四个责任"

落实领导责任，政府要求正确履行办医职责，统筹做好卫生事业整体规划，"融健康于万策"。落实保障责任，要建立起科学的卫生筹资机制，明确政府、社会和个人的责任，切实加强人员队伍保障，在卫生队伍建设方面舍得投入、下大功夫。落实管理责任，政府要转变管医理念，着眼于建立现代医院管理制度，研究医疗卫生行业的特点和规律，从传统的直接管理公立医院转为行业管理。落实监督责任，要健全监管体制，创新监管手段，完善监管方法，提升监管能力，加强对医院和医务人员执业行为和质量安全的监管。

（三）建立现代医院管理制度，加快政府职能转变

建立现代医院管理制度，加快政府职能转变，推进管办分开，完善法人治理结构和治理机制，合理界定政府、公立医院、社会、患者的责权利关系。建立公立医院科学补偿机制，以破除以药补医机制为关键环节，通过降低药品耗材费用，取消药品加成，深化医保支付方式改革，规范药品使用和医疗行为等措施，留出空间，同步理顺公立医院医疗服务价格，建立符合医疗行业特点的薪酬制度。

（四）加强应急队伍建设，完善卫生监督执法工作

加强应急队伍规范化建设，健全队伍管理机制，改善队伍装备水平，加大培训和演练力度，提高队伍的综合处置能力。对卫生监督执法的主体定位、人员配置、执法装备、监管手段、经费投入与实际工作需求进行匹配。

（五）稳定生育水平，提高人口素质

要按照"总体稳定、城乡统筹、分类指导、协调发展"的原则，提

高出生人口素质，这事关千家万户的幸福，事关国家和民族的未来。重点做好免费孕前优生健康检查和孕期优生筛查两大民生工程，全力推进出生缺陷一二级干预工程，提高人口素质。

（六）综合治理出生性别比偏高问题

出生人口性别比长期失衡，目前仍呈持续升高趋势，这严重影响社会稳定和发展。解决此问题的主要措施：一是建立党政负责、部门配合、群众参与的标本兼治工作机制；二是深入开展"关爱女孩行动""婚育新风进万家"活动，广泛宣传男女平等、少生优生等文明进步观念；三是完善相关法律法规和监管制度，严厉打击非医学需要的胎儿性别鉴定和选择性别的人工终止妊娠行为。

（七）不断完善流动人口管理服务体系

做好流动人口管理和服务，关系改革、发展、稳定大局，关系低生育水平长期稳定。目前主要措施：一是建立健全流动人口管理服务体系，建立城乡统一的人口登记制度，将流动人口管理和服务纳入地方经济社会发展规划，促进流动人口融入城市生活；二是建立流动人口计划生育统一管理、优质服务的体制。实行流入地为主的目标管理双向考核，将流动人口卫生和计划生育纳入常住人口管理服务范围。

（八）积极应对人口老龄化问题

目前，我国已进入老龄化社会，老年人口数量多，老龄化速度快，高龄趋势明显。人口老龄化将导致抚养比不断提高，对社会保障体系和公共服务体系的压力加大。主要措施：一是制订规划和政策，构建养老体系，将养老保障作为社会保障体系建设重点；二是逐步建立完善城乡统一的社会统筹与个人账户相结合的养老保障制度和养老保险制度；三是实现银川市"9073"养老发展战略，即实现90%的老年人家庭养老，7%的老年人社区养老，3%的老年人机构养老。

石嘴山市卫生和计划生育的改革与发展

改革开放以来，在党的卫生和计生工作政策指引下，在市委、市政府的领导下，石嘴山市医疗卫生和计生服务体系逐步健全，综合服务能力显著提高，各种保障制度逐步完善；农村卫生、城市社区医疗卫生服务建设快速推进，卫生应急处置能力、疾病预防控制、卫生监督、妇幼保健等各项工作明显增强，居民健康水平不断提高；人口过快增长势头得到有效控制，低生育水平不断稳定，实现了人口由"高出生、低死亡、高增长"向"低出生、低死亡、低增长"的历史性转变，有力促进了全市经济社会持续健康快速发展。

一、改革发展历程

改革开放以来，石嘴山市卫生和计生工作发展历程，大体可分为四个阶段。

（一）恢复调整阶段（1978~1984 年）

1. 医疗卫生方面

这期间，重点是对现有的医疗卫生机构进行整顿和建设，重新建立和恢复医疗机构，加强建设农村三级医疗卫生机构，改善医疗机构诊疗环境，推行医院人事制度改革，恢复完善医院规章制度，创建文明医院，允许个体办医，加强人员培训，充实技术力量，使卫生工作状况有了较大好转。

1978~1979 年，石嘴山市开始建立和恢复医疗机构，重新开启了爱国卫生运动，建立健全了各级爱卫会、地方病领导机构，制定了一系列地方病及爱国卫生运动管理条例，加强了爱国卫生运动。1980~1982年，大力整顿市立医院，狠抓医院管理，市级医院试行了以《综合考核奖惩办法》为主要内容的经济管理制度，医院质量指标得到较好的提升，开始扭转卫生机构不善于经营核算的局面。1983年，各级医疗单位按照改革精神，从局到院、站、所及科室领导班子，都是通过群众民主推选，组织考核任免的方法，进行了调配，医疗机构开始实行"院长负责制"，建立了行政指挥系统，由院长全面负责行政、业务领导工作，副院长协助院长工作，实施简政放权，院、站、所有了人权、财权和自主经营管理权，进一步规范了医院各项工作程序。同时，加强了专业技术人员培训，组织了农村小队卫生员轮训，开展了专业技术人员学习培训班，举办了学术交流会、岗位技术操作比赛，医疗服务能

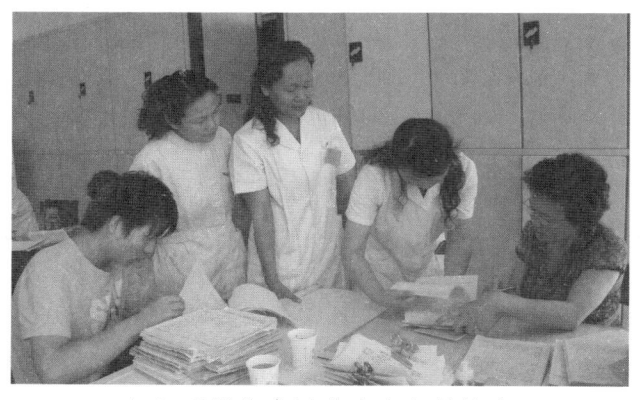

组织开展临床用药安全督导检查

力得到提高。1984年，针对卫生工作长期存在"大锅饭""独家办""一刀切""无核算"的问题，进行了一系列改革和探索。改革的重点工作是推行医院人事制度改革，创建文明医院，允许个体办医。通过改革，提高了医疗质量，改善了服务态度，医护人员的收入也相应增加，医疗卫生机构逐步壮大，建立了较为完善的农村和城市医疗卫生服务网络。截至1984年底，全市各级各类医疗卫生机构由1979年底的100个增加到112个，卫生专业技术人员由1979年底的2162人增加到2370人，平均每千人口有医院床位4.34张。

2. 计划生育方面

这期间，为了解决人口过快增长给经济社会发展带来的巨大压力，石嘴山市同全国一样全面开展了计划生育工作，以"晚、稀、少"为主要内容的限制人口增长的生育政策基本形成，并逐步落实到城乡。市委从建立健全组织机构入手，于 1979 年在原计划生育领导小组的基础上成立市计划生育委员会。随后，各县、区、厂、矿等单位也相继调整、充实、配备了负责计划生育工作的人员，计划生育工作被列入各级党委的议事日程。

从 1981 年开始，确定了计划生育工作总目标，即狠抓一对夫妇只生一个孩子，努力提高一胎率，严格控制计划外生育，杜绝第三胎和多胎生育。加强计划生育工作队伍建设，抓典型总结推广先进经验，并将计划生育宣传工作重点转移到农村，积极落实节育措施。1982 年《中共中央、国务院关于进一步做好计划生育工作的指示》（中发〔1982〕11 号）确定了计划生育工作的根本任务、方针和政策，即城市普遍推行一对夫妇只生育一个子女的任务和目标。之后，石嘴山市召开了全市计划生育工作会议，下达了计划生育指标及生育指标。

1983~1984 年，全市狠抓国家干部、职工、城镇居民一对夫妇只生一个孩子，努力提高一胎率，严格控制第二胎，坚决杜绝第三胎。农村社员普遍提倡一对夫妇只生一个孩子、最多两个、杜绝三胎。建立健全了三级计划生育网，基本做到了计划生育层层有机构、各级有计划生育专干，计划生育工作走上了健康发展的道路。截止到 1984 年底，全市计划生育率达到 87.27%，一胎率达到 68.38%，多胎率下降到 10.73%，独生子女领证人数达到 5112 人。

（二）分级管理市场化改革阶段（1985~1996 年）

1. 医疗卫生方面

这期间，全市卫生改革不断深化，在强基础、重建设、抓管理中积极推进，继续完善医疗卫生管理体制，坚持"预防为主"的卫生工作方针，通过加强预防保健，开展改善服务态度、提高服务质量为主要内容的卫生工作，确保了全市卫生工作稳步发展，并逐步向市场化方向迈进。

1985 年，根据国家医改精神，石嘴山市把第一、二医院，防疫站，保健所的组织建制归还卫生局，调整了各级医院（站、所）的领导班子，22 名年轻的专业干部走上领导岗位，促进了业务发展。加大改革放权力度，健全各种管理制度，医院实行院长负责制、科室干部聘任制、工人实行合同制，使医院（站、所）有了自主权，干部任免、职工调动、经费管理，实行了院（站、所）长负责制。部分医院率先实行了工资上下浮动 30% 的尝试，调动了干部工人的积极性。改革了公费医疗管理制度，实行了门诊收费和住院收费分离，门诊收费由单位包干，实行记工龄、定指标的办法；住院费由市直各区统一掌握，实报实销。农村实行了因地制宜的多种办医形式，村医疗站由乡村医生或赤脚医生个人承包或集体承包，乡卫生院按"五定一奖"要求建立和试行管理责任制。

1986 年，石嘴山市三个城市均成立了妇幼保健所，并在城市基层建立防保组织的改革试点，实行权、责、利相结合的多种形式管理责任制，发展医疗横向联合，开展技术对口援助活动，贯彻多层次、多形式、多渠道办医的方针，改革卫生技术职称，实行卫生技术职务。1987年，石嘴山市政府制定了《关于石嘴山市卫生工作进一步改革的意见》，审议批准了《实行院（站、所）长负责制暂行规定》等，市直属 5 个医疗卫生单位全面推行了院（站、所）长负责制，在全市城乡卫生医疗机构中，全面推行"两定一考"和"五定一奖""浮动工资"等多种形式的管理责任制。市第一人民医院、宁钢职工医院、惠农县医院、宁夏电化卫生所共同组建医疗联合体，业务水平得到了共同提高，全市卫生机构改革逐步实现了条理化，以街道办事处为单位建设了防保站试点，为城市防保工作全面推开奠定了基础。同年 10 月，根据《石嘴山市卫生技术职称改革实施方案》精神，对全市卫生技术人员进行了严格的考试考核，完成了职称聘任。在市第一人民医院中医门诊部的基础上，成立了石嘴山市中医院。

1988~1989 年，卫生和计生系统进一步深化改革，建立责、权、利相结合的运行机制，重点是推行院（站、所）长"任期目标合同制"，通过实施"量化管理、质化控制"，岗位效益和切身利益相结合的办法，将竞争机制引入各单位。在各单位推行两级聘任制，打破"以人定岗"，实行"以岗定人"，能者上、庸者下、平者让。落聘、缓聘、试聘、低聘、转岗、待岗的压力，激发和调动了医疗卫生单位和广大职工工作积极性。在全区率先推行和发展社区卫生服务，以社区、家庭为服务对象，开展疾病防治，常见病、多发病的诊治等工作，成为全区乃至西北地区学习的楷模和典范。为了整顿医疗秩序，加强医疗工作管理，开展医疗卫生机构登记、注册，赤脚医生复评等工作，严格规范医疗机构收费标准，使全市医疗秩序逐步得到加强和改善。1989 年，成立了市农村卫生协会，进一步加强了对个体医生和乡村医生的管理，保证了农村卫生改革的健康发展，并加强横向联合，市第一人民医院与附院、市总工会职工技协、市残联建立了医疗技术协作联合体，与石嘴山电厂卫生所、礼河乡卫生院等建立了对口医疗支援体系。

1990~1996 年，针对市场化环境下，重点深化医疗卫生行业作风和不合理收费进行改革，贯彻《传染病防治法》，配备传染病管理监督员，使传染病防治工作走上了法制管理轨道。加强对个体行医人员的管理，治理整顿，提高社会办医和个体诊所的服务质量；开展医院分级管理和评审，以第一人民医院为突破口，采取"在硬件上下决心，在软件上下功夫"、落实"三基、三严"培训计划，在科学管理和医德医风建设上下功夫，打基础、抓质量，创"二甲"，把医院分级管理工作引向深入。通过完善医疗卫生管理体制，加强预防保健，改善服务态度，提高服务

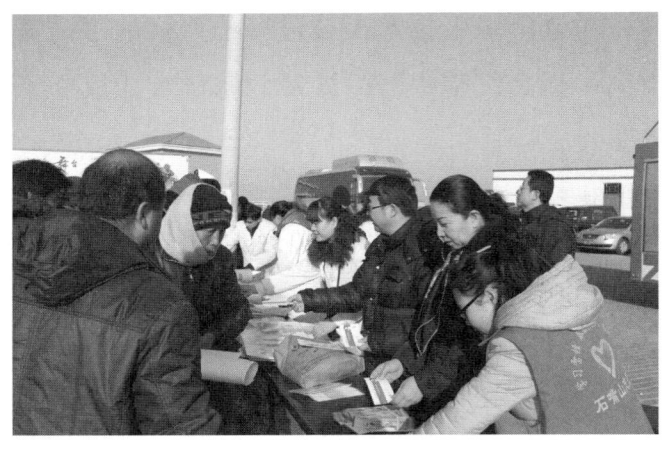

开展卫生下乡活动

质量，开展爱国卫生运动，深入开展创建"卫生先进单位"和"无鼠害城镇"竞赛活动，建立健康教育网络，加强建设医学教育基地，开展成人医学学历教育，大力培养卫生人才。大力推行医院分级管理改革，实行责任制护理，确保了全市卫生工作在市场化条件下稳步发展。

2. 计划生育方面

这期间，全市计划生育工作围绕严格控制人口增长，全面完成"四项"目标任务，强化计划生育组织领导，进一步完善计划生育体制和机制建设，逐步实行计划生育目标管理责任制，贯彻计划生育"三为主"（宣传教育为主，避孕节育为主，经常性工作为主）方针，计划生育"三不变"（人口和计划生育工作要坚持各级党政一把手亲自抓、负总责不变，坚持现行的生育政策不变，坚持既定的人口控制目标不变）原则初现雏形并逐步巩固完善发展。加大宣传教育工作力度，进一步丰富计划生育宣传工作手段方式，加大宣传教育工作力度，成立"手术队"，下乡上门强化计划生育"四术"技术服务工作，深化药具改革，完善药具考评制度，落实节育措施，全市党政齐抓共管，全面巩固计划生育的国策地位，人口再生产类型实现了由"高出生、低死亡、高增长"到"低出生、低死亡、低增长"的历史性转变。

1985 年，各县区分别成立了计划生育宣传指导站。 1986 年，市政府制定并颁发《石嘴山市计划生育暂行规定》，使全市计划生育工作"有规可依"，并将计划生育纳入精神文明建设的轨道，把计划生育工作作为评选文明和先进单位或个人的必备条件之一。1989 年市政府与各县区签订 1989~1991 年计划生育目标管理"合同"责任书，全面实行计划生育目标责任制；同年 4 月发布《石嘴山市个体工商户及暂住人口计划生育管理暂行办法》政府 1 号令，规范个体工商户及暂住人口的计划生育管理。1991 年市政府发布《石嘴山市实施〈宁夏回族自治区计划生育条例〉办法》，规范计划生育管理工作。同年，市委成立"人口与计划生育领导小组"和"石嘴山市计划生育协会"。

1992~1996 年，严格落实党政一把手亲自抓、负总责及"一票否决"制，实行经常性工作为主、宣传教育为主、避孕节育为主的"三为主"工作机制，全市人口出生水平总体稳定在 12‰~16‰之间。

（三）市场化改革规范提升阶段（1997~2008 年）

1. 医疗卫生方面

这期间，随着《中共中央、国务院关于卫生改革与发展的决定》正式印发施行，全市卫生改革与发展进入了崭新快速前进的新时期。先后启动实施了区域卫生规划、医疗机构分类管理、建立社区卫生服务体系、卫生监督体系以及农村卫生院上划县级卫生行政部门管理等各项体制改革，在医疗卫生机构实施了人员聘用制、后勤服务社会化、药品集中招标采购、病人选择医生、住院费用清单制、公开选拔聘用乡（镇）卫生院院长等内部运行机制改革。同时，加大对外开放力度，强化医疗卫生服务网络建设，启动实施了采供血机构、疾病控制机构等建设项目，卫生资源迅速壮大且效益显著提升，使全市公共卫生服务能力显著增强，重大疾病得到有效控制。完成了市、县两级卫生监督体制改革，初步建立了市、县两级卫生监督执法网络体系。

尤其是进入 21 世纪以后，全市城乡医疗卫生服务体系日趋健全和完善，形成了较为完整的医疗、预防、保健服务体系。建立了县、乡（镇）、村三级农村公共卫生服务网络，按照"一乡一院""一村一室"

的建设原则，建成标准化乡（镇）卫生院 21 所、标准化村卫生室 204 所。特别是 2003 年抗击"非典"取得胜利后，全市启动了突发公共卫生应急指挥、医疗救治体系、卫生执法监督体系、新型农村合作医疗制度等建设项目以及重大传染病、地方病控制项目，公共卫生服务能力显著增强，重大疾病得到有效控制。到 2008 年，全市医疗机构诊疗人次近 300 万，门诊人次 280 万，急诊人次 13 万，住院治疗人数 8.3 万；病床使用率为 77.7%。到 2009 年，全市共有各级各类卫生机构 582 所，平均每千人口拥有床位 4.63 张、卫生专业技术人员 5.82 人、执业医师 2.09 人，均高于全区平均水平。

1997~2000 年，石嘴山市在全区率先开展了城市社区卫生服务改革，转变以往的"坐等病人"的服务模式为深入社区、上门服务。改革市、区两级卫生监督体制，提出了"两级监督、一级监测"的监督管理体制，明确了两级监督管理机构的权力和职责范围，理顺了管理体制。制定出台了《石嘴山市农村合作医疗实施意见》，并选取平罗县为试点，推动农村合作医疗深入开展。制定出台了《石嘴山市公费医疗改革暂行办法》，使公费医疗向医疗保障制度过渡逐步走向规范化。选择大武口区为试点，以社区卫生服务为框架，以家庭为服务对象，开展疾病预防、诊疗、医疗与伤残康复、保障等工作，形成方便群众的综合卫生服务模式。进一步完善人才激励机制，在全市各级医疗卫生单位普遍实行了中层干部竞争上岗、工作人员双向选择的用人机制，调动了工作人员的积极性。其中，1999 年，在大武口区开展社区卫生服务试点基础上，将社区卫生服务工作在全市进行推行。

与此同时，市卫生局积极与石炭井、石嘴山矿务局协商，探索性地尝试开展了医疗机构社会化问题试点，为合理配置资源寻找途径。以人老部门为中心，推行了职工医疗保险制度改革，达到抑制公费医疗过快增长的目的。在平罗县试点开展了乡村卫生组织一体化管理工作，将村医疗站点的行政管理和经营管理纳入乡（镇）卫生院统一管理，为促进乡村医疗规范化管理走出新路。通过转变职能、政事分开、打破医疗机构的行政隶属关系和所有制限制，用法律、行政、经济等手段对卫生工作实行全行业管理。重点是对城区 15 家企业医院进行目标责任制和属地管理。改革服务体系，大力推行社区卫生服务，先后建成 36 个社区卫生服务站，使 216 名专业技术人员深入到社区开展医疗、预防、保健、康复等工作，为卫生工作深入发展奠定了基础。2000 年，开展了医疗机构的分类管理工作，将医疗机构划分为营利性和非营利性两类，执行不同的财政、税收、价格政策和财会制度。同时，为规范医疗机构药品采购行为，提高药品采购的透明度，遏制不良行为，在全市推行了药品集中招标采购，对医院药品实行了收支两条线管理。

2002 年，按照自治区《关于三市一地卫生监督和疾病预防控制体制改革的实施意见》，石嘴山市对原市卫生防疫站人员、财产、职能进行了科学合理的划分，组建了市卫生监督所和市疾病预防控制中心两个单位，采取执法与服务分离，使全市卫生监督与疾病预防控制工作跨入了快车道。同时，加大人事、分配制度改革力度，在卫生全系统实行了中层干部、工作人员二级聘任与专业技术职称、职务评聘分离制度，废除了岗位、职务终身制，实现了由身份管理向岗位管理的转变。将太西集团总医院大武口分院转型为石嘴山市老年病康复医院，对卫生资源的合理配置和全行业管理作出了新尝试。

2003 年，平罗县被自治区政府确定为首批新型农村合作医疗制度试点县，此项工作相继于 2007 年在两个城市区推行，标志着在全市范围内建立起了新型农村合作医疗制度。同时，石嘴山市对患大病农民群众实行了农村特困村民医疗救助制度，作为新农合制度的有益补充，有效缓解了农民群众因病致贫、因病返贫问题，得到了农民群众的普遍好评和欢迎。同年，为加强基层医疗服务保障，建立了县、乡（镇）、村三

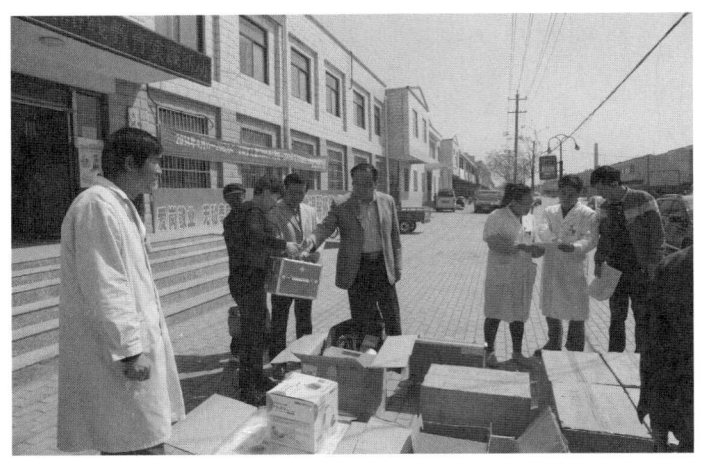
为基层医疗机构配备设备

级公共卫生服务网络，加强乡（镇）卫生院和村卫生室基础设施建设，按照"一乡一院""一村一室"的建设原则，建成标准化乡（镇）卫生院 21 所、标准化村卫生室 204 所，并按照每个中心卫生院 30 万元、一般卫生院 10 万元、村卫生室 5000 元的标准，集中采购配置了基本医疗设备，方便了群众就近看病就医。

2004~2006 年，石嘴山市在全区率先实现了新型农村合作医疗制度覆盖全市农村的目标，农民参合率达到 85% 以上，平罗县也被国家卫生部、发改委等部委评为"全国农村新型合作医疗试点先进县"，自治区政府在平罗县召开了现场会，并将平罗县的做法确定为"平罗模式"，在全区进行推广。2006 年，在全市农村卫生院全面推行了卫生综合改革，实施了乡（镇）卫生院院长公开选聘和职工全员竞聘制，乡（镇）卫生院人员工资实行政府全额支付，建立健全了新的用人机制、分配机制、工作运行机制和监督管理制约机制，为全区推行农村卫生综合改革积累了丰富的经验。创新举措，在全区率先推行了二级医疗机构临床检查、检验结果通用互认制度、单病种最高限价制度、医患沟通制度、门诊病历一本通等，使医疗服务重心前移，提升了综合服务水平，降低了医疗费用，方便了患者就医。同年，随着行政区划调整，撤乡并镇后，根据设置乡（镇）卫生院的原则，将原有的 30 个乡（镇）卫生院整合为 21 个。

2007~2008 年，在不断加强基础医疗设施建设的同时，积极实施了新技术推广和引进、消化、吸收等工作，重点开展了新农合医疗提标扩面工作，将筹资标准提高到人均100元，创新住院统筹补偿模式，将乡（镇）卫生院、县级医院报销比例提高到70%，封顶线提高到20000元，并以平罗县为试点，取得较好成效，获得全国人大、政协视察组的高度评价。将社区卫生服务工作纳入综合目标管理考核之中，制定下发了《石嘴山市社区卫生服务机构管理规定》等5个文件，为社区卫生服务机构规范化管理奠定了基础。全面推行了社区卫生服务机构绩效考核，抽调疾病控制、妇幼保健专业技术人员深入社区开展业务指导工作，严格落实责任制，促进了社区卫生服务功能和作用的发挥。其中，2007年，在全市21个乡（镇）卫生院全面推行绩效考核和药品"三统一"工作，实现五个转变，即乡（镇）卫生院的工作重点由医疗服务向公共卫生服务转变，由被动服务向主动服务转变，由单一部门评价向多部门和群众共同评价转变，由追求经济效益向注重社会效益转变，由按人员补助向按服务结果付费转变。建立了社区卫生服务网络信息平台，实现对社区卫生服务机构的日常监管。

2. 计划生育方面

这一阶段，随着党中央、国务院作出《关于加强人口与计划生育工作稳定低生育水平的决定》以及《人口与计划生育法》《计划生育技术服务管理条例》《社会抚养费征收管理办法》的颁布和地方条例的修订实施，石嘴山市人口与计划生育工作强化组织领导，依法管理，依法行政，加强工作网络和队伍建设，不断健全完善各级各类计划生育组织机构，将流动人口管理纳入计划生育目标考核任务，全面开展落实计划生育优质服务工作，人口与计划生育工作的任务转向稳定低生育水平、提高出生人口素质阶段。

1997~2000年，在增强队伍活力上积极进行改革，在全市组建各级计生协会组织，广泛吸收热爱计生工作的老党员，老模范，有知识、会管理、懂技术的人员，共发展会员 89398 人，会员联系户 41255 户，基本形成了自我管理、自我教育、自我服务的"三自"服务网络。坚持实行"一票否决制"，加强计生工作网络建设，通过配备专职人员，提高计生工作的实效性。大力开展"三结合""三为主"的宣传教育，稳定低生育水平。通过多渠道把计生工作同扶贫开发、"救助贫困母亲"、幸福工程、农村"富民工程"结合起来，将经济发展、文化教育、计生管理、遵纪守法等融入家庭建设当中，促进育龄妇女的整体素质提高和家庭的文明幸福。把项目、资金、技术、服务向育龄妇女倾斜，开展"一帮一""一带一"等活动，推动计划生育户的脱贫致富。采取公安、工商、计生、街道联合执法的模式，查验和办理婚育证明，提升流动人口管控力度和效果。

2001~2007 年，石嘴山市根据工作需要，及时调整了计划生育工作领导小组成员，将市、各县区计生委主任纳入其中，参与决策，成立了计划生育行政执法责任制领导小组，制定《计划生育行政执法责任制实施方案和考核细则》《计划生育行政复议制度》《行政执法错案追究制度》等行政执法制度。同时，把区属单位纳入计生考核，实行党政部门和计生部门双线考核，在农村，采取小额贷款、项目入户等方式，帮助计生户增加经济收入，使超生现象明显减少。取消生育指标配额，实行计划生育优生优育服务证管理办法。通过督查、抽查全市医疗卫生机构、计生服务站、乡卫生院及个体诊所就贯彻落实《关于禁止非医学需要的胎儿性别鉴定和选择的人工终止妊娠的规定》情况，有效遏制了石嘴山市出生人口性别比升高的趋势。实施"少生快富"扶贫工程和农村部分计划生育家庭奖励扶助制度，制订了《石嘴山市关于开展创建"三无"乡（镇、街道）工作三年规划》，开展对"三无"乡（镇、街道）的创建、考核和评比活动。实行乡镇（街道）计划生育服务站竞争上岗和优胜劣汰制，对村（居）计生专干实行县管、乡聘、村用的目标管理考核责任制，并开展了"计划生育村（居）民自治"试点工作。率先实行生育关怀行动，对大武口区农村户口的孕妇住院分娩一律实行免费。

2008 年，出台了《关于提前五年对接农村部分计划生育家庭奖励扶助制度和设立少生快富"节育奖"实施意见的通知》，在全市范围内提前 5 年使农村部分计划生育家庭优先享受奖励扶助制度，对农村只有一个子女或两个女孩或子女死亡现无子女的计划生育家庭，夫妇年满 55 周岁以后实行每人每年给予 600 元奖励扶助金的制度，直至年满 60 周岁与国家和自治区奖励扶助制度接轨为止。设立少生快富"节育奖"。对 "少生快富"独女项目户每户再奖励 2000 元的节育奖，这项优惠政策的实施，每年可使全市 500 人（户）得以享受，此项工作走在了全自治区前列，对稳定全市低生育水平、推动全市经济社会保持快速增长，促进资源枯竭转型试点城市人口与经济、社会、资源、环境协调发展发挥重要作用。全市传统生育观念有了很大转变，少生、优生已成为人们普遍的自觉行动，2008 年全市人口出生率为 10.25‰，自然增长率为 5.02‰，出生政策符合率 97.35%。

（四）改革跨越发展阶段（2009~2014 年）

这一阶段，石嘴山市深入贯彻落实党的十八大，十八届三中、四中全会精神，以医疗卫生体制改革为契机，先后进行了县、乡、村三级医疗服务能力建设和公共卫生服务能力建设项目，基层医疗卫生机构全面推行以"六统一"为主要内容的一体化管理模式，实施了基层医疗卫生信息系统项目建设和乡（镇）卫生院远程诊疗会诊系统建设。开展了预防接种、重性精神病患者管理、孕产妇健康管理等 10 类 43 项基本公共卫生服务，加大了公共卫生下社区、进农村力度，城乡居民公共卫生服务差距逐步缩小。完成了市、县两级卫生监督体制改革，建立完善了市、县两级卫生监督执法网络体系。继续以提高"两个管理率"、降低"两个死亡率"为中心，建立孕产妇绿色急救通道，推进"降消"项目，有效地降低了孕产妇和新生儿死亡率。

2009年，石嘴山市开展了城镇基本医疗保险市级统筹试点工作。2010年，积极创新新型农村合作医疗管理模式，率先在全区全面实施了新农合门诊统筹和住院单病种限价工作，率先在全区实施免费婚前医学检查，实行免费婚检和婚姻登记一站式服务。制定下发了《民营医疗机构管理考核办法》，有效规范了民营医疗机构的诊疗行为，全力做好药品和医用耗材统一招标采购工作。2011年，巩固完善县、乡、村三级医疗卫生服务网络建设，新建标准化村卫生室12所，改造中心卫生院3所。争取燕宝基金860万元，在3个县区移民安置点各新建1所医疗卫生机构。市精神卫生中心、全科医师培训基地建设项目开工建设，平罗县中医院迁建项目、惠农区人民医院外科综合楼项目开建。完成8所社区卫生服务中心（站）改扩建，建立健全绩效考核长效机制，社区卫生服务能力不断提高。惠农新区社区卫生服务中心荣获"全国示范社区卫生服务中心"荣誉称号，是宁夏唯一获此殊荣的社区卫生服务机构。在全市乡（镇）卫生院和村卫生室推行以统一规划建设、人员配置、业务管理、药品管理、财务管理、绩效考核"六统一"为主要内容的乡村卫生服务一体化管理模式。市政府投入3000万元资金，为3家市级医院购置急需医疗技术装备，有效促进了基层医疗服务水平的

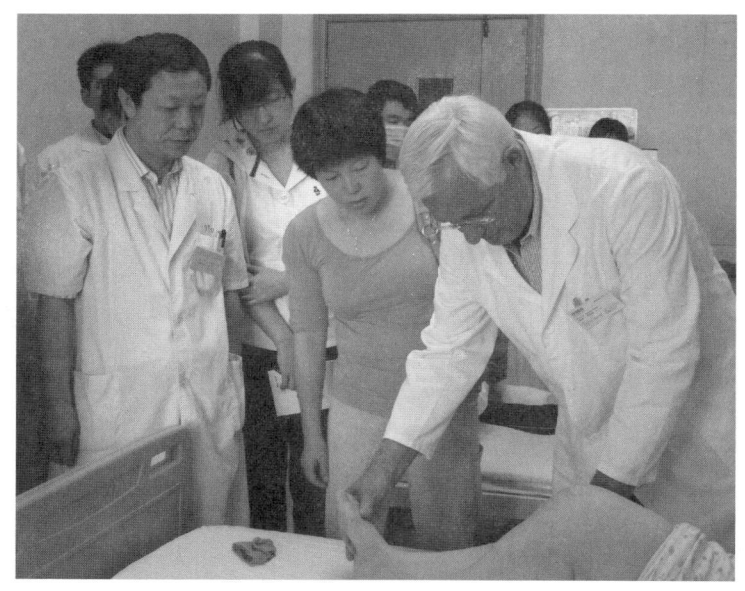

德国医学教授帕索尔在查房指导工作

提高。截至 2011 年 6 月底，石嘴山市城镇职工基本医疗保险参保人数 17.9 万人，城乡居民基本医疗保险参保 46.7 万人，提前完成了基本医疗保障扩面的目标和任务。参保城乡居民在全市 80% 以上的定点医院就医，均可享受"即结即报"待遇。

2012 年，探索建立了稳定的新型农村合作医疗筹资机制，落实财政补助资金，稳步提高农民报销比例。加强社区卫生服务机构规范化建设，完成 23 家社区卫生服务机构建设任务，实现社区卫生服务机构覆盖全市 95% 城市居民的目标。全面推行社区卫生服务绩效考核和经费补助制度，探索和建立权责分明、规范有序的工作运行机制，规范了医疗行为。同时，借助宁夏医疗集团的成立，石嘴山市积极参与，实现了医疗机构的优势互补，方便群众看病就医。

2014 年，石嘴山市乡村卫生服务一体化管理，以"两独立""六统一"为主要内容的管理制度全面建立，基本公共卫生服务实行网格管理，全科医生团队实行"签约"服务模式，启动了医疗联合体，建立了医联体内分工协作、有效转诊工作机制，统一开展了以居民健康档案为核心的城乡居民健康档案管理信息化建设，城乡居民电子健康档案建档率达 87%。平罗县、惠农区先后取消了县级及以下医疗单位药品加成，完善了政府补偿机制，实现了基本药物零差率全覆盖。积极探索推进市中医医院法人治理结构试点工作。贯彻执行国家基本药物制度和药品"三统一"政策，加强基本药物的配备和使用，落实专项补助经费、政府补偿机制，县级医院全部实行基本药物零差率销售，将建成的村卫生室和社区卫生机构纳入医保定点范围。在全市县级以下医疗机构推广"先住院后付费"诊疗模式，改革传统就医模式，建立符合群众利益的新型诊疗机制。推进基层首诊负责制试点，建立健全分工协作、双向转诊制度，提高优质医疗资源的利用率，形成基层首诊、双向转诊、分级医疗的就医格局。11 月，按照国家、自治区卫生计生机构改革的要求，石嘴山市卫生局和石嘴山市人口和计划生育局合并为石嘴山市卫生和计划生育局,职能合并。

二、主要成就

改革开放以来,石嘴山市卫生计生事业稳步发展,通过不懈努力,发生了翻天覆地的变化,公共卫生服务体系、药品供应保障体系、医疗救治服务体系、医疗保障体系建设取得了突破性进展,公立医院改革稳步推进,低生育水平进一步巩固,人民群众健康水平不断提高,为全市经济建设和社会发展提供了有力保障。

（一）城乡医疗卫生服务体系日趋健全和完善

目前,已经形成了较为完整的医疗、预防、保健服务体系。医疗卫生和计生服务机构已覆盖全市城乡,卫生计生服务网络健全完善。截至2014年,全市共有各级各类医疗卫生机构 565 所,其中综合医院 29 所（民营医院 15 家）,中医医院 2 所,专科医院 1 所,社区卫生服务中心（站）34 所,乡（镇）卫生院 22 所,村卫生室 204 所,门诊部、诊所、医务室 263 所,妇幼保健院 3 所,紧急救援中心 1 所,采供血机构 1 所,疾病预防控制中心 3 所,卫生监督所（中心）3 所。床位 4404 张（5.8 张/千人）。卫生专业技术人员 5675 人（7.47 人/千人）；有执业（助理）医师 2077 人（2.73 人/千人）,有注册护士 2199 人（2.89/千人）。婴儿死亡率为 6.59‰,孕产妇死亡率为 16.92/10 万,人均期望寿命 74.88 岁,比"十二五"末

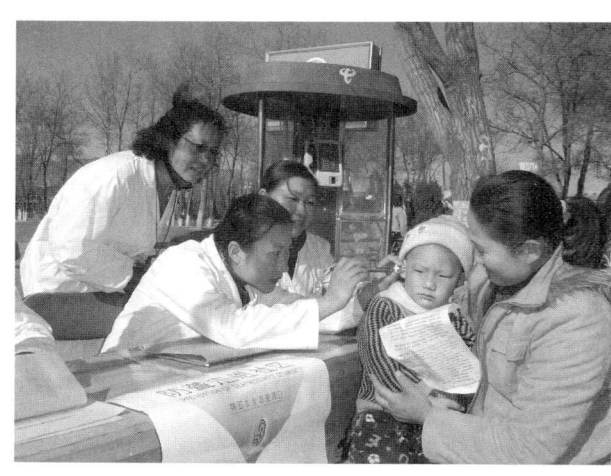

积极开展健康咨询

（73.5）增加了 1.38 岁。乡村卫生院（室）更好地发挥了所承担的预防保健和常见伤（病）初级诊治的服务功能，为农民群众提供了最直接的公共卫生和基本医疗服务。社区卫生服务机构的规范化、标准化建设，为解决群众看病难、看病贵问题发挥了积极作用，受到了群众的普遍欢迎，使得卫生服务的公平性、可及性和均等化水平显著提升。

（二）各项制度健全医疗质量明显提升

通过改革完善、建章立制，全市各级医疗机构逐步规范，内部管理得到加强，医疗技术水平和整体管理水平显著提升，社会对医疗机构的满意度明显提高。以制度规范管理，依法从医，依规行医，各项工作职责和工作流程明确，各医疗机构能够严格按照医疗护理操作规程，进一步规范病历书写，认真落实医师三级查房，术前讨论，危重病例及死亡病例讨论，合理用药等制度。强化"三基"和"三严"训练、认真

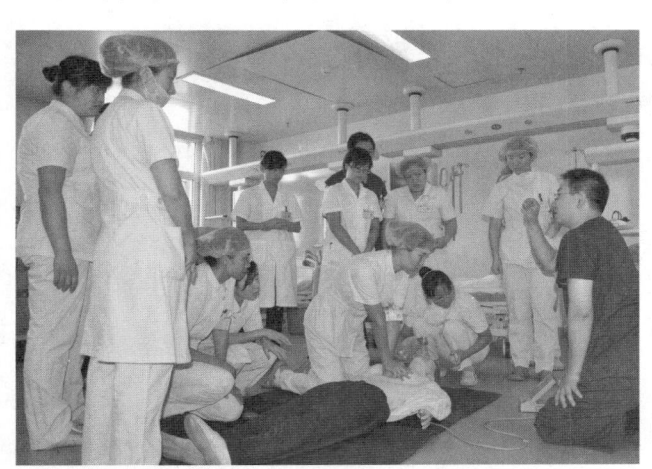

临床技能培训

开展医院病历质量评审、院感专项检查，加强医院急诊能力建设和临床用血安全管理，规范了住院病历书写和医疗护理技术操作规程，提高了医疗质量，确保了人民群众的就医安全。能够做到以减轻患者就医负担为遵旨，严格执行医疗服务收费价格，合理检查、合理用药，将收费项目和标准进行公示，全市医疗机构工作质量和效率明显提高。

（三）城乡居民基本医疗保障制度基本建立

自 2000 年开始城镇职工基本医疗保险制度改革试点以来，经过多年的努力，一个适应社会主义市场经济体制要求的基本医疗保险、补充

医疗保险及商业医疗保险等多层次医疗保障体系框架基本确立，覆盖范围不断扩大。2003年，石嘴山市平罗县被自治区政府确定为首批新型农村合作医疗制度试点县。2007年，又在两个城市区推行新型农村合作医疗，标志着在全市范围内建立起了新型农村合作医疗制度。截至2014年，全市城乡居民参保人数达到47.35万人，参合率99.3%。新型农村合作医疗制度的实施，有效减轻了农民医疗负担，特别是对因重病、大病造成困难的农民家庭起到了很好的救助作用。同时，石嘴山市对患大病农民群众实行了农村特困村民医疗救助制度，作为新农合制度的有益补充，有效缓解了农民群众因病致贫、因病返贫问题，得到了农民群众的普遍好评和欢迎。

（四）妇幼卫生服务工作进一步加强

通过不断加强三级保健网络建设，加强部门协调，促进了妇幼保健工作向纵深发展。全市自2006年以来孕产妇死亡率连续保持为零，大武口区率先实行生育关怀行动，对大武口区农村户口的孕妇住院分娩一律实行免费。基本建立了以妇幼保健机构为主体，综合医院妇产科、儿科、基层卫生单位为补充的服务体系。全市孕产妇系统管理率、6岁以下儿童健康管理率均达到95%以上，产前检查率、住院分娩率均达到95%以上，孕产妇死亡率逐年下降。优生优育、生殖健康科学知识深入人心，预防艾滋病、梅毒和乙肝母婴传播等国家重大妇幼卫生项目，

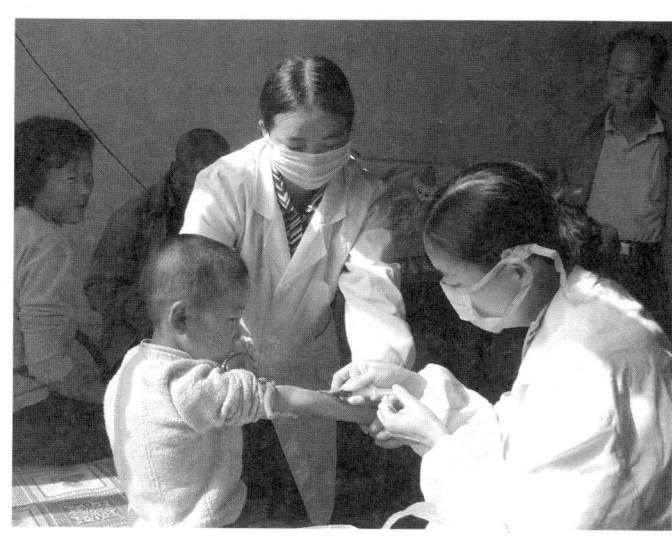
深入居民家里开展健康体检

出生缺陷监测信息网络直报、出生缺陷三级防治措施与干预机制等顺利实施，出生人口素质，儿童健康水平得以明显提高。

（五）卫生应急处置能力明显增强

多年来，通过加强管理，完善预案，卫生应急能力进一步提高。在一系列突发公共卫生事件的应急处置工作中，全市卫生系统协调统一，反应灵敏，行动迅速，处置果断，措施得力，严格按照各专业预案要求，在第一时间开展工作，广大医疗卫生人员始终战斗在工作第一线，确保了卫生应急处置工作平稳有序。突发公共卫生事件和疫情直报符合率达到100%，暴发疫情及时处置率达到100%，突发事件应急急救反应能力不断提升。有效处置了平罗福华冶金烧伤事故、白芨沟矿爆炸、交通事故批量伤员救治等多起突发事件，圆满完成了国际铁人三项赛、全国五人制足球赛等80余项重大活动的医疗卫生保障任务。全区卫生应急观摩现场会在我市召开。建立无偿献血制度，血液安全得到保障，石嘴山市连续三届荣获全国无偿献血先进城市荣誉称号。

（六）疾病预防控制工作成效突出

重点传染病得到有效控制。20世纪60年代初通过接种牛痘疫苗消灭了天花，1978年开始实施免疫规划，2000年实现了无脊髓灰质炎的目标。目前，疫苗可预防传染病发病率已降至历史最低水平。2007年实施国家扩大免疫规划以来，以麻疹、结核病、艾滋病、手足口病、人感染H7N9禽流感等为重点的传染病防治工

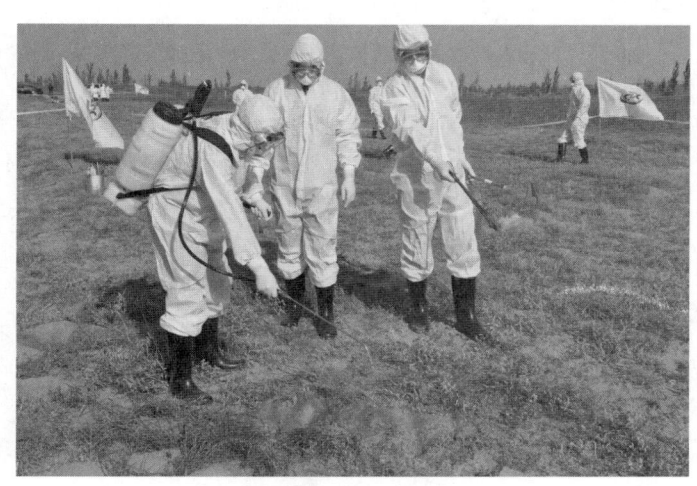

开展鼠防应急演练

作，各项指标均达到了国家和自治区的标准要求，近年来，全市无甲类传染病报告。2011 年以来，报告乙、丙类传染病 7992 例，报告发病率控制在 451.38/10 万的较低水平，死亡 11 例，死亡率 0.62/10 万，有效控制了传染病的传播。全市儿童常规免疫接种率达 99%以上，新增疫苗接种率达 97%以上，圆满完成消灭脊髓灰质炎和麻疹强化免疫等多项重大免疫接种任务，实现了无脊髓灰质炎状态的目标。强化碘盐监测工作，全市居民碘盐监测合格率达到 98.84%。平罗县荣获国家级慢性病示范区，大武口区、惠农区已通过自治区级慢性病示范区验收。

（七）公立医院改革稳步推进

全市各级医院不断发展壮大，服务能力显著提升。全市共有 254 家医疗机构执行国家基本药物制度，实行零差率销售。药品招标后较招标前价格下降 42.65%，医院药品销售收入占业务收入比例控制在合理水平，老百姓在用药方面得到了更多实惠。为危重症病人，三无（无姓名、无住址、无陪护）病人，突发事件以及重大事故受伤者开通"绿色通道"，实行"先诊疗、后结算"服务模式。各医院建立并完善了控费工作相关制度，严格控制医疗费用不合理增长，建立抗菌药物临床应用管理责任制，着力破解群众看病就医中存在的问题。市第二人民医院顺利挂牌宁夏医科大学附属医院。

（八）计划生育工作实现了新突破

石嘴山市人口计生工作连续多年全面完成了自治区下达的指标任务，多次荣获自治区政府人口计生目标管理责任制考核一等奖和工作奖，许多工作实现了新的突破，走在了全区乃至全国前列。重点是先后在全市 36 个乡镇、街道全部完成了计划生育"三无"创建任务，累计新建 15 个计生服务站，为县、乡服务站配备了技术服务设备，招聘了 56 名技术服务人员充实基层服务站，将村（居）计生专干工资全部列入财政预算，及时足额发放，保证了基层人口计生机构和队伍稳定。在全市所有乡镇、街道和部分村（居）建立了一站式便民服务大厅，实现了"阳光计生行动"全覆盖。率先推行新婚夫妇免费婚检，严厉打击"非法终止妊娠和非医学需要选择胎儿性别鉴定"行为，全市出生人口性别比基本稳定在103~107正常范围之内，是全国为数不多的出生人口性别比保持正常的地区。率先建立提前享受计划生育家庭特别扶助制度；率先设立提前5年对接奖励扶助制度；率先在川区开展少生快富工程扩面试点工作；率先实施"贫困孕产妇生育关怀行动"，计生利益导向工作走在全区前列，经验被自治区总结推广；率先开展流动人口计划生育服务管理规范化单位、优秀站所创建评比活动。坚持流动人口与常住人口同服务、同管理、同宣传，全市流动人口持证率达96%，验证率达95%，流动人口计划生育服务管理工作经验被自治区向国家推荐。

三、经验启示

三十多年来，石嘴山市卫生计生事业取得的巨大成就，得益于市委、政府坚强的领导和全市各级卫生计生部门和全体工作人员努力工作。在具体的发展实践中，也积累了一些宝贵的经验，为今后的发展提供了很多有益的经验。

（一）党政一把手亲自抓、负总责和群众参与支持是做好卫生计生工作的前提与关键

在推进卫生计生工作中，党政领导一把手是决策者、组织者，是推进工作的第一要素，只有党政领导一把手认识到位，亲自抓，负总责，全力支持，才能确保卫生计生工作全面深入开展。群众是卫生计生工作的主人，没有广大群众的拥护、支持和参与将一事无成。只有大力开展面向群众的卫生计生宣传教育和优质服务等工作，真正让群众得实惠，激发群众的创造性和主人翁精神，才能促进卫生计生工作持续发展。

（二）建设一支高素质的队伍是做好卫生计生工作的基础

事业兴衰，关键在队伍。只有切实提高卫生计生干部，尤其是基层

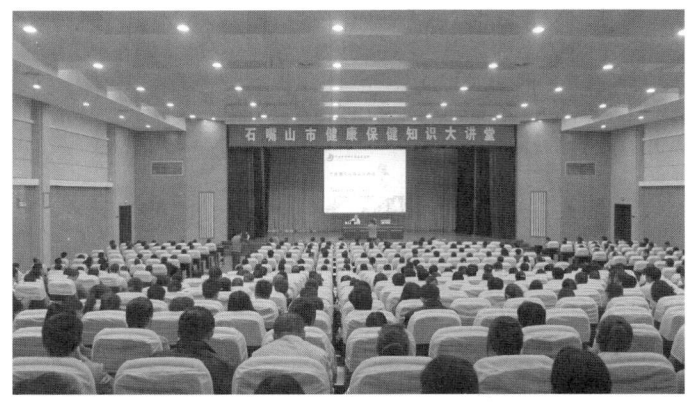

石嘴山市健康保健知识大讲堂

干部各项待遇，稳定基层队伍，造就一支思想好、作风正、懂业务、会管理、想服务、能服务、会服务的干部队伍，才能为群众提供全方位、优质、高效的卫生计生服务，才能全面正确地将党和国家的各项卫生计生政策法规落实到工作中，才能赢得群众的满意和拥护，推动卫生计生工作向纵深发展。

（三）加大经费投入和部门齐抓共管是做好卫生计生工作的重要保障

卫生计生事业是一项事关国家长远发展的社会公益事业。工作的主要对象是人，其工作性质决定了随着社会经济的发展和人民生活水平的提高，只有不断增加经费投入，加强各级医疗卫生计生服务站点的基础设施建设，通过软硬件的提升，才能适应新形势、新环境对卫生计生工作的要求，满足广大群众的需求。卫生计生工作在服务范围和管理内容上涉及各行各业、各个部门，在各级党政的领导下，需要调动公安、人力资源保障、司法等相关部门的积极性，形成全社会齐抓共管，共同参与，相互支持和密切协作的浓厚氛围，才能推进卫生计生事业实现健康发展。

（四）坚持服务人民健康的宗旨是医疗卫生公益性的所在

以人为本、全心全意为人民健康服务是医疗卫生和计生部门的根本宗旨，只有始终以实现公益性为最高追求，不断提高服务能力，满足群众不断增长的医疗卫生和计生服务需求，才能使各级医疗卫生及计生部门取得群众信任，得以良性发展。要坚决消除以药养医、追求利润最大化、吃回扣、高价销售药品等不良恶习，以优质服务、技术提升、减少医疗事故、减轻患者负担、夯实基础等举措取信于民，办人民满意医院，做救死扶伤的白衣天使。以人民健康、利益为福祉的办医方向，才是医疗卫生计生部门的职责所在和根本落脚点。

（五）坚持以基层为重点是提高全民健康水平的核心

只有解决好基层群众的健康问题，才能实现全体居民健康水平的提高。多年来，石嘴山市始终抓住基层卫生这个重点，深入开展各项卫生工作，巩固完善乡村卫生

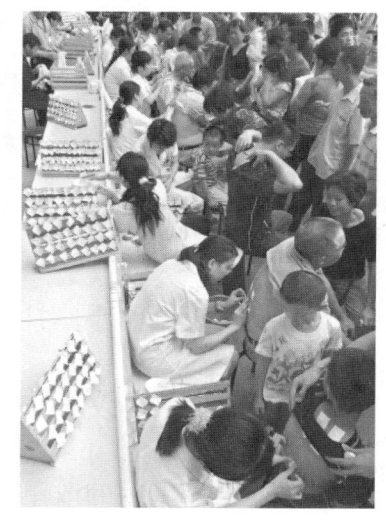

三伏天，大批市民到市中医院接受三伏灸治疗

一体化管理，全面实施人员、房屋建设、设备配置、经费划拨、绩效考核、业务规范化管理。实施"万名医师支援农村卫生"项目，医疗机构选派技术骨干到基层服务，为基层群众提供方便。开展健康宁夏行动工作，选派百名专家进基层开展宣讲活动，举办健康养生知识大讲堂活动，建立了医疗联合体，实现医疗设备、技术、人才、信息等资源共享，医疗优质资源向基层延伸惠及百姓等举措，全面提高全市人民的健康水平。

（六）坚持深化改革和依靠科技创新是推进医疗卫生事业发展的动力和支撑

纵观医疗卫生事业发展的历程，只有随着不断地改革，在体制机制和服务方式、卫生质量上寻找突破口，才能使基层医疗机构专业化、特色化服务能力得到提升。只有打破利益取向的藩篱，合理取值、规范制度，才能确保医疗卫生机构正常运行，办人民满意医疗卫生事业。要充分运用市场化理念，引入竞争机制，规范办医条件，允许私营个体办医，社会资本参与医疗卫生事业，才能带动带活医疗卫生事业，封闭僵

化单纯依靠公立医院的办医模式已不能适应新形势发展的需要。只有坚持以人才培养为主线，以继续教育为基础，以高新技术引进、科技创新、科研成果转化和适宜技术推广为重点，才能真正发挥医疗卫生机构的公益性作用，才能不断提高卫生科技水平，满足人民群众日益增长的就医、保健、预防等需求，实现人人享有基本医疗卫生服务的目标，才能支撑起建设全面小康社会的大厦。

四、对策建议

经过三十多年的改革发展，石嘴山卫生和计划生育工作取得了显著成就，但也存在一些问题。

一是医改尚不完善不到位。按照十八届五中全会精神，随着医药卫生体制改革的推进，医改已进入深水区，必将更深层次地触及到体制性、机制性、结构性调整。分级诊疗、双向转诊制度的确立以及公立医院改革，对利益调整的力度仍需加大；县级医院实行药品零差率销售后，政府补偿机制有待完善；薪酬制度改革、支付制度改革是摆在各级政府和医疗机构面前的新课题，有效化解医疗卫生机构基础设施建设资金缺口压力、加大医疗卫生信息化资源整合力度的任务十分艰巨；人民群众日益增长的就医需求与医保控费政策的对接尚需平稳过渡、协调发展。为实现人人享有卫生保健的“健康梦”，医改肩负着人民群众的新期待。

二是卫生资源总量不平衡。全市卫生资源虽总体高于全国、全区平均水平，但优质资源短缺、分布不均衡的矛盾依然存在。城市优质卫生资源相对集中而基层相对薄弱的状况尚未得到根本性改变。优质医疗卫生服务需求不断扩大与供给不足的矛盾突出，基层医疗卫生机构综合服务能力需大幅提升，公共卫生服务能力和水平需要不断提升。医疗卫生单位人员编制不足，受社会经济、区域等因素影响，面临着高精尖医疗卫生人才急需培养和流失并存的挑战；一些重特大疾病需到外地大医院治疗，给患者带来不便的同时又增添了经济负担。优势、特色学科建设尚需大力加强。

三是部分疾病尚未引起重视。随着工业化、城市化进程和人口老龄化趋势的加快，高血压、糖尿病和慢性阻塞性肺病等慢性病呈上升趋势，恶性肿瘤成为影响中老年人健康的主要因素之一；重点传染病，包括结核病、病毒性肝炎、痢疾等还处在较高发病水平，布氏杆菌病、包虫病等地方病还威胁着人民健康，艾滋病感染呈现低流行态势，对人群健康构成新威胁，区域还面临着"手足口病""禽流感"等突发重大传染性疾病的挑战；与生态环境、生活方式、心理健康相关的卫生问题日益凸显，精神卫生需引起高度关注；人口老龄化趋势显著，期望寿命延长，由此带来的老年病、功能障碍性疾病以及医养结合、临终关怀服务需求将日益增多。

四是满足群众健康需求仍有差距。随着社会经济发展，医疗服务需求渐呈多元化态势。占大多数的普通收入和低收入群体仍然希望获得价格低廉、质量优良的基本卫生服务，"看病难、看病贵"仍备受社会关注，而高收入人群对改善和提高生命质量的特需服务的需求提升，高品质的健康体检、医学美容、医疗保健等服务亟待拓展，亚健康人群治疗、护理也成为医学发展的新领域。公众更加关注生态环境、生产生活方式变化以及食品药品安全、职业伤害、饮用水安全等带来的健康问题，对医疗卫生保障提出更高的要求。普及健康教育知识，开展全民健身运动，大力培育和发展健康产业将会成为新趋势。

五是人口管理出现新情况、新压力。低生育水平存在反弹潜在压力，政策内生育水平将呈现回升态势。山区移民将直接影响全市人口指标，随着"单独两孩"生育政策的实施和4年生育间隔期的取消，短期内人口出生率将呈现出较大波动。人口迁移数量不断增加，给社会管理和公共服务带来严峻挑战，外来人口和农村大量剩余劳动力向城镇转移，为全市经济社会发展注入了新的活力，做出了巨大贡献的同时，也给人口社会管理带来了巨大挑战，流动人口日益庞大。

按照十八届五中全会要求，要坚持以人为本，着眼于实现人人享有基本医疗卫生服务的目标，实现"发展成果由人民共享"，积极稳妥地推进医疗卫生体制改革，把维护人民健康权益放在第一位。着力解决人民群众最关心、最直接、最现实的利益问题。从提升公平性为主向公平性与可持续性并重转变，把强化可持续性摆在更加突出的位置；从制度全覆盖向人群全覆盖转变，针对重点人群进一步做好参保扩面工作；完善筹资机制，在逐年提高城乡养老、医疗筹资标准和财政补助标准的同时，建立与筹资水平相适应的待遇调整机制；积极推进信息化建设，切实解决社会保险费收缴、对象确定、待遇审核和资金支付等环节的不严、不实、不准问题以及异地报销和社保关系接续不够便捷等问题。坚持公共医疗卫生的公益性质，坚持以预防为主、农村为重点、中西医并重的方针，按照保基本、强基层、建机制的基本原则，坚持公平与效率统一，统筹城乡、区域发展，强化政府责任和投入，鼓励社会参与，形成多元办医格局，提高医疗卫生运行效率，服务水平、质量，适应人民群众多层次、多样化的医疗卫生需求，促进社会和谐。建立覆盖城乡居民的基本医疗卫生制度，建立比较完善的公共卫生服务体系和医疗服务体系，实现国家基本药物制度全覆盖，基层医疗卫生服务体系进一步健全。基本公共卫生服务得到普及。公立医院改革取得新进展，为群众提供安全、有效、方便、价廉的医疗卫生服务，努力实现人民群众病有所医。在人口计生工作方面准确把握人口变动趋势及其发展规律，保持适度的人口规模、人口结构、人口分布和人口增长速度，实现人口与经济社会科学发展。

（一）全面加强公共卫生服务体系和能力建设，推进基本公共卫生服务均等化

一是加快疾病预防控制体系建设。到 2020 年各级疾控机构基本建设和硬件设施基本齐全，人员队伍结构合理，初步建立起具有石嘴山特色、适应全市经济社会发展，功能齐全、技术过硬、运转协调、保障有力的疾病预防控制体系。二是大力推进各级妇幼保健机构建设。按照国家标准加强市、县（区）妇幼保健机构建设。逐步完善社区卫生服务中心和乡（镇）卫生院的妇幼保健功能，提高基层妇幼保健服务能力。充分发挥市妇幼保健院的技术指导和业务培训中心作用。建立起以市妇幼保健院为龙头、各县区妇幼保健机构为枢纽的妇幼卫生工作体系，进一步完善妇幼保健服务队伍建设，积极主动开展妇幼保健相关的公共卫生服务和基本医疗服务。三是加强精神卫生机构体系建设。继续完善市精神康复中心建设，并以其为龙头，建立综合医院为辅助、基层医疗卫生机构为依托的精神卫生防治网络。积极争取国家自治区精神病防治项目，有效开展精神病治疗管理工作。四是加强采供血机构体系建设。积极争取项目，在血站采血和流动献血车采血的基础上，建立与全市人口分布相适应的采血屋和储血点。同时建立健全采供血应急机制，确保在突发事件发生时有效启动。五是加强市县（区）两级突发事件应急处置能力建设。健全完善全市卫生应急体系，实现应急指挥、紧急医疗救援和传染病防控信息共享，全面提高突发公共卫生事件应急处置能力。加强医疗救援和疾控队伍的培训和演练，提高紧急医疗救援和传染病防控能力。完善应急预案，提高疾控机构和医疗卫生机构突发公共事件反应能力。启动全市紧急救援中心指挥信息系统建设，增强应急联动能力。六是建立健全卫生监督体系。进一步加强卫生监督体系建设，推进县区卫生监督机构的改革，完善卫生监督保障机制，推动卫生监督机构建设，全面加强卫生监督学科人才队伍建设。规范和加强卫生行政执法，

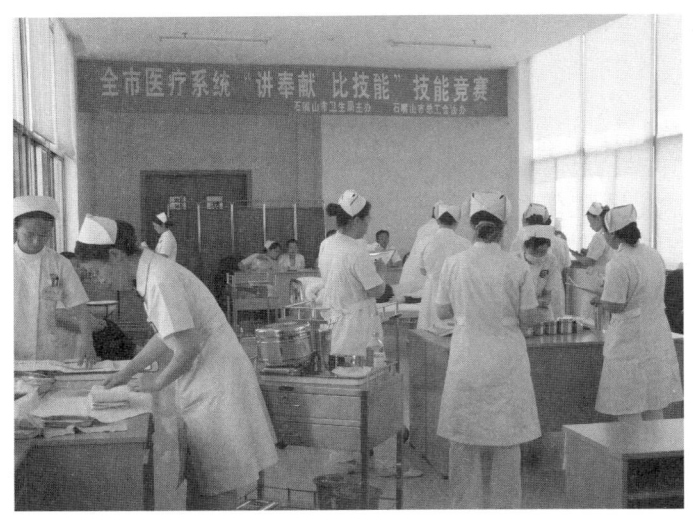

石嘴山市举办医务人员技能竞赛

基本形成"职权法定、程序正当、裁量适当、管理规范"的执法管理制度，提高卫生监督执法中快速检测、在线监测技术应用能力，强化信息收集分析、案件调查取证能力，推进信息技术与卫生监督业务需求的融合。建立并完善卫生监管常态长效机制，进一步提高公共卫生监督能力，强化医疗执业行为和医疗质量安全监管，全面提升卫生监督服务保障能力，提高卫生监督的社会效益。充分发挥卫生监督的职能作用，严肃查处损害人民群众健康权益的违法行为，预防和减少健康危害的发生，维护广大人民群众的基本健康权益。七是促进基本公共卫生服务逐步均等化。完成国家、自治区基本公共卫生服务和重大公共卫生服务项目任务。同时根据石嘴山经济发展，适时增加基本公共卫生服务内容，尤其是针对严重威胁群众健康的传染病、慢性病、地方病等重大疾病加强监测与防控。八是加强健康促进和爱国卫生运动。加强健康知识宣传，开展群众喜闻乐见的健康教育活动，倡导文明健康的生活方式，促进合理营养，提高群众健康意识和自我保健能力。开展"卫生（健康）城市""健康社区""卫生（健康）县城""卫生乡镇""卫生单位"创建活动，落实农村改水、改厕任务，开展环境卫生治理，不断改善城乡卫生面貌，力争创建国家卫生城市。

（二）进一步强化基层医疗服务体系建设

一是深化基层医疗卫生机构综合改革。完善基层医疗卫生机构编制管理、补偿机制、人事分配等方面的综合改革措施，巩固基层改革成效。健全基层医疗卫生机构稳定长效的多渠道补偿机制，县、区政府要将对基层医疗卫生机构专项补助以及经常性收支差额补助纳入财政预算并及时、足额落实到位；继续落实一般诊疗费及医保支付政策，确保基层医疗卫生机构正常运转。把基层卫生人才保障工作作为加强卫生人才队伍建设的重点来抓，积极争取更多的优惠政策向基层倾斜，为基层卫生人才提供更好的生活待遇和工作环境。二是提高基层医疗卫生机构服务能力。继续加强基层在岗人员培训，重点实施具有全科医学特点、促进基本药物使用等针对性和实用性强的培训项目。进一步规范基层医疗卫生机构用药行为。鼓励基层医疗卫生机构采取主动服务、上门服务等方式，开展巡回医疗，推动服务重心下沉，服务内容向基本医疗和基本公共卫生服务转变。继续实施"大手牵小手"的医疗联合体服务模式，建立和完善相关的配套制度，建立社区卫生服务机构与大中型医院合理分工、密切协作、相互支持的机制，着力实现让小病、常见病、慢性病患者回乡村医疗机构和社会卫生服务机构治疗的愿景，提高基层的技术水平，使大医院回归疑难重症患者的抢救治疗，专业队伍的教学培训和学术科研的引领攀登上，提高优质医疗资源的利用率，形成基层首诊、双向转诊、分级医疗的就医格局。

（三）建立健全药品供应保障体系

建立基本药物的供应保障体系，发挥政府和市场机制作用，继续实行药品"三统一"政策，减少中间环节，保障群众基本用药。按照国家制定的《基本药物临床应用指南和基本药物处方集》，规范基层的基本药物使用。城乡基层医疗卫生机构全部配备、使用基本药物，并实行基本药物零差率销售，其他各类医疗机构也要将基本药物作为首选药物并确定使用比例。基本药物全部纳入基本医疗保障药物报销目录，报销比例应明显高于非基本药物。

（四）积极推进公立医院改革

在试点的基础上，以县（区）级医院为重点，统筹推进公立医院管理体制、补偿机制、人事分配、药品供应、价格机制等综合改革。在取消县级医院药品加成的基础上，逐步向上级医院延伸，破除"以药补医"机制，逐步完善取消药品加成后的补偿机制，合理确定医疗技术服务、药品、医用耗材和大型设备检查的价格，改进医疗服务收费方式。积极推进临床路径管理试点，扩大病种范围，探索总额付费、

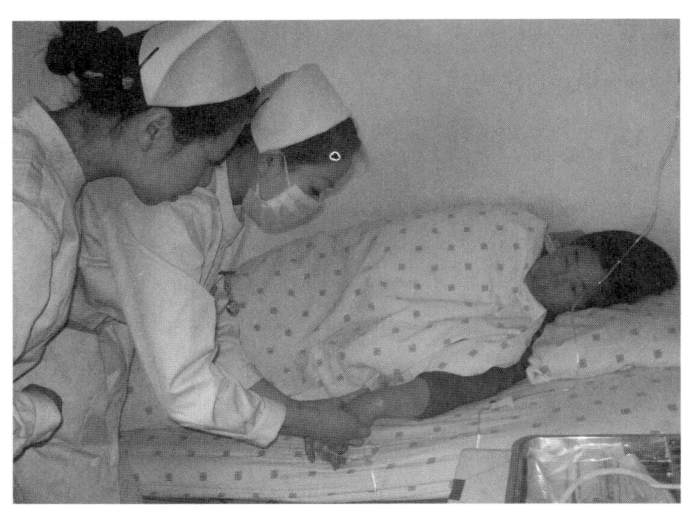

强化服务意识，提高服务质量

单病种付费等支付制度改革，严格控制医疗费用不合理增长。稳步推进医师多点执业，一方面探索引进专家级医师到石嘴山市执业，另一方面加大城市大医院之间医师互动和大医院中医、内科、妇科、儿科及外科等卫生专业技术人员的下基层服务。在市中医医院法人治理结构试点的基础上，逐步探索其他医院的治理结构改革，放开医院选人用人权利，打破编制瓶颈制约作用。推广实施医院"先住院，后付费"服务模式。鼓励社会资本参与健康产业发展。

（五）大力发展中医药事业，提升中医药服务能力

以城乡基层中医医疗服务网络为重点，加强中医医疗服务体系建设。在建设好市、县（区）中医院的基础上，不断加强综合医院中医科建设。继续开展基层中医药预防保健服务，鼓励非公立医疗机构发展，依法加强基层中医药监督管理。积极发展社区中医药服务，在乡（镇）

卫生院设置中医科和中药房，为村卫生室配备中医药人员或能够提供规范中医医疗服务的乡村医生。继续实施中医药服务能力提升工程，加强中医药适宜技术培训和推广。争取国家和自治区重点中医学科、重点专科建设项目，继续完善市中医院回医病区建设。加强中医药人才培养工作，充分发挥中医药在疾病预防控制、应对突发公共卫生事件、医疗服务中的作用，全面提升全市中医药服务能力。

（六）进一步加强卫生重点项目建设

确保建成市第一人民院内科综合楼、市第二人民医院全科医生培养基地和市儿童医院暨妇幼保健院项目并投入使用；力争建成市健康教育所、市肿瘤医院和市精神卫生中心；积极争取市第一人民医院综合医院儿科能力建设项目、大学生临床技能综合培训及校外实践教育基地、健康管理中心建设项目、市第二人民医院内科综合楼建设项目、脑卒中筛查基地项目和市卫生监督所建设项目。同时，抓住国家对中医、回医的支持，争取市中医院穆斯林康复住院楼和中回医养生与预防保健康复中心项目。积极争取政策，完善社区卫生服务中心（站）网络建设。

（七）有序调控人口数量，全力稳定低生育水平

一是坚持现行生育政策，稳步实施"单独两孩"生育政策，有序适时择机推行全面放开两孩政策。围绕统筹解决人口问题、促进人口与经济社会均衡发展、创建全国文明城市目标，深入开展全国婚育新风进万家活动示范市创建活动，强化人口和计划生育理论宣传、群众宣传、新闻宣传和社会宣传。加强对党政分管领导和计生干部的培训，统一思想认识，做好政策解读。积极回应群众对实施单独两孩政策的关注，引导群众避开生育高峰，理性生育，减缓生育积聚。做好再生育审批工作，加强人员培训，严格规范再生育审批流程，简化办证程序。加大社会抚养费征收力度，严肃查处违法生育行为，维护计划生育法律法规的严肃性、稳定性、连续性，努力稳定来之不易的低生育水平。二是建立与经

济发展同步增长的卫生计生奖励扶助动态调整机制。认真落实《市人民政府关于完善人口和计划生育利益导向机制的若干意见》精神，在制订或实施最低生活保障、养老保险、社会救助、扶贫开发、征地补偿、义务教育、劳动就业、医疗保障、新型合作医疗、计划生育家庭子女保险和手术保险等民生政策时，注重与计划生育政策执行的协调配套，使现行的民生普惠政策与计划生育优惠政策能够有机结合。全面推进计划生育奖励扶助、"少生快富"工程和特别扶助等制度，深化"生育关怀行动"，加大对孤儿家庭、老年家庭、残疾家庭、留守家庭以及其他特殊困难家庭扶助力度和关怀服务，促进家庭幸福，维护社会和谐。

（八）提高人口素质，促进人口与经济和谐发展

一是提高人口健康素质。科学制订《提高出生人口素质的规划和行动方案》，积极落实出生缺陷三级预防措施，加大出生缺陷预防的力度，实施计划生育生殖健康促进计划，逐步建立"政府主导、部门配合、专家支撑、群众参与"的出生缺陷干预长效机制，增强出生缺陷干预能力。针对补偿性生育导致的高龄产妇增多等情况，加强生育技术服务指导。大力普及孕前优生知识，全面实施免费孕前优生健康检查和免费婚检，切实减少先天性感染、遗传性和环境因素对出生人口健康的影响，降低出生缺陷发生率，提高出生人口素质。大力普及健康教育，积极推进全民健身运动，全面加强公共卫生服务体系建设，健全医疗保障和服务体系，控制和减少传染病，地方病的发生和传播，努力提高人口健康素质。二是提升人力资源整体素质。全面实施素质教育，积极促进教育公平，建立现代职业教育体系，发展多样化的继续教育，重视特殊教育，加强道德素质和诚信教育建设，提高国民素养。大力加强人才队伍建设，进一步加大专业技术人才和高技能人才培养力度，突出培养新型科技人才，注重对应用型、复合型、技能型人才的培养，创造人才脱颖而出的有利环境，积累丰厚的人力资源基础，为全市经济社会发展提供

人力资源支持。

（九）积极争取政策，健全完善政府主导的多元投入机制

增加卫生计生投入，卫生计生投入要和财政支出增长相适应。规范对卫生计生机构的财政补助范围和方式，调整财政资金流向，重点向公共卫生、基层卫生、卫生人才培养等领域倾斜。基层医疗卫生机构和预防保健机构的基本医疗保障经费、业务经费和公用经费由财政预算安排，卫生人才培养和重点学科研究项目由财政安排专项经费支持。完善公立医院补偿机制，建立疾病应急救助基金，完善政府宏观调控下的卫生服务价格管理政策，调整不合理的卫生服务价格，充分体现医务人员的技术劳务价值。完善政府宏观调控下的卫生服务价格管理政策和管理形式，促进医疗机构之间的有序竞争。同时，鼓励和吸纳民间资本用于支持和发展医疗卫生事业。

（十）加强保障制度建设，着力提升医疗卫生计生服务能力

紧紧围绕基层卫生服务体系建设的关键环节，狠抓项目，积极争取并启动实施国家、自治区基础设施、基本设备支持项目，中央转移支付公共卫生项目和基层卫生人员全科培养工作项目，并做好项目实施组织及配套工作，切实提高基层卫生人员专业素质，全面加强卫生计生机构能力建设，提升基层公共卫生服务和基本医疗服务水平，提高城乡居民对基层卫生服务的利用率。建立医疗卫生人才培养基金，采取走出去、请进来的方式，培养和引进一批高层次卫生专业人才。大力实施卫生"三名工程"，培养一批知名医学骨干人才；抓好全科医学教育，推进全科医生制度建设。加快推进医疗领域收入分配制度改革，体现多劳多得、优技优酬，引进和留住人才。促进人才向基层流动，制定出台人才向基层流动制度，落实乡村医生养老待遇政策，稳定乡村医生队伍。加大护士、养老护理员、药师、儿科医师等急需紧缺人才的培养力度。全面启动全民健康保障信息化工程，推进检查检验结果共享和远程医疗工

作。促进以电子病历为核心的医院信息化建设，重点推进疾病控制与监测、卫生监督、妇幼保健、社区卫生、城乡居民医保实时结算、采供血管理、远程医疗等领域的信息化建设。按照自治区要求，智慧石嘴山政策导向，建立全区统一的电子健康档案、电子病历、药品器械、公共卫生、医疗服务、医保信息标准体系，逐步实现互联互通、信息共享和业务协同。

吴忠市卫生和计划生育的改革与发展

改革开放三十多年来，在党中央大政方针的指引下，按照区、市党委、政府的部署方略，吴忠各地卫生计生战线上的广大干部职工、医务人员大胆改革实践，勇于开拓创新，吴忠市的医疗卫生与人口计划生育事业取得了巨大的进步。

一、改革发展历程

（一）卫生改革发展历程

改革开放三十多年来，吴忠市医疗卫生改革大致经历了以下四个改革发展的阶段。

1. 改革起步阶段（1978~1991 年）

党的十一届三中全会后，卫生部提出"运用经济手段管理卫生事业，将卫生工作重点转移到医疗卫生现代化建设上"的改革意见。吴忠市为全面贯彻党的医疗卫生工作方针、路线、政策，开拓思路，针对问题，探索实施改革的新办法、新举措：加强医疗卫生事业基本建设，大力提高卫生服务供给能力，缓解供需矛盾；抓住医疗服务供不应求的主要矛盾，着力增强医疗卫生机构活力；实施奖励性措施，调动积极性，着力提高服务质量。

一是恢复医疗卫生工作秩序，转移医疗卫生工作重心。改革开放初期，医疗卫生工作面临着治理整顿、拨乱反正的艰巨任务。国家卫生部提出必须不失时机地把工作重心转移到医药卫生现代化建设上来，坚持从卫生工作的实际出发，制定了"普遍整顿、全面提高、重点建设"的方针。1981年10月，原银南地委《批转银南地区卫生系统政治工作会议纪要的通知》中明确提出"努力改善服务态度，不断提高医疗护理质量，搞好医疗卫生工作，建立一支'又红又专'的适应现代化卫生事业需要的卫生干部队伍"。医疗卫生系统贯彻会议精神，大力整顿医疗卫生服务秩序，促进医疗卫生工作标准化，使广大医务人员焕发了活力，医疗卫生工作逐步走上正轨。1985年5月，宁夏回族自治区卫生工作改革经验交流会在吴忠市召开。7月，同心县人民医院被命名为全区首家文明医院。

二是实行"多渠道办医"政策，努力缓解"看病难"。20世纪80年代初期，随着城乡经济发展，居民收入水平和医疗服务需求快速提高，医疗资源严重短缺，医疗卫生服务能力严重不足，普遍出现了"看病难""住院难""手术难"的问题。1979年之后，医疗卫生改革伊始出现的弊端主要是医疗卫生体制问题突出，卫生机构急需调整和补充。卫生部提出了发展卫生事业的新思路，鼓励多渠道办医，明确了发展全民所有制的卫生机构，实行中央、地方和部门并举的方针，鼓励企业等医疗机构面向社会开放，增加服务供给；鼓励和支持集体办医疗机构、个体开业行医和在职医务人员利用业余时间从事医疗卫生服务工作，并加大了对卫生机构的建设。作为世界银行农村卫生贷款县（市）之一，吴忠市紧紧抓住此次机遇，充分利用国内、国外资金，完善卫生机构建设。到1990年底，市医院、中医院、防疫站及2/3的乡（镇）卫生院的基本建设得到了完善补充，共引进各类医疗设备70个项目115台（件），国内采购设备146个品目2388台（件），计570.4万元。由于各卫生单位建设和设备不断增加，逐步适应了各医疗单位业务发展的需要，使吴忠地区的医疗条件得到改善。民营医疗机构也从无到有，1991年开办了吴忠市第一家私人诊所，之后私人诊所迅速发展，进一步推动了全市的医疗卫生机构建设，提升了医疗卫生服务能力。

三是改善工作人员待遇，鼓励医疗卫生机构扩大服务。为了进一步抓好农村卫生改革工作，1983年6月，在各级政府的领导下，在总结试点经验的基础上，制订农村合作医疗站改革试行方案，方案对办站形式、承包原则、承包内容、赤脚医生报酬、妇幼卫生、防疫保健工作考核办法等做了明确规定，并签订承包合同书。1984年12月，此项工作在全市全面推开实施，实现了农村医疗站集体办、个体办、集体和个体联办等多种办医形式。农村合作医疗站实行承包责任制，提高了效率，增加了供给。同时对防疫保健任务完成的好坏与经济补贴相挂钩，保证了防疫保健工作的顺利进行。实行了多年的农村合作医疗制度随之解体。

四是有效开展疾病预防控制。为加强疾病预防工作，1980年，原银南地区卫生防疫站协同灵武防疫站，进驻新华桥公社，在全区率先开展计划免疫试点工作。1983年，经国家验收，银南地区达到了国家规定的基本控制地方性甲状腺肿的标准。1984年，银南7县按地区、时期和水源类型，全面开展调查，获得了2600多个监测数据，基本摸清了银南地区生活饮用水和水性疾病基本情况，为制订城市规划，评价改水效果，提供了科学依据。1985年，吴忠市政府制订《吴忠市1986~1990年计划免疫计划》。1989年，吴忠市接受了联合国儿童基金会计划免疫考核组的考核，计划免疫四苗接种率和四苗覆盖率提前2年达到世界卫生组织提出的两个85%目标。

2. 改革不断深化阶段（1992~2001年）

党的十四届三中全会确立了建立社会主义市场经济体制的目标，这标志着改革开放进入了一个新阶段。经过第一阶段的改革发展，虽然有效缓解了医疗资源短缺问题，改善了医疗服务效率，但医疗卫生资源配置不合理问题仍然突出。为从根本上解决这一矛盾，党中央、国务院于1996年底，召开了新中国成立以来第一次全国卫生工作大会。这次会议为下一步医疗卫生改革的开展打下了坚实的基础。1997 年 1 月，中共中央、国务院出台了《关于卫生改革与发展的决定》，明确提出了卫生工作的奋斗目标和指导思想，指出卫生事业是实行一定福利政策的社会公益事业，重申政府对发展卫生事业负有重要责任，确定了"以农村为重点，预防为主，中西医并重，依靠科学与教育，动员全社会参与，为人民健康服务，为社会主义现代化建设服务"的新时期卫生工作方针。在《中共中央、国务院关于卫生工作发展与改革的决定》出台后，吴忠市出台了《关于进一步加快卫生改革与发展的决定》，确立了"在市场经济体制中挤跑道"的卫生体制改革总体思路，加快了医疗卫生改革发展进程。

　　一是深化卫生服务体系和监督体系改革。根据国家发展卫生事业总体要求，吴忠市在总结改革开放以来医疗卫生事业发展经验和教训的基础上，结合经济社会发展的新要求，在区域卫生规划、医疗机构分类管理、改革医疗服务定价机制等方面进行了一系列探索和改革。2002 年，根据卫生机构改革需求和经济改革带来的市场变化，卫生监督与疾病预防控制职能分离，为下一步市、县两级卫生监督与疾病预防控制机构分立奠定了基础。针对卫生系统条块分割、资源配置不合理问题，实行了区域卫生规划政策，强化了卫生行业管理，明确了医疗机构、床位、人员和大型医疗设备配置的标准和规划。积极发展社区卫生服务，逐步推进城市医疗服务体系的调整，促进城市大医院与基层医疗机构的功能分工和双向转诊，"小病在社区、大病去医院、康复回社区"的医疗卫生服务体系得到认可。进行医疗机构分类管理，将医疗机构按照非营利性和营利性进行分类登记，分别实行不同的经济政策和管理措施。鼓励社会力量发展卫生事业，在以公立医院为主，私立医院为辅，拾遗补缺的指导思想下，2000 年以后私立医疗机构发展较快，到 2002 年底，吴忠市民营医疗机构从 1991 年的 1 家发展到 157 家。医院引入竞争激励机制，在全市范围内推行"患者选医院"和"患者选医生"的措施，人员管理推行全员合同制和聘任制。

二是加强医药生产流通与监管工作。药品是特殊的商品，药品生产流通体制一直是整个卫生体制改革中的一部分，是解决"看病贵"和医疗卫生收费价格高低的重要环节。改革开放以后越来越重视药品的生产流通管理，1996年国务院批准《药品价格管理办法》，药品价格被明确分为两类，国家基本医疗保险药品目录内的药品及少数具有垄断性的特殊药品实施政府定价，占市场流通药品数量的20%左右，占市场销售份额的60%左右，其余全部放开。根据国家相关的政策措施，吴忠市在药品生产流通领域改革的内容主要有：重新修订了药品进销差率和作价方法，调节药品价格管理权限，绝大部分药品价格开始由市场调节。允许集体、个人、私营等多种经济成分进入药品流通领域，药品流通体制从集体计划、统一购销逐步走向全面放开。流通主体逐步由过去政府直接控制的三级批发体系变为多种经济成分可以自由参与，市场竞争加剧。进行了药品收支两条线管理和药品招标采购试点，以控制药品费用不合理增长，遏制药品流通领域不正之风。

三是加快现代化医疗技术的引进。随着卫生改革的不断深入，在发展中抓改革，在改革中求发展已是医院深化改革的必然趋势。由于对医疗卫生机构实行放权让利改革，鼓励创收，加之实行新项目、新收费标准，极大地刺激了医疗新技术的应用。各医疗机构为了提高诊疗质量，把引进开发新技术、新设备，开展新业务作为突破口，开创医院改革的新局面。为解决资金不足的问题，在引进先进诊疗技术和购置大型先进诊疗装备时双管齐下，采取多种形式、多种渠道筹资。在充分利用财政投资的同时，采取集资、联营和贷款的办法，先后购置动态心电图监测仪、生命体征监测仪、CT等多种多台国内外高精尖医疗设备，增加了诊疗手段，有力地提高了医院服务水平。在抓好硬件建设的同时，各医疗机构也加强软件的建设，在综合目标管理责任制的基础上把行政管理与经济管理、医院管理与科室管理、科室管理与个人管理结合起来；实施有效的考核、奖惩制度使医院管理向科学化、规范化、标准化迈进。

四是推进城镇医疗保险、医疗和卫生体制三项改革。1998年5月，经国务院批准，撤销原宁夏回族自治区银南行政公署，设立地级吴忠市。2002年，行政区域再次调整，红寺堡区划归吴忠市管辖，灵武市划归银川市管辖。2004年第三次调整，中卫、中宁县划归中卫市管辖。地级市的成立为吴忠市医疗卫生改革提供了新的动力和机遇。1998年，国家开始推行"三项改革"，即医疗保险制度、医疗卫生体制和药品生产流通改革，并专门召开会议就"三项并举"进行部署。1999年4月，吴忠市第一届人民代表大会第二次会议召开，会上市委、市政府强调要坚持"农村为重点，预防为主，中西医并重，依靠科技与教育，动员全社会参与，为人民健康服务，为社会主义现代化建设服务"的卫生事业工作方针，并着手进行全市"三项改革"启动工作，制定下发《关于进一步贯彻落实全区城镇医药卫生体制改革工作会议精神的意见》，对全市"三项改革"提出了指导性意见。2001年1月，根据国家、自治区有关规定，制定《吴忠市城镇职工基本医疗保险暂行规定》，标志着吴忠市城镇职工基本医疗保险制度正式建立。吴忠市城镇职工基本医疗保险制度改革的基本思路可以概括为低水平、广覆盖、共同负担、统账结合4个方面。低水平是指城镇职工医疗保险的水平要与吴忠市社会、经济发展水平相适应，充分考虑到市财政和当地企业、职工个人的可承受能力；广覆盖是指尽可能扩大基本医疗保险的覆盖范围，尽可能将所参保的各种城镇从业人员以及退休人员纳入覆盖范围之内；共同负担是指城镇职工基本医疗保险费由单位和个人共同缴纳，合理负担，形成真正意义上的医疗保险社会共济；统账结合是指基本医疗保险实行社会统筹和个人账户相结合，建立医疗保险统筹和个人账户。

3. 改革快速推进阶段（2002~2011 年）

2002 年，《中共中央、国务院关于进一步加强农村卫生工作的决定》发布实施，为新时期农村卫生发展指明了方向，明确了农村卫生管理体制，提出了加强农村卫生服务体系，建立新型农村合作医疗制度和医疗救助制度等重大战略部署，标志着医疗卫生改革步入了一个新的发展阶段。

一是发展和完善县、乡、村三级卫生网建设。以初级卫生保健为龙头，以加强卫生院建设为重点，加大农村卫生"三项建设"的投资力度，翻建或扩建乡（镇）卫生院，为乡（镇）卫生院配置必要的医疗设备。加强村级医疗站的正规化建设，设立村医疗站，配备村防保员，负责村预防保健工作。制定城市医院对口支援农村乡（镇）卫生院的制度，明确规定各县级医疗卫生机构必须对乡（镇）卫生院工作进行帮、扶、带。采取人员培训、技术指导、人员进驻、巡回医疗等方式，帮助乡（镇）卫生院尤其是贫困、边远地区提高医疗服务水平，把专业技术人员的支农下乡与职称评定工作有机结合起来，促进卫生下乡活动。2006 年，国家启动《农村卫生服务体系建设与发展规划》，着力改善农村县、乡、村三级医院医疗卫生服务条件。针对存在的问题，吴忠市在农村卫生服务体系建设方面，不断深入探索，不断提高改革的领域和层次。加强农村卫生机构服务能力建设，在金积镇新建县级医院 1 所；加强乡（镇）卫生院硬件建设，积极推进乡（镇）卫生院软件建设。强化基本公共卫生服务功能和基本医疗、双向转诊制度。认真落实县级以上卫生机构对农村卫生技术指导的责任，帮助乡（镇）卫生院提高技术水平实现优质医疗设备资源、医疗人力资源共享，实现乡村卫生院药品零利润销售。切实提高农村预防保健水平，贯彻"预防为主"的方针，建立健全农村卫生室预防保健室，并有专人负责所辖农村区域的预防保健工作。加强农村疾病预防、妇幼保健和农村卫生院儿科、急救能力建设，确保疾病预防和免疫规划科学实施。提高住院分娩率，降低孕产妇死亡率和 5 岁以下儿童死亡率，消除新生儿破伤风，并结合新农村建设，综合治理农村生活环境，培养广大农民良好的卫生习惯和文明生活方式，从根本上提高农民的健康水平。逐步破解农村卫生技术人才缺乏难题，针对农村实用型卫生人才奇缺的情况，研究制订有效措施吸引高学历、高职称技术人才到基层工作，并与其技术职称晋升挂钩。由县级以上医疗单位实行对口帮扶，定期到乡级卫生机构服务。村医疗室统一划归乡（镇）卫生院管理，确保村医疗室的有效运转。

二是高度重视城市社区卫生服务。积极推进社区卫生服务机构运行机制的改革，实行收支两条线管理、双向转诊，并在 2006 年全市实施基本用药政府招标、采购、配送的药品"三统一"，降低或取消药品加成率等政策，取得了积极效果，为深化医药卫生体制改革探索了经验。

三是进一步加强预防保健。"十五"期间，吴忠市积极发展卫生事业，优化卫生资源配置，坚持预防为主的方针，控制传染病和地方病，强化妇幼保健。针对全市疾病预防控制和妇幼保健工作的特点，采取了一系列的综合防治措施。为彻底消除脊髓灰质炎，按照自治区卫生厅的部署，在全市进行"三轮"消灭脊髓灰质炎"扫荡"免疫活动。共出动医务人员 2809 人，对 0~9 岁适龄儿童投服糖丸 38.2 万人次，接种率达 98.43%。重点加强传染病防治，组织防疫站专业人员重点检查各县（市、区）传染病的报告、登记，传染病病人的管理，疫区消毒等，并通过检查，健全传染病管理制度，宣传传染病防治知识。组织各地传染病办、防疫站专业人员对县、乡、村鼠防点采取"疫情监测、保护性灭鼠和健康教育"为主的综合防治措施，保持疫情稳定。加强孕产妇和儿童保健系统管理，全市各级医疗卫生单位特别是县级医疗机构也相应设置了预防保健室及工作人员，初级卫生保健达标。

四是举全市之力抗击"非典"。2003 年，SARS 在我国爆发流行，经济建设和人民生命安全受到巨大威胁。在区、市党委和政府的统一领导安排部署下，吴忠市展开了一场抗击 SARS 的人民战争。市政府成立吴忠市公共卫生应急指挥系统，市卫生局和各县（市、区）制订工作实施方案。市委、市政府主要领导挂帅，领导班子全体出动，投入巨大的人力物力，抽调 500 多名公安、交通、卫生人员，在中卫、中宁、盐池等地及进入市区的重要关口设立"非典"检疫站 24 个，对过往车辆特别是来自疫区的流动人员进行 24 小时排查监测。全市各公路交通检疫站共检查 300165 辆次，检疫人员 485624 人次。设立发热门诊 106 个，设立留观病区 9 个，病房 71 间，在重点地区设立 10 个留验室，隔离留观 7657 人，全市消毒面积累计达到 3534052.12 万平方米。经过艰苦卓绝的工作，取得了在全市没有发生一例 SARS 病人的胜利。战胜"非典"疫情以后，吴忠市全面按照"五个统筹"推进吴忠市卫生事业的发展，开始着手解决重医轻防、重城轻乡、重大轻小的弊病，在公共卫生、重大疾病控制、农村卫生建设和建立新型农村合作医疗制度、大力推进城市社区卫生发展、完善社会医疗保险制度等方面采取了一系列重大措施，各级政府在卫生投入上的绝对额逐年增多。

五是完善公共卫生服务体系，加强重大疾病防治。在加强硬件建设的同时，注重公共卫生功能转型，以适应新的形势和任务。2003 年 7 月，抗击"非典"取得胜利后，立即制订并实施了公共卫生体系建设三年规划。2003 年 12 月投资 650 万元，建筑面积 3554 平方米的吴忠市疾病预防控制中心综合大楼投入使用。2004 年吴忠市急救中心建设争取到自治区 200 万元的立项批件。按照国家卫生监督体系和疾病预防控制体系提出的改革意见，2004 年 6 月，各市县卫生监督所正式从疾病预防控制中心分离，对加强两大体系建设，落实政府在卫生领域的公共服务和社会管理职能起到了重要作用。2009 年 1 月，由市政府投资 60 万元，自治区配备仪器设备的吴忠市疾病预防控制中心化验室改造项目正式并入自治区网络实验室开始运行。抓紧疾病控制软件建设，各县（市、区）逐级分类制订重大突发公共卫生事件应急预案，进行应对突发公共卫生事件的演练。基本建成了覆盖城乡、功能比较完善的疾病预防控制和应急医疗救助体系，疾病预防控制体系和卫生监督体系建设均取得了新的突破。应对重大突发公共卫生事件的能力明显提高，加大了对危害群众健康重大疾病的防治力度，艾滋病、结核病、乙型肝炎防治取得了突破性进展，免疫规划工作得到显著加强，健康教育受到普遍重视，慢性非传染性疾病防治工作得到有力推进。公共卫生信息网络体系逐步建立，2004 年，吴忠市与全国和自治区同步建立并运行了中国疾病预防控制中心信息系统，实现传染病网络直报管理，实现突发公共卫生事件和法定传染病疫情网络直报，城乡基层卫生机构的公共卫生信息实现当日汇总分析。2002~2014 年，根据自治区统一安排，组织开展了20 轮脊髓灰质炎疫苗强化免疫活动，接种率均保持在 95% 以上。2006年 10 月自治区首家美沙酮替代治疗门诊，在吴忠市疾病预防控制中心开业，极大地促进了吴忠市乃至自治区的艾滋病防治和戒毒工作。无偿献血和血液安全工作进步明显，基本形成以市中心血站为龙头，县级、基层偏远地区中心血库和储血点为补充的采供血机构服务网络，采供血机构服务能力显著提高，全市无偿献血占临床用血比例到 2003 年已达到 100%。2000 年建站以来没有发生一起血液安全事故。

六是加快建立覆盖城乡居民的医疗保障制度。健全和完善覆盖城乡居民的基本医疗保险制度，是破解人民群众就医难，因病致贫，因病返贫问题的重要举措。2005 年 11 月，新型农村合作医疗制度在吴忠正式启动。2007 年 1 月，正式实施城镇居民和未成年人医疗保险。在实施过程中，为进一步完善和统筹城乡居民基本医疗保险制度，2007 年 11 月，出台了《关于进一步健全和完善城乡居民基本医疗保险制度的实施意见》，决定把新型农村合作医疗移交劳动保障部门管理和经办，这在制度设计和组织架构上实现了全民医保。新型农村合作医疗制度尊重农民意愿，以公共财政为支撑，不断扩大覆盖范围，保障力度逐步提高。对在劳动年龄内（18 周岁以上，男 60、女 55 周岁以下），且未参加任何社会医疗保险的本市户籍非从业人员（含农村居民），可纳入城镇居民医疗保险的参保范围。积极鼓励、引导劳动年龄内有劳动能力的城镇居民，以多种方式就业并参加城镇职工基本医疗保险。城乡医疗救助制度开始建立，城乡低收入人群和重病患者得到医疗救助制度的重要支持，大大缓解了他们的医疗困难。2010 年国家筹集的新农合标准也由 2009 年以前的 100 元提高到 120 元，城乡居民医疗保险财政补贴补助标准达到 340 元。

2007 年，按照国家、自治区的部署要求，吴忠市启动深化医药卫生体制改革工作，提出医药卫生体制改革的目标：到 2011 年，基本医疗保障制度覆盖全市城乡居民，参保率达到 90% 以上，不断提高基本医疗保障水平；基本药物制度初步建立，基层医疗卫生机构全部配备使用基本药物；城乡基层医疗卫生服务体系进一步健全，服务质量和服务水平明显提高；基本公共卫生服务惠及城乡，群众健康水平不断提高；公立医院改革稳步推进，逐步建立科学规范的管理体制和运行机制。为达到上述目标，市公共财政进一步加大对边远贫困地区卫生事业的扶持力度，促进公共卫生服务均等化。提高公共卫生经费、母婴保健专项资金、基层卫生服务体系建设等专项资金补助标准，设立乡村医生补助资金，加强公共卫生及基层卫生服务体系建设，健全覆盖城乡居民的基本医疗卫生制度，提高卫生应急服务能力。提高政府财政投入，建立公立医院综合性绩效评估和管理体系，理顺管理者的选拔任用和激励制约机制，建立统一行使所有者职权的机制，强化公立医院的公益性。探索城乡基本医疗保障制度接续问题和资金筹集与管理的新模式。

七是加强医院管理，提高医疗质量。2005年以来，连续多年在全市开展"以患者为中心，以提高医疗服务质量为主题"的医院管理年活动，改善医疗质量，降低医疗费用，构建和谐医患关系。深入开展治理医药购销领域商业贿赂的专项工作，遏制医药购销和诊疗服务中的不正当行为。注重建立教育、制度、监督并重的惩治和预防腐败新机制，建立并不断完善医德医风考评制度。探索建立大型医院巡查制度，加强监督，规范群众医药费用负担。建立信息公开制度，主动接受社会和群众监督。推行医疗检查结果相互认可制度，方便患者，节省医药费用。倡导良好的医德医风，涌现了一大批受群众爱戴的好医生、好护士。

八是发展中医药、回医药。为贯彻《自治区人民政府关于扶持和促进回医药事业发展意见》，为群众提供特色优势医疗服务，在继承和发展中医药的基础上，吴忠市在回医药理论体系、医疗服务、科研成果等各方面取得了阶段性成果，回医药发展的格局初步形成。新建的吴忠市中医院，建有回医医疗机构6家，病床400余张，工作人员300余人。开展了回医药挖掘和整理工作，编撰出版了《吴忠回医回药史话》《吴忠回医回药产业发展文集》等多种学术专著和文集。张氏回医正骨被列入自治区和国家级非物质文化遗产目录。2008年、2009年，吴忠市成功举办了两届以"传承回医药，加强对外交流，共享文明成果"为主题的中国（吴忠）回医药产业发展论坛，云集了国内外专家学者等200余人参加。2010年举办了回医药文化展，涌现了一批颇具影响力的特色专科和著名的回医药专家学者。

4.改革全面深化阶段（2012~2015年）

2012年，党的十八大召开，会议提出"按照保基本、强基层、建机制要求，重点推进医疗保障、医疗服务、公共卫生、药品供应、监管体制综合改革……"的新要求，标志着医疗卫生改革进入了全面深化的新阶段。

在党的十八大精神指引下，吴忠市提出要深入推进医药卫生体制改革，完善基层药品供应保障体系，基本药品制度实现全覆盖。全面推进公立医院改革，加快县级综合医院改革步伐，加强乡村全科医生培养，推动优质医疗资源下沉，完善城乡公共卫生服务体系。推进城乡居民基本医疗保险，探索城镇职工大病保险途径，完善城乡居民大病保险机制。2012 年，在市政府统一安排下，开始创建国家卫生城市，截至 2015 年，吴忠市创建国家卫生城市申请国家验收报告已提交到国家爱国卫生运动委员会办公室。2012 年，《吴忠市改革支付制度提高卫生效益实施方案》公布。投资 10 亿元的市医院迁建、新建利通区人民医院项目启动，新建的吴忠市精神卫生中心、青铜峡市医院、盐池县医院投入使用，建成村级卫生室 255 个。2013 年，新建 152 个标准村卫生室，基层医疗卫生服务条件得到明显改善。2014 年，新建的 364 个标准化村卫生室投入使用，四级医疗卫生服务体系进一步健全。3.9 万城乡居民享受免费健康体检。在利通区实行基金式重特大疾病医疗互助。城乡居民大病医疗保险实现全覆盖，基本医疗参保率达到 98% 以上。县级及县级以下公立医院开始全部取消药品加成，实施药品零差率销售，对于减少的收入，纳入财政专项补偿和医保基金支付范畴给予保障。在二级及二级以上医院全部设置"治未病"科。在全市推广中医药适宜技术，积极扩大对外交流，开展了京宁、沪宁和闽宁中医药人才培养项目。开展了临床路径管理和新型护理模式试点，2015 年继续扩大至二级以上综合医院。在盐池县试点的基础上，"先住院，后付费"诊疗模式在公立医院全面铺开。2015 年，吴忠市被批准成为全国第三批城市公立医院综合改革试点城市，市政府召开"吴忠市城市公立医院综合改革试点工作启动会"，经国务院医改办和自治区医改办批准实施。相关部门按病种、论证并编制了吴忠市基层医疗机构非基本药物需求目录。为引导促进社会办医的积极性，目前已批准 33 家民营医院、214 家个体诊所营业。市政府将回医药纳入吴忠市健康产业规划当中，同时开展了中医师承及基层名中医评选工作。

（二）人口与计划生育改革发展历程

人口问题是影响经济社会发展的关键因素。自 20 世纪以来，随着科学技术的进步，生存环境及生活条件的改善，人口繁衍以惊人的速度发展，以致对经济社会的发展形成了制约作用和巨大的压力，能否搞好计划生育工作成了制约全面、协调、可持续发展的重大问题。1953 年 8 月，国务院批转卫生部制定的《避孕及人工流产办法》。从 1956 年开始，吴忠市部分地区卫生部门就免费为育龄夫妇提供避孕药具。1971 年 7 月，国务院转发卫生部军管会、商业部、燃料化学工业部《关于做好计划生育的报告》以后，全国大部分地区开展了计划生育工作。1972 年，计划生育工作正式列入吴忠工作日程之中。

改革开放以来，吴忠市人口与计划生育改革发展大致可以分为 4 个发展阶段。

1. 政策建立健全阶段（1979~1991 年）

1980 年，党中央发表致全体共产党员、共青团员的公开信，提倡一对夫妇生育一个孩子。1981 年，五届全国人大常委会第十七次会议决定，设立国家计划生育委员会。1982 年，计划生育被党的十二大确定为基本国策，同年写入新修改的《宪法》，标志着计划生育工作正式开始施行。这阶段采取的主要措施有以下几点。

一是逐步健全机构和工作网络。1982 年，自治区党委、政府制定并颁发《关于计划生育若干问题的暂行规定》。明确规定：国家干部和职工、城镇居民，一对夫妇只生育一个孩子。农村除固原、海原、泾源、西吉、隆德、同心、盐池七县少数民族外，普遍提倡一对夫妇只生育一个孩子，某些群众确有实际困难要求生二胎的，经过审批可以有计划地安排，不论哪种情况都不能生育三胎。为全面落实计划生育政策，各级政府层层成立了计划生育领导小组，下设办公室。各乡、镇配备了计划生育专职副乡、镇长，成立了乡、镇计划生育办公室，并安排人员专抓计划生育工作。各行政村配备了计划生育宣传员，自然村配备了计划生育信息员，各行政、事业单位，厂、矿、企业配备了计划生育联络员。一套完整、系统的计划生育行政工作网络搭建完成，真正形成了处处有人管、事事有人抓的局面。同时，各级政府与公安、卫生、民政、城建、工商、劳人、经贸以及宣传、文化、工、青、妇等十多个部门鉴定联合管理责任书，要求共同把好计划生育的生育、节育关。

二是广泛深入地开展计划生育宣传教育。吴忠市作为少数民族聚居区，受传统观念的影响，养儿防老、传宗接代、多子多福思想根深蒂固。针对这一现实，采取灵活多样的宣传形式。各级计划生育部门通过举办培训班、学习班，制作宣传展板、宣传栏、办黑板报，组织排练计划生育内容专场节目，大张旗鼓地表彰和奖励先进，刷写计划生育永久性标语，播放计划生育科教片，发放计划生育宣传材料以及开展进村入户面对面宣传等方式，广泛、深入地开展计划生育宣传。1982年《宁夏回族自治区计划生育暂行规定》颁布之后，有重点地宣传一、二、三的生育政策，提倡晚婚晚育、严禁早婚早育，并提倡"晚、稀、少"的生育原则。以人口与计划生育基础知识为主，重点宣传生理卫生的健康常识、优生优育、避孕节育、妇幼保健、遗传与优生、孕产期保健、科学育儿、早婚早育的危害等知识。以育龄人群为重点对象，分层次、有计划地进行基本国策教育，把控制人口增长与社会发展，经济增长与群众的家庭生活、子女教育、致富奔小康相结合。

三是大力开展计划生育技术服务。1984年4月，中央文件提出：继续提倡已有一个孩子的育龄妇女上节育环，已有两个孩子的育龄夫妇，一方做结扎，但因人而异，分类指导，城乡有别。20 世纪 80 年代中期，自治区计生委做出明确规定：推行因人制宜的综合节育措施，除禁忌症和严重不适应者外，已有一孩的以上环为主，已有两孩或两孩以上的以结扎为主，落实节（绝）育措施。针对中央、自治区规定，各级计划生育部门积极落实资金，建设县、乡两级计划生育技术服务机构，充实计划生育技术服务力量，大力开展计划生育技术服务。

四是落实计划生育奖惩措施。1982 年 4 月，自治区制定了对独生子女户的优待政策。是年，《中共中央国务院关于进一步做好计划生育工作的指示》指出：计划生育应以思想教育和鼓励为主，对经过多次教育仍不按照计划生育的应实行必要的经济限制。1990 年 12 月，颁布的《宁夏回族自治区计划生育条例》规定了国家干部、职工、农民与城镇无业居民个体工商户违反政策规定的处罚措施，各地各单位按政策规定广泛落实计划生育的一系列奖惩措施。

2. 控制人口快速增长阶段（1992~2000 年）

1991 年 5 月，中共中央、国务院发布《关于加强计划生育工作严格控制人口增长的决定》，标志着计划生育工作进入控制人口快速增长阶段。同时，计划生育工作逐步走上了经常化、科学化、法制化的轨道。这阶段采取的主要措施有以下几条。

一是严格开展计划生育管理。各乡（镇）、街道办事处依据政策法律法规进行生育管理。对按政策生育第一个孩子的夫妇，除动员其晚育外，一般都安排计划生育。对要求照顾再生育一个孩子的夫妇，严格按照政策规定和程序审批。1994 年 3 月，《关于严格执行〈宁夏回族自治区"生育证"管理试行办法〉的通知》要求从 1994 年起，将生育证执行情况作为人口与计划生育目标管理责任制的考核内容。对符合生育政策要求生育的育龄夫妇，要逐级审核，张榜公布，加强群众监督，增加生育指标发放的透明度。育龄夫妇获得生育指标后才能行使生育行为，做到持证怀孕，无证避孕。

二是落实"三为主"工作方针。落实"三为主"，即计划生育工作要以宣传教育为主、避孕为主和经常性工作为主。继续把计划生育宣传教育放在首位，加强孕前管理和服务，坚持以避孕为主，把孕前、孕后的管理和服务同做好妇幼保健、优生优育工作紧密地结合起来。建设一支基层计划生育工作队伍，在基层配备必要的专职人员，建立计划生育协会，组织广大的积极分子队伍，从县、乡、村到村民小组形成一个健全的计划生育工作网络，保证日常工作有人抓，配备必要的服务设施，使计划生育的各项工作全面开展。

三是大力开展以"三查四术"为主要内容的计划生育技术服务。各级人口计生部门组织技术力量，以面对面宣传、层层动员、集中服务、进村入户等为主要形式，大力开展以查环、查孕、查病为主要内容的"三查"服务和以上环、取环、人流、引产手术为主要内容的"四术"服务。通过大力开展相关技术服务，有效控制超生、计划外怀孕等违反计划生育现象，从而控制人口过快增长。

3. 综合治理人口与计划生育阶段（2001~2005 年）

实现人口再生产类型转变后，国家坚持稳定现行生育政策，积极推进人口计生工作思路和工作方法的转变。2000 年，党中央、国务院作出《关于加强人口与计划生育工作稳定低生育水平的决定》，明确人口计生工作主要任务转向稳定低生育水平、提高出生人口素质。2001 年，九届全国人大常委会第二十五次会议审议通过《人口与计划生育法》。2003 年 3 月，十届全国人大第一次会议决定，将国家计划生育委员会更名为国家人口和计划生育委员会，增强了综合协调能力，人口计生工作迈入综合治理阶段。这阶段采取的主要措施有以下几条。

一是宣传贯彻"一法三规一条例"，全面推进计划生育依法管理。

随着《中华人民共和国人口与计划生育法》《社会抚养费征收管理办法》《流动人口计划生育管理办法》《计划生育技术服务条例》和《宁夏回族自治区人口与计划生育条例》的相继颁布实施，全市计划生育工作进入了有法可依、依法管理的轨道。全市各级人口计生部门不断加大宣传力度，同时用制度规范执法行为，先后建立完善了《依法行政责任制》《行政过错追究责任制》《行政执法公开制度》《行政执法监督制度》等，并在全市建立了规范的计划生育法律文书格式，按照相关法律法规严格开展计划生育执法工作，提高了工作人员的执法水平。

二是大力普及婚育新风，转变群众生育观念。1998 年 10 月，国家计划生育委员会在延安召开"全国婚育新风进万家"活动座谈会。全市各级计划生育部门积极响应自治区号召，大力开展"婚育新风进万家"活动，大力宣传和普及避孕节育、优生优育、生殖保健的科学知识，引导广大群众树立晚婚晚育、少生优生、生男生女都一样等科学、文明、进步的婚育观，努力建设社会主义新型生育文化。

三是坚持以人为本，全面推进计划生育优质服务。全市各级计划生育部门积极转变观念，变强制服务为优质服务，牢固树立以人为本的理念，指导育龄群众自觉、自愿选择以长效避孕措施为主的安全、有效、适宜的避孕方法。

四是积极创造条件，把人口与计划生育工作纳入社区基层管理和服务体系。在农村，把计划生育工作作为农村基层组织建设和"小康村""文明村""五好文明家庭"建设的重要内容，开展创建计划生育合格村活动。在城市，继续推行属地化管理，强化街道办事处、居委会计划生育的管理职责，积极推进社区建设，开展社区服务。加强对流动人口的综合管理，按照《流动人口计划生育工作管理办法》的规定，在流入地和流出地共同负责的基础上，坚持以流入地管理为主，公安、工商、税务、劳动保障、卫生、房产管理等有关部门切实履行职责，围绕办证、租房、用工等环节，在现居住地形成有效的管理和服务网络，努力为流动人口提供多方面的服务。

4. 统筹解决人口问题、促进人口长期均衡发展阶段（2006~2014年）

2006年，党中央、国务院作出《关于全面加强人口和计划生育工作统筹解决人口问题的决定》，明确指出人口计生工作进入稳定低生育水平、统筹解决人口问题、促进人的全面发展的新阶段，党的十八大和十八届三中全会进一步就稳定低生育水平、统筹解决人口问题进行了部署，同时国务院机构改革将人口计生部门和卫生部门合并，成立新的卫生和计划生育委员会。吴忠市人口计生工作紧紧围绕国家、自治区工作部署和要求，强化责任落实，突出惠民特色，积极探索新形势下做好人口和计划生育工作的新思路、新方法，不断推进全市人口计生工作深入开展。这阶段采取的主要措施有以下几条。

一是强化督查考核，全面落实目标责任。各级党委、政府把人口计生工作纳入经济社会发展总体规划，纳入保障和改善民生的总体部署。建立市、县两级人口计生日常监测工作制度，开展经常性专项督查和明察暗访。制定了计划生育约谈制度，分级约谈工作落后、重点工作推进不力的县（市、区）、乡（镇）、街道主要领导和分管领导。强化部门履职，充分调动农林水牧等涉农部门积极性，实施项目捆绑，一大批少生快富和计划生育困难家庭受益。加大投入保障，2014年全市人口计生经费投入达到6408.5万元，有效保障和促进了人口计生事业的健康发展。

二是创新载体形式，打造人口计生文化品牌。开展和深化"亲情计生万家行"活动，累计为广大计划生育家庭免费拍摄制作"全家福"超过15万张。在所有乡（镇）、行政村及社区设立了计划生育宣传栏，在有条件的地方打造人口文化园、婚育文化广场。投资50多万元建立了全区首家人口和家庭公共服务中心，打造了公交车系列特色宣传，在电视台、报纸开辟了人口计生专栏，构建起覆盖城乡的全方位宣传网络。

三是突出惠民特色，实施计划生育民生项目。市政府连续 6 年每年投资 130 万元，在全市范围内的清真寺建设穆斯林书屋，并将其列入政府为民办实事范围，穆斯林书屋总数达到 610 个。同时选树了 20 个穆斯林生殖健康宣传教育项目示范点，成为吴忠人口计生工作一道亮丽的风景线。积极开展免费孕前优生健康检查项目，目标人群覆盖率达到 85% 以上；大力开展"少生快富"工程项目，市本级财政对新增"少生快富户"给予每户 1000~3000 元的奖励，全市"少生快富户"累计达到 12900 多户；城镇无业居民、农村居民等 4 类人员独生子女保健费发放全部纳入市财政，予以保障；每年对"失独家庭"进行全覆盖慰问，计生惠民工作得到有效落实，计划生育民生项目取得了显著社会成效。

四是注重强基固本，不断加强人口计生基础建设。开展了"基层基础建设年"等活动，全面提升计划生育基层基础建设水平。加强孕前型服务管理，开展经常性"送知识、送药具、送服务、送健康"和"三查一治"活动，全市育龄妇女综合节育率保持在 92.5% 以上。为全市所有生态移民村建设了标准化医务室，成为服务生态移民婚育、节育和生殖健康的平台。为 18 个市级乡镇技术服务示范站配备电脑、复印机、空调、电热水器等设备，投入资金 32.5 万元。组织对县、乡两级计划生育服务机构进行检查评估，有效提高规范化建设和科学化管理水平。通过社会公开招聘、招考补充计划生育技术服务人员，充实县、乡两级技术服务机构技术力量。不断完善全员人口信息库建设，市、县两级投入 150 万元用于基层信息化硬件设施配备，开展"信息化百日岗位大练兵"和"全员人口数据清理核查"专项活动，全市常住人口信息完整率达到 96.46%，逻辑关系准确率达到 97.9%，人口计生基层基础工作得到明显加强。

五是完善管理模式，加大综合治理人口力度。积极探索加强流动人口计划生育服务管理的有效途径，制定了联席会议制度和定期通报制度，开展了市级流动人口示范点创建活动，在县（市、区）设立了"流动人口幸福之家""幸福家庭加油站"。开展了社会抚养费征收专项治理行动，采取成立人口计生法庭、非诉执行等方式，对 2002 年以来的计划外生育行为依法征收社会抚养费，严格执行"收支两条线""四缓收"的规定，全市没有发生一起因征收社会抚养费引发的上访事件。强化出生性别比综合治理工作，联合多部门开展经常性专项整治活动，严格执行终止妊娠审批制度，市政府出台了《关于加强出生实名制登记管理工作的实施意见》，卫生、人口计生、公安、民政等相关部门初步实现人口相关数据的共享和应用，性别比治理工作水平显著提高。

二、主要成就

改革开放三十多年来，吴忠市医疗卫生、人口与计划生育事业在改革中发展，在发展中进步。大力挖掘卫生资源潜力，积极建立健全预防保健体系，完善医疗服务网络，改善基础设施建设，加快卫生人才培养，扩大卫生服务范围，提升医疗技术水平，提高卫生服务质量，基本满足了城乡居民的医疗卫生需求，人民健康水平有了很大提高，取得了显著的成就，积累了丰富的经验。人口与计划生育工作成绩斐然，吴忠市被命名为"全国婚育新风进万家活动示范市"，被列为第二批"全国人口和计划生育综合改革示范市"，为推动吴忠市医疗卫生、人口与计划生育事业全面协调可持续发展奠定了雄厚的基础。

（一）有效控制重大疾病，城乡居民健康水平持续改善

城乡居民健康水平持续改善，集中体现在国际公认的综合反映健康水平的 3 个重要指标上：一是人均期望寿命，由 1992 年的 68.6 岁增加到 2014 年的 73.97 岁；二是婴儿死亡率，由 1992 年的 21.3‰下降到 2014 年的 7.84‰；三是孕产妇死亡率，由 1978 年的 55/10 万下降到 1992 年的 25/10 万，再下降到 2014 年的 16.22/10 万。虽然吴忠市属于

中低收入的欠发达地区，但上述健康指标已经位居国家前列，达到了中高收入地区的平均水平。公共卫生服务体系不断健全，预防和控制重大疾病的能力不断提高，应对突发公共卫生事件能力明显增强，1979~2014年间共处置突发公共卫生事件105起。

妇幼卫生保健体系不断完善，儿童和妇女卫生保健服务范围不断扩大，管理逐步规范，妇幼卫生保健工作迅速发展，截至2014年底，吴忠市3岁以下儿童系统管理率和7岁以下儿童系统管理率分别是95.75%和97.15%；孕产妇系统管理率达97.71%。非住院分娩中新法接生率达100.00%，住院分娩率99.92%（1978年以前，孕产妇住院分娩率只有10%左右）。与2002年相比，婴儿死亡率由9.9‰下降到2014年7.84‰，孕产妇死亡率由111.34/10万下降至16.22/10万。2012年国家对吴忠市人民医院儿科专科能力建设总投资3300万，更进一步加强了对儿童疾病的诊治能力。

疾病预防控制工作不断加强，严重威胁群众健康的重大传染病、地方病得到有效控制。1979~2014年没有发生一起甲、乙类传染病暴发流行。从1984年开始实施免疫规划工作以来，预防接种工作方式由局部的、突击式的接种转变为覆盖全市范围、按免疫规划程序进行的免费常规接种。1991年3月，联合国儿童基金会和国家卫生部联合审评，确定银南地区儿童免疫接种率达到了世界卫生组织规定的第二个85%的目标，受到了自治区政府的表彰。2008年7月1日，全市统一执行新的扩大免疫规划疫苗接种程序，在已开展的五苗防七病工作的基础上，扩大到十三苗防十五病。从2010年起纳入国家免疫规划相关疫苗的接种率连续10余年保持在95%以上，提高了儿童免疫水平，形成了高质量的人群免疫屏障，降低了相关传染病的发病率。2004年启动全市疫情监测信息网络直报系统，使传染病从诊断到报告的时间由20世纪90年代的1个月缩短至目前的0.65天。传染病报告发病率由1979年811.66/10万下降到

2014 年的 228.57/10 万。2005 年，吴忠市投资 1000 万元，使得吴忠市医院传染病专科建成运行，为传染病的诊治提供了强有力的保障。

爱国卫生运动深入开展，以创建国家卫生城市为契机，城乡卫生面貌得到持续改善。农村饮水安全普及率 81.5%，自来水普及率 91.82%，农村集中供水受益人口比例达到 93.92%。农村卫生厕所普及率 70.38%。城市污水处理率 90.5%，城市垃圾无害化处理率 98.87%。青铜峡市、盐池县被授予国家卫生城市（县城）称号。

在市委、市政府的领导下，全市医疗卫生系统坚持依法防治、科学防治、群防群控、防治结合，在抗击"非典"和防治人禽流感等重大新发传染病的工作中，全市没有发生一例传染病例，维护了人民群众的身体健康和生命安全，维护了社会稳定和改革开放的成果，为实现市政府庄重承诺的医药卫生体制改革目标以及全面建设小康社会的目标奠定了坚实的基础，为应对突发重大公共卫生事件积累了宝贵经验。

（二）医疗卫生服务体系不断健全，服务群众明显改善

三十多年来，医疗卫生资源总量持续增加。截至 2014 年，总共新建、扩建、翻建各类医疗机构 509 个，总投资 18.22 亿元人民币。共拥有卫生机构 835 个（较 2002 年增加了 363 个）。其中市、县两级疾病预防控制中心 5 所，市级中心血站 1 个，市、县两级妇幼保健所 4 所，市（县）人民医院 6 所，医院 42 所（包括中医、回医医院 3 所），社区卫生服务中心 23 所，乡（镇）卫生院 45 所，村卫生室 554 所，覆盖城乡居民的卫生服务体系已经基本建立。全市医院床位总数 5888 张，比1979 年增加了 3615 张；每千人床位数由 1979 年的 1.20 张增加到 2014年的 3.8 张。全市卫生工作人员总数 8542 人，比 1979 年增加了 7492人，其中卫生技术人员 6424 人；全市每千人口卫生专业技术人员数从1979 年的 1.17 人增加到 2014 年的 3.19 人。私立卫生机构发展到 247所。医疗卫生系统的服务和保障能力以及技术水平得到极大提升，人民

群众得到了医疗卫生改革发展带来的实惠。

农村地区的县、乡、村三级卫生服务网络已经建立健全，实现了全市乡乡有卫生院，村村有卫生室的目标。农村卫生工作人员 2151 人，其中卫生技术人员 2064 人。全面推行了乡村医生准入、补偿、培养、退出机制，实行乡村医生县聘、乡管、村用的管理模式，提高了农村卫生服务网络的整体功能，医疗机构的整体素质，服务能力大幅度提升，95%以上的村卫生室达到国家规定建设标准。城市地区大力开展社区卫生服务，改建或新建了 23 个社区卫生服务中心（站）。全科医生和社区护士数量明显增加，服务能力覆盖到所有社区。

医疗卫生机构始终将医疗服务能力质量放在首位，不断加强医院管理。建立完善医务人员医德考评制度，积极有效规范医务人员的执业行为，医德医风建设取得明显成效，涌现出许多品德高尚、业务精湛的先进医务工作者，受到广大人民群众的尊敬和赞誉。通过重点学科建设造就了一批有一定知名度的医学专家和学科带头人，形成了以学科建设带动人才工作，以人才工作促进学科发展的格局。多年来，通过岗位业务培训、外出进修、继续医学教育和学历教育，对各级卫生组织的管理人员、卫生技术人员、重点人才和急需人才进行了培训，有力地提高了卫生队伍人员素质。

（三）医疗保障改革不断深化，多层次医疗保障体系初步建立

改革开放以来，医疗保障体系不断发展。城镇职工基本医疗保险稳步推进，不断完善。2007 年，城镇居民基本医疗保险开始在全市铺开。新型农村合作医疗制度快速推进，筹资水平不断提高，管理制度日趋完善，保障水平稳步提高。目前，新医改、统筹城乡居民医疗、养老保险基本实现全面覆盖。全市新农合参合率达到 98.8%。全市城镇职工居民基本医疗保险参保人数达到 33.3 万人。已逐步形成了大病统筹和大病统筹加门诊家庭账户的统筹基金补偿模式。积极推进新农合网络信息化

体系建设，最大限度地实现新农合报销的公开、公平。创造性地开展工作，建立了替代弱势群体的个人参合缴费机制和补偿机制，解决了这部分人的参合问题和医药费用负担问题。积极探索单病种最高限价付费方式，开展门诊慢性病定额补偿，减轻参合农民医药费用负担和扩大参合农民受益面。为了更好地解决农村居民基本医疗保障，切实提高农民群众抵御大病风险的能力，2008 年 6 月，市委、市政府出台了《吴忠市新型农村合作医疗管理暂行办法》，在全市实行"七统一、二补助"管理办法，即统一统筹模式、统一筹资标准、统一基金组成、统一起付线、统一报销比例、统一封顶线、统一八种大病；实行重大疾病门诊医药费补助；重大疾病住院医疗费补助；大幅度提高患重大疾病和困难人群医疗报销费用，有效地缓解了群众因病致贫和因病返贫等问题。

（四）立足完善提高，农村医疗卫生工作明显加强

改革开放以来，始终把农村卫生作为卫生工作的重中之重，作为构建和谐社会、解决"三农"问题的重要内容，狠抓各项工作措施的落实，农村卫生基础得到进一步夯实。2003 年、2006 年，市委、市政府两次召开全市农村卫生工作会议，出台了《关于进一步加强农村卫生工作的决定》，制定了一系列关于进一步加强农村卫生工作的政策措施，不断加大农村投入，从 2007 年起，每年由市财政拿出 260 万元专项资金用于发展农村卫生，对乡（镇）卫生院人员工资实行财政全额供给，对市、县级医院床位补贴翻番。投资 1800 万元的全科医生培训中心建成，同时通过实施初级卫生保健规划，大力开展城市卫生支援农村卫生工程，推进农村医疗卫生机构内部改革，理顺乡（镇）卫生院管理体制和运行机制，加强农村卫生队伍建设，农村卫生工作取得前所未有的发展和进步。2002 年乡（镇）卫生院人员、业务和经费统一上划到县（市）级卫生行政部门管理。2006 年，制定了乡（镇）卫生院人员编制标准，制定了乡、村两级卫生机构绩效考核办法。从 2007 年开始，对

承担公共卫生职能的乡村医生每人每月给予 100 元定额补助，并逐步开始研究解决乡村医生老有所养的问题，稳定了农村卫生人员队伍。从 2008 年起，每年还将通过考试招录一批医疗卫生专业优秀大学生和执业医师到乡（镇）卫生院工作，不断增加乡（镇）卫生院服务能力。

（五）坚持中西医并重，传统民族医学惠及更多百姓

坚持中医药并重的医疗卫生工作方针，民族医药得到发扬光大，深受群众欢迎。中医药人员从 1978 年的 225 人增加到 2014 年的 425 人。吴忠市从 2008 年起已连续举办三期回医药大会，充分利用中医药、回医药资源优势，努力发掘、整理、开发、利用资源潜力，坚持体制创新，加强中医机构标准化、规模化建设水平。2005 年中阿博览会期间，吴忠康复专科医院与马应龙药业集团、北京民族医院达成健康产业园区医疗技术方面的合作协议。与沙特纳比勒·古来氏先生商讨关于健康产业园区及其他项目的协议，目前此协议正在积极跟进中。与贵州省浙江商会会长、拉赫兰东中国有限公司代表就双方合作意向展开座谈。与宁夏医科大学合作兴办回医中医院。依照"扬长避短，少走弯路，练好内功，形成优势"的思路，狠抓特色专科建设、名老中医、回医继承、特色药品开发、外部市场拓展，将中医药、回医药融入社区卫生服务及健康保健、老年病、慢性病、地方病防治等多层面、多

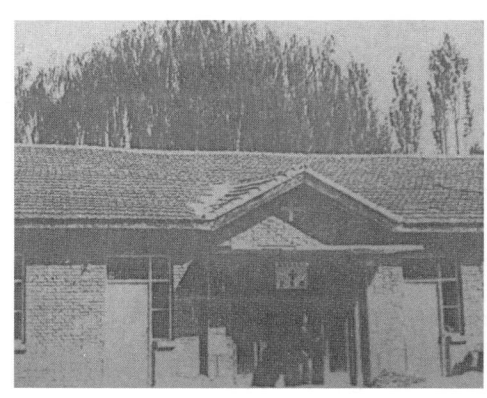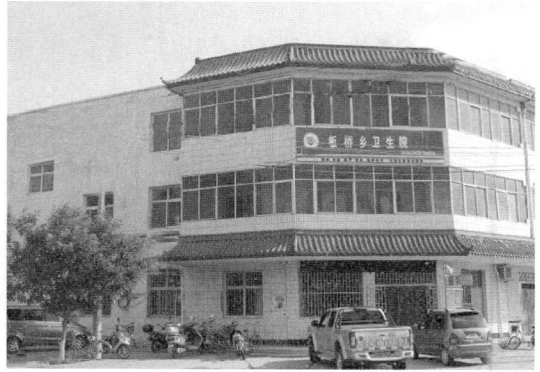

利通区板桥乡卫生院新旧对比照

领域中。基本形成了城市以中医、回医医院为骨干、社区中医药、回医医药服务为补充，农村以县（市、区）中医院为骨干、乡（镇）卫生院为枢纽、村卫生室为基础的中医药服务网络，改善了居民的中医药服务环境。中医药在公共卫生、重大疫情防治和基础医疗服务中发挥着越来越重要的作用，影响不断扩大。

（六）加强依法行政，医疗卫生执法监督工作全面加强

2004 年根据卫生机构改革需求，卫生监督职能从原卫生防疫机构分离出来，成立了市、县两级卫生监督机构。积极推行量化分级管理制度，深入贯彻国务院《特别规定》，围绕社会和群众关心的热点问题，大力开展对食品加工、流通领域和餐饮消费的整治规范工作，餐饮业和学校食堂基本卫生条件逐年改善，自 2003 年至今，连续 12 年未发生集体性食物中毒事件。针对群众反映的重点、难点问题，加强了对餐饮单位卫生状况的监督检查，从食品卫生安全的高度出发，努力消除安全隐患，做到思想认识到位，监管措施到位，工作任务落实到位，组织保障到位。坚持重点环节重点监督，建立实施原料进货索证制度，覆盖率 100%，食品量化分级管理率 100%。有效开展打击非法行医和非法采供血专项行动，规范了医疗市场秩序，促进了卫生管理水平不断提高。

（七）加强行风建设，医疗卫生系统医德医风不断改善

多年来，全市卫生单位紧密结合卫生系统实际，把加强卫生系统党风廉政建设、精神文明建设，纠正行业不正之风作为密切党和人民群众血肉联系的纽带，认真组织开展医德医风集中教育整顿活动，开展民主评议医院行风工作，主动接受社会监督。多年来，树立了一批批医德高尚、医技精湛、思想好、服务好、社会反映好的医德医风标兵和先进典型，使医务人员学有榜样、赶有标兵，进一步推动了全市卫生系统医德医风建设工作深入开展。改善了医患关系，提高了全市卫生行业的整体服务水平。

（八）人口再生产类型发生历史性转变，有效缓解了经济、社会、资源、环境协调和可持续发展所面临的人口压力

人口再生产类型实现了由"高出生、低死亡、高增长"转向"低出生、低死亡、低增长"。有效缓解了人口对资源、环境的压力，有力促进了经济发展、社会进步和民生改善，有力地支持了改革开放和现代化建设。

（九）人口素质与人口生存、发展状况明显改善，群众婚育观念发生新的变化

人口增长率的下降，为提高人均卫生、教育投资水平创造了条件。15岁以上人口平均受教育年限不断增长。婚育新风进万家活动和"关爱女孩"行动持续开展，"计划生育、男女平等、晚婚晚育、优生优育"等婚育新观念逐步深入人心，群众平均初婚和初育年龄推迟，生育意愿下降，出生人口政策符合率上升，妇女社会地位提高，建设文明幸福家庭的美好追求蔚然成风。

（十）人口和计划生育法制建设全面加强，群众合法权益得到可靠保障

改革开放以来，吴忠市计划生育工作经历了由主要依靠政策，到依靠相关法律法规，再到执行专门法律的规范化、法制化过程。初步构建了以《人口与计划生育法》为核心，以行政法规和地方性法规为主体，与相关法律法规相衔接的法律法规体系，人口和计划生育各项工作基本做到有法可依、有章可循，保障了群众实行计划生育的合法权益和计划生育工作的落实。

三、经验启示

改革开放的三十多年，是医疗卫生与计划生育工作迎接挑战、克服困难、顽强拼搏、奋发进取的三十多年。三十多年来，吴忠市医疗卫生

与计划生育改革积累的经验和启示，需要今后汲取、借鉴与发扬。

（一）坚持党和政府对医疗卫生与计划生育改革的领导，始终把科学发展作为医疗卫生与计划生育工作的目标方向

健康是民生之本，是人全面发展的基础，关系千家万户的幸福安康；计划生育是基本国策。吴忠市市委和政府始终把医药卫生与计划生育改革作为党和政府工作的重要组成部分，作为党和政府改善民生、团结群众、巩固执政基础的重要措施，作为实现经济社会协调发展的重要抓手。实践证明：始终坚持加强党和政府的领导，是吴忠市医疗卫生与计划生育改革最重要的保证；是落实科学发展观的具体体现；是解决重大民生问题的重要行动。因此，吴忠市各级政府不断强化在医疗卫生与计划生育改革中的责任，坚定不移地贯彻和落实党"以预防为主"的卫生方针政策，维护公共医疗卫生的公益性质，不断加强财政投入，严格监管，奋力实现科学发展，切实保障人民群众的健康和计划生育权益。

（二）坚持改革开放，始终把加快发展作为医疗卫生与计划生育工作的第一要务

医疗卫生与计划生育改革发展是一个长期的历史过程，是开拓进取、探索前进的过程。在这个过程中，旧的矛盾解决了，新的矛盾又出现了，机遇和挑战将始终相伴随。这在吴忠市医药卫生与计划生育改革的历程中得到了充分的证实，必须有充分的思想准备。对出现的矛盾和问题，应该结合本地实情，不回避，不掩饰，勇于探索，敢于创新，始终把发展作为第一要务，在改革发展中解决问题，通过问题的不断解决来促进发展，在改革开拓中推进医疗卫生与计划生育事业科学发展。

（三）坚持预防为主的工作方针，始终把预防保健当作最前沿的工作和最有效的手段

卫生事业必须坚持以社会效益为最高准则。医药卫生改革曲折的经

历和经验告诉我们：必须纠正重治轻防的错误倾向，必须纠正只看眼前利益的短视行为，必须真正把预防为主的方针落实到实际工作中。预防保健工作搞好了，人民群众健康水平提高了，患病率就会降低，卫生与人民群众的供需矛盾就会极大缓解，医疗工作就会取得事半功倍的效果。各级政府要确保人、财、物对公共卫生体系建设的投入，统筹城乡规划，整合现有卫生资源，通过全社会和各级各类医疗机构的积极努力，促使各项公共卫生预防保健措施惠及所有人群，不断提高全市城乡居民健康水平，这是从根本上解决"看病难、看病贵"问题最重要的环节，是解决医药卫生顽疾标本兼治的利器。

（四）坚持以农村为重点，始终把提高农村医疗卫生与计划生育服务能力作为中心任务

吴忠市农村人口占大多数，农村医疗卫生与计划生育事业基础相对薄弱的市情，决定了吴忠市医疗卫生与计划生育改革的重点必须放在农村。通过多年的努力，吴忠市农村医疗医药卫生与计划生育事业的发展，实现了质的飞跃，农民最基本的卫生、保健和医疗得以保障。"计划生育、男女平等、晚婚晚育、优生优育"等婚育新观念逐步深入人心。农村医疗卫生与计划生育改革的发展，进一步推动了城镇医疗卫生与计划生育改革的进程，二者相得益彰。

（五）坚持中西医并重，始终把挖掘推进中医药、回医药事业持续健康发展作为长期任务

中医药是中华民族独有的医疗资源，蕴含着几千年的丰富经验，在医疗预防保健中具有特殊的功效。吴忠市是全国回族密度最大的地级市，挖掘、发展回医药具有得天独厚的条件。吴忠市利用这一优势，从挖掘抢救名老中医、回医经验、技能、文献工作入手，坚持因地制宜，不断扩大中医药、回医药服务领域，积极发挥中医药、回医药在临床治

疗、养生保健、康复、药膳食疗等方面的潜力，从理论到实践进行系统的整理和挖掘，采取以老带新、开放引进、上联下扩等方式，进一步加强中医药、回医药专科、专病、专家、专药建设，为吴忠市中医药、回医药事业蓬勃发展提供强有力保障。

（六）坚持统筹安排、分步实施的工作方针

必须把发展医疗卫生与计划生育事业置于全市经济社会发展战略的全局中进行统筹安排。吴忠市经济基础薄弱，短期内确保医疗卫生工作财政投入，尚待时日。这就要求对医疗卫生工作予以精准分析，按轻重缓急，分步实施，将有限的人力、财力和物力用在刀刃上，用在人民群众对医药卫生最基本的需求上。同时，要防止急功近利，头疼医头，脚痛医脚的短视行为。

（七）坚持公共医疗卫生的公益性质和引入市场机制相结合

卫生事业是国家实行一定福利政策的公益性社会事业。实践证明：在任何时候都要坚定不移地贯彻和落实公共医疗卫生的公益性质，明确基本职责是为群众提供安全、有效、方便、价廉的公共卫生和基本医疗服务，根本宗旨是为人民健康服务，目标是实现人人享有基本医疗卫生服务，从而不断强化政府责任，加大财政投入，加强政府监管。公立医疗卫生机构要在维护和体现公共医疗卫生的公益性质方面发挥重要的基础性作用，又要发挥市场机制作用，在政府的监督管理下，支持引导和规范各种社会力量进入医疗服务领域，扩大医疗服务供给，提高服务效率。要根据人民群众多层次需求，不断改善供给结构，提高服务水平，让人民群众满意。

三十多年来，吴忠市医疗卫生与计划生育事业虽然取得重大成就，但是必须认清形势，保持清醒的头脑。工业化、城镇化、人口老龄化、疾病普遍化、生态环境恶化以及计划生育政策的变化等都给医疗卫生和计划生育工作带来新的挑战，人民群众也对医疗卫生服务和计划生育工作不断提出新的要求和期盼，深化医疗卫生体制改革具有空前的重要性、紧迫性和艰巨性。要在明确方向和框架的基础上，坚持不懈地探索，逐步建立符合吴忠市情的基本医疗卫生制度，实现人人享有基本医疗卫生服务。

当前，人口数量问题仍然是全面建设小康社会面临的重大问题，但是从更长的时期看，人口素质、结构和分布问题将逐渐成为影响人口与经济、社会、资源、环境协调和可持续发展的主要因素。必须坚持以人为本，深入贯彻落实科学发展观，将人口计生工作纳入全市工作大局，实行人口与发展综合决策，更加注重以经济手段调控人口增长，更加注重依法行政和人文关怀，更加注重建立统筹解决人口问题的体制机制，切实抓好统筹解决人口问题的各项任务，促进人口自身以及人口与经济、社会、资源、环境的协调发展和可持续发展。

四、对策建议

目前，吴忠市医疗卫生与计划生育改革已进入全面深化阶段，取得的成就令人瞩目，但仍暴露出一些问题，有待研究解决。一是整体规划欠缺。宏观、长远、科学的统筹规划和路线图尚未制订出来。卫生资源整体整合不到位。二是党和国家"预防为主"卫生方针政策尚未得到全方位的落实。表现在：思想认识不到位，重治轻防的短视行为仍然存在；社会参与不广泛；预防保健机构编制少，技术人员不足且业务素质偏低；财政投入不足。三是市、县、乡、村四级医疗卫生网络还存在功能定位和布局不合理的问题，尤其是市级卫生机构暴露的问题日渐突出。表现在：人事制度僵化，缺乏有效的激励机制；财政投入不足导致趋利倾向明显，公益性质的体现受到影响；缺少学科带头人和技术顶尖人才；盲目追求，贪大求洋。

根据 2015 年 7 月的调研，吴忠市计划生育工作存在的主要问题是部分群众"重男轻女"传统观念没有得到根本改变。表现在：人口性别比分布呈现严重不平衡的状态，吴忠市部分地区出生人口性别比持续偏高。2013 年盐池县人口性别比高达 113，利通区 2014 年人口性别比为112，远远超出自治区和吴忠市的平均水平，漏报调查数据也显示，漏报超生男孩占 100%。

针对医疗卫生与计划生育改革存在的问题，提出以下对策与建议，供参考。

（一）以党的卫生工作方针为指向，在党的十八届五中全会精神框架内，在调查研究的基础上，制订出符合市情的、科学的、具有前瞻性的、立足长远的吴忠市医疗卫生与计划生育改革规划和行动路线图

对于今后吴忠市医疗卫生与计划生育改革的方向、目标、措施、评价、财政投入、卫生资源总量、卫生资源配置与整合、各类卫生与计划生育机构的定位和相关部门的责任分工，等等，应着眼未来，统筹规划，逐步建立健全基本医疗卫生制度，包括完善和加强公共卫生服务体系、医疗服务体系、医疗保障体系和药品供应保障体系，并在医疗卫生与计划生育改革实践过程中不断予以完善。

（二）要从"大卫生"的角度去贯彻"预防为主"方针，让全社会达成共识与合力

党和国家"预防为主"卫生方针政策，从新中国成立以来沿袭至今，经过多年实践检验予以证实是完全正确的。当前，应该从"大卫生"的角度去思考贯彻"预防为主"方针，是一项长期、复杂、艰巨、综合性极强、需要政府主导、全社会参与的社会大工程，不能靠卫生部门单打独斗。纠正重治轻防倾向，应从政府工作规划、任务，财政投入

倾斜，预防、保健、医疗资源总量和配置及整合上予以体现。注重预防保健人才的培养和配置，逐步增加预防保健技术人员在卫生人员总量中所占比例，提高准入门槛。贯彻"预防为主"方针不仅要在卫生系统体现，还要贯彻到各级政府及各相关部门、单位的工作部署当中去，达成共识与合力。

（三）要统筹规划医疗卫生体系建设，进一步加强农村卫生工作，防止顾此失彼

合理配置卫生资源，医疗卫生体系建设应在国家医药卫生改革总体方针政策指引下，结合市情，统筹规划。要打破过去"各自为政""画地为牢"的做法，医疗卫生机构建设和整合应以所服务对象的需求和范围为目标，打破区域疆界，科学论证，防止盲目，避免资源浪费。进一步明确和强化市、县、乡村卫生机构的服务定位。充分发挥县（市）疾病预防控制和卫生监督机构的"统领"作用，提高疾病预防控制和突发事件处置能力。提高和强化县（市）人民医院的综合医疗服务水平的功能和对一级医院质量管理和业务指导功能。充分发挥县（市）中医院和县（市）妇幼保健院在中医和妇幼保健工作中"龙头"的作用，建立与其名称与功能相适应的拳头科室，形成卫生资源的优化配置和病人就医的合理流向。强化乡（镇）卫生院预防保健，基本医疗服务和对村级卫生组织规范管理的"三位一体"的功能。继续加强村卫生室建设，完善村级网络，实行乡村卫生组织一体化管理，建立起具有预防、保健、医疗康复、健康教育和计划生育服务"六位一体"的新型农村卫生服务体系。形成多元办医格局，适应人民群众多层次的医疗卫生需求，积极引进、科学管理、合理配置私立卫生机构。

（四）建立健全科学的经济运行与质量指标双控制的考评分配机制

制订科学的核算办法，将成本、效益、公平以及单位长远发展，职

工利益等因素考虑进去。分配上在注重效益的基础上更注重公平。对于市级各医疗卫生机构存在的问题，尽快摸清症结所在，借鉴国内外先进的管理理念和经验，以创新的精神，制订符合市情的管理机制和财政补偿机制，制订科学的功能定位和建设规模。只有在确保财政投入的前提下，才能确保公立医疗卫生机构的公益性。打破僵化的人事制度，制订具有创新、科学、符合实情、可操作性的激励机制，防止那些中看中听而不中用或急功近利的行为发生，真正挖掘、激发所有卫生机构的潜力和卫生工作人员的工作积极性。树立"人才资源是第一资源"的思想，大力实施"人才资源"战略。探索、建立培养和引进人才机制，要防止镀金式、盲目应付的方式发生，应同时建立论证、考查、监督、目标考核，不拘一格，能上能下的配套措施。

（五）用"三个不变"来统领计划生育工作，加强统筹协调和综合治理，促进人口长期均衡发展

以十八大精神为指引，对统筹解决人口问题进行新的部署。一是要明确三个不变，即计划生育的基本国策不变，计划生育一把手负总责的制度不变，一票否决制不变。从政策、制度上保障计划生育工作不能削弱。二是依照国家计划生育二胎政策的调整，实施新的部署安排，以更好地服务于统筹人口、资源、经济长远协调发展的大局。

总之，医疗卫生与人口计划生育改革发展必须坚持以中国特色社会主义理论体系为指导，深入贯彻落实党的十八大五中全会精神，按照积极推进社会主义和谐社会建设的要求，坚持公共医疗卫生的公益性和为人民服务的宗旨，坚持预防为主、以农村为重点、中西医并重的方针，着眼于实现人人享有基本医疗卫生服务的目标，强化政府责任和投入，完善国民健康政策，健全制度体系，加强监督管理，创新体制机制，鼓励社会参与，建设覆盖城乡居民的基本医疗卫生制度，不断提高全面健

康水平。

深化医疗卫生与计划生育体制改革，建立覆盖城乡居民的基本医疗卫生制度和高质量的计划生育服务体系，是一项社会工程，涉及面广、难度大，是一项十分复杂艰巨的任务，也是一个长期渐进过程，更是人民群众的迫切愿望，必须进一步解放思想，扎实工作，大胆探索，敢于创新，在各级党委、政府的坚强领导下，抢抓机遇，埋头苦干，戮力攻坚，造福于社会，造福于民生。

固原市卫生和计划生育的改革与发展

改革开放以来，固原市卫生与计划生育工作在历届党委、政府的坚强领导下，认真贯彻落实党中央、国务院和自治区党委、政府关于深化卫生体制改革、加强计划生育工作的一系列重大决策部署，在推进基本医疗和基本公共卫生服务均等化，促进人口均衡发展上取得了显著成效。

一、改革发展历程

（一）卫生改革发展历程

作为革命老区、贫困地区，固原市卫生基础条件相对薄弱，因病致贫、因病返贫、贫病交加的现象较为普遍。改革开放以来，固原市在推动卫生体制改革方面进行了不懈探索，改革发展经历了四个阶段。

1. 改革起步阶段（1978~1992年）

这一阶段的主要特点是，以开展"三项建设"、推行"初级卫生保健"为契机，对乡（镇）卫生院、县级卫生防疫站、妇幼保健站三类重要而薄弱的卫生机构进行分期分批改造和建设，打破"平均主义"和"大锅饭"的分配方式，调动医务人员积极性，激发活力，提高效率。

一是体系建设步伐加快。在推行初级卫生保健的大背景下，固原地区各级党委、政府把卫生工作的重心逐步转移到医药卫生服务上来，坚持从卫生工作的实际出发，加快基础设施建设，整顿规范医疗卫生服务秩序。争取国家投资350万元，新建固原地区医院，县级医院相继健全机构、增加设备、扩大科室规模。在中央"三项建设"资金的大力支持下，对乡（镇）卫生院、县级卫生防疫站和妇幼保健站分期分批进行了建设和改造。1985年，地区人民医院成功开展了角膜移植术，一些有造诣的技术骨干，被人民群众誉为信得过的医生。如地区医院王澈、王明润、王浩等。至1990年，全地区共有医疗卫生机构252个，其中县级及县级以上医院10个，中医院2个，乡（镇）卫生院114个，卫生防疫站7个，妇幼保健所7个，共有病床1535张。

二是公共卫生逐步加强。1983年，固原在全地区推行儿童计划免疫工作，按程序开展卡介苗、脊髓灰质炎疫苗、百白破疫苗、麻疹疫苗的接种，有效预防了"六种"疾病。1984年，开展了首次水质普查，分析掌握了全地区水质情况。1985年，开展了结核病流行病学调查和规范化治疗，同时对鼠疫、布鲁氏杆菌病、碘缺乏病、氟中毒"四种"地方病进行了调查，明确了分布地区，为地方病防控工作提供了理论依据。1987年1月，经自治区防治地方病领导小组验收并报中央防治地方病领导小组办公室批准，固原县、西吉县鼠疫疫区达到基本控制标准。1981~1990年，全地区共报告各类传染病15种52654例，年平均发病率364.83/10万。

三是医疗机构活力增强。1985年，国务院提出了发展卫生事业的新思路，鼓励多渠道办医，增加服务供给，对医疗卫生机构实行放权、让利、搞活，鼓励创收和自我发展。1989年，又提出了医疗卫生机构自行管理、自主经营等政策措施。根据中央和自治区有关精神，固原地区将医疗卫生机构由全额拨款转为差额拨款的事业单位，推行了院长、站长、所长负责制，扩大了医疗单位用人自主权，医疗机构开展业务服务的收入可用于改善办公条件和职工福利。这些措施对提高医疗卫生服务质量，调动医疗机构和医务人员的积极性起到了一定的作用。

经过这段时期的发展，固原医药卫生事业发生了深刻变化，逐步形成了以公有制为主体、多种形式、多种渠道办医的新格局。医疗卫生机构通过"放权让利、扩大自主权和分配制度改革",调动了医疗机构和医务人员的积极性。

2. 市场化改革阶段 (1993~2002 年)

这一阶段的突出特点是,引入市场竞争机制,拓宽卫生筹资渠道,提升卫生服务质量,加快医疗保险制度改革,规范医药生产流通领域秩序。

一是改革发展迈出坚实步伐。1992 年国务院下发了《关于深化卫生改革的几点意见》,1997 年颁布了《中共中央、国务院关于卫生改革与发展的决定》,确定了"以农村为重点,预防为主,中西医并重,依靠科学与教育,动员全社会参与,为人民健康服务,为社会主义现代化建设服务"的新时期卫生工作方针。根据文件精神,固原市在 2000 年前后实行区域卫生规划政策,按照非营利性和营利性对医疗机构进行分类管理,鼓励社会力量发展卫生事业。同时,建立竞争激励机制,在县级医院、乡(镇)卫生院推行了"患者选医院"和"患者选医生"措施。2001 年 4 月 18 日,由固原地区行署主持,召开了首次固原地区农村卫生工作会议,提出了强化县级、完善乡级、加强村级、重视预防保健的工作思路,这次会议对推进固原卫生事业发展起到了积极作用。2002年 4 月,固原地区机构编制委员会下发了《关于固原地区卫生监督执法与疾病预防控制体制改革方案的通知》,决定撤销各级卫生防疫站,分组设立卫生监督所和疾病预防控制中心,拉开了卫生监督体系和疾病预防控制体系改革的序幕。

二是初级卫生保健保障母婴安全。20 世纪 90 年代,国际社会在寻求综合协调发展和可持续发展中,更多地关注初级卫生保健和妇女儿童的健康问题,初级卫生保健、"儿童优先、母亲安全"成为国际共识。固原地区把初级卫生保健和"两纲"纳入辖区整体工作规划,围绕"两个提高"和"两个降低"推进妇女儿童保健管理,加强产科能力建设,

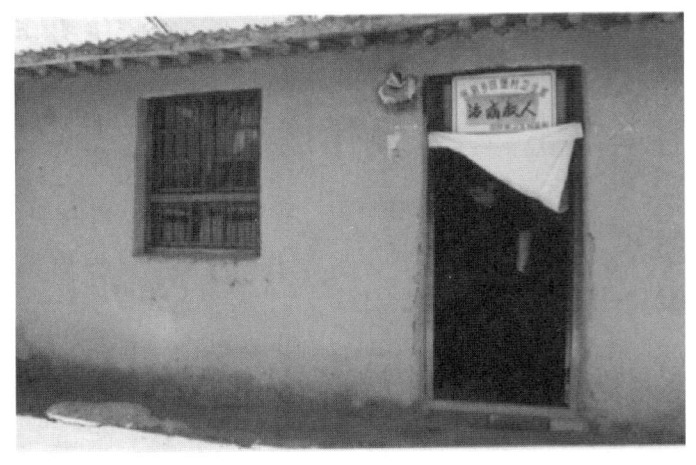

原州区张易镇原村卫生室

对全市育龄妇女建册立卡，实行一对一管理，有效保障了妇女儿童身体健康。初级卫生保健在隆德县开展试点取得经验的基础上，逐步在全地区推广，彭阳县、固原县先后达标通过验收。

三是抢抓外援项目注入发展活力。20世纪90年代以后，针对卫生投入匮乏的困境，固原地区各级卫生行政部门抢抓外援项目机遇，加强医疗卫生基础建设，先后执行了联合国基金会"妇幼卫生人力发展项目""降低孕产妇死亡率和消除新生儿破伤风项目""母婴安全项目""乙型肝炎控制项目"、世界卫生组织粮食计划署宁夏4071项目、世界贷款"秦巴"项目、爱德基金会援助项目、军队医院对口帮扶项目。项目的实施，给固原地区卫生事业发展注入了活力，改善了基本医疗卫生条件，提高了卫生服务能力和技术水平，巩固发展了妇幼保健、疾病预防控制工作。

1993~2002年，固原卫生改革与发展取得了重大成就，随着国家经济社会的快速发展，国家对卫生基础设施建设的投入不断加大，乡（镇）卫生院的业务用房经历了土坯房、砖木房、砖混平房、楼房四个阶段的建设，医疗卫生机构活力增强，技术水平明显提高，农村三级预防保健网络得到进一步加强和巩固，一些危害人民群众身体健康的传染病、地方病得到有效预防和控制。1999年5月，自治区卫生厅批准成立固原市中心血站，2000年开始实施无偿献血，当年无偿献血比例为3.2%，2001年在国债投资项目的支持下，新建中心血站于2002年底投入使用。

3. 综合改革阶段（2003~2009 年）

这一阶段的主要特点是，各级党委、政府高度重视农村卫生和公共卫生体系建设。2006 年 9 月，固原市委、市政府印发了《关于进一步加强农村卫生工作的实施意见》和《固原市卫生事业"十一五"发展规划》，并于 9 月 15 日召开全市农村卫生工作会议，在完善医疗保险制度、重大疾病预防控制、发展城市社区卫生事业等方面采取了一系列重大措施。2009 年 3 月，中共中央、国务院《关于深化医药卫生体制改革的意见》及重点实施方案出台，根据国家和自治区有关文件精神，固原市先后制订出台了《固原市医药卫生体制改革近期（2009~2011 年）重点实施方案》《固原市医疗机构设置规划（试行）2007~2011 年》《固原市中医药事业发展规划（2009~2015 年)》《固原市人人享有基本医疗卫生服务实施方案》等 11 个配套文件，把发展卫生事业作为改善民生的重要内容。

一是新型农村合作医疗制度实现全覆盖。2003 年 1 月 16 日，国务院办公厅转发了卫生部、财政部、农业部《关于建立新型农村合作医疗制度的意见》，对进一步加强和发展农村卫生事业提出了具体措施，要求每个省、自治区要选择 2~3 个县（市）先行试点。隆德县作为自治区试点县，于 2003 年 9 月率先在全区开展了建立新型农村合作医疗制度试点工作。试点初，按照农民自愿参加的原则，由中央财政每人每年补助 10 元，地方财政每人每年补助 10 元，农民每人每年交 10 元的方式筹集新型农村合作医疗基金，基金实行县级统筹。隆德县在试点成功并取得经验的基础上，新型农村合作医疗制度随后在原州区、彭阳县逐步推行，仅仅 3 年时间，新型农村合作医疗制度覆盖全市农村。

二是公共卫生服务体系建设步伐加快。2003 年初，我国部分省、市陆续发生了"非典"疫情，面对"非典"这样一个来势汹涌的新发传染病，固原市各级党委、政府高度重视，加强组织领导，加大投入保障。各级卫生部门作为防治主力军，在相关部门的密切配合下，以防为主，严格排查，重点监测，分类留观，科学防治，经受住了"非典"疫情的严峻考验。抗击"非典"取得胜利后，国家制定并实施了公共卫生体系建设三年规划。在中央和自治区财政的大力支持下，固原市新建市、县级疾病预防控制中心 5 所，基本建成了覆盖城乡、功能比较完善的疾病预防控制体系，应对重大突发公共卫生事件的能力明显提高。增加投入，加强重大疾病预防控制工作，全市乡（镇）卫生院传染病疫情报告实现了网络直报，6 所市、县（区）级疾控机构实验室通过自治区级计量认证，病毒性肝炎、流脑、结核等危害群众身体健康的重点传染病得到有效预防和控制。为深化卫生监督体制改革，固原市下发了《固原市关于加强卫生监督体系建设的实施意见》，建立了市、县、乡、村四级食品安全监管网络，率先在全区开展了农村婚、丧、嫁、娶集体聚餐逐级申报登记制度。

三是城市社区卫生服务快速发展。2006 年，自治区政府出台了《关于发展城市社区卫生服务的决定》和 6 个配套文件，固原市通过二级公立医院"伸腿"和乡（镇）卫生院转型两种模式，发展城市社区卫生事业，建成城市社区卫生服务机构 12 所，推行了统一理念、统一模式、统一标识、统一规程、统一价格、统一功能的"六统一"管理和"双项转诊"制度，为辖区居民提供预防、保健、医疗、康复、健康教育、计划生育技术指导"六位一体"的卫生服

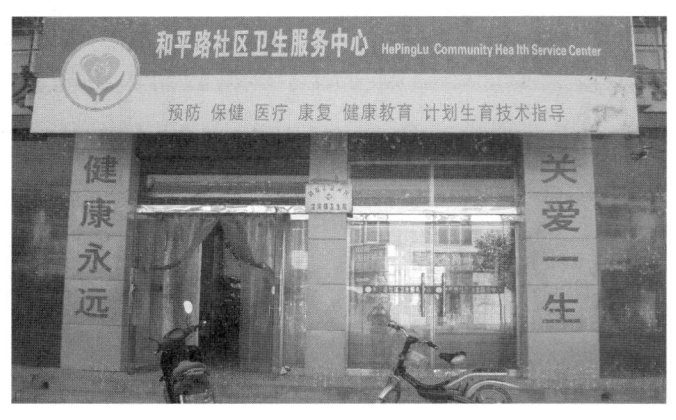

新建的标准化社区卫生服务中心

务，为深化医药卫生体制改革探索了经验。

四是卫生惠民工程陆续实施。2006 年 6 月，固原市政府办公室印发了《固原市医疗机构集中招标采购药品使用监督管理暂行办法》，7 月，全市乡、村两级和城市社区卫生机构药品实行"三统一"管理、零利润销售。根据自治区财政部门有关规定，进一步完善公共财政职能，建立健全各项财政补助、补偿办法，工作重心向城市社区和乡村卫生机构倾斜，将乡（镇）卫生院由差额拨款单位转为全额拨款的事业单位，村医生活补助每月不低于 100 元。2008 年 12 月，召开了固原市人人享有基本医疗卫生服务试点工作启动大会，率先在全区启动实施了人人享有基本医疗卫生服务实验研究项目，免费为城乡居民提供 10 类 40 项基本公共卫生服务，按成本提供 30 种一般性疾病诊疗和 74 种药品的基本医疗服务。村卫生室建设、国家扩大免疫规划、妇幼卫生"四免一救助"、艾滋病关怀救治、农民健康教育与健康促进、万名儿童口腔保健等一批民生实事先后启动实施。

五是医疗服务、医院管理规范有序。连续 3 年在医疗机构开展了"以患者为中心，以提高医疗服务质量为主题"的医院管理年活动，改善医疗质量，降低医疗费用，构建和谐医患关系。2007 年，固原市委、市政府制定印发了《关于进一步加强医疗卫生人员职业道德和专业素质建设的实施意见》，提出了经过 3 年努力，总体达到提高"两个素质"、建好"四个机制"、实现"一个目标"的要求，并通过组织开展"医德医风标兵"评选、先进事迹巡回报告、举办"比奉献、塑形象，为党旗增辉"文艺汇演等活动，弘扬卫生行业的正气歌和主旋律。

六是中医药工作稳步发展。2009 年，固原市政府下发了《固原市中医药事业发展规划（2009~2015）》和《关于扶持和促进中医药事业发展的实施意见》，加大中医药事业发展扶持力度，加强特色科室和优势专科建设，市中医医院心脑血管科、急诊急救科、针灸康复理疗科成为全

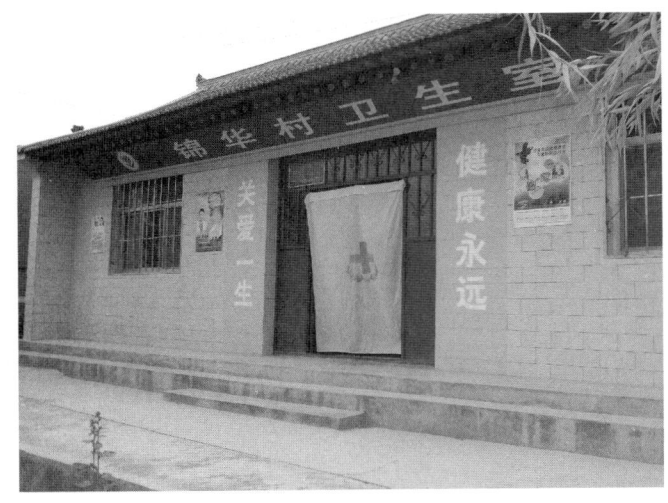

新建的标准化村卫生室

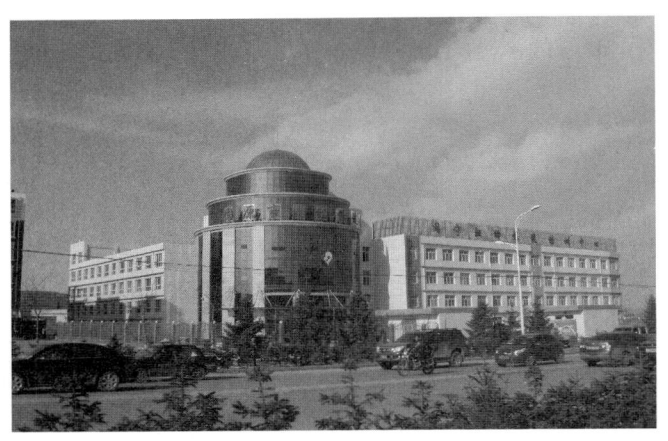

新建的固原市妇幼保健院

市特色优势专科，隆德县被评为"全国农村中医工作先进单位"。实施中医药"三名三进"工程，开展中医药知识宣传普及，加快中医药适宜技术应用推广，中医药在农村初级卫生保健中的优势作用得到较好发挥。

这一阶段是固原市医药卫生事业政策支持和财政投入最大的时期。在中央扩大内需等项目的支持下，市人民医院门诊住院综合楼、市妇幼保健院、隆德县医院、隆德县中医院、泾源县医院、彭阳县中医院建成使用，对全市81所乡（镇）卫生院及分院业务用房进行了维修改造，建成合格村卫生室932所，实现了村村都有卫生室的目标，并按照30万元、10万元、3000元标准为中心卫生院、一般卫生院、村卫生室配备了医疗设备。2009年，全市住院床位达到了3390张，比1990年增加1855张。群众性爱国卫生运动深入开展，彭阳县、隆德县、泾源县先后被命名为自治区级卫生县城。

4. 深化改革阶段（2010年至今）

这一阶段的主要特点是，按照"保基本、强基层、建机制"基本要求，完善政策、健全制度、加大投入，统筹推进五项重点医改任务，覆盖城乡居民的基本医疗保障制度初步形成，筹资保障水平不断提高，保障范围从大病延伸到门诊小病，城乡医疗救助力度不断加大，实现了职工和城乡居民医疗保险在全市范围"一卡通"结算服务；国家基本药物制度初步建立，基层医疗卫生机构全部实施基本药物零差率销售政策，药品安全得到保障；覆盖城乡的基层医疗卫生服务体系基本建成，10类国家基本公共卫生服务面向城乡居民免费提供；公立医院改革试点积极推进，围绕政事分开、管办分开、医药分开、营利性和非营利性分开进行体制机制创新，便民、惠民服务措施全面落实。

一是基本医疗保障制度实现全覆盖，城乡居民"病有所医"迈出了关键性步伐。截至 2014 年底，全市城镇职工基本医疗保险参保率为98%，统筹城乡居民医疗保险参保率为97%。城乡居民基本医保政府补助标准从 2008 年的每人每年 80 元提高到 372 元，城镇职工和城乡居民政策范围内住院费用支付比例分别达到 83.57% 和 68.50%。2014 年 7 月19 日，市政府办公室印发了《固原市关于建立疾病应急救助制度的实施意见》，全市首期筹措 100 万元救助基金，对身份不明或无负担能力的居民给予补助，全市基本医疗保障制度建设日趋完善。

二是基本药物制度建设得到巩固和完善，基层医疗卫生机构运行新机制逐步形成。截至 2014 年，全市 954 家医疗机构药品实行网上集中采购，基本药物制度政策覆盖率 100%，规定目录药品使用率 99.31%，药品配送到位率 86.71%。基本药物零差率销售覆盖全市基层医疗机构，二级以上医疗机构首选使用基本药物的比例达到 90% 以上，国家基本药物制度从无到有建立起来。同步推进基层医疗卫生机构综合改革，在全市乡（镇）卫生院、村卫生室推行乡村卫生服务一体化管理和乡村医生签约服务，建立了乡、村两级"十统一、两强化、一帮扶"工作机制和以服务数量、质量、效果、群众满意度为核心的绩效考核分配机制。

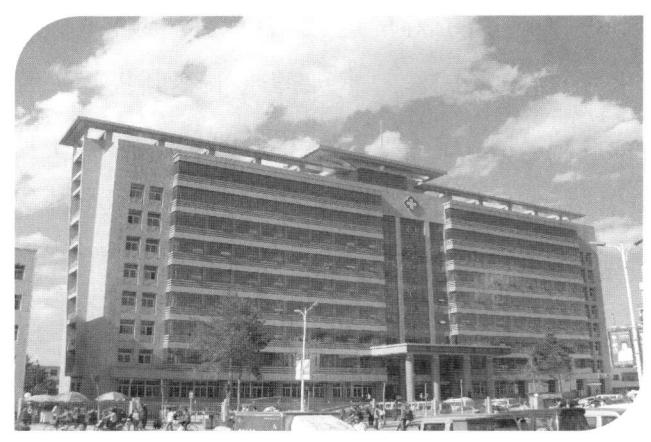

固原市人民医院新门诊楼

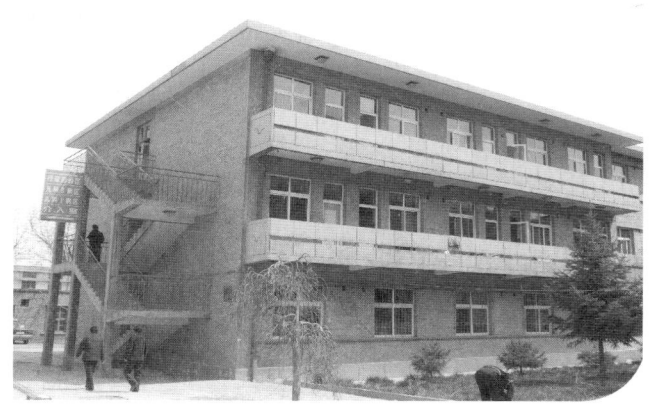

固原市人民医院旧住院楼

三是基层医疗卫生服务体系进一步夯实，"强基层"医改目标初步实现。紧紧抓住国家深化医改的有利契机，实施了一批布局合理、功能完善、标准较高的医疗卫生建设项目。市中医医院、精神卫生服务中心整体搬迁投入使用；投资 8.1 亿元，设置床位 1000 张，总建筑面积 12.7 万平方米，迁建市人民医院已完成主体工程；对全市乡（镇）卫生院、村卫生室实施了新一轮改扩建工程，新建标准化村卫生室 704 所，建立乡（镇）卫生院远程诊疗系统网点 62 个；医疗设备得到更新，为 10 所中心卫生院配置了 CR 机、44 所一般卫生院配置了远程心电医疗设备，市、县（区）二级以上医院均拥有核磁共振、CT、DR、彩超、自动细菌鉴定仪、数字化胃肠摄影机、电子内窥镜、全自动生化分析仪等较高层次的诊疗设备；启动了以全科医生为重点的基层医疗卫生人才队伍建设，累计培训基层医疗卫生技术人员 2200 余人次，自 2011 年以来，共选派 696 名乡村医生到宁夏医科大学接受成人高等医学专科学历教育。全市医疗卫生服务能力和水平得到有效提升。

四是公共卫生服务项目有序推进，城乡居民公共卫生服务均等化水平明显提高。人人享有基本医疗卫生服务惠及群众，基本公共卫生服务从试点初的 9 类 33 项扩大到 12 类 52 项，人均基本公共卫生服务经费从试点初的 15 元增加到 40 元，受益人群不断扩大，基本实现了"小病不出村，防病不花钱"目标；妇幼卫生"四免一救助"扩展为"七免一救助"；针对特殊疾病和重点人群，持续实施了 15 岁

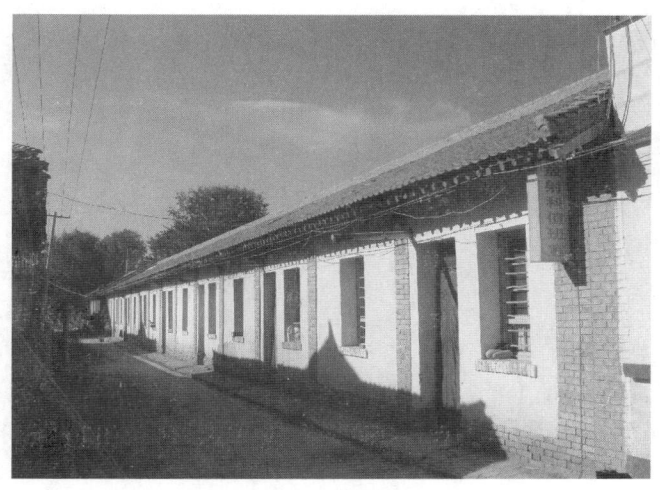

固原市中医医院旧办公地

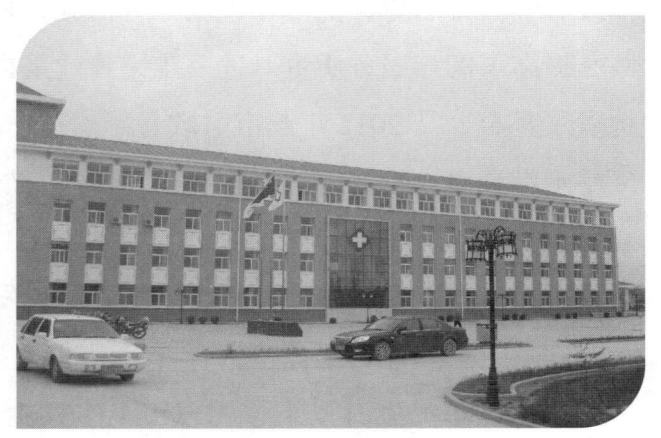

固原市中医医院新门诊楼

以下人群补种乙肝疫苗，4~8 岁适龄儿童接种麻腮风疫苗，艾滋病关怀救治，农村妇女孕前和孕早期补服叶酸，贫困白内障患者免费做复明手术，农村适龄妇女宫颈癌和乳腺癌检查，农村改厕等重大公共卫生服务项目，惠及全市人民群众。

五是公立医院改革试点稳步开展，管理体制和运行机制不断创新。2012 年，固原市人民政府出台了《固原市关于加快推进县级公立医院综合改革的意见》和《固原市关于进一步鼓励和引导社会资本举办医疗机构的实施意见》，启动实施了县级公立医院综合改革试点工作。以破

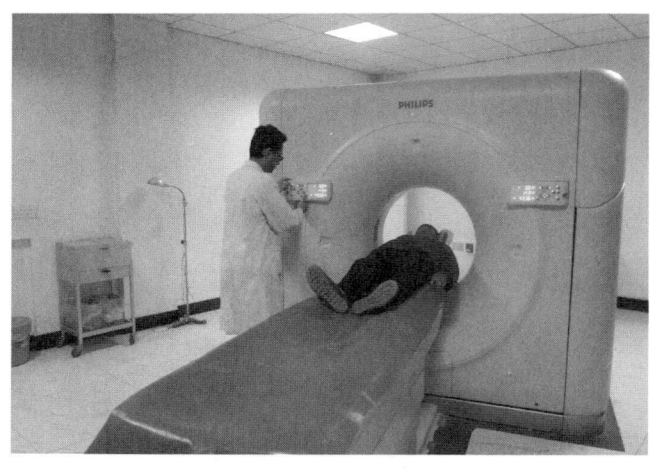
16 排螺旋 CT

除"以药补医"机制为关键环节，统筹推进管理体制、补偿机制、人事分配、价格机制、采购机制、监管机制等方面改革。普遍推行临床路径管理，同级医疗机构检验结果互认，预约诊疗和分时段就诊，双休日和节假日门诊，优质护理服务等措施，控制医疗费用，方便群众就医，提高了医疗服务质量。进一步完善政策措施，建立了非公立医疗机构发展基金，从 2012 年起市财政每年安排 10 万元，县（区）财政安排 5 万元专项基金，支持非公立医疗机构发展；从 2013 年起，市、县（区）财政对市、县（区）级公立医院人员工作补助比例在原有基础上提高了10%，并逐年增长，有效促进了公立医院改革进程。

六是卫生和计划生育机构合并，卫生计生事业发展迈入新阶段。在国家机构改革的大背景下，固原市卫生计生系统于 2014 年 12 月 12 日合并，组建成立了固原市卫生和计划生育局，内设 10 个科室。机构合并后，局领导班子成员及时分工，各科室工作人员迅速到位，通过建章立制，用制度管人管事，保证了各项工作平稳过渡，高效运转。2015 年 1 月，固原市 5 县（区）卫生计生行政机构改革全部完成，市妇幼保健和计划生育指导站在全区率先合并到位。

（二）计划生育改革发展历程

党的十一届三中全会以来，固原市在经济社会快速、持续、健康发展的同时，计划生育工作取得了较好的成绩，人口过快增长的势头得到有效的遏制，人口素质有明显的提高，人口结构日趋合理，为固原经济建设服务做出了应有的贡献。计划生育工作发展经历了 3 个阶段。

1. 严格控制人口增长阶段（1978~1992 年）

这一阶段的主要特点是，全面推行计划生育政策，严格控制人口过快增长；计划生育法制建设进入新阶段，法律法规不断完善，计生工作迈上了有法可依、依法行政、文明执法的轨道。

一是计生机构建立完善。1972 年，固原地区成立计划生育领导机构和办事机构。1980 年，中共中央批转《关于国务院计划生育领导小组第一次会议的报告》，明确建立计划生育组织和队伍。1983 年 6 月 21 日，宁夏回族自治区机构改革领导小组批复《固原地区党政机关机构改革方案》，固原地委将原来的"固原地区计划生育办事机构"列为固原地区的专门机构，设立固原地区卫生计划生育处，内设计划生育科，各县相继成立计划生育办公室，列为政府部门序列，全地区计生工作机构初现雏形。1989 年 4 月 21 日，成立固原计划生育技术服务站。1992 年 3 月 10 日，固原地区编委正式发文（固地机编行发〔1992〕1 号），将计划生育科从地区卫生计划生育处单列出来，成立固原地区计划生育委员会，为正处级行政单位。全地区共有计划生育专职干部 155 人，地、县计划生育服务站 7 所，在 126 个乡（镇）卫生院加挂"计划生育服务站"牌子，实行"两块牌子，一套人马"，履行医疗保健和计划生育技术服务。

二是计生工作有法可依。 1980 年，中共中央发出《关于控制我国人口增长问题致全体共产党员共青团员的公开信》，提倡 1 对夫妇生育 1 个孩子。1982 年 5 月，自治区党委、政府《关于计划生育工作若干问题的暂行规定》（宁党发〔1982〕19 号），对生育政策做出了具体规定。1986 年 8 月，自治区第五届人大常委会第 19 次会议审议通过《宁夏回族自治区计划生育暂行规定》。固原地区积极响应，行政公署和各县政府先后制定了《计划生育实施细则》，规定"城市每对夫妇只生 1 个孩子，农村汉族每对夫妇最多不得超过 2 个孩子，少数民族不得超过 3 个孩子"。男 25 周岁，女 23 周岁（少数民族男 23 周岁，女21 周岁）以上结婚为晚婚，女 24 周岁以上生育为晚育。1989 年又规定了生育胎次和间隔时间，一胎到二胎间隔时间为 4 年，人口过快增长得到有效控制。

2. 稳定低生育水平阶段（1993~2005 年）

这一阶段的主要特点是，计划生育服务管理有效提升，宣传活动丰富多彩，基本国策深入人心，实行计划生育逐步成为群众自觉自愿的行为，优生优育、少生快富奔小康成为广大群众追求的目标，广大群众的婚育观念发生了深刻变化。

一是计生宣传丰富多彩。宣传教育是计划生育工作的第一要务，具有引领和先导的重要作用。20 世纪 90 年代，固原计划生育宣传工作主要以"三为主、三结合"为指导思想。2000 年以来，按照"大宣传、大联合、大发展、出精品"的工作思路，宣传的方式、途径、内容发生了翻天覆地的变化。宣传方式上，主要通过图片、板报橱窗、广播电视、义诊咨询、药具发放、典型示范等形式，进村入户，开展婚育新风进万家、"亲情计生万家行"活动；宣传内容上，从计划生育政策到相关法律法规，从优质服务到优生优育，从避孕节育到生殖保健，从奖励扶助到致富项目，扩大宣传效应；宣传载体上，开展生育文化进机关、进农村、进学校、进企业、进社区、进清真寺的六进活动，创建穆斯林文化书屋，建设人口计生文化长廊，发挥宗

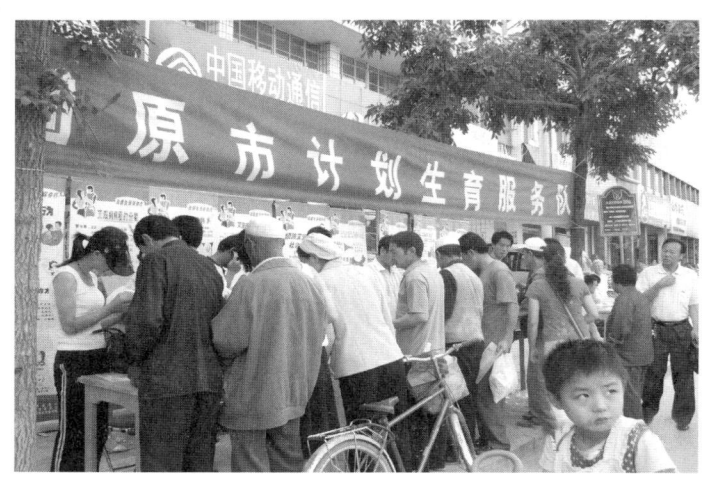

开展计划生育宣传活动

教人士的作用。计生宣传品入户率和群众基础知识知晓率均达到95%以上。隆德县被授予全国婚育新风进万家活动先进县、自治区婚育文明示范县；原州区黄铎堡镇、西吉县兴隆镇被授予全国婚育新风进万家活动先进乡（镇）；彭阳县城阳乡被表彰为国家级依法行政示范乡镇。

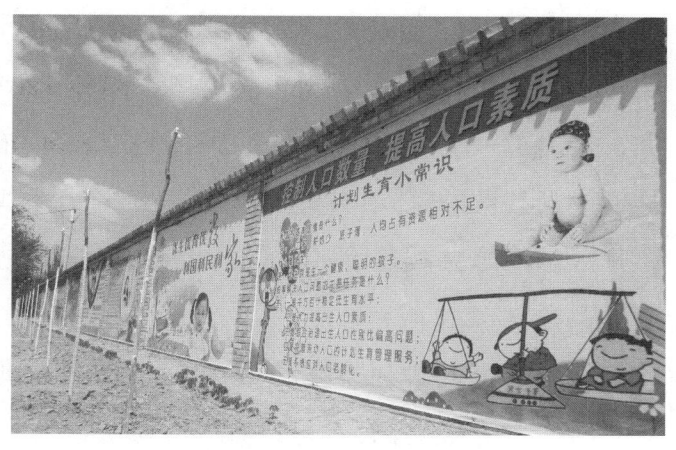

人口计生宣传文化长廊

二是计生服务优质高效。20世纪90年代以前，固原没有

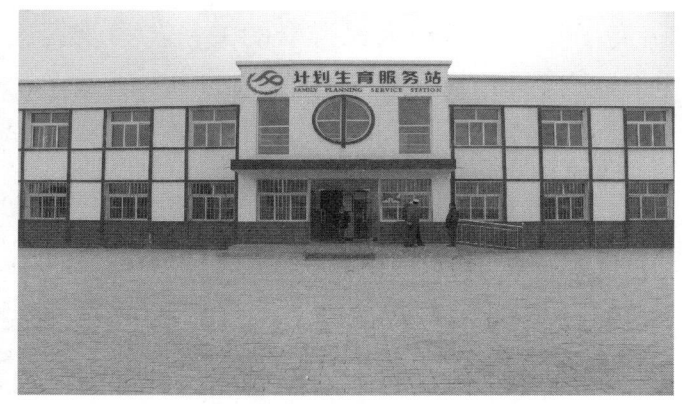

标准化乡镇计划生育服务站

专门的计划生育技术服务队伍，开展结扎、上环、引流产等手术由卫生部门承担。从2005年开始，在国债项目的大力支持下，拉开了计生服务网络建设的大幕。全市共建成市、县、乡级计生服务机构72个，形成了"以县站为龙头、乡站为依托、村室为基础、流动服务车为纽带"的计生技术服务网络。县、乡级计生服务机构都配有手术床、妇查床、三分类血细胞分析仪、尿液分析仪、双目显微镜、小型离型机、B超、乳腺扫描仪等设备。共有工作人员494人，其中专业技术人员257人，占63.6%，中级以上职称116人，占28.7%，大专以上学历292人，占72.2%。有158名专业技术人员取得了生殖健康四级、五级咨询师资格，

全市共聘用村（居）计生信息员 878 名。依托 P35 项目、南京人口学校、乡镇人口学校、医疗机构等项目，有计划、分步骤地开展职业培训，打造了一支"能服务、会服务、服好务"的职业化技术队伍。隆德县、彭阳县被国家人口计生委命名为"全国计划生育优质服务先进县"，原州区、泾源县被自治区人口计生委命名为"全区计划生育优质服务先进县"。

三是计生方式利益驱动。 1992 年，固原地区政策外出生人口高达 55.93%，为有效遏制人口过快增长，地区、县两级加大行政力度，狠抓节育措施，虽然在推动计划生育工作方面起到了一定的积极作用，但却疏离了党和政府与人民群众的关系。为改变这一现状，固原结合区情，改革创新，积极探索，把计划生育与扶贫开发有机结合起来，于 2000 年初创造性地提出了"少生快富"工程，变"处罚超生"为"奖励少生"，"对自愿少生一个或者两个孩子并采取永久性节育措施的农村育龄夫妇，一次性奖励 3000 元"，并在 6 县（区）6 村开展了"少生快富"工程村级试点。2000 年 10 月，在 6 县（区）56 个乡（镇）开展了"少生快富"工程的乡级示范。2003 年，自治区政府将"少生快富"列为向全区人民承诺办理的 12 件实事之一，积极向国务院和有关部委争取资金。国家财政部、国家人口计生委、国务院扶贫办和自治区政府决定每年拿出 3000 万元资金支持宁夏"少生快富"工程的实施。2004 年 6 月，财政部、国家扶贫办在固原市召开了西部地区"少生快富"工程试点工作座谈会。原国家人口和计划生育委员会主任张维庆先后两次亲临固原市指导工作。2005 年 7 月，全国政协人口资源环境委员会"少生快富"工程跟踪调研组来固原市调研"少生快富"工程进展情况，将固原市合理性的建议提交国务院。2005 年 11 月，"少生快富"工程被列入国家"十一五"规划。"少生快富"工程，起步固原，推向全区，走向全国。

3. 统筹人口发展阶段（2006 年至今）

这一阶段的主要特点是，坚持以综合改革总揽新时期人口和计划生育工作全局，加强人口与经济社会发展综合决策，转变工作方式，创新工作机制，把利益导向政策体系建设作为造福山区群众的增收工程、德政工程和民生工程。

一是利益导向提质扩面。市委、市政府先后制订下发了《固原市"少生快富"扶贫工程十年规划》《关于切实做好"少生快富"工程与扶贫项目捆绑实施工作的通知》（固党办〔2004〕42 号）、《固原市少生快富工程示范村（户）创建活动实施方案》（固党办〔2008〕86 号）、《固原市人民政府关于在惠农政策中进一步完善计划生育利益导向机制的意见》（固政发〔2009〕111 号）等政策性文件。从 2005 年开始对现存一个子女或现存两个女孩或子女死亡无子女且年满 60 岁的农业户口夫妻每人每月给予 100 元奖励扶助金；从 2009 年开始对独生子女伤病残、死亡的夫妻，每人每月给予 110、135 元的扶助金；从 2007 年开始对"少生快富"工程纯女户、独子户自实施手术的当月起，给予夫妻双方每人每月 100 元的奖励扶助金，对"少生快富"子女伤残、死亡的家庭或夫妻伤残、死亡的家庭给予一次性 3000~6000 元的扶助金；从 2008 年开始对创建成功的自治区级"少生快富"示范户每户奖励资金 5000 元；从 2012 年开始对"少生快富"纯女户家庭成员缴纳最低档统筹城乡居民养老、医疗保险，为落实永久性节育手术育龄群众给予一次性 500 元以上营养补助费，在全区尚属首创。计划生育工作逐步建立了"奖、优、免、扶、保、助"六位一体利益导向新机制。

二是计生督察保驾护航。2006 年 5 月 30 日，固原市成立了计划生育工作督察队，也是全区唯一一个计划生育工作督察队。主要职责是调查、督察、考核各县（区）人口和计划生育工作各项指标、计生惠民政策落实情况。督察队成立以来，采取集中与分散相结合、联查与自查相结合、定期与不定期相结合、回访与整改相结合的方式，及时准确获取全市人口和计划生育工作情况第一手资料，客观公正评价各县（区）人口和计划生育工作，给市委、政府科学决策提供了可靠的依据。国家人口发展"十一五"规划终期督评组来固原市督评时，对计划生育督察工作给予了充分肯定和高度评价。

三是计生协会体现人文关怀。2013 年 6 月 6 日，固原市计划生育协会正式挂牌成立，是全区唯一一家经编制部门下发文件，正式纳入编办管理的市级群众计划生育团体。同年 9 月，市委、市政府审时度势，出台了《关于进一步加强计划生育协会的意见》（固党办〔2013〕43 号），从计生协总体工作目标、主要任务、组织领导等方面，提出了明确要求。截至目前，固原市已建立市、县、乡、村各级协会组织 1003 个，发展会员 10 余万人，成为固原市最大的群众团体。自计生协会成立以来，共争取到中国计生协计划生育特殊家庭帮扶模式探索项目资金 61 万元，市财政配套资金 62 万元，对计划生育特殊家庭开展走访慰问、心理疏导、精神慰藉、体检查病等一系列活动，体现了计划生育工作人文关怀。2015 年，在山西省全国贫困地区模式探索项目经验交流会上，固原市就计生特殊家庭帮扶工作做了经验交流。

二、主要成就

改革开放以来，固原市卫生计生事业改革与发展紧紧围绕维护好、发展好人民群众的健康权益，提高人民健康水平这个目标，针对不同时期人口计生工作和群众看病就医问题，用改革发展的思路和手段，解决新问题，处理新情况，取得了显著成效。

（一）城乡居民健康水平持续改善

城乡居民健康水平持续改善，集中体现在综合反映健康水平的三个重要指标上：人均期望寿命，由 1996 年的 68.2 岁增加到 2014 年的

71.85 岁；婴儿死亡率，由 1996 年的 49‰ 下降到 2014 年的 9.44‰，下降了 39.56 千分点；孕产妇死亡率，由 1996 年的 168/10 万下降到 2014 年的 20.86/10 万，下降了 147.04 个 10 万分点。

（二）人口过快增长得到有效控制

经过不懈努力，固原市人口再生产类型实现了从高出生、低死亡、高增长向低出生、低死亡、低增长的转变，总和生育率从 20 世纪 70 年代初的 6.4 下降到目前的 2.1。三十多年来，累计采取永久性节育措施（结扎）28.7 万人，采取置环等长效节育措施 47.1 万人（次），广大育龄妇女为计划生育事业做出了巨大的贡献。固原市因实行计划生育少出生 70 多万人，占全区少出生人口的 45% 以上，人口出生率由 1981 年的 39.57‰ 下降到 2014 年的 15.1‰，下降了 24.47 千分点；自然增长率由 1981 年 31.45‰ 下降到 2014 年的 9.74‰，下降了 21.71 千分点，出生政策符合率达到 89.74%，提前 2 年完成了地方"十二五"人口控制计划目标。"少生快富"工程实施 10 多年来，累计实施"少生快富"工程 33329 户，兑现奖励资金 1.54 亿元。

（三）卫生计生服务体系健全完善

改革开放以来，固原市医疗卫生资源总量持续增加。2014 年，共有医疗卫生机构 1162 所，其中：国有医疗卫生机构 120 所〔二级以上综合医院 6 所、中医医院 4 所、妇幼保健院 6 所、精神病专科医院 1 所、疾病预防控制中心 6 所、卫生监督所 6 所、中心血站 1 所、乡（镇）卫生院 72

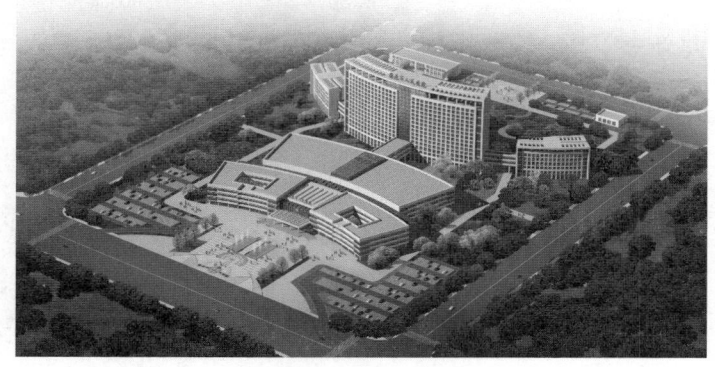

市人民医院迁建项目鸟瞰图

所（含分院 10 所）、城市社区卫生服务管理中心 1 所、城市社区卫生服务机构17 所〕，民营医院 17 所，个体诊所 158 所。全市住院床位达到了4941 张（含民营医疗机构 1041 张），比 1990 年增加了 3406 张，医疗卫生机构共有卫生工作人员 6738 人，比 1990 年增加了 3401 人。市、县（区）二级以上医院拥有核磁共振、CT、DR、彩超、自动细菌鉴定仪、数字化胃肠摄影机、电子内窥镜、全自动生化分析仪等较高层次的诊疗设备；市疾病预防控制中心拥有离子色谱仪、液相色谱仪、气相色谱质谱连用仪、柱后衍生器等检测检验设备。全市 62 所乡（镇）卫生院均拥有 B 超、X 光机、心电图机和救护车辆。医疗卫生基础条件和设备配置实现了从旧到新、从无到有的历史性转变。

（四）疾病预防控制工作成效明显

严重威胁群众健康的重大传染病、地方病得到有效控制。从 1978 年开始实施计划免疫以来，全市适龄儿童 11 类疫苗接种率以乡（镇）为单位达到95%以上，连续 33 年无白喉病例，23 年无脊髓灰质炎病例报告，新生儿破伤风发病率下降到 1‰以下，15 岁以下人群乙肝感染率和发病率逐年下降，风疹、流行性腮腺炎发病明显减少，麻疹、流脑发病率降至历史最低水平，现代结核病控制策略（DOTS），覆盖率达到100%。2012 年隆德县代表宁夏接受国家地方病暨消除碘缺乏病终期考评，顺利通过考评验收，先后夺取了抗击"非典"和防治人禽流感等重大新发传染病的胜利，维护了人民群众的生命安全。

（五）公共卫生服务水平显著提高

规范开展居民健康档案、健康教育、传染病防治、计划免疫、儿童保健、孕产妇保健、老年人管理、慢性病（糖尿病、高血压）和重性精神病管理等基本公共卫生服务项目。自 2009 年实施人人享有基本医疗卫生服务以来，共筹集资金 21887.39 万元，基本医疗服务累计就诊1829.93 万人次，核销资金 11033.45 万元。为全市 129.17 万城乡居民建立了健康档案，健康教育以城市社区和农村行政村为单位实现了全覆盖，基本健康知识知晓率、健康行为形成率分别达到了92.5%和78.5%。高血压、糖尿病、重性精神病规范管理率分别为92.29%、90.69%和100%，初步实现了基本医疗和公共卫生服务均等化。

（六）卫生监督执法工作能力不断提升

深化卫生监督体制改革，将卫生监督执法工作重心下移，在全市挂牌设置乡（镇）卫生监督室72个，聘任乡级卫生监督协管员185人，村级卫生监督信息员1068人，对30人以上的家庭集体聚餐实行逐级申报备案、分类指导。加强食品卫生、公共场所卫生、学校卫生、职业劳动卫生、放射卫生监督执法和医疗机构安全监管，各类卫生监督覆盖率达到98%以上，有效维护了人民群众健康权益。

（七）中医药事业稳步发展

全力推动中医药、回医药能力提升工程，加强重点专科建设，固原市中医院针灸推拿康复科、西吉县中医院骨伤科、隆德县中医院中风病科、彭阳县中医院针灸科被确定为自治区级中医重点专病专科。在农村大力推广感冒、咳嗽、胃痛、腹泻4个中医常见病10种中药协定处方和10种中医适宜技术服务，针灸理疗、推拿按摩等中医药诊疗技术逐步融入社区和农村卫生服务。全市77.8%的乡（镇）卫生院开设有中医科、中药房，67.7%的村卫生室和所有城市社区卫生服务机构能够提供中医药服务，中医药工作初步形成了布局合理、特色突出、院有专科、人有专长的发展格局。

（八）医药卫生体制改革扎实推进

在全市公立医疗保健机构全面推行了"先住院，后付费"、取消药品加成、便民惠民服务等改革措施，建立了以服务质量、群众满意度为核心的绩效考核分配机制。2014年，固原市各级医疗机构累计取消药品加成2577.95万元，享受"先住院，后付费"诊疗服务患者43952人次，免缴住院押金 9871 万元。全市 954 家医疗机构药品实行网上集中采购，中标药品申购率 100%，使用率 99.37%，配送到位率 83.62%，群众用药安全放心。积极推进临床路径管理和优质护理服务示范工程，全市二级综合医院开展临床路径管理的病种均超过 15 种，建成"优质护理服务示范病房"29 个，深化医改惠及全市人民群众。

（九）行业作风建设得到加强

制定出台了《固原市卫生行业监督管理暂行办法》和《固原市卫生机构政务事务公开监督管理暂行办法》，在行风建设工作中推行了群众测评医疗卫生人员行风监督卡制度，医疗机构服务质量指标季报制度，医疗机构政务、事务公开制度，层级承诺制度和社会监督制度等五种制度，通过开展"两项建设年""医院质量管理年""平安医院创建""医疗质量万里行"等活动，强化医院内部管理，增强了医务工作者廉洁从政、廉洁行医、依法执业的意识，医疗卫生服务态度不断改变，卫生行业作风建设明显好转，人民群众对卫生工作的满意度逐年提高。

三、经验启示

改革开放以来，固原市卫生和计划生育工作发展历程和辉煌成就充分证明：加强卫生和计划生育工作，是繁荣农村经济、减轻群众负担、维护农村稳定的有效途径，也是发展先进文化、增强群众素质、提高群众健康水平的重要保障。经过三十多年的改革与发展，卫生计生工作在促进固原市经济社会快速发展上发挥了不可替代的作用，也积累了许多宝贵经验和有益启示，需要在今后的工作中牢牢把握，并不断发扬。

（一）加强组织领导是推动卫生计生事业发展的基础

健康是人全面发展的基础，关系千家万户的幸福安康。卫生计生工作是党和政府工作的重要组成部分，是党和政府联系群众、巩固执政地位的基础。改革开放以来，固原各级党委、政府把发展卫生计生事业作为经济社会协调发展的重要内容，作为落实科学发展观的具体体现，作为解决重大民生问题的重要行动。特别是近年来，坚持计划生育工作"一把手"亲自抓、负总责不动摇，严格落实目标管理责任制、"一票否决"制不动摇，不断强化政府在医疗卫生领域的公共服务和社会管理责任，每年都确定一批卫生计生民生实事项目，增加投入，全力推动，使人民群众的健康权益得到了保障和提高。

（二）制订科学规划是推动卫生事业发展的前提

制订发展规划是促进卫生计生事业沿着正确的轨道持续、快速、健康发展的重要抓手。改革开放以来，固原各级党委、政府在各个历史时期，都能够按照党的卫生计生工作方针、政策和新形势、新阶段的要求，立足当地实际，开展调查研究，及时制订卫生计生事业发展规划，明确发展目标、工作重点和配套措施。在方便群众就医方面，合理布局医疗资源，以县、乡、村三级卫生网络建设为基础，改善条件、激发动力，各项公共卫生服务措施得到有效落实；在解决"看病难、看病贵"方面，统筹安排，先行试点，积极探索，逐步推行；在计划生育工作方面，创新完善利益导向机制。科学合理的发展规划，有力促进了卫生事业健康发展。

（三）加强卫生基础建设是推动卫生事业发展的关键

改革开放以来，随着经济社会的快速发展，人民群众对医疗卫生服务的需求明显提高。加强医疗卫生基础设施建设，改善服务环境，提高服务能力，最大限度地满足人民群众日益增长的医疗需求，是卫生工作的出发点和落脚点。在卫生事业发展的各个阶段，固原市各级政府把加强医疗卫生基础设施建设作为改善民生的头等大事，加大投入，更新设备，先后实施了村卫生室、乡（镇）卫生院改扩建，市、县（区）级综合医院迁建等工程，在农村基本形成了以县（区）级医疗卫生机构为中心，乡（镇）卫生院为枢纽，村卫生室为基础的三级卫生服务体系，城镇形成了以医疗卫生机构为中心，社区卫生服务机构为基础的两级医疗服务体系，夯实了卫生事业发展基础。

（四）加强人才队伍建设是推动卫生事业发展的支撑

卫生人才资源是卫生资源的重要组成部分，在医疗卫生事业发展中起着极其重要的作用，是为广大群众提供安全、有效、方便、价廉的公共卫生和基本医疗服务的有效保障。在卫生事业发展的各个阶段，固原各级党委、政府高度重视卫生人才队伍建设，紧密结合实际，制订出台优惠政策，吸引高、精、尖学科带头人来固原从事医疗卫生工作。在抓好现有卫生技术人员培训的基础上，结合"万名医师对口支援农村卫生工作"，主动争取与知名医院对口帮扶，采取送出去、请进来，选派优秀人才外出学习等多种形式，加快学科带头人和一线技术人员培养步伐，提升医疗技术人员整体素质，为保障人民群众身体健康和生命安全，促进全市经济社会快速发展发挥了积极作用。

（五）坚持公益性质是推动卫生事业发展的保障

卫生事业是一项公益性的社会事业，在任何时候都要坚定不移地贯彻和落实医疗卫生的公益性质。改革开放的实践证明，加快医疗机构公益性改革，是建设和谐社会的需要，是人民群众的迫切期望和要求。在卫生事业发展过程中，固原各级党委、政府能够认真履行职责，对承担公共卫生服务任务的疾病预防控制、妇幼保健、卫生监督、乡（镇）卫生院、社区卫生服务机构，给予全额补助；对承担基本医疗服务的医疗机构，及时给予专项补贴；将乡村医生补助从每人每月 100 元提高到500 元，并能够根据不同阶段发展需求，改善供给结构，提高服务水平，维护了公立医院的公益性质，促进了基本医疗和公共卫生服务均等化。

（六）深化医药体制改革是推动卫生事业发展的动力

改革是推进医药卫生事业发展的动力源泉。2009 年中央作出了深化医改的重大决策部署，按照中央和自治区统一要求，固原各级党委、政府认真学习，深刻领会，全面贯彻落实。在投入和政策上重点向农村倾斜，着力改变医疗卫生服务资源分布不合理的状况；在体制机制上，建立了科学的考核评价体系和医疗机构岗位聘用机制、激励分配机制、药品统一招标采购机制，调动了医务人员的积极性，激发了医疗卫生机构的运行活力。经过 4 年的努力探索，医改取得了重大阶段性成效，群众"看病难、看病贵"问题得到有效缓解。

四、对策建议

固原卫生计生工作经过三十多年的改革发展，虽然取得了显著成就，但也存以下问题。

一是基础设施建设仍然薄弱。全区 5 市中只有固原市没有应急指挥平台及 120 紧急救援指挥中心，紧急救援绿色通道建设不完善；城市社区卫生服务机构设置数量不足，普遍存在建设规模小、设备简陋、人员不足等问题；医疗机构普遍缺乏基本医疗设备，卫生信息化建设滞后，整体服务能力还不能满足人民群众的健康需求，服务质量、技术水平有待进一步提高。

二是专业技术人员短缺、年龄偏大。固原市医疗卫生机构现有卫生工作人员 6738 人，其中在编人员 3458 人，占 58.3%，聘用人员 2471 人，占 41.7%，聘用人员几乎占在编人员的一半，在编人员平均年龄 45 岁，研究生只有 5 人。按照《2010~2015 年宁夏卫生资源配置标准》，三类地区每千人配置执业（助理）医师、注册护士 2.05 人比例计算，应配置卫生技术人员 6273 人，尚缺 2815 人。

三是医疗技术水平层次较低。固原市各级综合医院虽然拥有一定的医疗设备，但设备使用率相对较低。普遍缺乏影像、化验、临床等高精尖技术人才，一些手术（癌症、心脑、脏器）无法开展。大部分乡（镇）卫生院医技人员在 10 人左右，只能开展轻创缝合简单手术，部分患者看病只能前往外地就诊，医疗技术水平还不能满足群众的就医需求。

四是疾病预防控制的形势依然严峻。随着工业化、城镇化、老龄化快速发展，社会转型和生活方式的变化，面临的健康问题更为复杂。一些原有传染病、地方病仍然危害着群众健康，新发传染病有随时暴发的可能，重点传染病、慢性非传染性疾病防控的任务依然艰巨。

五是体制机制建设不完善。在各类卫生建设项目中，由于各级地方配套经费难以落实，致使医疗卫生机构欠账太多，医改后药品实行零差率销售，补偿机制不健全，医疗机构要承担大量聘用人员的工资，给深化医药卫生体制改革带来了一定难度。

六是人口形势不容乐观。在机构改革、生育政策调整的大背景下，固原市控制人口增长的任务依然繁重。出生人口性别比偏高、人口老龄化趋势加快等问题并存，人口结构性矛盾逐步显现。人口流动更趋频繁，规模不断扩大，存在监管盲区和服务空白，计生服务管理水平有待进一步提高。

进入新的历史时期，党的十八大对卫生计生工作做出了新的战略部署，十八大报告指出："健康是促进人全面发展的必然要求，要坚持为人民健康服务的方向，坚持预防为主，以农村为重点，中西医并重，按照保基本、强基层、建机制的要求，重点推进医疗保障、医疗服务、公共卫生、药品供应、监督体制综合改革，完善国民健康政策，为群众提供安全有效、方便价廉的公共卫生和基本医疗服务。"党的十八届四中、五中全会进一步就深化医改提出了具体任务和举措，这为固原全面推进医药卫生体制改革指明了前进方向。固原医药卫生和计划生育工作要按照"保基本、强基层、建机制"的总体要求，积极抢抓发展机遇，大胆开拓进取，坚持用改革创新的办法，推动卫生计生事业科学发展，为群众提供安全、有效、方便、价廉的公共卫生和基本医疗服务。为此，提出如下建议。

（一）加大投入，为卫生计生事业稳步发展提供财力保障

医疗卫生事业关乎千家万户，是重大的民生问题。坚持医疗卫生的公益性，是深化医改的基本方向。面对新的形势，各级党委、政府要把发展医疗卫生事业纳入当地国民经济和社会发展的总体规划，摆上重要议事日程。要围绕新形势下如何履行政府职责，构建广覆盖、保基本、布局合理的医疗卫生服务体系这个目标，加大投入力度，保障公立医疗机构基础建设、大型设备购置、重点学科发展、人才培养、承担公共卫生服务等方面的经费支出，解决发展卫生事业资金短缺问题。

（二）注重人才，为卫生计生事业健康发展提供智力支撑

医疗卫生事业的发展，关键在于人才队伍的建设。造就一支数量规模适宜、素质能力优良、结构分布合理的医疗卫生人才队伍，是当前和今后卫生事业发展的一项重要而迫切的任务。一是按照现有床位重新核定二级以上公立医院人员编制，实行总额控制，备案管理的办法，招聘一定数量的专业技术人员补充到县级公立医疗机构，以政府购买基本医疗服务的方式解决薪酬问题，稳定人才队伍。二是制定出台优惠政策，建立人才，引进培训基金，大力推行执业医师多点执业，吸引高、精、尖技术人员来固原工作，推动医疗卫生技术水平再上一个台阶。三是加大对口帮扶工作，与国内外知名医院建立长期对口帮扶关系，选派技术骨干到知名医院进修学习，引进脑病、心病、肺病教授专家来固原开展手术示教，培养和造就学科带头人。四是切实抓好卫生计生人员继续医学教育工作，有计划、有针对性地开展业务培训，用 2~3 年时间，使各级卫生技术人员普遍接受一次新知识、新技能轮训，提升医疗技术人员整体素质。

（三）抢抓机遇，促进医疗卫生事业快速发展

紧紧抓住国家深化医药卫生体制改革的有利契机，积极争取项目资金，改善医疗卫生基础条件。抓好市人民医院迁建项目，真正把市人民

医院建设成为宁南山区区域医疗中心，带动全市医药卫生事业向较高层次发展。把卫生和计划生育工作与扶贫攻坚有机结合起来，立项建设固原市康复养老健康体检服务中心、固原市应急指挥平台及120紧急救援指挥中心，推进妇幼保健机构、城市社区卫生服务机构基础设施建设步伐。加快区域医疗卫生信息化建设步伐，以电子健康档案、电子病历为核心，实现区域卫生资源、人口数据、服务资源共享，让广大群众不出市、县能享受到优质医疗资源服务。

（四）强化服务，促进基本公共卫生和基本医疗服务均等化

坚持预防为主、防治结合的工作方针，切实抓好重大疾病预防控制工作，健全完善突发公共卫生事件应急体系，提高处置重大疫情和突发公共卫生事件的能力。贯彻落实"一法两纲"，实施好妇幼卫生"七免一救助"工程，保障妇女儿童身体健康。加强卫生执法监督工作，依法开展打击非法行医专项整治行动，保障群众健康权益。深入开展群众性爱国卫生运动，以"健康固原"全民行动为抓手，普及基本卫生、优生优育健康知识，引导广大群众树立良好的卫生习惯，倡导科学、文明、健康的生活方式。

（五）深化改革，探索建立新的医药卫生管理体制

按照国家和自治区深化医改的总体部署和要求，进一步增强深化医改的自觉性、坚定性。深化公立医院改革，坚持公立医院的公益性，破除公立医院逐利机制，构建布局合理、分工协作的医疗服务体系和分级诊疗就医新格局。创新支付制度改革，全面推行"先看病，后付费"诊疗服务模式，积极探索按病种付费、按人头包干预付制度。深化人事分配制度改革，全面落实绩效考核补助政策，建立向关键岗位、优秀人才倾斜的奖励分配激励机制和岗位聘用竞争机制，调动医务工作者的积极性与主动性。

（六）提升素质，促进人口长期均衡发展

坚持计划生育基本国策，采取各种有效措施，稳定低生育水平。加强"单独两孩"和"全面二孩"政策的宣传引导、做好政策解读，引导符合条件的生育对象科学合理生育。建立与经济发展同步增长的人口计生奖励扶助动态调整机制，在制订或实施最低生活保障、养老保险、社会救助、扶贫开发、义务教育、劳动就业、医疗保障、城市廉租房分配等民生政策时，注重与计划生育政策的协调配套，使各项的民生普惠政策与计划生育优惠政策能够有机结合。全面推进计划生育奖励扶助、少生快富工程和特别扶助等制度，深化"生育关怀行动"，加大对失独家庭、老年家庭、残疾家庭及其他特殊困难家庭的扶助力度和关怀服务，促进家庭幸福，维护社会和谐。加强生育技术服务，落实出生缺陷预防措施，全面实施免费孕前优生健康检查和免费婚检，降低出生缺陷发生率，提高出生人口素质。加强流动人口管理，把引导人口有序流动和合理分布作为统筹城乡、区域发展的重大战略问题，打破条块分割，形成以工促农、以城带乡的长效机制，促进人口与劳动力在城乡间的合理、有序流动。完善养老服务体系，积极应对人口老龄化。

（七）传承创新，大力发展中医药事业

把发展中医药与西医药摆在同等重要位置，统筹兼顾、整合资源、创新体制，推进中医药医疗、保健、科研、教育、产业、文化全面发展，逐步建立以固原市中医医院为龙头，中医专科医院为枢纽、乡（镇）卫生院和城市社区卫生服务机构为基础，层次清晰、功能明确、分工合理、覆盖城乡的中医药服务体系。加强中医机构内涵建设和中医药知识技能培训，充分发挥中医药在农村卫生服务中的优势作用，鼓励农村临床医疗服务人员兼学中医并应用中医药诊疗技术为群众服务。

中卫市卫生和计划生育的改革与发展

改革开放以来，中卫市经过不断完善公共卫生体系、开展农村合作医疗、传承中医药回医药、控制人口增长等，逐步形成较完善的医药、预防、保健、计划生育等服务体系，卫生计生事业得到快速发展。在党的十八大精神指引下，中卫市医药卫生和计划生育工作以"二次创业"为契机，不断加大医疗卫生和计生投入，致力防治并举，以更新、更实的笔法，谱写卫生和计生工作的新篇章。

一、改革发展历程

改革开放后，中卫卫生计生事业改革主要经历了4个阶段。

（一）改革发展历程

1. 改革起步阶段（1978~1991年）

党的十一届三中全会后，随着农村包产到户和国有企业改革的推进，原有的基础企业劳动福利的城镇居民医疗保障制度和基于人民公社的农村基层医疗体系亟待改革。1979年，原中卫县在改革开放政策引导下，拉开了改革的序幕，组织"赤脚医生"参加全区业务统考，并为127名考试合格的"赤脚医生"颁发赤脚医生证书，同时贯彻卫生部《全国急性传染病管理条例》，在城乡卫生院设立防疫专干，保障了农村卫生人员的配备，为全县实行县、乡、村三级计划免疫网络工作的全覆盖打下基础。1980年，原中卫县人民医院率先对管理体制改革，实行以医疗为中心的医院经济管理制度，于 5 月在各乡卫生院推广。1982 年，自治区政府决定在原中卫县试行两种医疗收费制度，公费医疗、劳保医疗按成本收费，自费医疗按国家规定低于成本标准收费的两种制度。1983 年，全县各级医疗卫生单位全面实行各种形式的岗位技术和经济责任制，县人民医院实行定任务、定床位、定编制、定技术指标、定经济收支，超额完成任务发奖的"五定一奖"技术岗位经济责任制，科室与院方签订了责任合同书。7 月，县卫生局同 119 个村医疗站签订承包合同，实行"五定一奖双浮动"的卫生补助费发放管理办法。1984 年，县卫生科先后对乡卫生院实行"定额补助，超支不补，节约归己"的卫生经费管理和"三定一奖"经济合同管理办法和定工作任务、定质量要求、定经济收入指标、定卫生补助经费，年终考核进行"奖罚"的"四定一奖"考核管理办法，对乡卫生院进行规范管理。1985 年被称为"医改元年"，卫生部制定的《关于卫生工作改革若干问题的报告》指出：必须进行改革，放宽政策，简政放权，多方集资，开阔发展卫生事业的路子，把卫生工作搞好。6 月，自治区卫生厅、物价局、财政厅联合通知，对医疗收费进行调整，原中卫县积极执行。1988 年，卫生部、财政部、人事部等五部门发布了《关于扩大医疗卫生服务有关问题的意见》，提出了市场化的改革方向：积极推行医疗机构各种形式的承包责任制。原中卫县卫生系统开始全面实行院长、站长、所长任期目标责任制，并颁布了《中卫县儿童免疫保偿责任制试行办法》。1989 年，县直各医疗卫生单位和乡卫生院又实行承包经营责任制，乡卫生院实行承包经营责任制。1990 年，在城镇开始实行"母婴保健保偿"责任制。同年，因县卫生防疫站工作成绩突出，原中卫县被评为全国计划免疫达标县。1991 年，原中卫县第一期改水降氟工程竣工，病区受益 14400 人，用水卫生得到保障。

1978 年，中宁县卫生工作的总方针从经济管理逐步转向卫生现代化建设，各级医疗卫生机构，认真贯彻"预防为主，防治结合"的方针，大力开展医疗、预防、保健工作。到 1985 年，中宁县拥有县级医疗单位 3 所，地区医院 2 所，卫生院 13 所，卫生所（室）7 所，农场医院 2 所，群众自办医疗点 11 所，乡村医疗点 26 所，个体医疗点 44 所，总病床 221 张，卫生技术人员 514 人，全县城乡卫生状况有了明显改善，人民群众的健康水平普遍提高。 1985 年，我国正式启动医改。改革初期，中宁县在县级医疗机构实行院（站、所）长负责制，卫生局对县医院、中医院试行"定人员、定床位、定任务、定各项指数指标、定经费补助"的"五定"管理办法；防疫站、妇幼保健所实行"定人员、定任务、定各项指数指标、定经费补助"的"四定"管理办法。两个地区医院实行"定额承包浮动工资制"，乡（镇）卫生院在实行"浮动工资"的基础上，各乡（镇）卫生院分别确定门诊人数、总收入和纯盈利 3 项指标，并对承担防疫、妇幼、计划生育等任务给予合理补偿，实行国家补助下的"定额承包、工资浮动、百分考核、多劳提奖"的办法。1986 年，中宁在县、乡、村配备计划免疫冷链设备，建立了三级防疫网组织；并积极推行孕产妇系统化管理模式，对孕产妇实行"早建卡、早管理、产时新法接生、住院分娩、产后访视、42 天总检"，孕产妇保健工作得到了进一步加强。1989 年，计划免疫保偿制开始实施，对 12 个月以下的儿童每人每年收取 11 元保偿费，对患病儿童酌情免费治疗。

1980 年，国务院批准允许个体行医，海原县个体行医在全县乡村得到发展，并且出台了《海原县农村合作医疗管理办法》，对全县赤脚医生进行统考。1982 年，海原县卫生局颁发了《海原县农村合作医疗管理办法》，并于当年取消了大队合作医疗站、赤脚医生名称，改称"村医疗室"（或村卫生室）和"乡村医生"（或卫生员）。1984 年，海原县制定《海原县医疗卫生单位改革试行办法》，对全县卫生技术人员实行职务聘评制；对县人民医院、县中医医院和李旺、海城镇卫生院等 3 个乡卫生院实行差额拨款；把县卫生防疫站、妇幼保健所、地方病防治所定为全额预算单位；在县妇幼保健所在兴仁乡西里村开展孕产妇系统管理试点，年底推广到贾塘、西安等 4 个乡卫生院。1985 年 5 月，海原县委按照国家政策批准《海原县卫生改革试行办法》，以"'放宽改革、简政放权、多方集资，把卫生工作搞活'，改变卫生部门独家办及'大锅饭，一刀切，不核算'的弊病，采取国家、集体、个人一起上的方针，实行多渠道、多层次、多种形式办医"为主体的医药卫生改革全面启动。1986 年，海原县卫生科发布《关于加强乡村医生、保健员管理的通知》，对乡村医生、保健员实行统一考试，对考试合格者进行聘用。1988 年，海原县通过启动全县计划免疫全面考核工作，实施《海原县儿童计划免疫保偿实施细则》，使布鲁氏菌病防治工作达到中央规定控制标准。1990 年，海原县多管齐下，消灭了危害儿童的急性传染病白喉，使儿童计划免疫工作"四苗"接种率达到 85% 的目标。

2. 市场化改革阶段（1992~2003 年）

党的十四大确立了建立社会主义市场经济体制的改革目标，医药卫生系统掀起了新一轮改革，主要涉及城镇职工医疗保险制度、卫生管理体制、发展社区卫生服务、卫生机构运行机制等体制改革。这一阶段，办医体制、管理体制、分配机制、收费制度、补偿机制等医药体制改革取得了一定的进展。

1992 年，国务院下发《关于深化卫生改革的几点意见》，提出要拓宽卫生筹资渠道，完善补偿机制。1993 年《中卫县卫生综合改革实施办法》相应出台，对领导体制、管理制度、劳动人事和分配制度进行改革。1994 年，原中卫县制定《公费医疗管理办法》，加强公费医疗用药管理。同年，制发《中卫县农村卫生所管理实施办法》和《中卫县社会办医、个体行医管理办法》，实现了农村卫生所"五统一"管理，规范了社会办医、个体行医的标准。同时，原中卫县加强城乡卫生软硬设施建设，宣和、镇罗卫生院升格为中心卫生院，城郊卫生院升级为中卫县幼儿医院；全县氟区群众全部用上了安全卫生的自来水，消除了碘缺乏病；全面推行母婴保健保偿责任制，结核病防治工作逐步提升。1996年，原中卫县不断加大医药卫生改革力度，先后翻建了县医院，宣和、镇罗中心卫生院和西园、东园、柔远、三眼井、红泉、景庄乡（镇）卫生院，新建结核病防治所，康复医院，甘塘卫生院，东台、西台2个新开发区卫生院，扩建了保健所。

1997年，中共中央、国务院颁布了《关于卫生改革与发展的决定》，提出改革城镇职工医疗保障制度，建立社会统筹与个人账户相结合的医疗保险制度。9月26日，原中卫县政府下发《中卫县1997至2000年实现初级卫生保健概略规划》，确保中卫县到2000年人人享有初级卫生保健的战略目标。10月17日，全县卫生事业经费划归卫生局统一管理，充分调动卫生机构和卫生人员的积极性，提高了卫生服务的质量和效率。12月22日，县委、县政府下发《关于在全县农村开展合作医疗工作的决定》，确保全县农民人人享有基本医疗服务。1998年，《中卫县卫生改革实施方案》印发实施，县卫生局积极转变职能，从"办卫生"向"管卫生"过渡，全县逐步建立起宏观调控有力，微观管理富有生机，国家、集体办医为主，私营和社会办医为辅的全新竞争机制和市场运行机制。同时，以创建全国"农村中医试点县""全区爱婴县"工作为目标，深化卫生改革。1999年，全县卫生改革力度进一步加大，各医疗卫生单位全面实行了"质量效益"双考核的工资津贴发放管理方案，大大提高了单位的自我发展能力，各项事业快速健康发展。

2000年，国务院做出了医疗保险制度、医疗卫生体制和药品流通体制三项改革同步推进的决策和部署。原中卫县按照"提高城区、巩固川区、放开山区"的总体思路，全面深化卫生体制改革。各医疗卫生机构全面执行《中卫县卫生系统卫生改革实施细则》和《中卫县医疗机构设置规划》，实行"质量效益"双考核的工资津贴、超老提成发放管理办法，建立起有责任、有激励、有约束、有竞争、有活力的运行机制，实现了一切为了病人的目标。县医院、县中医院分别在院外设立分院，各乡（镇）卫生院对外设立社区卫生服务门诊部，既减轻了医院的经济负担，又满足了人民群众的医疗保健需求。并加强村卫生室管理，全面推行"五统一"乡村一体化管理，巩固加强了三级医疗、预防、保健网络建设。2001年，原中卫县以全国医药卫生体制改革工作会议精神为动力，继续深化卫生改革，全面推行卫生行政执法责任制，巩固提高初级卫生保健工作整体水平。县政府制定了《关于深化医疗卫生单位人事制度改革的实施意见》《中卫县2001~2005年区域卫生规划》和《中卫县医院药品收支两条线管理暂行办法》，加强宏观管理，明确功能定位，发展社区卫生服务，尝试对医疗收支、药品收入实行分开核算、分别管理。县卫生局制定了《中卫县医疗机构药品集中招标采购管理规定》，对186种药品进行公开招标。2002年，原中卫县卫生工作以强化医疗卫生基础设施建设，开展规范化建设和行风建设，创建百姓放心医院，创建"六好"乡（镇）卫生院为目标，进一步促进卫生体制改革。完成宣和镇三营、张宏、宏爱、旧营、永康、徐庄、艾湾等村降氟改水工程。投资65万元维修永康中心卫生院门诊楼，翻建柔远、西园卫生院业务用房，更换宣和中心卫生院水暖及配套设施，新建镇罗、常乐卫生院社区门诊。新增医疗设备99台（件），价值534.2万元。2003年，《中卫县结核病防治2002~2005年实施计划》《中卫县食品卫生监督量化分级管理实施方案》和《中卫县医疗机构药品质量管理规范》等政策发布实施，全县结核病得到有效控制，食品生产经营和公共场所经济秩序进一步规范，医疗机构药品质量和用药安全得到保障。同年4月，非典型性肺炎暴发，原中卫县成立卫生系统防治非典型性肺炎工作组5个，取得了抗击"非典"的胜利，但也暴露出公共卫生体系存在的问题。

1993年始，中宁县卫生局筹资299.6万元对新堡、余丁、恩和、东华卫生院，石空镇中心卫生院进行重建。1994年12月，县医院、中医医院新建制剂楼投入使用，主要生产本院自用输液制剂。同年，县医院、中医院成功开展首例急性心肌梗死溶栓治疗。1995年，中宁县政府批准卫生局《关于进一步深化卫生改革的实施方案》，县医院、中医院开始实行劳务工资与实际结合，实行"多劳多得、少劳少得、不劳不得、效益优先、兼顾公平"的分配原则；中医院实行院科两级负责制，院科两级分层管理，人员实行聘任、自愿选择。1996年中医院开设外科住院部，开始开展腹部外科手术及骨科手术。1998年又开展新生儿高压氧舱治疗。2000年开展了泌尿科手术。11所乡（镇）卫生院大部分能开展X光透视，肝功能，血、尿、便常规检查，中医中药有了进一步发展。同年10月成立中宁县120急救中心，中宁县红宝集团捐赠11万元救护车1辆，县政府号召全县干部捐赠同型号救护车1辆。2003年，传染性非典型肺炎暴发，该病传染快、发病重、死亡率高，中宁县政府紧急启动全县防治"非典"工作，自4月16日开始至6月26日结束，卫生局组织医疗单位人员对全县机关、学校、幼儿园、食品生产经营单位、公共场所、厂矿、企业、疫源地等全方位进行消毒和技术指导，全县无一例"非典"疑似病例发生。

1993年，《海原县卫生管理体制改革方案》实施，涉及人事、分配制度管理及开展有偿服务、兴办经济实体、拓宽卫生渠道等的改革。实行"公医办—保险公司—单位—定点医院"四位一体的管理模式，规定在职人员不得进行个体行医。同时印发《海原县乙型肝炎疫苗接种实施方案》，规定在全县推行新生儿和学龄前儿童乙型肝炎疫苗免疫接种工作，其步骤是先城市后农村，卫生工作得到进一步发展。1994年，海原县卫生局实施《海原县卫生管理体制改革方案》，各医疗卫生单位工作人员实行双向选择，择优聘用，签约上岗。1996年，海原县人民政府印发《海原县医疗机构设置规划》和《海原县地方病防治工作"九五"规划》，主要目标是要实现每 4 人拥有 1 张病床、1.7 名卫生技术人员；要提高卫生服务能力，严防人间鼠疫发生；要巩固布氏菌病防治成果，消除碘缺乏病，加强降氟改水工程。1997 年，按照"转变职能、理顺关系、精兵简政、提高效率"的原则，强化卫生政策法规建设和卫生监督执法工作；按照政事公开的原则，对卫生事业单位从原来的直接管理转变为做好规范、指导、协调、监督、服务工作。1998 年，海原县被卫生部确定为"强化新法接生、消除新生儿破伤风"项目县，首次在全县开展育龄妇女破伤风类毒素突击接种工作。1999 年，海原县按照《母婴保健法》开始在全县开展婚前医学检查工作。2000 年，海原县首次举行卫生专业技术人员继续教育公共必修课考试，考试合格证作为专业技术人员职称晋升、聘任、续聘、考核、奖励的必备条件之一。2001 年，海原县执行《卫生部—联合国儿童基金会 2001~2005 周期农村初级卫生保健项目》，实现了合理用药、母亲安全和关注儿童三大目标，保障了农村居民的基本卫生服务。

3. 改革稳步发展阶段（2004~2008 年）

中卫撤县设市后，中卫市卫生系统以改革创新为引领，以解决群众"看病难、看病贵、看病远"为目标，坚持卫生惠民，全面深化医药卫生体制改革。2004 年，中卫市机构编制委员会下达了《关于原中卫县事业单位更改名称等有关事项的通知》，将卫生局直属事业单位更名为市级单位。2005 年，中卫市执行国家《关于建立新型农村合作医疗制度的意见》，中宁县被确定为自治区新型农村合作医疗第二批试点县，新型农村合作医疗在中宁县首先启动。11 月，市政府召开城区新型农村合作医疗启动会议，中卫市新型农村合作医疗全面开展。同时，中卫市制定《新型农村合作医疗试点工作意见》和配套实施方案，广泛开展宣传发动活动，提高广大农民群众参加新型农村合作医疗的积极性；在中宁县开始实施对参加新型合作医疗的农民报销住院费。2006 年，海原县新型农村合作医疗工作启动。2006年，党的十六届六次全会提出坚持公共医疗卫生的公益性质，深化医疗卫生体制改革，强化政府责任，严格监督管理，建设覆盖城乡居民的基本卫生保健制度。2006年2月，《中卫市进一步加强乡（镇）卫生院工作和农村卫生所建设的意见》发布，经过努力，中卫市完成了乡（镇）卫生院院长公开招聘、工作人员竞聘上岗的人事制度改革。同时还制定了《中卫市进一步加强城市社区卫生服务的意见》和配套实施方案，推行"小病在社区，大病进医院，康复回社区"的服务模式，有效控制和降低医疗费用，解决了社区居民"看病难、看病贵"的问题。同年，中卫市宣和镇发生禽流感疫情，卫生局启动《中卫市人感染高致病性禽流感防治应急预案》，调动沙坡头区、镇、村三级卫生资源，实行密切接触者和发热人员零报告和医学观察制度，成功防治了疫情。同时，中卫市积极创建卫生城市并下发《关于自治区卫生城市创建工作的决定》，由市爱卫会办公室负责创建工作的统筹协调和组织实施。2007年，自治区卫生厅批复同意中卫市中心血站承担海原县采供血业务，启动了全市农民健康教育和健康促进行动。2008年，中卫市把加强医疗服务、提高医疗质量、降低医疗费用、杜绝医院感染作为工作重点。争取项目资金，开工建设了"120急救中心"项目和"中心血站"项目。同时，建立大病救助制度，保证了无钱就医的重病患者得到有效医治。5月12日，四川汶山发生8.2级特大地震，中卫市卫生局组织医疗卫生防疫救援队赴四川灾区，在灾区战斗1个多月，圆满完成救援任务，被自治区卫生厅授予"抗震救灾先进集体"。同年，三聚氰胺事件曝光，中卫市组织对"食用三聚氰胺奶粉导致幼儿泌尿系统结石"婴幼儿进行筛查救治，筛查服用"问题"奶粉儿童3.46万例，确诊541例，住院治疗134例。

4. 全面深化改革阶段（2009~2015年）

2009年，《中共中央国务院关于深化医药卫生体制改革的意见》

《医疗卫生体制改革近期重点实施方案（2009~2011年)》相继出台，明确了医改五大重点是：扩大医保覆盖面、建立基本药物制度、社区卫生机构建设、基本公共卫生服务均等化和推行公立医院改革试点。中卫市创新推行"住院统筹+门诊统筹"管理新模式。争取国家项目资金1150万元，建设市中医院康复中心大楼和改扩建社区服务中心项目。同年，中卫市启动重性精神疾病管理治疗项目，对辖区内重性精神疾病患者进行免费质量管理。10月23日，沙坡头区出现甲型H1N1流感疫情，卫生局立即启动了甲型H1N1流感防控应急预案，建成并投入使用了流感监测网络实验室，成功防治了疫情。2010年，中卫市实施妇幼卫生"四免一救助"政策，增加"免费普服叶酸"项目，并成立中卫市社区卫生服务中心。同时，全市各级医疗机构开始全面实施国家基本药物制度，城市社区卫生服务中心、乡（镇）卫生院和农场卫生室等基层医疗机构所用药品，实行零差率销售。中卫市还成立专门调解医疗纠纷的医疗纠纷人民调解委员会，免费受理调处医疗纠纷。2011年，为方便民众看病，中卫市在二级以上医院全面推行以电子病历为平台的医院信息化建设；鼓励支持市人民医院与北京武警总院、上海瑞金医院、四川华西医院建立远程会诊协作关系；在市人民医院、中医院、沙坡头区人民医院开展单病种定额结算试点工作，选择19个病种实行单病种限价收费。同年，自治区人民医院在海原县新区开设宁夏回族自治区人民医院宁南医院，设置床位330张，可辐射周边7个市、县（区）约210万人口。2012年，卫生局对沙

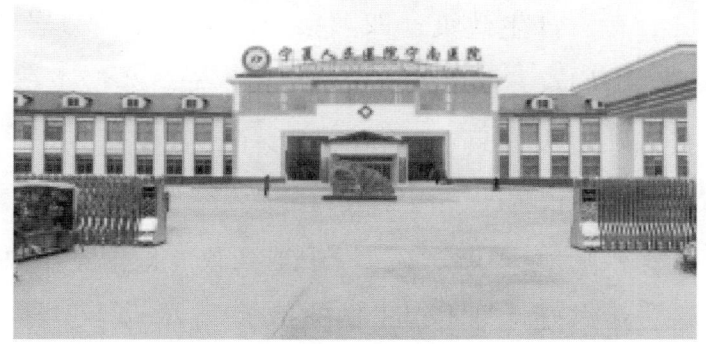

宁夏人民医院宁南医院

坡头区餐饮服务单位全部实行了"脸谱"管理和公示。同年，出台《中卫市妇幼卫生"六免一救助"管理办法》，在妇幼卫生"四免一救助"的基础上，新增宫颈癌和乳腺癌筛查、救助等项目。2013 年，中卫市在中山、蔡桥路、东方红等 7 个社区卫生服务站设立政府医保药店，实行药品零差率销售和城乡居民医保统筹，并积极促进市中医医院与北京中医药大学东直门医院建立对口支援机制。2014 年，中卫市实行妇幼卫生"七免一救助"，在"六免一救助"基础上增加了新生儿免费筛查肾上腺皮质增生症、葡萄糖磷酸脱氢酶缺乏症两种代谢性疾病。在全市所有设住院床位的乡（镇）卫生院，全市 2 县 1 区 3 个公立县级医院、中医院、市第三人民医院，市、县级妇幼保健院（所）推行先住院，后付费诊疗服务工作。

（二）计划生育改革发展历程

1. 严格控制人口增长阶段（1978~1995 年）

党的十一届三中全会以来，以邓小平同志为核心的党的第二代中央领导集体将人口发展纳入现代化建设总体战略。1979 年，原中卫县成立计划生育办公室，各人民公社成立工作站。中宁、海原在县卫生局设立计划生育办公室，各公社、大队配备专职干事和负责人。1980 年中央发表《关于控制我国人口增长问题致全体共产党员、共青团员的公开信》后，原中卫县大力提倡一对夫妇生育一个孩子；海原县实施"一、二、三"计生政策，即国家干部职工和城镇居民一对夫妇只生一个孩子，夫妇双方或一方为少数民族，允许生两个孩子，农村少数民族社员提倡一对夫妇只生一到两个孩子，最多生三个。1981 年，五届全国人大四次会议提出"限制人口的数量，提高人口的素质"的政策，原中卫县积极响应。1982 年，原中卫县政府根据党中央、国务院下发的《关于进一步做好计划生育工作的指示》，成立中卫县计划生育委员会，强调"实行必要的奖励和限制，保证计划生育工作的顺利开展"。 1984 年，中宁、海原县计划生育办公室从县卫生局分出，分别成立县计划生育技术鉴定委员会，出台《关于计划生育工作实行承包责任制的规定》，计划生育工作实行目标责任管理到乡（镇），成立计划生育服务小分队，深入机关单位、乡、镇、村、组，开展计划生育四术工作。1985 年，原中卫县政府下发《关于计划生育工作实施办法的补充规定》，连续三次召开了全县计划生育工作会议，采取送手术上门的办法落实育龄妇女节育措施，全县人口出生率得到控制。中宁、海原相继成立县计划生育服务站，开展避孕药具发放和宣传工作。1987 年，原中卫县对全县机关单位职工超计划生育情况进行检查。海原县政府颁发《关于计划生育工作的若干规定》，规定：凡夫妇做绝育手术，领取营养补助费；对超生的干部职工，一律开除公职和罚款。1988 年，原中卫县计生委下设计划生育服务站，制定《个体工商户计划生育管理办法》。1989 年，原中卫县实行准生证制度。1990 年，选举产生了中卫县计划生育协会代表大会理事会和常务理事会，产生了县计划生育协会组织，设立县计划生育服务站。1991 年，原中卫制定的《中卫县实施计划生育条例的实施办法》，使全县计划生育工作向着法制化轨道迈进。中宁县、海原县成立县计划生育协会和计划生育技术服务队，深入乡（镇）开展计划生育手术服务，同时实行准生证制度。1992 年，海原县各乡镇成立计划生育服务站 24 个，计划生育工作实行与乡镇双向管理。1993 年，原中卫县下发《关于进一步加强计划生育工作的决定》，要求党政一把手亲自抓、负总责的计划生育工作机制，制定超生干部职工夫妇双方一律开除公职的规定，推动了全县计划生育工作严肃有效的开展。1994 年，计划生育政策稳步推进，原中卫县委、政府结合实际制定了《中卫县人口与计划生育目标考核办法》《中卫县计划生育部门分工负责制》《中卫县生育证管理办法》和《中卫县计划生育孕前型管理暂行办法》，至此，全县生育率降至 16.55‰，人口自然增长率控制在了 12.53‰以内。中宁县、海原县实施对超生干部、农民及计划外生育人员给予处罚的政策。1995 年，海原县委、县政府推行"三结合"（计划生育工作与发展经济相结合，与帮助群众勤劳致富相结合，与建设文明幸福家庭相结合）试点政策。

2. 稳定低生育水平阶段（1996~2005 年）

1996 年，中宁县、海原县计划生育工作全面实行目标管理责任制。1997 年，海原县首次实行计划生育工作一票否决制，同年，全县各乡镇开始实行计划生育账、卡、册规范化管理，开始开展计划生育"三为主"（宣传教育为主，避孕节育为主，经常性工作为主）达标活动，县计生部门对手术场所提出新要求，杜绝炕头手术。1998 年，原中卫县政府制定印发了《中卫县暂住人口治安管理和流动人口计划生育管理办法》。海原县计划生育委员会更名为海原县人口与计划生育局，并对全县干部职工超生进行清理处罚，严重的予以处理。1999 年，原中卫县、中宁县、海原县宣传贯彻执行新修订的《宁夏回族自治区计划生育条例》，中宁县、海原县制定出台《关于贯彻〈宁夏回族自治区计划生育条例〉实施细则》。2000 年，原中卫县，中宁县，海原县县委、政府及人口计生部门积极宣传贯彻党中央、国务院《关于加强人口与计划生育工作稳定低生育水平的决定》，采取多项措施开展计划生育工作，实现人口再生产类型转变，积极推进以宣传教育为主、避孕为主和经常性工作为主的计划生育"三为主"工作思路和工作方法。同年，海原县试点少生快富利益导向扶助政策，确定西安乡范台村为试点村，县财政筹资为自愿少生一孩的绝育措施落实计划生育户奖励资金 1000 元。2002 年后，《中华人民共和国人口与计划生育法》以及《计划生育技术服务管理条例》《社会抚养费征收管理办法》的颁布和《宁夏回族自治区计划生育条例》等一系列地方法规的修订实施，标志着人口和计划生育工作全面进入依法管理、优质服务的阶段。海原县不断完善乡镇计划生育服务站建设，技术服务由过去的卫生、计生共同承担转变到计划生育系统独自承担技术服务。2003 年，原中卫县人口和计划生育委员会积极发挥人口发展战略研究、制定人口发展规划、促进生殖健康产业

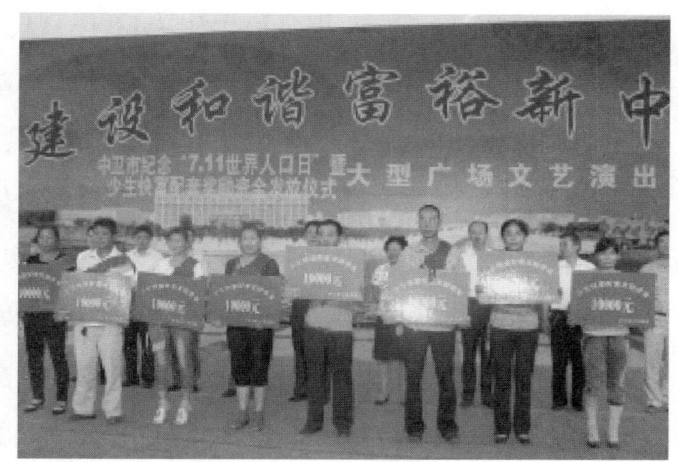

发放计生家庭奖励扶助金

发展等职能。2004 年，中卫撤县设市前，全县人口出生率控制在了13.29‰以内，人口自然增长率为 8.29%，进入低生育水平阶段。2004 年，中卫市委对利用 B 超做胎儿性别鉴定、私自摘取节育环以及个体医疗机构从事计划生育手术和完不成计划生育目标任务的部门实行"一票否决"。2005 年，对中卫城区 1990 年以来符合计划生育政策，自愿采取永久措施的一孩户和二女户家庭中符合条件的 324 户计划生育家庭给予了表彰奖励。

3. 统筹解决人口问题、促进人的全面发展阶段（2006~2011 年）

2006 年，党中央、国务院作出《关于全面加强人口和计划生育工作统筹解决人口问题的决定》，明确指出人口计生工作进入稳定低生育水平、统筹解决人口问题、促进人的全面发展的新阶段，进一步强调了做好新时期人口计生工作在贯彻落实科学发展观、全面建设小康社会和构建社会主义和谐社会以及实现中华民族伟大复兴中的重要地位和作用。2007 年，中卫市人口和计划生育工作以稳定低生育、提高人口素质为目标，突出创建"三无、一无"镇（乡）。2008 年，全市贯彻落实《中共中央国务院关于全面加强人口和计划生育工作统筹解决人口问题的决定》和《宁夏回族自治区人口和计划生育"一票否决制度"实施办法》，

取得了一定成效。2008 年全市出生人口 16314 人，出生率为 14.38‰。

2009 年，中卫市把人口和计划生育工作作为一项民生工程、民心工程，切实摆上重要议事日程，紧盯难点出实招，围绕民生抓落实，实施了独生子女保健费"一卡通"、少生快富"纯女户"养老保险、婚前医学检查等"三项新制度"，实现了人口计生工作与改善民生的高度融合。2010 年，重点在海原县实施"少生快富"工程，并在海原县建立政府计划生育"温馨关怀阳光补贴"机制，对够孩次绝育妇女和绝育纯女户及"少生快富"户妇女进行一次性发放奖励扶助资金，（其中够孩次绝育妇女一次性奖励扶助 200 元，够孩次绝育纯女户和"少生快富"户妇女一次性奖励扶助 400 元）作为术后营养补给和家庭生活补贴；同时，海原县开始在全县范围内推行"阳光计生"，对计划生育政策、社会抚养费征收标准、再生育证审批程序、"少生快富"项目落实程序、奖励标准等群众关心的热点问题在乡镇人民政府、村委会政务公开栏向群众公示，并设立举报箱，开通有奖举报电话，畅通群众诉求渠道，着力解决计划生育工作中以权谋私、乱收费、乱罚款等问题，以政务公开带动"阳光计生"。2011 年，中卫市针对企业规模越来越大、用工数量增加、员工流动频繁和人员结构复杂等特点，创新流动人口服务管理模式，实行"三四五六"服务管理新模式。同时，在海原县建立计划生育"春蕾补贴"机制和实施少生快富"千户帮扶工程"。

4. 坚持计划生育、促进人口均衡发展阶段（2012~2015 年）

中共十八大报告提出：坚持计划生育的基本国策，提高出生人口素质，逐步完善政策，促进人口长期均衡发展。2012 年 4 月，中卫市在沙坡头区试点免费孕前优生健康检查，并将中宁县、海原县两县纳入自治区孕前优生健康检查项目县。2013 年，中卫市加强基础设施建设，开展出生缺陷干预、健康咨询等计划生育服务。同时，创新实施"三个类型管理、四个及时登记、五个情况清楚、六项免费服务"的流动人口服务管理模式，为流入育龄妇女提供计划生育服务 1.88 万人次。2014 年，自治区政府批准印发了《宁夏回族自治区单独两孩政策实施意见》，标志着宁夏实施单独两孩政策开始全面启动。中卫市采取多项措施，深入开展宣传服务活动，确保"单独两孩"政策实施到位。截至 6 月底，沙坡头区 6 户符合条件的"单独"家庭领取了两孩生育证。2015 年，十八届五中全会提出：全面实施一对夫妇可生育两个孩子政策。

二、主要成就

改革开放以来，全市卫生计生工作以深化改革为核心，大力推进公共卫生、药品供应、医疗救治、医疗保障四大体系建设，狠抓计划生育、医疗卫生和中医药、回医药工作，实施少生快富工程，卫生计生事业取得显著成就，人民群众健康水平明显提高。

（一）人口素质和发展状况明显改善

全面落实国家、自治区少生快富"三项制度"，创新出台了《市委、市政府关于进一步加强人口和计划生育工作的规定》《中卫市流动人口计划生育"一盘棋"实施方案》《中卫市"少生快富"纯女户参加社会养老保险暂行办法》等十多项惠民政策及规范性文件。2013 年底，全市人均期望寿命达到 73.7 岁。到 2014 年末，全市总人口 1185340 人，比"十二五"控制目标 122.9 万少 43360 人；人口出生率 12.48‰，控制在"十二五"目标 15.5‰低 3.02 千分点；人口自然增长率 8.75‰，出生政策符合率达到 89.29%，比"十二五"控制目标增 2.79 百分点。创建少生快富整村推进村 45 个，发展少生快富项目户 3689 户，兑现奖励资金 4638.3 万元；实施免费孕前优生健康检查 24099 对，出生缺陷发生率控制在 77.54/万以内。

（二）卫生计生资源不断加强

中卫市建成市人民医院医疗中心大楼、市 120 急救中心大楼、市中医医院康复楼、沙坡头区人民医院门诊楼、宁夏医科大学总医院中宁分院、中宁县人民医院住院部、中宁县中医医院，迁建海原县人民医院、海原县疾病预防控制中心综合业务楼、海城镇鼠疫监测点业务用房、市（县）卫生监督所综合业务楼，建成了永康、鸣沙、树台等6个乡（镇）卫生院，14个社区卫生服务站和302个标准化村卫生室。争取燕宝慈善基金建设了康乐移民卫生院、宽口井移民卫生院和徐套乡卫生院迁建项目。全市各级医疗卫生机构拥有固定资产总值达到80570万元，比"十一五"末的36722万元增加43848万元，增长119.4%。全市卫生计生机构总数达到741个，医疗卫生机构床位数达到3566张，每千人床位数达到3.15张，卫生人员总数达到5502人，每千人卫生技术人员达到3.72人，每千常住人口执业（助理）医师数1.56人。

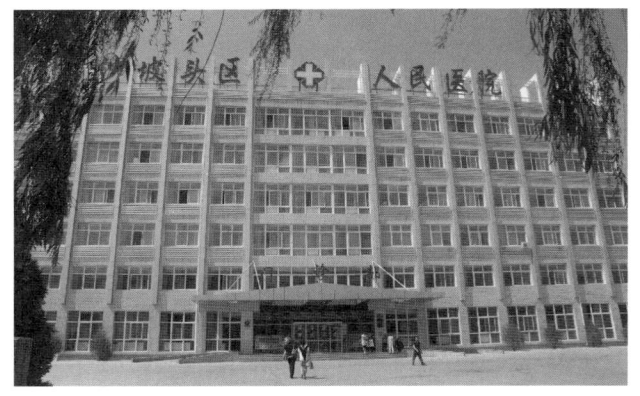

沙坡头区人民医院门诊综合楼

（三）公共卫生取得重大突破

健全了市、县、乡（镇）、村（社区）四级疾病预防控制体系，实现了以村为单位扩大免疫规划全覆盖，将原接种5苗预防7病扩大为接种11苗预防12病。建立了疾病预防控制信息报告系统，传染病网络直报率达100%，乙丙类传染病报告发病率436.93/10万；鼠间鼠疫、甲型H1N1流感、艾滋病等重大传染病得到有效防控，突发公共卫生事件得到及时有效处置。地方病防治卓有成效，实现了以县（区）为单位消除碘缺乏病防治工作阶段目标，地方性氟中毒达到国家规定的控制和消除目标。建立了包虫病防治机制，并有序开展病人管理和治疗工作。慢性病防治逐步规范，沙坡头区、中宁县先后通过自治区级慢性病示范区创建。实施了重大公共卫生服务项目和妇幼卫生"七免一救助"惠民政策，开展了 11 类 50 项基本公共卫生服务和健康宁夏行动。产妇住院分娩率由 2010 年的 97.32%上升到 99.82%，孕产妇系统管理率由 2010 年的 93.86%上升到 95.49%，0~6 岁儿童系统管理率由 2010 年的 88.28%上升到 96.24%，孕产妇死亡率由 2010 年的 43.74/10 万降至 11.51/10 万，婴儿死亡率由 2010 年的 14.87‰降至 11.28‰，5 岁以下儿童死亡率由 2010 年的 18.43‰下降到 15.08‰；出生缺陷发生率由 2010 年的 86.05/万下降到 77.45/万。加大卫生监督执法力度，覆盖率 98%以上。实行餐饮食品安全无遗漏即时监管机制，餐饮卫生明显改善，食品卫生监督量化分级管理达到 95%，无重大食品安全事故发生。

（四）医药卫生改革深入推进

一是医药卫生改革机制逐步完善。按照"保基本、强基层、建机制"的要求，深入推进医药卫生体制改革。出台了《改革支付制度提高卫生效益实施方案》，实行门诊、住院病人费用包干，发挥医保资金杠杆作用，引导病人有序就医，最大限度地减轻群众就医负担。在全市基层医疗卫生机构全面实施了国家基本药物制度；市、县二级医疗机构基本药物销售金额超过药品销售总额的 20%。出台了《关于进一步鼓励和引导社会资本举办医疗机构的实施方案》，审批开设诊所 9 家。

二是医疗卫生服务体系不断完善。健全了市、县、乡、村基本医疗保障服务体系，建成了市人民医院医疗中心等一大批医疗卫生基础

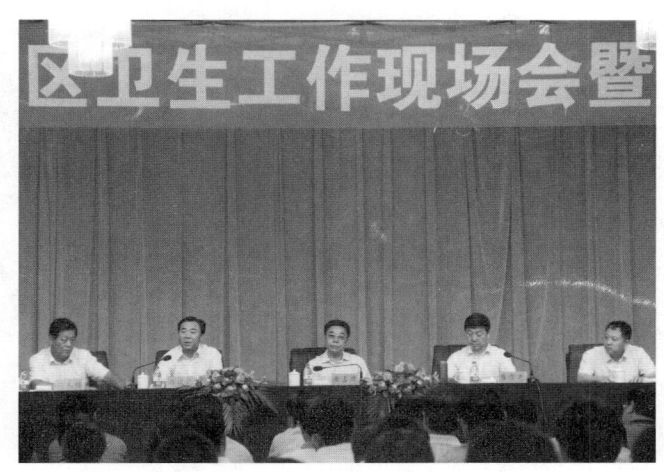

全区社区卫生工作现场会

设施建设项目，配备了医疗设备，加强了医疗卫生专业技术人才队伍建设，加强了重点临床专科建设，进一步完善了医疗卫生服务体系。农村医疗卫生服务体系得到完善，新建或改扩建乡（镇）卫生院7所、新建标准化村卫生室302所，乡（镇）卫生院卫生技术人员达920人、乡村医生893人。城市社区卫生服务框架基本建立，争取项目资金600万元为6个社区卫生服务站购置业务用房1200平方米，建成社区卫生服务机构15所。通过外出培训、在职人员学历教育、举办培训班、带教等形式，不断提升基层医疗卫生服务队伍素质。落实公共卫生经费补助政策，对全市乡（镇）卫生院和社区卫生服务站人员工资实现了全额预算和绩效工资改革。在县级医院和乡（镇）卫生院顺利启动"先住院，后付费"工作。

三是多层次医疗保障体系进一步完善。基本医疗保险参保范围逐步扩大，由原来的城镇职工逐步扩大到所有城乡居民，参保人数由2011年的104.5万人增加到2014年的106.5万人，基本医疗保险参保覆盖率达到95%。医疗保险待遇水平进一步提高，城乡居民医保各级财政补助标准由原来200元提高到340元，城乡居民报销比例达到70%以上。普通门诊医疗费用在基层医疗机构报销比例由2011年的50%提高到2014年的70%，年度内门诊医疗费用最高支付限额由2012年的260元提高到330元。全面推进总额结算管理，按照"总额预付、风险共担，超支自付、结余奖励"的原则，结合医保基金收支预算管理，确定当年各协议医疗机构年度医保基金支付预算总额。开

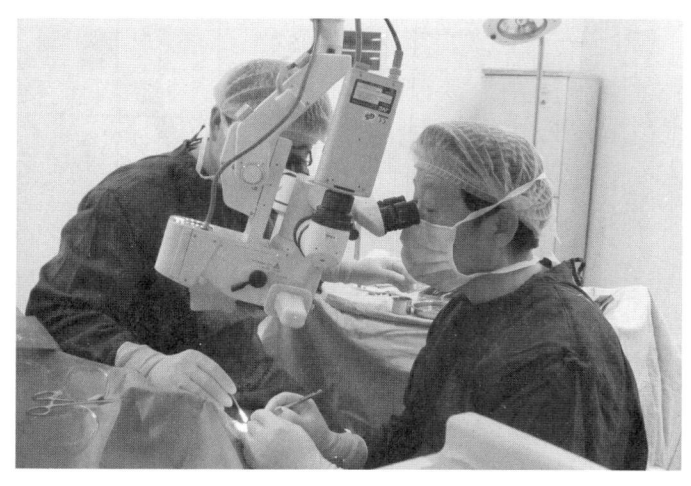

免费为贫困白内障患者做手术

展了城乡居民医保普
通门诊统筹和大病门
诊统筹，有效降低门
诊医疗费不合理增
长。加快推进信息系
统建设，在全区率先
上线运行新医保结算
系统。全面完成社会
保障卡发卡任务，累
计发放社会保障卡

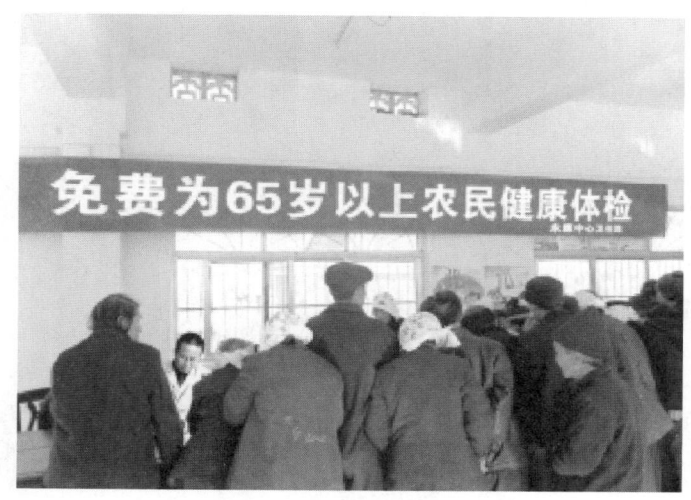
免费为65岁以上人群体检

109.4万张，持卡率达到97.5%。加大村卫生室联网力度，联网率达到
了88.9%。医保监管体系逐步完善，设立医保监控机构，安装了医疗费
用监控软件，及时纠正和查处医疗机构医保服务工作中违规问题，规范
了医疗服务行为，确保医保基金的安全运行。顺利推进基本医疗保险区
内异地就医联网即时结算，与银川市9家医疗机构，19家药品零售药
店实现了医疗费用医保联网即时结算。全面启动城乡居民大病保险，有
效缓解了城乡居民"因病致贫、因病返贫"的问题。

（五）中医药、回医药事业快速发展

市中医医院被国家中医药管理局评审为三级乙等中医医院，推拿
科、心血管科为国家级重点专科，针灸科、脾胃病科为自治区级优势专
科。2014年，市中医医院回医科成立，设病床30张，制订了"膝痹病"
"中风病"两个病种的优势病种诊疗方案，以"回医八疗法"为主要治
疗方法，丰富了中医药、回医药的诊疗技术。沙坡头区为国家级中医药
工作先进县，在沙坡头区实施中药饮片议标定价，全面完成中药资源普
查、突发事件和重大活动医疗保障任务。中宁县、海原县中医院通过二
级甲等中医医院等级评审，海原县中医医院增挂回医医院的牌子并通过

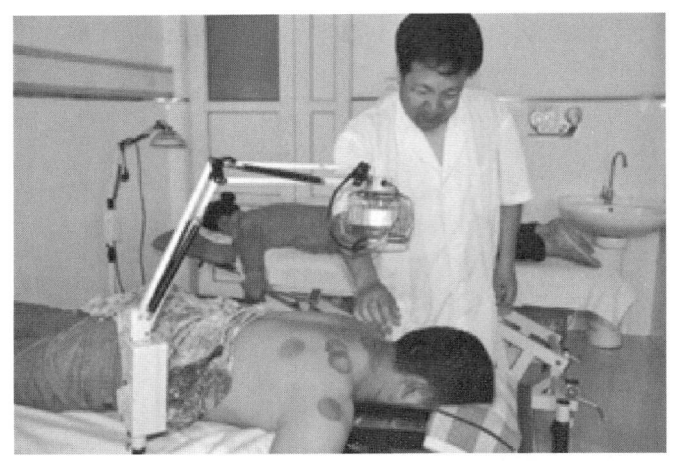

针灸理疗

验收，肛肠科通过自治区重点专科验收。建立健全中医药、回医药服务网络，全市县、乡（镇）卫生院，社区卫生服务中心，农村卫生所均有中医、回医人员，配备中药饮片，医务人员能够运用6种以上中医药适宜技术，开展常见病、多发病的中医药、回医药医疗和预防保健服务。

（六）医疗服务能力明显提升

深入开展医疗质量万里行、"三好一满意"活动，认真落实医疗安全核心制度。市级医疗单位与乡（镇）卫生院、社区卫生服务站建立医疗共同体，开展每个市级医疗机构对口支援一所乡（镇）卫生院活动。建立了惠及市、县（区）、乡（镇）三级医疗机构的远程会诊系统。市人民医院与北京武警总院、上海瑞金医院、四川华西医院建立远程会诊协作关系，开展远程教学和疑难病症诊疗。加强无偿献血和采供血工作，开展成分血采集工作，临床用血100%来自无偿献血，建成"爱心献血屋"2所。针对影响农村居民健康的高血压、糖尿病等常见病、多发病，面向基层推广应用安全有效、价廉方便、成熟实用的适宜技术，取得了良好的社会效益。二级医疗机构全面实行临床路径管理，覆盖25个病种。

三、经验启示

改革开放三十多年来，在各级党委、政府的正确领导下，解放思想，大胆改革，不断创新，中卫市卫生计生事业得到快速发展，为深入推进中卫卫生计生改革积累了宝贵经验和有益启示。

（一）坚持党委政府领导、科学制订发展规划是做好卫生计生工作的前提

卫生计生事业是政府实行一定福利政策的社会公益事业，关系到每个人的健康。坚持党委、政府领导，科学编制规划，才能把这项社会公益事业做好。三十多年来，中卫市坚持以国家、集体为主，集中力量办好计划生育技术服务机构，承担基本医疗服务任务的公立医疗机构，提供预防、保健、医疗、康复、健康教育、计划生育技术指导等"六位一体"的社区卫生服务机构，适时调动社会力量，发展民办医疗机构，促进医疗机构之间公平有序竞争，提高医疗服务水平，落实医疗卫生和计划生育惠民政策，更好地满足人民群众的医疗卫生和计划生育服务需求。在社会发展的不同时段，分别制订出中卫医药卫生和计划生育事业发展规划，明确阶段奋斗目标、实施措施和工作重点，在提升基本医疗服务、夯实公共卫生服务、健全乡村卫生网络、发展社区卫生服务、遏制人口过快增长等方面取得了明显成效，为全市卫生计生改革发展稳步推进奠定了良好基础。

（二）坚持国家政策指导与群众自愿相结合是推进计划生育工作的基础

人口和计划生育工作是政府宏观调控的重要内容，中卫市委、政府充分发挥了主导作用，加大了各部门综合治理力度，综合运用法律、经济、行政、教育、科技等多种方式施治。坚持走群众路线，积极落实"生活补贴""政府阳光补贴""春蕾补贴"等机制，开展少生快富"整村推进"和少生快富"千户帮扶工程"等政策，帮助群众解决实行计划生育的后顾之忧，调动群众参与计划生育的积极性和主动性。促进群众生育观念的转变，使群众真正成为计划生育的主人。

（三）不断完善公共卫生体系是人民群众健康的保障

健康是人全面发展的基础，关系千家万户的幸福。不断完善公共卫生体系是提高人民健康水平的必然要求。改革开放以来，中卫市广大卫生人员在各级党委、政府领导下，坚定不移地贯彻预防为主的方针，建立了与本地社会经济发展水平相适应的县、乡、村三级城乡医疗预防保健网络，完善了公共卫生管理体系。建立了疾病预防控制体系、卫生监督体系、医疗防治体系、应急指挥体系、信息监测报告体系5大体系。巩固消灭或基本消灭天花等传染病的防治成果，较好控制了麻疹、百日咳、破伤风以及流行性乙型脑炎、流行性脑脊髓膜炎等疾病的流行，积极实施脊髓灰质炎、碘缺乏病、结核病防控项目管理。在"非典"、禽流感防控工作中，采取各种有效措施，及时控制了疫情。中卫市公共卫生工作的不断加强，提升了中卫市卫生系统应对突发公共卫生事件医疗救治能力，确保了人民健康水平大大提高。

（四）发展社区卫生服务是新形势下推进卫生计生工作的重点

社区卫生服务作为社区建设的重要组成部分，对满足人民群众日益增长的卫生服务需求，提高人民健康水平有重大意义。中卫市自1999年开展城市社区卫生服务以来，立足社区，主动上门服务，开展社区门诊、家庭医护等常见病与多发病诊疗、康复护理服务和计划免疫、妇幼保健、慢病控制、健康教育等公共卫生服务，缓解了群众"看病难"问题，逐步提高了群众对城市卫生服务机构的信任度，有利于调整城市卫生服务体系的结构、功能、布局，提高效率，降低成本，形成以社区卫生服务机构为基础，大中型医院为医疗中心，预防、保健、健康教育等机构为预防、保健中心。在新形势下，有利于中卫市推进卫生计生工作。

（五）实施科技教育、加强人才培养是卫生计生事业发展的支撑

科技和人才与卫生计生工作息息相关，近三十年来，中卫市卫生和计划生育局认真实施科教战略，以科教进步促进全市卫生和计划生育事

业持续、协调、快速的发展，有力促进了全市卫生和计划生育事业的进步。特别是近十年，在各级领导的重视和支持下，通过全市广大卫生计生工作者的不懈努力，卫生计生科教工作得到了长足的发展。特别在神经外科、内科、骨科、妇产科等专科建设，发展中医、回医工作和计划生育工作中发挥重大作用。近年来，中卫市在深化继续医学教育改革的思想指导下，修订完善了《中卫市卫生专业技术人员继续教育管理规定》，通过送出去、请进来、集中培训等方式加大卫生技术人员培训，并鼓励卫生人员通过自学、函授、电大等学习方式提高自身专业技能。积极开展全科医学教育工作，规范全科医师教育和培训，确定了市人民医院、市二院、市三院、中医院为全科医学临床教育实习基地，为全市卫生事业发展蓄积了人才。目前，全市涌现出一批学术水平高，思想作风硬，具备创新意识和能力的学科带头人和知名专家，成为中卫医疗卫生和计划生育科技工作的骨干力量。

（六）坚持继承创新是中医药、回医药事业和谐发展的根本

改革开放以来，随着全市综合实力的发展，中医药、回医药事业发展的投入也逐步增加。围绕开展"全国中医示范试点县"工作，着重加强内涵建设，提高管理水平，完善中医药、回医药服务功能，加强特色优势建设，突出传统服务品牌，提升中医药、回医药服务水平。以发挥市中医医院特色服务优势为主线，以名院、名科、名医建设为引领，提高中医药、回医药科技创新能力和人才队伍素质建设，扩大中医药、回医药服务可及性，加强农村和社区中医药、回医药工作，提升中医药、回医药服务核心竞争力。通过加强综合服务能力建设，为促进中医药、回医药事业快速发展奠定了扎实的基础。通过开展中医医院等级评审，中医、回医重点专科建设，中医药、回医药优势病种诊疗标准推广应用等，持续提高科学管理水平，深化中医药、回医药内涵建设，中医药、回医药特色优势更加明显。通过加强科技创新能力建设，为促进中医

药、回医药事业科学发展提供了强大的动力。通过加强人才素质能力建设，为促进中医药、回医药事业持续发展形成了有力的支撑。通过开展中青年名中医、回医，基层名中医、回医，重点学科专科带头人等项目，不断提升中青年中医药、回医药人员的素质。通过大力开展中医药、回医药继续教育工作，不断培养优秀中医人才，近十年，乡村医生和全科医师中医药、回医药知识培训率达到90%以上。

四、对策建议

经过三十多年的改革发展，中卫医疗卫生和计划生育工作取得了很大成就，但也存在以下问题：一是卫生事业发展不平衡。从全市层面看，海原县医疗卫生事业与沙坡头区和中宁县相比差距较大，公共卫生安全保障能力较弱，医疗救治水平较低。从单个县区看，城乡卫生服务差距较大，二级医疗卫生机构等优势卫生资源集中在城市，乡（镇）卫生院服务水平不高，广大农村，特别是山区群众享受优势医疗卫生服务的成本较高，可及性不能有效保证。二是卫生事业投入相对不足。由于中卫市建市较晚，地方经济发展相对落后，财政收支紧张，对医疗卫生基础设施建设、医疗设备购置、卫生人才培养等方面投入相对不足，基本上全部依靠国家和自治区的投入以及医疗卫生单位自筹，严重制约了医疗卫生事业的健康发展。三是卫生专业人员配备不到位。中卫市医疗卫生技术人员编制总数过低，千人卫生技术人员数明显低于全区平均数，各级医疗卫生单位普遍人员紧张，各级医疗卫生机构普遍聘用大量卫生技术人员，待遇无法保证，流动性强，卫生专业技术人员队伍不稳定，断层现象日益凸显。部分乡（镇）卫生院医疗、检验、影像等专业技术人员缺乏，技术力量严重弱化，与群众日益增长的医疗保健需求不相适应。高层次人才、学科带头人缺乏，特色专科优势不明显，卫生应急处置能力不强，不能满足人民群众新形势下的医疗卫生需求。四是公共卫生保障能力不强。市、县（区）疾病预防控制机构实验室设备落后、监测水平较低，应急物资储备不足。结核病、常见慢性病、精神卫生疾病仍严重威胁着人民健康。高致病性禽流感、甲型 H1N1 流感等重大传染病仍然威胁着群众健康。食品卫生、水源卫生监管监测能力相对薄弱。五是卫生资源配置不合理。具有较高医学学历、技术水平，较高群众认可度的医务人员集中在二级以上医疗机构，乡（镇）卫生院、社区卫生服务机构和村卫生室作用发挥不充分，群众看病就医方便快捷的要求还不能得到很好的满足。六是乡村医生养老保障机制不顺畅。乡村医生养老保险待遇水平过低，对现有超龄村医实行退养政策的矛盾多、困难大，乡村医生退出机制不顺畅，村医老化、弱化的问题难以从根本上解决。七是医保筹资水平相对较低，难以适应群众医疗保健需求。

针对上述问题，提出如下建议。

（一）稳步实施"全面两孩"政策，加强计划生育服务管理

加强政策解读和舆论引导，建立完善出生人口监测和预警机制，落实相关配套政策。开展政策实施情况评估，加强人口形势分析研判；全面加强计划生育基层基础工作，稳定和加强基层工作网络和队伍，深化计划生育和基层群众自治，开展计划生育优质服务先进单位（示范）创建活动。深化生育服务证制度改革，做好生育信息采集和出生医学证明管理，全面推进流动人口婚育证明电子化改革，推行一站式服务、委托代办和承诺办事制等便民措施，方便群众办事。继续加强流动人口计划生育全市"一盘棋"机制建设，实行流动人口网格化服务管理模式，开展流动人口社会融合示范试点，提升流动人口卫生计生基本公共服务均等化水平。完善计划生育目标管理责任制，规范社会抚养费征收管理。

（二）强化医药工作的公益性，全面提升服务水平

进一步强化医药工作的基础性地位，全面提升医药卫生服务水平。到2020 年，全市医院床位达到 3566 张，病床使用率达到 85%，平均住院日

不超过 15 天；合理用药率达到 95% 以上，治愈好转率达到 95% 以上。

一是继续深化医药卫生体制改革。深入推进公立医院改革，坚持公立医院公益性的办院方向，加快推进政府职能转变，积极探索公立医院管办分开的有效形式；推进公立医院去行政化，逐步取消医院的行政级别；破除以药补医，公立医院补偿改为服务收费和政府补助两个渠道，取消药品加成政策；坚持以提高整体医疗技术和服务水平为主攻方向，合理把控公立医院床位规模、建设标准卫生医疗机构和配置大型设备，逐步改造陈旧老化医疗设施设备，将医院逐步"做精、做强"，禁止举债建设和装备；坚持政府主办、公益性质的基本原则，逐年加大公立医院经费投入力度，逐步化解公立医院债务，减轻医院硬件建设经济负担。加强重点临床专科建设与管理，二级及以上医疗机构至少创建 1 个自治区级重点专科、1 个市级重点专科、1 个与区内外大医院合作或挂牌的特色专科，推动全市特色医疗专科群体形成，满足群众多层次的医疗服务需求。严格执行国家基本药物制度，基本药物使用率和中标药品使用率均严格控制在自治区下达指标范围内，提高疾病诊治规范程度。完善二级以上医疗机构大处方、临床路径、药占比等管理制约措施。

二是夯实基层医疗卫生基础。继续加大对农村医疗卫生机构基础设施建设投入，完成沙坡头区、中宁县、海原县部分乡（镇）卫生院翻建、扩建项目。对农村医疗卫生机构公共卫生服务项目，按照服务人口人均不低于 20 元的标准给予公共卫生补助；力争到 2020 年，乡（镇）卫生院专业人员全部达到大专以上学历，80% 以上的临床医务人员具有执业医师资格；村医达到中专以上学历或水平，其中 60% 的具有助理执业医师资格。将社区卫生服务网络建设纳入社会发展计划，合理布局设置社区卫生服务站，形成覆盖所有市区居民的社区卫生服务体系，到 2020 年，全市社区卫生服务站发展到 18 个。依托市人民医院医疗中心、自治区人民医院宁南医院、宁夏医科大学总医院中宁分院建立医疗共同体或托管机制，推动实现优质医疗资源下沉，实现分级诊疗，提升基层服务能力。

三是继续完善基本医疗保障制度。巩固扩大基本医疗保险参保覆盖面，进一步提高基本医疗保障水平；积极探索以总额预付为主，按病种分值付费，按人头付费的医保结算方式。进一步完善医疗保险结算系统，增加医疗就医服务点，使参保人员在区内定点服务机构发生的医疗费即时结算。完善基本医疗保险制度，建立职工门诊统筹制度，将一般诊疗费纳入门诊统筹最高支付限额。建立新生婴儿落地参保制度。加强医疗保障体系建设建立实行基本医疗保险、大病保险、补充保险和医疗救助制度间分层次支付衔接机制。探索通过政府购买服务的方式，引入商业保险机制和专业人员，与医疗保险经办机构共同经办基本医疗保险机制。

（三）进一步完善中医药、回医药服务体系，加强中医药、回医药建设

完善中医药、回医药服务体系，提高中医药、回医药服务水平，加大市（县）中医医院中医、回医特色专科建设和传承能力建设，推进中医药、回医药预防保健服务普及化，把中医药、回医药服务重点放到社区和农村，形成以市（县）中医院为龙头，基层医疗卫生机构为依托的中医、回医工作格局。到 2020 年，每个社区卫生服务站至少配置 1 名中医药、回医药人员，每个乡（镇）卫生院至少培养 1 名中医药、回医药实用型骨干人才，每个村卫生室至少有 1 名能够提供中医药、回医药服务的乡村医生。95% 以上的乡（镇）卫生院设有中医、回医科提供中医药、回医药服务，90% 以上的村卫生室能提供中医药、回医药服务，90%以上的社区卫生服务中心和 70% 以上的社区卫生服务站能开展中医药、回医药服务，基本满足广大城镇居民对中医药、回医药服务的需求。

（四）打破界限深入开展爱国卫生运动

坚持政府领导、部门协作、群众动手、社会参与、依法治理、科学指导，全面推进新时期爱国卫生工作。结合社会主义新农村建设、美丽

乡村建设、改善农村人居环境和农村社区建设试点工作，以农村垃圾污水处理和城市环境卫生薄弱地段整治为重点，持续深入开展整洁行动，统筹治理城乡环境卫生问题。坚持因地制宜、集中连片、整村推进，加快农村无害化卫生厕所建设进程。实施以环境治理为主的综合预防控制策略，清除病媒生物孳生地，推进病媒生物预防控制服务市场化发展，规范服务行为。创新健康教育的方式和载体，充分利用互联网、移动客户端等新媒体传播健康知识，提高健康教育的针对性、精准性和实效性。认真履行《烟草控制框架公约》，全面推行公共场所禁烟，在巩固医疗卫生机构全面禁烟成果的基础上，创建无烟医疗卫生机构、无烟学校、无烟单位，努力建设无烟环境。将卫生城市创建作为提高城镇卫生管理水平的有效载体，推动形成卫生、计生、住建、环保、交通、农牧、市场监督、城管等部门齐抓共管、全社会广泛参与的工作格局，加快卫生基础设施建设，健全卫生管理长效机制，有效破解城市卫生管理难题。结合推进新型城镇化建设，鼓励和支持开展健康城市建设，努力打造卫生城市升级版，促进城市建设与人的健康协调发展。紧密结合深化医改，不断优化健康服务，大力推进基本公共卫生服务均等化，促进卫生服务模式从疾病管理向健康管理转变。

（五）依托卫生计生信息云项目，推进卫生计生信息化建设

依托卫生计生信息云项目，开展健康中卫云服务计划，积极应用移动互联网、物联网、云计算、可穿戴设备等新技术，推动惠及全民的健康信息服务和智慧医疗服务，推动健康大数据的应用，逐步转变服务模式，建立适应医药卫生体制改革和人口发展需求的卫生计生信息网络体系、疫情直报和紧急救援体系，提高公共卫生事件报告的及时性和准确性，全面提升卫生计生突发公共卫生事件、疾病控制、医疗救治、卫生监督、预防保健、远程会诊、医院管理等卫生计生信息化管理水平，并将网络延伸至乡镇和社区，一网多用、高效便捷，切实做到科学防治疾

病，有效保障人民群众健康，提高卫生计生服务能力和管理水平。普及应用居民健康卡，积极推进居民健康卡与社会保障卡、金融 IC 卡、市民服务卡等公共服务卡的应用集成，实现就医"一卡通"。

（六）推进医疗卫生与养老服务相结合

推进医疗机构与养老机构等合作。推动中医药与养老结合，充分发挥中医药"治未病"和养生保健优势。建立健全医疗机构与养老机构之间的业务协作机制，鼓励开通养老机构与医疗机构的预约就诊绿色通道，协同做好老年人慢性病管理和康复护理。增强医疗机构为老年人提供便捷、优先优惠医疗服务的能力。支持有条件的医疗机构设置养老床位。推动二级以上医院与老年病医院、老年护理院、康复疗养机构、养老机构内设医疗机构等之间的转诊与合作。在养老服务中充分融入健康理念，加强医疗卫生服务支撑。支持有条件的养老机构设置医疗机构。统筹医疗服务与养老服务资源，合理布局养老机构与老年病医院、老年护理院、康复疗养机构等，研究制订老年康复、护理服务体系专项规划，形成规模适宜、功能互补、安全便捷的健康养老服务网络。

发展社区健康养老服务。提高社区卫生服务机构为老年人提供日常护理、慢性病管理、康复、健康教育和咨询、中医养生保健等服务的能力，鼓励医疗机构将护理服务延伸至居民家庭。推动开展远程服务和移动医疗，逐步丰富和完善服务内容及方式，做好上门巡诊等健康延伸服务。

（七）完善医药卫生相关政策，鼓励社会力量办医

放宽举办主体要求，进一步放宽合作办医条件。放宽服务领域要求，凡是法律法规没有明令禁入的领域，都要向社会资本开放。优先支持举办非营利性医疗机构。引导社会力量办医院向高水平、规模化方向发展，发展专业性医院管理集团。支持社会力量办医院合理配备大型医用设备。加快办理审批手续，对具备相应资质的社会力量办医院，应按照规定予以批准，简化审批流程，提高审批效率。完善配套支持政策，

支持社会力量办医院纳入医保定点范围，完善规划布局和用地保障，优化投、融资引导政策，完善财税价格政策，社会力量办医院医疗服务价格实行市场调节价。鼓励政府购买社会力量办医院提供的服务。加强行业监管，保障医疗质量和安全。鼓励公立医院与社会力量以合资合作的方式共同举办新的非营利性医疗机构，满足群众多层次医疗服务需求。鼓励社会力量举办中医类专科医院、康复医院、护理院（站）以及口腔疾病、老年病和慢性病等诊疗机构。鼓励药品经营企业举办中医坐堂医诊所，鼓励有资质的中医专业技术人员特别是名老中医开办中医诊所。支持社会办医疗机构，加强重点专科建设，引进和培养人才，提升学术地位，加快实现与医疗保障机构、公立医疗机构等信息系统的互联互通。建立社会力量参与公共卫生工作的机制。政府通过购买服务等方式，鼓励和支持社会力量参与公共卫生工作，并加强技术指导和监督管理。社会力量要加强自身管理，不断强化自身能力，与专业公共卫生机构密切合作，确保公共卫生工作顺利开展。

（八）结合中卫市整体规划，加大资源调整力度

按照严格规划增量、科学调整存量的原则，按照《中卫市城市总体规划》，对区域医疗机构服务区域、服务功能进行合理定位、合理调整，合理确定区域内公立医院的数量和布局，充分发挥现有医疗卫生资源作用。对中卫市新区、海兴开发区、郊区等薄弱区域，有计划、有步骤建设公立医疗卫生机构。通过招商引资、借助国家项目投资，或引进外省市优势医疗资源设立分院、托管、引进优势专科联合办医等形式，在新区规划建设一所三级甲等医院，促进优质医疗资源向中卫新区配置和发展，努力将新区医院打造成为一个在区内乃至周边省、市，有若干领军学科和有一定影响的高水平医院，满足群众基本医疗卫生需求。

过去的三十多年，中卫市卫生和计划生育改革以坚实的步伐，完成了历史性的跨越。面对当前新的目标，新的征程，中卫市卫生和计生工作将迎着新的发展机遇，展望未来，再谱卫生计生华彩乐章。

文 献 篇

第一部分　卫生相关文献

中央及国家部委文献

中共中央、国务院
关于卫生改革与发展的决定

中发〔1997〕3 号

人人享有卫生保健，全民族健康素质的不断提高，是社会主义现代化建设的重要目标，是人民生活质量改善的重要标志，是社会主义精神文明建设的重要内容，是经济和社会可持续发展的重要保障。全党、全社会都要高度重视卫生事业，保护和增进人民健康。

建国以来，特别是改革开放以来，我国卫生事业有了很大发展，取得了举世瞩目的成就。卫生队伍已具规模，卫生服务体系基本形成，卫生科技水平迅速提高。医药生产供给能力显著改善，中医药事业得到继承发扬。卫生改革取得成效并逐步深化，法制建设不断加强。爱国卫生运动深入开展，部分严重危害人民健康的疾病已得到控制或基本消灭。人民健康水平显著提高，平均期望寿命由建国前的 35 岁提高到 70 岁，婴儿死亡率由 200‰下降为 31.4‰。四十多年来，卫生工作对于促进我国社会主义现代化建设事业的发展发挥了重要作用，广大卫生人员为保护和增进人民健康做出了重大的贡献。同时应该看到，当前卫生事业的发展与经济建设和社会进步的要求还不相适应，地区间卫生发展不平衡，农村卫生、预防保健工作薄弱，医疗保障制度不健全，卫生投入不足，资源配置不够合理，存在医药费用过快上涨的现象，卫生服务质量和服务态度同人民群众的要求还有差距，卫生工作尚未得到全社会的充分重视。各级党委和政府对卫生工作的领导需要进一步加强，卫生改革亟待深化。

今后 15 年，卫生工作任务繁重。随着经济发展、科技进步以及人民生活水平的提高，人民群众对改善卫生服务和提高生活质量将有更多更高的要求。工业化、城市化、人口老龄化进程加快，与生态环境、生活方式相关的卫生问题日益加重，慢性非传染性疾病患病率上升。一些传染病、地方病仍危害着人民健康，有些新的传染病对人民健康构成重大威胁。这一切要求我国卫生事业有一个大的发展与提高。

从现在到 2010 年是建设有中国特色社会主义事业承前启后、继往开来的重要时期。为了贯彻党的十四届五中全会、六中全会精神，落实《中华人民共和国国民经济和社会发展"九五"计划和 2010 年远景目标纲要》提出的卫生工作任务，保证跨世纪宏伟目标的顺利实现，中共中央、国务院特作如下决定。

一、卫生工作的奋斗目标和指导思想

（1）卫生工作的奋斗目标是:以马克思列宁主义、毛泽东思想和邓小平建设有中国特色社会主义理论为指导，坚持党的基本路线和基本方针，不断深化卫生改革，到 2000 年，初步建立起具有中国特色的包括卫生服务、医疗保障、卫生执法监督的卫生体系，基本实现人人享有初级卫生保健，国民健康水平进一步提高。到 2010 年，在全国建立起适应社会主义市场经济体制和人民健康需求的、比较完善的卫生体系，国民健康的主要指标在经济较发达地区达到或接近世界中等发达国家的平均水平，在欠发达地区达到发展中国家的先进水平。

（2）新时期卫生工作的方针是:以农村为重点，预防为主，中西医并重，依靠科技与教育，动员全社会参与，为人民健康服务，为社会主义现代化建设服务。

（3）我国卫生事业是政府实行一定福利政策的社会公益事业。卫生事业发展必须与国民经济和社会发展相协调，人民健康保障的福利水平必须与经济发展水平相适应。政府对发展卫生事业负有重要责任。各级政府要努力增加卫生投入，广泛动员社会各方面筹集发展卫生事业的资金，公民个人也要逐步增加对自身医疗保健的投入。到本世纪末，争取全社会卫生总费用占国内生产总值的5%左右。

（4）卫生改革与发展应遵循以下基本原则：

坚持为人民服务的宗旨，正确处理社会效益和经济收益的关系，把社会效益放在首位。防止片面追求经济收益而忽视社会效益的倾向。

以提高人民健康水平为中心，优先发展和保证基本卫生服务，体现社会公平，逐步满足人民群众多样化的需求。

发展卫生事业要从国情出发，合理配置资源，注重提高质量和效率。重点加强农村卫生、预防保健和中医药工作。因地制宜，分类指导，逐步缩小地区间差距。

举办医疗机构要以国家、集体为主，其他社会力量和个人为补充。

扩大对外开放，加强国际卫生领域的交流与合作，积极利用和借鉴国外先进科学技术和管理经验。

坚持社会主义物质文明和精神文明两手抓、两手都要硬。加强卫生行业职业道德建设，不断提高卫生队伍的思想道德素质和业务技术水平。

二、积极推进卫生改革

（5）卫生改革的目的在于增强卫生事业的活力，充分调动卫生机构和卫生人员的积极性，不断提高卫生服务的质量和效率，更好地为人民健康服务，为社会主义现代化建设服务。要适应社会主义市场经济的发展，遵循卫生事业发展的内在规律，逐步建立起宏观调控有力、微观运行富有生机的新机制。

（6）改革城镇职工医疗保障制度。建立社会统筹与个人账户相结合的医疗保险制度，逐步扩大覆盖面，为城镇全体劳动者提供基本医疗保障。保障水平要与社会生产力发展水平以及各方面的承受能力相适应。保险费用由国家、用人单位和职工个人三方合理负担。职工社会医疗保险实行属地管理。要切实加强对医疗保险基金的管理和监督。建立对医患双方的制约机制，积极探索科学合理的支付方式，有效地控制医药费用不合理增长。

医疗机构和医务人员对于搞好职工医疗保障制度改革起着重要的作用，要积极参与改革，因病施治，合理检查，合理用药，遏制浪费。同时，政府要切实解决好医疗机构的补偿问题。

"九五"期间，要在搞好试点、总结经验的基础上，基本建立起城镇职工社会医疗保险制度，积极发展多种形式的补充医疗保险。

（7）改革卫生管理体制。各级卫生行政部门要转变职能，运用法律法规、方针政策、规划指导、信息服务和经济手段等，加强卫生行业管理。

要合理配置并充分利用现有的卫生资源，提高卫生资源利用效率。区域卫生规划是政府对卫生事业发展实行宏观调控的重要手段，它以满足区域内全体居民的基本卫生服务需求为目标，对机构、床位、人员、设备和经费等卫生资源实行统筹规划、合理配置。

市（地）级政府根据中央和省级人民政府制定的区域卫生规划指导

原则和卫生资源配置标准制定当地区域卫生规划，并组织实施。卫生行政部门依据区域卫生规划，对区域内卫生发展实行政策指导、组织协调、监督检查;对现有卫生资源要逐步调整，新增卫生资源要严格审批管理。

企业卫生机构是卫生资源的重要组成部分，在深化企业改革过程中，要根据实际情况积极探索，逐步实现企业卫生机构社会化。

（8）改革城市卫生服务体系，积极发展社区卫生服务，逐步形成功能合理、方便群众的卫生服务网络。基层卫生机构要以社区、家庭为服务对象，开展疾病预防、常见病与多发病的诊治、医疗与伤残康复、健康教育、计划生育技术服务和妇女儿童与老年人、残疾人保健等工作。要把社区医疗服务纳入职工医疗保险，建立双向转诊制度。有计划地分流医务人员和组织社会上的医务人员，在居民区开设卫生服务网点，并纳入社区卫生服务体系。

城市大医院主要从事急危重症和疑难病症的诊疗，结合临床实践开展医学教育和科研工作，不断提高医学科技水平，还要开发适宜技术，指导和培训基层卫生人员。

社会力量和个人办医实行自主经营，自负盈亏。政府对其积极引导，依法审批，严格监督管理。当前，要切实纠正"乱办医"的现象。

（9）改革卫生机构运行机制。卫生机构要通过改革和严格管理，建立起有责任、有激励、有约束、有竞争、有活力的运行机制。

卫生机构实行并完善院（所、站）长负责制。要进一步扩大卫生机构的经营管理自主权。继续深化人事制度与分配制度改革，运用正确的政策导向、思想教育和经济手段，打破平均主义，调动广大卫生人员的积极性。

加快制定卫生机构设置、人员编制的标准，规范财政对卫生机构的投入，改革和完善卫生服务价格体系。调整医疗机构收入结构，降低药品收入在医疗机构收入中的比重，合理控制医药费用的增长幅度，医疗收支和药品收支实行分开核算、分别管理。

在保证完成基本卫生服务任务的前提下，医疗机构可开展与业务相关的服务，预防保健机构可以适当开展有偿服务，以适应不同层次的社会需求，同时要加强监督管理。

三、加强农村卫生工作，实现初级卫生保健规划目标

（10）农村卫生关系到保护农民健康和振兴农村经济的大局，各级党委和政府要高度重视，采取有力措施，切实予以加强。

初级卫生保健规划提出了到 2000 年不同地区农村卫生工作的主要任务和目标，落实初级卫生保健规划是做好农村卫生工作的关键。各级政府要把这项工作纳入国民经济和社会发展规划，实行目标管理，为小康县、乡、村建设创造必要的条件。

（11）积极稳妥地发展和完善合作医疗制度。合作医疗对于保证农民获得基本医疗服务、落实预防保健任务、防止因病致贫具有重要作用。举办合作医疗，要在政府的组织和领导下，坚持民办公助和自愿参加的原则。筹资以个人投入为主，集体扶持，政府适当支持。要通过宣传教育，提高农民自我保健和互助共济意识，动员农民积极参加。要因地制宜地确定合作方式、筹资标准、报销比例，逐步提高保障水平。预防保健保偿制度作为一种合作形式应继续实行。要加强合作医疗的科学管理和民主监督，使农民真正受益。力争到 2000 年在农村多数地区建立起各种形式的合作医疗制度，并逐步提高社会化程度;有条件的地方可以逐步向社会医疗保险过渡。

（12）加强农村卫生组织建设，完善县、乡、村三级卫生服务网。合理确定卫生机构的规模和布局，调整结构和功能。切实办好县级医院，提高其综合服务能力。继续加强县级防疫、妇幼保健机构和乡（镇）卫

生院三项建设工作，力争"九五"期间基本实现"一无三配套"（无危房，房屋、人员、设备配套）的目标。乡（镇）卫生院要做好预防保健工作，努力提高医疗质量，重点加强急救和产科建设。村级卫生组织以集体办为主。乡、村卫生组织的经营管理形式可根据各地实际情况确定。健全农村的药品供应渠道，保证用药安全有效。

（13）巩固与提高农村基层卫生队伍。合理解决农村卫生人员待遇，村集体卫生组织的乡村医生收入不低于当地村干部的收入水平。通过多种形式培训，到2000年使全国80%的乡村医生达到中专水平。严禁非卫生技术人员进入卫生技术岗位。

医药卫生院校要做好定向招生和在职培训工作，为农村培养留得住、用得上的卫生技术人员。制定优惠政策，鼓励大专以上毕业生到县、乡卫生机构工作。

（14）建立城市卫生机构对口支援农村的制度，采取人员培训、技术指导、巡回医疗、设备支持等方式，帮助农村卫生机构提高服务能力。城市卫生技术人员在晋升主治医师和副主任医师之前，必须分别到县或乡卫生机构工作半年至1年。

（15）要高度重视并做好贫困地区和少数民族地区的卫生工作。各级政府要把卫生扶贫纳入当地扶贫计划，安排必要的扶贫资金，帮助这些地区重点解决基础卫生设施、改善饮水条件和防治地方病、传染病。要把扶持这些地区卫生事业发展作为财政转移支付的重要内容。鼓励发达地区对口支援贫困地区和少数民族地区的卫生工作。

四、切实做好预防保健工作，深入开展爱国卫生运动

（16）各级政府对公共卫生和预防保健工作要全面负责，加强预防保健机构的建设，给予必要的投入，对重大疾病的预防和控制工作要保证必需的资金。预防保健机构要做好社会群体的预防保健工作。医疗机构

也要密切结合自身业务积极开展预防保健工作。要宣传动员群众,采取综合措施,集中力量消灭或控制一些严重威胁人民健康的传染病和地方病;加强对经血液途径传播的疾病的预防和控制;积极开展对心脑血管疾病、肿瘤等慢性非传染性疾病的防治工作。增强对突发性事件引发的伤病及疾病暴发流行的应急能力。重视对境内外传染病发生和传播动向的监测。

(17)认真做好食品卫生、环境卫生、职业卫生、放射卫生和学校卫生工作。改善生活、生产、工作、学习、娱乐等场所卫生条件,加强环境卫生监测和职业病防治工作,保护人们的健康权益,不允许以污染环境、危害健康为代价片面追求经济增长。

(18)健康教育是公民素质教育的重要内容,要十分重视健康教育,提高广大人民群众的健康意识和自我保健能力,积极推进"九亿农民健康教育行动"。要普及医药科学知识,教育和引导人民群众破除迷信,摒弃陋习,积极参加全民健身活动,促进合理营养,养成良好的卫生习惯和文明的生活方式,培养健康的心理素质。大力宣传和推广无偿献血。

(19)依法保护重点人群健康。加强妇幼保健工作,提高出生人口素质,降低婴幼儿死亡率、孕产妇死亡率,实现《九十年代中国儿童发展规划纲要》和《中国妇女发展纲要》的目标。积极开展老年人保健、老年病防治和伤残预防、残疾人康复工作。

(20)爱国卫生运动是我国发动群众参与卫生工作的一种好形式。在城市继续开展创建卫生城市活动,提高城市的现代化管理水平,增强市民的卫生文明意识,促进文明城市建设。在农村继续以改水改厕为重点,带动环境卫生的整治,预防和减少疾病发生,促进文明村镇建设。城乡都要坚持开展除"四害"(蚊子、苍蝇、老鼠、蟑螂)活动。

五、中西医并重，发展中医药

（21）中医药是中华民族优秀的传统文化，是我国卫生事业的重要组成部分，独具特色和优势。我国传统医药与现代医药互相补充，共同承担保护和增进人民健康的任务。各级党委和政府要认真贯彻中西医并重的方针，加强对中医药工作的领导，逐步增加投入，为中医药发展创造良好的物质条件。中西医要加强团结，互相学习，取长补短，共同提高，促进中西医结合。

各民族医药是中华民族传统医药的组成部分，要努力发掘、整理、总结、提高，充分发挥其保护各族人民健康的作用。

（22）正确处理继承与创新的关系，既要认真继承中医药的特色和优势，又要勇于创新，积极利用现代科学技术，促进中医药理论和实践的发展，实现中医药现代化。坚持"双百"方针，繁荣中医药学术。

中医医疗机构要加强特色专科建设，改善技术装备条件，拓宽服务领域，不断满足人民群众对中医药的需求。注重发挥中医药在农村卫生工作中的优势和作用。

根据中医药发展需要，积极培养中医药各类专业人才，努力造就新一代名中医。认真总结高等中医药院校的办学经验，不断深化改革，办好现有高等中医药院校。继续做好名老中医药专家学术思想和经验的继承工作。加强对重大疾病防治、中药生产关键技术、中医复方以及基础理论的研究，力争有新的突破，整体学术水平有新的提高。积极创造条件，使中医药更广泛地走向世界。

（23）积极发展中药产业，推进中药生产现代化。改革、完善中药材生产组织管理形式，实行优惠政策，保护和开发中药资源。积极进行中药生产企业改革，逐步实现集约化、规模化。中药经营要按照少环节、多形式、渠道清晰、行为规范的原则，逐步形成统一、开放、竞争、有序的流通体制。加快制定中药的质量标准，促进中药生产和质量的科学管理。

六、推动科技进步，加强队伍建设

（24）贯彻科学技术是第一生产力的思想。针对严重危害我国人民健康的疾病，在关键性应用研究、高科技研究、医学基础性研究等方面，突出重点，集中力量攻关，力求有新的突破，使我国卫生领域的主要学科和关键技术逐步接近或达到国际先进水平。

深化卫生科技体制改革，优化结构，分流人员，增强卫生科研机构的活力。保证重点卫生研究机构和重点学科、实验室的投入和建设。促进卫生科技与防病治病相结合，加快科技成果的转化和应用，大力推广适宜技术。高度重视科技信息的开发、利用和传播，加强信息管理。

扩大卫生领域的国际交流与合作。通过双边、多边、官方、民间等多种形式，积极引进先进技术、智力和管理经验，做好卫生援外工作。

（25）办好医学教育，培养一支适应社会需求、结构合理、德才兼备的专业卫生队伍。深化高等医学教育改革，提高教育质量和办学效益。完善研究生培养和学位制度以及继续教育制度。临床医生的培养既要注重基础理论，更要注重临床综合技能。加快发展全科医学，培养全科医生。高度重视卫生管理人才的培养，造就一批适应卫生事业发展的职业化管理队伍。重视学术带头人与技术带头人的培养，努力创造条件，使优秀人才尤其是中青年人才能脱颖而出。鼓励留居海外的卫生科技人员回国工作或以各种形式为祖国服务。

中等医学专业教育要根据社会需求调整专业，重点做好农村卫生队伍的正规化培养工作。对社会举办的医药专业学校，教育和卫生部门要严格审批，加强管理。

各级各类卫生专业教育，都要突出职业道德教育，为全面提高卫生队伍素质打好基础。

要建立医师、药师等专业技术人员执业资格制度。不断完善城乡卫生技术职称评定和职务聘任工作。

（26）加强职业道德教育，开展创建文明行业活动。教育广大卫生人员弘扬白求恩精神，树立救死扶伤、忠于职守，爱岗敬业、满腔热忱，开拓进取、精益求精，乐于奉献、文明行医的行业风尚，自觉抵制拜金主义、个人主义及一切有损于群众利益的行为。开展创建文明行业活动，要同解决人民群众普遍关心的实际问题和促进卫生改革与发展相结合，持之以恒，务求实效。对模范卫生工作者和先进集体要大力宣传、表彰奖励。要完善内部监察和社会监督制度，坚决纠正行业不正之风。

七、加强药品管理，促进医、药协调发展

（27）药品是防病治病、保护人民健康的特殊商品。必须依法加强对药品研制、生产、流通、价格、广告及使用等各个环节的管理，严格质量监督，切实保证人民用药安全有效。国家建立并完善基本药物制度、处方药与非处方药分类管理制度和中央与省两级医药储备制度。

积极探索药品管理体制改革，逐步形成统一、权威、高效的管理体制。

（28）制定医药发展规划，使医药产业与卫生事业协调发展。加强宏观管理，调整医药企业结构和产品结构。国有大中型医药生产企业要建立现代企业制度，并形成规模经济。严格按照药品生产经营质量管理规范，加快医药生产经营企业的技术改造，加强科学管理。鼓励和支持新药研究与开发，增强我国医药产品在国内外市场的竞争能力。

（29）改进和加强药品价格管理。国家制定药品价格政策，实行分类管理。要限定最高价格，控制利润率。对纳入国家基本药物目录和质优价廉的药品，制定鼓励生产流通的政策。加强对进口药品的审批与价

格管理。

（30）整顿与规范药品流通秩序。加强对药品经营、销售的管理，严厉打击制售假劣药品的违法犯罪行为，坚决取缔非法药品市场和商业营销点，坚决制止药品购销活动中给予和收受回扣等违法行为。药品经销机构要自觉抵制各种不正当竞争行为，提供让人民放心满意的服务。

（31）重视并积极支持医疗仪器、医疗设备、医用材料、医用装置的研制、开发，提高质量，加强生产与使用的监督、管理。

八、完善卫生经济政策，增加卫生投入

（32）中央和地方政府对卫生事业的投入，要随着经济的发展逐年增加，增加幅度不低于财政支出的增长幅度。积极拓宽卫生筹资渠道，广泛动员和筹集社会各方面的资金，发展卫生事业。

公立卫生机构是非营利性公益事业单位，继续享受税、费优惠政策，地方政府要切实解决其社会负担过重的问题。

政府举办的各类卫生机构的基本建设及大型设备的购置、维修，由政府按区域卫生规划的要求给予安排;离退休人员费用和卫生人员的医疗保险费按国家规定予以保证。预防保健机构的人员经费和基本预防保健业务经费由财政预算安排，其有偿服务收入纳入预算管理，不冲抵财政拨款。卫生执法监督工作的费用由财政予以保证，实行"收支两条线"。医疗机构的经常性支出通过提供服务取得部分补偿，政府根据医疗机构的不同情况及其承担的任务，对人员经费给予一定比例的补助，对重点学科发展给予必要的补助。乡（镇）卫生院及贫困地区卫生机构的补助水平要适当提高。

对农村卫生、预防保健、中医药等重点领域，中央政府继续保留并逐步增加专项资金；地方政府也要相应增加投入。

（33）采取多种形式，多渠道筹集卫生资金。国家制定优惠政策，鼓

励企事业单位、社会团体和个人自愿捐资，支持卫生事业。建立基金会，对无支付能力的危急患者实行医疗救助。

农村乡统筹要有一定数额用于农村卫生工作，村提留要有一定数额用于合作医疗，乡镇企业和其他乡村集体经济的收入也要支持农村卫生工作与合作医疗，具体筹资办法和比例由地方政府或集体经济组织确定。农民自愿缴纳的合作医疗费，属于农民个人消费性支出，不计入乡统筹、村提留。

各地还可因地制宜开拓其他筹资渠道。欢迎境外友好团体和人士支持我国卫生事业。

（34）完善政府对卫生服务价格的管理。要区别卫生服务性质，实行不同的作价原则。基本医疗服务按照扣除财政经常性补助的成本定价，非基本医疗服务按照略高于成本定价，供自愿选择的特需服务价格放宽。不同级别的医疗机构收费标准要适当拉开，引导患者合理分流。当前，要增设并提高技术劳务收费项目和收费标准，降低大型设备检查治疗项目过高的收费标准。建立能适应物价变动的卫生服务价格调整机制及有效的管理和监督制度。适当下放卫生服务价格管理权限。各级政府要把卫生服务价格改革纳入计划，分步实施，争取在二三年内解决当前存在的卫生服务价格不合理问题。

（35）卫生机构要加强经济管理，勤俭办卫生事业。要健全财务管理规章制度，改进核算办法，完善劳动收入分配制度，规范财务行为，提高财会队伍素质，不断提高卫生经费使用效益。加强审计和财政监督。

九、切实加强党和政府对卫生工作的领导

（36）党和政府的领导是发展卫生事业的根本保证。卫生健康、生老病死涉及每个家庭和个人的切身利益，各级党委和政府要把卫生工作摆上重要议事日程，作为关心群众疾苦、密切党群关系、促进经济和社会

发展的大事来抓，每年至少讨论一两次。要把卫生改革与发展列入国民经济和社会发展总体规划，同步实施，并切实解决卫生工作中的实际困难和问题，努力为卫生改革与发展创造必要条件。各有关部门要认真履行职责，密切配合，共同做好卫生工作。

加强党的建设。充分发挥基层党组织的政治核心作用和共产党员的先锋模范作用，有针对性地做好卫生队伍的思想政治工作。党员领导干部要密切联系群众，以身作则，廉洁奉公。

（37）卫生工作实行分级负责、分级管理，合理划分中央和地方的事权。中央政府领导全国卫生工作，主要负责制定卫生法规、政策和国家卫生事业规划，指导和协调解决全国性的或跨省区的重大卫生问题，并运用各种方式帮助地方发展卫生事业。各级地方政府对本地区卫生工作全面负责，将其作为领导干部任期目标责任制和政绩考核的重要内容。各级政府要定期向同级人民代表大会报告卫生改革与发展情况，并接受监督与指导。

（38）推进卫生法制建设。要加快卫生立法步伐，完善以公共卫生、与健康相关产品、卫生机构和专业人员的监督管理为主要内容的卫生法律、法规，建立健全相配套的各类卫生标准。加强卫生法制的宣传教育，增强公民卫生法制意识。

各级政府要强化卫生行政执法职能，改革和完善卫生执法监督体制，调整并充实执法监督力量，不断提高卫生执法监督队伍素质，保证公正执法。努力改善执法监督条件和技术手段，提高技术仲裁能力。坚决打击和惩处各种违法行为。

（39）各级党委和政府要关心和爱护广大卫生人员，提高他们的社会地位，改善他们的工作、学习和生活条件，解决好他们的工资待遇、住房等实际问题，充分调动他们的积极性。

要从政治上关心中青年卫生人员的成长，把德才兼备、具有管理和领导才能的中青年卫生人员，选拔到各级领导岗位上来。同时，要注意发挥老卫生人员的作用。

要在全社会形成尊重医学科学、尊重卫生人员的社会风气，建立起良好的医患关系，依法保护医患双方的合法权益。

（40）中国人民解放军和中国人民武装警察部队的卫生工作，担负着保护和增进全体官兵身体健康、保障国防建设和军事任务顺利完成的特殊使命，并具有为人民群众服务、支援地方卫生工作的光荣传统。要加强领导，保证各项卫生工作任务的落实和国家卫生法律的实施。

各地区、各部门要根据本决定的精神，结合各自的实际情况，制定深化卫生改革、加快卫生发展的计划和措施，并狠抓落实，不断提高我国各族人民的健康水平。

一九九七年一月十五日

关于印发 《关于发展城市社区卫生服务的若干意见》的通知

（卫基妇发〔1999〕326号）

各省、自治区、直辖市人民政府：

　　根据国务院办公厅指示，现将《关于发展城市社区卫生服务的若干意见》印发给你们，请结合当地实际认真贯彻执行。

　　附件：关于发展城市社区卫生服务的若干意见

卫　　　生　　　部

国家发展计划委员会

教　　　育　　　部

民　　　政　　　部

财　　　政　　　部

人　　　事　　　部

劳动和社会保障部

建　　　设　　　部

国家计划生育委员会

国家中医药管理局

一九九九年七月十六日

附件：

关于发展城市社区卫生服务的若干意见

建国以来，特别是改革开放以来，卫生事业为保护和增进人民健康，促进社会主义现代化建设发挥了重要作用。但是，在发展中逐渐暴露出一些深层次问题，尤其是在城市，资源配置、利用不合理，医药费用增长过快，卫生服务特别是基层卫生服务同城市化、人口老龄化、疾病谱改变、医学模式转变、群众卫生服务需求的变化及建立城镇职工基本医疗保险制度等不相适应，亟待改革、完善。

自《中共中央、国务院关于卫生改革与发展的决定》做出"改革城市卫生服务体系，积极发展社区卫生服务，逐步形成功能合理、方便群众的卫生服务网络"的重要决策以来，不少城市积极试点探索，并已取得初步经验，显示出社区卫生服务具有旺盛的生命力和广阔的发展前景。但是，从全国看，这项工作尚处于起步阶段。

随着《国务院关于建立城镇职工基本医疗保险制度的决定》的实施，加快医疗机构改革，积极发展社区卫生服务，已成为一项紧迫任务。为贯彻党的十五大精神，改革城市卫生服务体系，建立城镇职工基本医疗保险制度，现就进一步发展城市社区卫生服务提出如下意见：

一、充分认识发展社区卫生服务的重要意义

社区卫生服务是社区建设的重要组成部分，是在政府领导、社区参与、上级卫生机构指导下，以基层卫生机构为主体，全科医师为骨干，合理使用社区资源和适宜技术，以人的健康为中心、家庭为单位、社区

为范围、需求为导向，以妇女、儿童、老年人、慢性病人、残疾人等为重点，以解决社区主要卫生问题、满足基本卫生服务需求为目的，融预防、医疗、保健、康复、健康教育、计划生育技术服务等为一体的，有效、经济、方便、综合、连续的基层卫生服务。

发展社区卫生服务具有十分重要的意义：

第一是提供基本卫生服务，满足人民群众日益增长的卫生服务需求，提高人民健康水平的重要保障。社区卫生服务覆盖广泛、方便群众、能使广大群众获得基本卫生服务，也有利于满足群众日益增长的多样化卫生服务需求。社区卫生服务强调预防为主、防治结合，有利于将预防保健落实到社区、家庭和个人，提高人群健康水平。

第二是深化卫生改革，建立与社会主义市场经济体制相适应的城市卫生服务体系的重要基础。社区卫生服务可以将广大居民的多数基本健康问题解决在基层。积极发展社区卫生服务，有利于调整城市卫生服务体系的结构、功能、布局，提高效率，降低成本，形成以社区卫生服务机构为基础，大中型医院为医疗中心，预防、保健、健康教育等机构为预防、保健中心，适应社会主义初级阶段国情和社会主义市场经济体制的城市卫生服务体系新格局。

第三是建立城镇职工基本医疗保险制度的迫切要求。社区卫生服务可以为参保职工就近诊治一般常见病、多发病、慢性病，帮助参保职工合理利用大医院服务，并通过健康教育、预防保健，增进职工健康，减少发病，既保证基本医疗，又降低成本，符合"低水平、广覆盖"原则，对职工基本医疗保险制度长久稳定运行，起重要支撑作用。

第四是加强社会主义精神文明建设，密切党群干群关系，维护社会稳定的重要途径。社区卫生服务通过多种形式的服务为群众排忧解难，使社区卫生人员与广大居民建立起新型医患关系，有利于加强社会主义精神文明建设。积极开展社区卫生服务是为人民办好事、办实事的德政民心工程，充分体现全心全意为人民服务宗旨，有利于密切党群干群关系，维护社会稳定，促进国家长治久安。

二、发展社区卫生服务的总体目标和基本原则

发展社区卫生服务，要以邓小平理论为指导，坚持党的基本路线和基本方针，坚持新时期卫生工作方针，深化卫生改革，满足人民卫生服务需求，与经济社会发展相同步，构筑面向 21 世纪的、适应社会主义初级阶段国情和社会主义市场经济体制的现代化城市卫生服务体系。到 2000 年，基本完成社区卫生服务的试点和扩大试点工作，部分城市应基本建成社区卫生服务体系的框架；到 2005 年，各地基本建成社区卫生服务体系的框架，部分城市建成较为完善的社区卫生服务体系；到 2010 年，在全国范围内，建成较为完善的社区卫生服务体系，成为卫生服务体系的重要组成部分，使城市居民能够享受到与经济社会发展水平相适应的卫生服务，提高人民健康水平。

发展社区卫生服务应遵循以下基本原则：

坚持为人民服务的宗旨。依据社区人群的需求，正确处理社会效益和经济效益的关系，把社会效益放在首位。

坚持政府领导，部门协同，社会参与，多方筹资，公有制为主导。

坚持预防为主，综合服务，健康促进。

坚持以区域卫生规划为指导。引进竞争机制，合理配置和充分利用现有卫生资源；努力提高卫生服务的可及性，做到低成本、广覆盖、高效益，方便群众。

坚持社区卫生服务与社区发展相结合。保证社区卫生服务可持续发展。

坚持实事求是。积极稳妥，循序渐进，因地制宜，分类指导，以点带面，逐步完善。

三、加强政府对社区卫生服务的领导

社区卫生服务是政府实行一定福利政策的社会公益事业的具体体现，积极推进社区卫生服务是政府的重要责任，各级政府要切实加强对社区卫生服务的领导。

要把积极推进社区卫生服务列入政府工作目标，纳入当地经济与社会发展总体规划和城市社区两个文明建设规划，作为社区建设和社区发展的一项重要内容予以统筹规划、组织实施。

各级政府要成立社区卫生服务协调组织，卫生、计划、财政、物价、劳动和社会保障、民政、人事、教育、建设、计划生育、中医药等有关部门，按照各自职能，各负其责，完善有关配套政策与措施，为社区卫生服务工作提供良好的环境，及时协调解决社区卫生服务工作中所遇到的各种具体问题和困难。

街道办事处作为政府派出机构，对推进社区卫生服务、提高本社区全体居民健康水平负有重要责任。要积极协调辖区内各方力量，在卫生行政部门指导下，支持和帮助社区卫生服务机构解决必需的业务用房和工作中遇到的困难，切实支持发展社区卫生服务。

四、健全社区卫生服务体系

社区卫生服务是城市卫生服务体系的基础。要在区域卫生规划指导下，充分发挥现有基层卫生机构作用，引入竞争机制，统一规划社区卫生服务机构，逐步建立健全结构适宜、功能完善、规模适度、布局合理、有效经济的社区卫生服务体系，使社区居民都能够拥有自己的全科医师。

健全社区卫生服务体系要依托现有基层卫生机构，形成以社区卫生服务中心、社区卫生服务站为主体，其他医疗卫生机构为补充，以上级卫生机构为指导，与上级医疗机构实行双向转诊，条块结合，以块为主，使各项基本卫生服务逐步得到有机融合的基层卫生服务网络。

社区卫生服务中心和社区卫生服务站，应当根据当地规划和群众需求设置。社区卫生服务中心一般以街道办事处所辖范围设置，可由基层医院（卫生院）或其他基层医疗卫生机构改造而成。社区卫生服务中心服务区域过大的，可下设适量的社区卫生服务站。上级医院及疾病控制中心（卫生防疫站）、妇幼保健院、健康教育所等预防保健机构，要在当地卫生行政部门领导下，加强统一协调。发挥对社区卫生服务机构的指导作用。坚决防止盲目设置新的医疗卫生机构，搞重复建设。

深化城市卫生服务体系改革，实行医疗卫生机构功能调整，优化重组，健全社区卫生服务体系，要着重引导公立基层医疗机构转变观念，进行结构和功能的双重改造。社区卫生服务机构要健全管理体制和运行机制，增强生机和活力，不断完善社区卫生服务发展模式。

社区卫生服务人员主要由全科医师、护士等有关专业卫生技术和管理人员组成。要把人员队伍建设作为促进社区卫生服务持久、健康发展的基础性、战略性任务抓紧抓好，努力造就一支高素质的以全科医师为骨干的社区卫生服务队伍，适应居民对社区卫生服务的需求。

社区卫生服务机构要积极采用中医药、中西医结合与民族医药的适宜技术。

五、加强社区卫生服务的规范化管理

卫生行政部门是社区卫生服务的行业主管部门，负责业务上的组织、指导、监督和管理。发展社区卫生服务必须改善服务态度、保证服务质量、提高服务水平，取信于民。

加强社区卫生服务的标准化、规范化、科学化管理。逐步建立健全社区卫生服务机构的基本标准、基本服务规范和管理办法，完善各种规章制度。建立科学的考核、评价体系。加强社区卫生服务人员执业资格管理，规范服务行为，进行基础理论、基本知识、基本技能的培训与考核，竞争上岗，树立严格要求、严密组织和严谨态度的良好作风。要依法严格对社区卫生服务机构和执业行为的监督管理。逐步建立社区卫生服务的管理信息系统。完善社区卫生服务的计划、实施和评价的全过程管理。

设置社区卫生服务机构或开展社区卫生服务，都必须经当地政府卫生行政部门批准；从事社区卫生服务专业技术工作的人员，必须具有政府卫生行政部门认可的卫生专业技术人员资格。

加强社区卫生服务的科学研究，不断研究和总结我国社区卫生服务的经验，使社区卫生服务在实践和理论上都日臻完善。

六、完善社区卫生服务的配套政策

政府各有关部门要认真研究，积极完善有关配套政策，支持发展社区卫生服务。

社区卫生服务的经费实行国家、集体和个人合理分担。教育、引导居民树立正确的健康消费意识，增加健康投入。

发展计划部门要将社区卫生服务纳入区域卫生规划和社会发展总体规划，合理布局社区卫生服务机构。

财政和卫生行政部门要调整卫生经费的支出结构，按社区卫生服务人口安排社区预防保健等公共卫生服务所需工作经费。各地可根据实际情况，在充分利用现有资源基础上，适当安排社区卫生服务管理信息系统及公立社区卫生服务机构设备更新等方面的启动经费和人才培养、健康教育经费。按国家规定安排公立社区卫生服务机构的离退休人员费用和卫生人员的医疗保险费。研究制定有利于社区卫生服务发展的财政经济政策。

　　劳动和社会保障部门要把符合要求的社区卫生服务机构作为职工基本医疗保险定点医疗机构，把符合基本医疗保险有关规定的社区卫生服务项目纳入基本医疗保险支付范围。参保人员在社区卫生服务机构和大中型医院就诊时可实行不同的医药费用自付比例，引导参保人员在社区卫生服务机构诊治一般常见病、多发病和慢性病，促进社区卫生服务机构与上级医疗机构之间形成有效的双向转诊机制。

　　物价部门要建立和完善社区卫生服务的价格体系。要规范社区卫生服务项目的名称、服务内容，合理制定社区卫生服务收费标准，促进社区卫生服务的发展。

　　民政部门要将社区卫生服务作为指导各地进行社区建设和开展社区服务工作的重要内容，把支持开展社区卫生服务作为考核和表彰模范街道、居委会和社区服务中心（站）的条件。要帮助城市优抚对象解决在参与和享受社区卫生服务中遇到的各种困难，给予政策和经济上的扶持。

　　人事行政部门要支持和指导卫生行政部门加强社区卫生服务专业技术人员和管理人员队伍建设。要及早研究建立全科医师资格标准，制定在职人员培训规划、计划，完善继续教育规章制度，形成育人、选人、用人一体化机制，吸引优秀卫生技术人才在社区工作。

　　教育行政部门要支持和指导卫生行政部门建立以毕业后医学教育为核心的全科医学教育体系。当前，重点是培训在职人员，培养技术骨干，加强全科医学理论、知识和技能的学习与培训；要逐步开展全科医师继续教育；加强社区卫生服务管理人员队伍的培训，满足不断发展的社区卫生服务需要。

　　建设行政部门在新建或改建城市居民居住区时，要把社区卫生服务设施纳入建设规划。

　　计划生育行政部门在制定与落实人口计划、推行优质服务时，要积极支持城市社区卫生服务的发展；社区卫生服务机构应当根据基层计划生育工作的需要、居民的需求和自身条件,开展计划生育与生殖保健宣传教育和适宜的技术服务。

各级政府和有关部门要解放思想、更新观念、抓住机遇、大胆探索、勇于实践,促进社区卫生服务工作健康地向前发展。

国务院办公厅转发
国务院体改办等部门《关于城镇
医药卫生体制改革的指导意见》的通知

（国办发〔2000〕16号）

各省、自治区、直辖市人民政府，国务院各部委、各直属机构：

国务院体改办、国家计委、国家经贸委、财政部、劳动保障部、卫生部、药品监管局、中医药局《关于城镇医药卫生体制改革的指导意见》已经国务院同意，现转发给你们，请认真贯彻执行。

中华人民共和国国务院办公厅

二〇〇〇年二月二十一日

关于城镇医药卫生体制改革的指导意见

国务院体改办　国家计委　国家经贸委　财政部

劳动保障部　卫生部　药品监管局　中医药局

二〇〇〇年一月十六日

为贯彻《中共中央、国务院关于卫生改革与发展的决定》（中发（1997）3号）和《国务院关于建立城镇职工基本医疗保险制度的决定》（国发（1998）44号），进一步调动医药卫生工作者的积极性，优化卫生资源配置，改进医德医风，提高医疗服务质量，整顿药品生产流通秩序，抑制医药费用过快增长，国务院决定在建立城镇职工基本医疗保险制度的同时，进行城镇医药卫生体制改革。改革的目标是：建立适应社会主义市场经济要求的城镇医药卫生体制，促进卫生机构和医药行业健康发展，让群众享有价格合理、质量优良的医疗服务，提高人民的健康水平。

一、实行卫生工作全行业管理。卫生行政部门要转变职能，政事分开，打破医疗机构的行政隶属关系和所有制界限，积极实施区域卫生规划，用法律、行政、经济等手段加强宏观管理，并逐步实行卫生工作全行业管理。完善有关规章制度，健全医疗服务技术规范。合理划分卫生监督和卫生技术服务的职责，理顺和完善卫生监督体制，依法行使卫生行政监督职责。禁止各种非法行医。

有关部门要建立和完善医疗机构、从业人员、医疗技术应用、大型医疗设备等医疗服务要素的准入制度。

二、建立新的医疗机构分类管理制度。将医疗机构分为非营利性和营利性两类进行管理。国家根据医疗机构的性质、社会功能及其承担的任务，制定并实施不同的财税、价格政策。非营利性医疗机构在医疗服务体系中占主导地位，享受相应的税收优惠政策。政府举办的非营利性医疗机构由同级财政给予合理补助，并按扣除财政补助和药品差价收入后的成本制定医疗服务价格；其他非营利性医疗机构不享受政府补助，医疗服务价格执行政府指导价。卫生、财政等部门要加强对非营利性医疗机构的财务监督管理。营利性医疗机构医疗服务价格放开，依法自主经营，照章纳税。

三、建立健全社区卫生服务组织、综合医院和专科医院合理分工的医疗服务体系。社区卫生服务组织主要从事预防、保健、健康教育、计划生育和常见病、多发病、诊断明确的慢性病的治疗和康复；综合医院和专科医院主要从事疾病诊治，其中大型医院主要从事急危重症、疑难病症的诊疗，并结合临床开展教育、科研工作。要形成规范的社区卫生服务组织和综合医院、专科医院双向转诊制度。保障广大群众对医疗服务的选择权，职工可以选择基本医疗保险定点医疗机构就医、购药，也可持医生开具的处方选择基本医疗保险定点药店购药。位于城市的企业医疗机构要逐步移交地方政府统筹管理，纳入城镇医疗服务体系。

四、加强卫生资源配置宏观管理。加快实施区域卫生规划，采取多种措施调整和控制卫生资源的存量和增量。卫生资源已经供大于求的地区，不再新建或扩建医疗机构；减少过多的床位，一部分可转向护理、康复服务；调整卫生技术人员结构，引导富余人员向基层、社区卫生服务组织、卫生执法监督机构和医疗服务薄弱的地区流动；开展业务培训，提高人员素质，培养全科医生；严格审批大型医疗设备配置，调整现有设备分布，提高使用效率；对医疗服务量长期不足，难以正常运转的医疗机构，引导其拓展老年护理等服务领域，或通过兼并、撤销等方式进行调整。鼓励各类医疗机构合作、合并，共建医疗服务集团。

五、改革预防保健体系。坚持预防为主的方针，建立综合性预防保健体系，负责公共卫生、疾病预防、控制和保健领域的业务技术指导任务，并提供技术咨询和调查处理传染病流行、中毒等公共卫生突发事件。医疗机构要密切结合自身业务积极开展预防保健工作，要发挥社区卫生服务组织开展预防、保健、健康教育和心理咨询方面的作用。

六、转变公立医疗机构运行机制。扩大公立医疗机构的运营自主权，实行公立医疗机构的自主管理，建立健全内部激励机制与约束机制。根据任职标准，采用公开竞争、择优聘任为主的多种形式任用医院院长，实行院长任期目标责任制。建立以岗位责任制为中心的各项内部规章制度，严格执行医疗技术服务标准，规范医疗行为，保证医疗服务质量。

加强医疗机构的经济管理，进行成本核算，有效利用人力、物力、财力等资源，提高效率、降低成本。实行医院后勤服务社会化，凡社会能有效提供的后勤保障，都应逐步交由社会去办，也可通过医院联合，组建社会化的后勤服务集团。

深化医疗机构人事制度和分配制度改革。按照精简、效能的原则定编定岗，公开岗位标准，鼓励员工竞争，实行双向选择，逐级聘用并签订合同。严格执行内部考核制度和患者反馈制度。员工收入要与技术水平、服务态度、劳动贡献等挂钩。医疗机构也应减人增效，转岗人员的待遇及再就业工作按照国家有关规定执行。

七、实行医药分开核算、分别管理。解决当前存在的以药养医问题，必须切断医疗机构和药品营销之间的直接经济利益联系。要在逐步规范财政补助方式和调整医疗服务价格的基础上，把医院的门诊药房改为药品零售企业，独立核算、照章纳税。可先对医院药品收入实行收支两条线管理，药品收支结余全部上缴卫生行政部门，纳入财政专户管理，合理返还，主要用于弥补医疗成本以及社区卫生服务、预防保健等其他卫生事业，各级财政、卫生行政部门不得扣留或挪作他用。各地区要选择若干所医院积极进行门诊药房改为药品零售企业的试点，取得经验后普遍推开。

社区卫生服务组织、门诊部及个体诊所除可经销由省级卫生、药品监管部门审定的常用和急救用药外，不得从事药品购销活动。

八、规范财政补助范围和方式。按照公共财政和分级财政体制的要求，各级人民政府要规范对医疗机构的财政补助办法。对医疗机构以及其他卫生机构的补助项目主要包括卫生执法监督和预防保健等公共卫生服务、重要医学科研、基本医疗服务、符合区域卫生规划的基本建设和设备购置等。财政对大中型医疗机构以定项补助为主，主要包括事业单位养老保险制度改革前离退休人员的离退休费用、重点学科研究、医院发展建设支出和所提供的基本医疗服务项目等；对基层医疗机构以定额补助为主，主要包括其承担的社区卫生服务、预防保健等任务。疾病控制和妇幼保健机构的收入上缴财政专户，实行收支两条线管理，同级财政按照其承担的责任和提供公共卫生服务的数量和质量给予补助。卫生执法监督收入纳入财政预算管理，所需经费由财政预算安排。

九、调整医疗服务价格。对非营利性医疗机构的收入实行总量控制，结构调整。在总量控制幅度内，综合考虑医疗成本、财政补助和药品收入等因素。调整不合理的医疗服务价格，体现医务人员的技术劳务价值。增设或调整诊疗费、护理费、挂号费；适当提高手术费、床位费等；降低过高的大型医疗设备检查费；适度放宽特需医疗服务价格。要拉开不同级别医疗机构的医疗服务价格档次，引导患者合理分流。在调整医疗服务价格时，要考虑社区卫生服务组织的特点，并适当提高中医、民族医的技术服务价格，促进社区卫生服务组织和中医、民族医的发展。

十、加大药品生产结构调整力度。按照国家产业政策和医药行业发展规划，严格药品生产企业准入条件，控制新增生产加工能力，制止低水平重复建设，不得增加供过于求的产品的布点。按照剂型类别，分阶段限期推行《药品生产企业质量管理规范》（英文缩写 GMP），限期过后仍达不到规范要求的不准生产。建立科学的新药审评机制，降低新药研制和审批管理成本，鼓励药品生产企业增加科技投入，开发新产品和特色产品，积极发展"生产、教学、科研"一体化的大型经济实体。

十一、推进药品流通体制改革，整顿药品流通秩序。鼓励药品生产经营企业打破地区、行业、部门界限和所有制界限，以产权、产品、市场网络为纽带，组建规模化和规范化的公司，建立商贸、工贸或科工贸结合的大型企业集团。鼓励大型批发企业跨地区兼并市、县级批发企业，将市、县级批发企业改组为区域性基层配送中心。推动药品零售业的连锁化经营，促进连锁药店、普通超市非处方药柜台及独立门点等多种零售形式的发展。近期暂停审批和登记新设药品批发企业。

规范医疗机构购药行为。由卫生部牵头，国家经贸委、药品监管局参加，根据《中华人民共和国招投标法》进行药品集中招标采购工作试点，对招标、投标和开标、评标、中标以及相关的法律责任等进行探索，提出规范药品集中招标采购的具体办法。医疗机构是招标采购的行为主体，可委托招标代理机构开展招标采购，具有编制招标文件和组织评标能力的也可自行组织招标采购。招标代理机构经药品监管部门会同卫生部门认定，与行政机关不得存在隶属关系或其他利益关系。集中招标采购必须坚持公开、公平竞争的原则。卫生、药品监管部门要加强对集中招标采购中介组织的监督，招标采购药品的实际价格应报当地物价部门备案。在药品购销活动中，要积极利用现代电子信息网络技术，提高效率，降低药品流通费用。

十二、加强药品执法监督管理。要对药品的研制、生产、流通、使用全过程依法实行监督，对药品批发、零售企业分类监管，保证用药安全有效。加强《药品经营质量管理规范》（英文缩写GSP）的监督实施，现有企业要按管理规范限期整改，整改后仍达不到要求的，不予换发新证。严格核发《药品经营企业许可证》和《医疗器械经营企业许可证》。完善质量公告制度，改革药品抽验机制，严格处罚程序。加大执法力度，打击制售假劣药品和无证生产、经营药品的违法行为。取缔药品集贸市场，整顿中药材专业市场。加强对进口药品的管理。

十三、调整药品价格。基本医疗保险用药目录中的药品、预防用药、必要的儿科用药、垄断经营的特殊药品实行政府指导价或政府定价，有条件的可以制定全国统一零售价，其他药品价格由生产企业按照国家规定的作价办法自主定价。要引入市场机制，降低"虚高"价格。经过试点，逐步实施由生产企业将零售价格印制在药品外包装上的办法。在药品经销各环节，都必须按实际价格开具发票。

十四、加强组织领导。城镇医药卫生体制改革关系群众身体健康，涉及多方面利益调整，与建立城镇职工基本医疗保险制度密切相关，是一项十分重要又相当复杂的工作。各省、自治区、直辖市人民政府对此要高度重视并列入重要议事日程，切实加强领导，根据本指导意见负责组织实施。要按照指导意见提出的原则要求，统一思想，提高认识，从本地区实际出发，结合城镇职工基本医疗保险制度改革，制定具体实施方案并做好思想政治工作，调动广大医药卫生工作者的积极性，精心组织，积极稳妥推进。国务院有关部门要加强指导，力争在二三年内，初步建立起适应社会主义市场经济要求的城镇医药卫生体制与服务体系。

中共中央、国务院
关于进一步加强农村卫生工作的决定

中发〔2002〕13号

农村卫生工作是我国卫生工作的重点，关系到保护农村生产力、振兴农村经济、维护农村社会发展和稳定的大局，对提高全民族素质具有重大意义。改革开放以来，党和政府为加强农村卫生工作采取了一系列措施，农村缺医少药的状况得到较大改善，农民健康水平和平均期望寿命有了很大提高。但是，从总体上看，农村卫生工作仍比较薄弱，体制改革滞后，资金投入不足，卫生人才匮乏，基础设施落后，农村合作医疗面临很多困难，一些地区传染病、地方病危害严重，农民因病致贫、返贫问题突出，必须引起各级党委和政府的高度重视。为进一步加强农村卫生工作，现作出如下决定。

一、农村卫生工作的指导思想和目标

1. 农村卫生工作的指导思想。贯彻落实江泽民同志"三个代表"重要思想，坚持以农村为重点的卫生工作方针，从农村经济社会发展实际出发，深化农村卫生体制改革，加大农村卫生投入，发挥市场机制作用，加强宏观调控，优化卫生资源配置，逐步缩小城乡卫生差距，坚持因地制宜，分类指导，全面落实初级卫生保健发展纲要，满足农民不同层次的医疗卫生需求，从整体上提高农民的健康水平和生活质量。

2. 农村卫生工作的目标。根据全面建设小康社会和社会主义现代化建设第三步战略目标的总体要求，到 2010 年，在全国农村基本建立起适应社会主义市场经济体制要求和农村经济社会发展水平的农村卫生服务体系和农村合作医疗制度。主要包括:建立基本设施齐全的农村卫生服务网络，建立具有较高专业素质的农村卫生服务队伍，建立精干高效的农村卫生管理体制，建立以大病统筹为主的新型合作医疗制度和医疗救助制度，使农民人人享有初级卫生保健，主要健康指标达到发展中国家的先进水平。沿海经济发达地区要率先实现上述目标。

二、加强农村公共卫生工作

3. 明确农村公共卫生责任。各级政府按照分级管理，以县（市）为主的农村卫生管理体制，对农村公共卫生工作承担全面责任。国家针对现阶段影响农民健康的主要公共卫生问题，制定农村公共卫生基本项目和规划，各省、自治区、直辖市制订实施方案，市（地）、县（市）具体组织实施，全面落实农村公共卫生各项任务。

4. 加强农村疾病预防控制。坚持预防为主的方针，提高处理农村重大疫情和公共卫生突发事件的能力，重点控制严重危害农民身体健康的传染病、地方病、职业病和寄生虫病等重大疾病。到 2010 年，农村地区儿童计划免疫接种率达到 90% 以上；95% 以上的县（市、区）实施现代结核病控制策略；75% 的乡（镇）能够为艾滋病病毒感染者和艾滋病患者提供预防保健咨询服务；95% 以上的县（市、区）实现消除碘缺乏病目标；地方病重病区根据本地区情况，采取改水、改灶、换粮、移民、退耕还林还草等综合性措施，有效预防和控制地方病。积极开展慢性非传染性疾病的防治工作。

5. 做好农村妇幼保健工作。制定有效措施，加强农村孕产妇和儿童保健工作，提高住院分娩率，改善儿童营养状况。要保证乡（镇）卫生院具备处理孕产妇顺产的能力；县级医疗机构及中心乡（镇）卫生院具备处理孕产妇难产的能力。到 2010 年，全国孕产妇死亡率、婴儿死亡率要比 2000 年分别下降 25% 和 20%。采取重点干预措施，有效降低出生缺陷发生率，提高出生人口素质。

6. 大力开展爱国卫生运动。以改水改厕为重点，加强农村卫生环境整治，促进文明村镇建设。根据各地不同情况，制定农村自来水普及率和卫生厕所普及率目标，并逐年提高。推进"亿万农民健康促进行动"，采取多种形式普及疾病预防和卫生保健知识，引导和帮助农民建立良好的卫生习惯，破除迷信，倡导科学、文明、健康的生活方式。

三、推进农村卫生服务体系建设

7. 建设社会化农村卫生服务网络。农村卫生服务网络由政府、集体、社会、个人举办的医疗卫生机构组成。打破部门和所有制界限，统筹规划、合理配置、综合利用农村卫生资源，建立起以公有制为主导、多种所有制形式共同发展的农村卫生服务网络。发挥市场机制的作用，多渠道吸引社会资金，发展民办医疗机构，支持城市医疗机构和人员到农村办医或向下延伸服务，对符合条件的民办医疗机构，应一视同仁，并按机构性质给予税收减免等鼓励政策。农村预防保健等公共卫生服务可由政府举办的卫生机构提供，也可由政府向符合条件的其他医疗机构购买。省级人民政府要根据县、乡、村卫生机构功能，制定基本设施配置标准。到 2010 年，基本完成县级医院、预防保健机构和乡（镇）卫生院房屋设备的改造和建设任务，已有的卫生院以改造为主，保证开展公共卫生和基本医疗服务所需的基础设施和条件。

8. 发挥农村卫生网络的整体功能。政府举办的县级卫生机构是农村预防保健和医疗服务的业务指导中心，承担农村预防保健、基本医疗、基层转诊、急救以及基层卫生人员的培训及业务指导职责。乡（镇）卫生院以公共卫生服务为主，综合提供预防、保健和基本医疗等服务，受县级卫生行政部门委托承担公共卫生管理职能。乡（镇）卫生院要改进服务模式，深入农村社区、家庭、学校，提供预防保健和基本医疗服务，一般不得向医院模式发展。村卫生室承担卫生行政部门赋予的预防保健任务，提供常见伤、病的初级诊治。要注重发挥社会、个人举办的医疗机构的作用。进一步完善乡村卫生服务管理一体化，鼓励县、乡、村卫生机构开展纵向业务合作，提高农村卫生服务网络整体功能。计划生育技术服务机构是农村卫生资源的组成部分。医疗卫生机构和计划生育技术服务机构要按照有关法律法规的规定，明确职能，发挥各自在农村卫生工作中的应有作用，实现优势互补、资源共享。

9. 推进乡（镇）卫生院改革。调整现有乡（镇）卫生院布局，在乡（镇）行政区划调整后，原则上每个乡（镇）应有一所卫生院。调整后的乡（镇）卫生院由政府举办，要严格控制规模，按服务人口、工作项目等因素核定人员，卫生院的人员、业务、经费等划归县级卫生行政部门按职责管理。对其余的乡（镇）卫生院可以进行资源重组或改制。要在全县（市）或更大范围内公开招聘乡（镇）卫生院院长，竞争上岗，实行院长任期目标责任制，保证其相应待遇，并将其工资和医疗保险单位缴费部分列入财政预算。要积极推进乡（镇）卫生院运行机制改革，探索搞活卫生院的多种运营形式，实行全员聘用制，形成有生机活力的用人机制和分配激励机制，提高乡（镇）卫生院效率。在改制过程中要规范资产评估、转让等操作程序，妥善安置人员，变现资金应继续用于农村卫生投入。

10. 提高农村卫生人员素质。高等医学院校要针对我国农村卫生实际需要，通过改革培养模式，调整专业设置和教学内容，强化面向农村需要的全科医学教育，可采取初中毕业后学习5年或高中毕业后学习3

年的高等专科教育等方式，定向为农村培养适用的卫生人才。鼓励医学院校毕业生和城市卫生机构的在职或离退休卫生技术人员到农村服务。建立健全继续教育制度，加强农村卫生技术人员业务知识和技能培训，鼓励有条件的乡村医生接受医学学历教育。对卫生技术岗位上的非卫生技术人员要有计划清退，对达不到执业标准的人员要逐步分流。到2005年，全国乡（镇）卫生院临床医疗服务人员要具备执业助理医师及以上执业资格，其他卫生技术人员要具备初级及以上专业技术资格；到2010年，全国大多数乡村医生要具备执业助理医师及以上执业资格。

11. 发挥中医药在农村卫生服务中的优势与作用。合理配置卫生资源，加强县级中医医院和乡（镇）卫生院中医科建设，为农村中医药发展提供必要的物质条件，逐步形成中医特色和优势。加强乡村医生的中医药知识和技能培训，培养一批具有中医执业助理医师以上资格的农村中医骨干。鼓励农村临床医疗服务人员兼学中医并应用中医药诊疗技术为农民服务。要筛选推广农村中医药适宜技术，扩大中医药服务领域，在规范农村中医药管理和服务的基础上，允许乡村中医药技术人员自种、自采、自用中草药。要认真发掘、整理和推广民族医药技术。

12. 促进农村药品供应网络建设。支持鼓励大型药品经营企业通过兼并和改造县（市、区）药品批发企业，建立基层药品配送中心，鼓励药品零售连锁经营向农村延伸，方便农民就近购药。逐步推行农村卫生机构药品集中采购，也可由乡（镇）卫生院为村级卫生机构统一代购药品，但代购方不得以谋利为目的。有条件的地区可试行药品集中招标采购。制定乡村医生基本用药目录，规范用药行为。

四、加大农村卫生投入力度

13. 政府卫生投入要重点向农村倾斜。各级人民政府要逐年增加卫生投入，增长幅度不低于同期财政经常性支出的增长幅度。从2003年起到2010年，中央及省、市（地）、县级人民政府每年增加的卫生事业经费主要用于发展农村卫生事业，包括卫生监督、疾病控制、妇幼保健和健康教育等公共卫生经费、农村卫生服务网络建设资金等。要研究制定具体补助办法，规范政府对农村卫生事业补助的范围和方式。

14. 合理安排农村公共卫生经费。县级财政要根据国家确定的农村公共卫生基本项目，安排人员经费和业务经费。省、市（地）级财政要对县、乡开展公共卫生工作给予必要的业务经费补助。此外，省级财政还要承担购买全省计划免疫疫苗和相关的运输费用。中央财政通过专项转移支付对困难地区的重大传染病、地方病和职业病的预防控制等公共卫生项目给予补助。

15. 合理安排农村卫生机构经费和建设资金。县级人民政府负责安排政府举办的农村卫生机构开展公共卫生和必要的医疗服务经费、离退休人员费用和发展建设资金。中央和省级财政对贫困地区农村卫生机构基础设施建设和设备购置给予补助。

16. 加强农村卫生经费管理。按照规定的项目、标准和服务量将农村卫生经费纳入各级财政预算。地方各级人民政府要认真做好农村卫生专项资金使用的管理和监督，严禁各种挪用和浪费行为，充分发挥资金使用效益。

17. 加大卫生支农和扶贫力度。建立对口支援和巡回医疗制度。组织城市和军队的大中型医疗机构开展"一帮一"活动，采取援赠医疗设备、人员培训、技术指导、巡回医疗、双向转诊、学科建设、合作管理等方式，对口重点支援县级医疗卫生机构和乡（镇）卫生院建设。县级医疗机构要建立下乡巡回医疗服务制度，各地要为每个县配备一辆巡回医疗车，中央对贫困、民族地区购置巡回医疗车及其附属医疗设备给予资金补助，巡回医疗车的日常运行费用由地方财政负责。大力支持开展视觉"光明行动"等巡回医疗活动。严格执行城市医生在晋升主治医师或副主任医师职称前到农村累计服务一年的制度。政府组织的卫生支农所需经费由派出机构的同级财政给予补助。中央和省级人民政府要把卫生扶贫纳入扶贫计划，作为政府扶贫工作的一项重要内容，并在国家扶贫资金总量中逐步加大对卫生扶贫的投入，帮助贫困地区重点解决基础卫生设施建设，改善饮水条件，加强妇幼卫生和防治传染病、地方病等方面的困难。

五、建立和完善农村合作医疗制度和医疗救助制度

18. 逐步建立新型农村合作医疗制度。各级政府要积极组织引导农民建立以大病统筹为主的新型农村合作医疗制度，重点解决农民因患传染病、地方病等大病而出现的因病致贫、返贫问题。农村合作医疗制度应与当地经济社会发展水平、农民经济承受能力和医疗费用需要相适应，坚持自愿原则，反对强迫命令，实行农民个人缴费、集体扶持和政府资助相结合的筹资机制。农民为参加合作医疗、抵御疾病风险而履行缴费义务不能视为增加农民负担。有条件的地方要为参加合作医疗的农民每年进行一次常规性体检。要建立有效的农民合作医疗管理体制和社会监督机制。各地要先行试点，取得经验，逐步推广。到2010年，新型农村合作医疗制度要基本覆盖农村居民。经济发达的农村可以鼓励农民参加商业医疗保险。

19. 对农村贫困家庭实行医疗救助。医疗救助对象主要是农村五保户和贫困农民家庭。医疗救助形式可以是对救助对象患大病给予一定的医疗费用补助，也可以是资助其参加当地合作医疗。医疗救助资金通过政府投入和社会各界自愿捐助等多渠道筹集。要建立独立的医疗救助基金，实行个人申请、村民代表会议评议，民政部门审核批准，医疗机构提供服务的管理体制。

20. 政府对农村合作医疗和医疗救助给予支持。省级人民政府负责

制定农村合作医疗和医疗救助补助资金统筹管理办法。省、市（地）、县级财政都要根据实际需要和财力情况安排资金，对农村贫困家庭给予医疗救助资金支持，对实施合作医疗按实际参加人数和补助定额给予资助。中央财政通过专项转移支付对贫困地区农民贫困家庭医疗救助给予适当支持。从 2003 年起，中央财政对中西部地区除市区以外的参加新型合作医疗的农民每年按人均 10 元安排合作医疗补助资金，地方财政对参加新型合作医疗的农民补助每年不低于人均 10 元，具体补助标准由省级人民政府确定。

六、依法加强农村医药卫生监管

21. 强化农村卫生监督管理。卫生行政部门要加强行业管理，强化农村卫生机构、从业人员、卫生技术应用等方面的准入管理。加强农村卫生服务质量的评估、管理与监督，重点对乡、村卫生机构医疗操作规程、合理用药和一次性医疗用品、医疗器械消毒进行监督检查，规范农村卫生服务行为，保证农民就医安全。政府价格主管部门要加强对农村医疗服务价格及收费行为的监督管理。县级人民政府要充实力量，加大对乡、村巡回卫生监督的力度，加强对职业病防治、食品安全和生产销售健康相关产品的卫生监督工作，严禁危害农民身体健康的生产经营活动。严厉打击非法行医和其他危害公共卫生的违法行为。

22. 加强农村药品监管。药品监管部门要定期组织对县及县以下药品批发企业、零售企业、农村卫生机构的药品采购渠道和药品质量的检查，开展对制售假劣药品、过期失效药品、兽药人用等违法行为的专项治理，严肃查处无证无照经营药品行为，取缔各种非法药品集贸市场，大力整顿和规范中药材专业市场。要充实县级药品监管力量，积极为基层培养药品监管人员，改善药品监管装备条件，扩大农村用药监督检查和抽验的覆盖面，保证农民用上合格药品。政府价格主管部门要加强对农村医疗机构、药店销售药品的价格监督，严厉查处价格违法违规行为。

23. 加强高毒农药及剧毒杀鼠剂管理。政府主管部门要加强对农药特别是高毒农药的管理，严格实行农药生产经营许可制度。要认真做好杀鼠剂的登记审批工作，对申请登记的杀鼠剂进行严格审查，今后不再批准杀鼠剂的分装登记。要大力开展对制售高毒农药和杀鼠剂的专项整治活动，依法严厉打击非法生产、销售国家明令禁止的剧毒药品行为，对其制售窝点要坚决予以查封和取缔。要加强宣传教育工作，增强农民拒绝使用剧毒鼠药的意识。针对可能发生的农药生产和使用中毒，要制订应急预案。

七、加强对农村卫生工作的领导

24. 高度重视农村卫生工作。做好农村卫生工作，保护和增进农民健康，是各级党委和政府义不容辞的责任。我们要从实践"三个代表"重要思想的高度，充分认识加强农村卫生工作的重大意义，以对人民高度负责的精神，加强对农村卫生工作的领导。各级人民政府要定期研究农村卫生改革与发展工作。省、自治区、直辖市人民政府要全面贯彻中央的农村卫生工作方针政策，把初级卫生保健纳入国民经济和社会发展规划，制定本地区农村初级卫生保健发展规划，落实人力、物力、财力等各项保障措施，保证各项规划目标的实现。市（地）、县人民政府要全面落实农村初级卫生保健发展规划，把改善农村基本卫生条件、组织建立新型农村合作医疗制度、提高农民健康水平、减少本地区因病致贫和因病返贫人数、保证农村卫生支出经费等目标作为领导干部政绩考核的重要内容。经济发达地区，在完成中央提出的各项发展目标和任务的基础上，要根据本地经济发展水平和农民需要，加快农村卫生事业发展，提高农民医疗和健康水平。

25. 落实有关部门责任。中央和国家机关有关部门要对农村卫生的全局性问题制定切实可行的方针政策，并运用转移支付、西部开发、卫生扶贫等方式帮助经济欠发达地区发展农村卫生事业。各级党委和政府要组织协调有关部门，动员全社会力量共同做好农村卫生工作。卫生行政部门要充分发挥主管部门职能作用，宣传、计划、经贸、教育、科技、民政、财政、人事、农业、计划生育、环保、药监、体改、中医药、扶贫等有关部门要明确在农村卫生工作中的职责和任务，群众团体要在农村卫生工作中发挥积极作用。国务院和省、自治区、直辖市人民政府每年要对农村卫生工作情况进行专项督查，确保农村卫生各项工作的完成。

（2002 年 10 月 19 日）

国务院关于发展
城市社区卫生服务的指导意见

（国发〔2006〕10号）

各省、自治区、直辖市人民政府，国务院各部委、各直属机构：

社区卫生服务是城市卫生工作的重要组成部分，是实现人人享有初级卫生保健目标的基础环节。大力发展社区卫生服务，构建以社区卫生服务为基础、社区卫生服务机构与医院和预防保健机构分工合理、协作密切的新型城市卫生服务体系，对于坚持预防为主、防治结合的方针，优化城市卫生服务结构，方便群众就医，减轻费用负担，建立和谐医患关系，具有重要意义。

改革开放以来，我国城市卫生事业有了很大发展，服务规模不断扩大，科技水平不断提高，医疗条件明显改善，疾病防治能力显著增强，为增进人民健康发挥了重要作用。同时，在城市卫生事业发展中还存在优质资源过分向大医院集中，社区卫生服务资源短缺、服务能力不强、不能满足群众基本卫生服务需求等问题。这是造成群众看病难、看病贵的重要原因之一。为深化城市医疗卫生体制改革，优化城市卫生资源结构，发展社区卫生服务，努力满足群众的基本卫生服务需求，制定以下指导意见：

一、发展社区卫生服务的指导思想、基本原则和工作目标

（一）指导思想

以邓小平理论和"三个代表"重要思想为指导，全面落实科学发展观，坚持为人民健康服务的方向，将发展社区卫生服务作为深化城市医疗卫生体制改革、有效解决城市居民看病难、看病贵问题的重要举措，作为构建新型城市卫生服务体系的基础，着力推进体制、机制创新，为居民提供安全、有效、便捷、经济的公共卫生服务和基本医疗服务。

（二）基本原则

——坚持社区卫生服务的公益性质，注重卫生服务的公平、效率和可及性。

——坚持政府主导，鼓励社会参与，多渠道发展社区卫生服务。

——坚持实行区域卫生规划，立足于调整现有卫生资源、辅以改扩建和新建，健全社区卫生服务网络。

——坚持公共卫生和基本医疗并重，中西医并重，防治结合。

——坚持以地方为主，因地制宜，探索创新，积极推进。

（三）工作目标

到 2010 年，全国地级以上城市和有条件的县级市要建立比较完善的城市社区卫生服务体系。具体目标是：社区卫生服务机构设置合理，服务功能健全，人员素质较高，运行机制科学，监督管理规范，居民可以在社区享受到疾病预防等公共卫生服务和一般常见病、多发病的基本医疗服务。东中部地区地级以上城市和西部地区省会城市及有条件的地级城市要加快发展，力争在二三年内取得明显进展。

二、推进社区卫生服务体系建设

（四）坚持公益性质，完善社区卫生服务功能

社区卫生服务机构提供公共卫生服务和基本医疗服务，具有公益性质，不以营利为目的。要以社区、家庭和居民为服务对象，以妇女、儿童、老年人、慢性病人、残疾人、贫困居民等为服务重点，以主动服务、上门服务为主，开展健康教育、预防、保健、康复、计划生育技术服务和一般常见病、多发病的诊疗服务。

（五）坚持政府主导、鼓励社会参与，建立健全社区卫生服务网络

地方政府要制订发展规划，有计划、有步骤地建立健全以社区卫生服务中心和社区卫生服务站为主体，以诊所、医务所（室）、护理院等其他基层医疗机构为补充的社区卫生服务网络。在大中型城市，政府原则上按照 3~10 万居民或按照街道办事处所辖范围规划设置 1 所社区卫生服务中心，根据需要可设置若干社区卫生服务站。社区卫生服务中心与社区卫生服务站可实行一体化管理。社区卫生服务机构主要通过调整现有卫生资源，对政府举办的一级、部分二级医院和国有企事业单位所属医疗机构等基层医疗机构进行转型或改造改制设立。现有卫生资源不足的，应加以补充和完善。要按照平等、竞争、择优的原则，统筹社区卫生服务机构发展，鼓励社会力量参与发展社区卫生服务，充分发挥社会力量举办的社区卫生服务机构的作用。

（六）建立社区卫生服务机构与预防保健机构、医院合理的分工协作关系

调整疾病预防控制、妇幼保健等预防保健机构的职能，适宜社区开展的公共卫生服务交由社区卫生服务机构承担。疾病预防控制、妇幼保健等预防保健机构要对社区卫生服务机构提供业务指导和技术支持。实行社区卫生服务机构与大中型医院多种形式的联合与合作，建立分级医

疗和双向转诊制度，探索开展社区首诊制试点，由社区卫生服务机构逐步承担大中型医院的一般门诊、康复和护理等服务。

（七）加强社区卫生服务队伍建设

加强高等医学院校的全科医学、社区护理学科教育，积极为社区培训全科医师、护士，鼓励高等医学院校毕业生到社区卫生服务机构服务。完善全科医师、护士等卫生技术人员的任职资格制度，制订聘用办法，加强岗位培训，开展规范化培训，提高人员素质和专业技术能力。要采取多种形式鼓励和组织大中型医院、预防保健机构、计划生育技术服务机构的高、中级卫生技术人员定期到社区卫生服务机构提供技术指导和服务，社区卫生服务机构要有计划地组织卫生技术人员到医院和预防保健机构进修学习、参加学术活动。鼓励退休医护人员依照有关规定参与社区卫生服务。

（八）完善社区卫生服务运行机制

政府举办的社区卫生服务机构属于事业单位，要根据事业单位改革原则，改革人事管理制度，按照服务工作需要和精干、效能的要求，实行定编定岗、公开招聘、合同聘用、岗位管理、绩效考核的办法。对工作绩效优异的人员予以奖励；对经培训仍达不到要求的人员按国家有关规定解除聘用关系。要改革收入分配管理制度，实行以岗位工资和绩效工资为主要内容的收入分配办法，加强和改善工资总额管理。社区卫生服务从业人员的收入不得与服务收入直接挂钩。各地区要积极探索建立科学合理的社区卫生服务收支运行管理机制，规范收支管理，有条件的可实行收支两条线管理试点。地方政府要按照购买服务的方式，根据社区服务人口、社区卫生服务机构提供的公共卫生服务项目数量、质量和相关成本核定财政补助；尚不具备条件的可以按人员基本工资和开展公共卫生服务所需经费核定政府举办的社区卫生服务机构财政补助，并积极探索、创造条件完善财政补助方式。各地区要采取有效办法，鼓励药品生产经营企业生产、供应质优价廉的社区卫生服务常用药品，开展政府集中采购、统一配送、零差率销售药品和医药分开试点。

（九）加强社区卫生服务的监督管理

规范社区卫生服务机构的设置条件和标准，依法严格社区卫生服务机构、从业人员和技术服务项目的准入，明确社区卫生服务范围和内容，健全社区卫生服务技术操作规程和工作制度，完善社区卫生服务考核评价制度，推进社区卫生服务信息管理系统建设。加强社区卫生服务的标准化建设，对不符合要求的社区卫生服务机构和工作人员，要及时调整、退出，保证服务质量。加强社区卫生服务执业监管，建立社会民主监督制度，将接受服务居民的满意度作为考核社区卫生服务机构和从业人员业绩的重要标准。发挥行业自律组织提供服务、反映诉求、规范行为等作用。加强药品、医疗器械管理，确保医药安全。严格财务管理，加强财政、审计监督。

（十）发挥中医药和民族医药在社区卫生服务中的优势与作用

加强社区中医药和民族医药服务能力建设，合理配备中医药或民族医药专业技术人员，积极开展对社区卫生服务从业人员的中医药基本知识和技能培训，推广和应用适宜的中医药和民族医药技术。在预防、医疗、康复、健康教育等方面，充分利用中医药和民族医药资源，充分发挥中医药和民族医药的特色和优势。

三、完善发展社区卫生服务的政策措施

（十一）制订实施社区卫生服务发展规划

地方政府要制订社区卫生服务发展中长期规划和年度发展计划，将发展社区卫生服务纳入当地国民经济和社会发展规划及区域卫生规划，落实规划实施的政策措施。在城市新建和改建居民区中，社区卫生服务设施要与居民住宅同步规划、同步建设、同步投入使用。市辖区人民政

府原则上不再举办医院，着力于发展社区卫生服务。

（十二）加大对社区卫生服务的经费投入

各级政府要调整财政支出结构，建立稳定的社区卫生服务筹资和投入机制，加大对社区卫生服务的投入力度。地方政府要为社区卫生服务机构提供必要的房屋和医疗卫生设备等设施，对业务培训给予适当补助，并根据社区人口、服务项目和数量、质量及相关成本核定预防保健等社区公共卫生服务经费补助。政府举办的社区卫生服务机构的离退休人员费用，在事业单位养老保障制度改革前，由地方政府根据有关规定予以安排。地方政府要根据本地实际情况进一步加大力度安排社区公共卫生服务经费，并随着经济发展逐步增加。中央财政从 2007 年起对中西部地区发展社区公共卫生服务按照一定标准给予补助。中央对中西部地区社区卫生服务机构的基础设施建设、基本设备配置和人员培训等给予必要支持。

（十三）发挥社区卫生服务在医疗保障中的作用

按照"低水平、广覆盖"的原则，不断扩大医疗保险的覆盖范围，完善城镇职工基本医疗保险定点管理办法和医疗费用结算办法，将符合条件的社区卫生服务机构纳入城镇职工基本医疗保险定点医疗机构的范围，将符合规定的医疗服务项目纳入基本医疗保险支付范围，引导参保人员充分利用社区卫生服务。探索建立以社区卫生服务为基础的城市医疗救助制度。

（十四）落实有关部门职责，促进社区卫生服务发展

各有关部门要切实履行职责，共同推进社区卫生服务发展。

——卫生部门负责制订社区卫生服务发展规划、准入标准和管理规范，制订社区公共卫生服务项目，加强行业监督管理。按照国家有关规定，组织开展社区卫生服务从业人员岗位培训和继续教育。

——机构编制部门牵头研究制订政府举办的社区卫生服务机构人员

编制标准的意见。

——发展改革部门负责将社区卫生服务发展纳入国民经济和社会发展规划，根据需要安排社区卫生服务机构基础设施建设投资。价格部门研究制订社区卫生服务收费标准和药品价格管理办法。

——教育部门负责全科医学和社区护理学科教育，将社区卫生服务技能作为医学教育的重要内容。

——民政部门负责将社区卫生服务纳入社区建设规划，探索建立以社区卫生服务为基础的城市医疗救助制度，做好社区卫生服务的民主监督工作。

——财政部门负责制订社区卫生服务的财政补助政策及财务收支管理办法。

——人事部门负责完善全科医师、护士等卫生技术人员的任职资格制度，制订社区全科医师、护士等卫生技术人员的聘用办法和吸引优秀卫生人才进社区的有关政策。

——劳动保障部门负责制订促进城镇职工基本医疗保险参保人员到社区卫生服务机构就诊的有关政策措施。

——建设（规划）部门负责按照国家有关标准，将社区卫生服务设施纳入城市建设规划，并依法加强监督。

——人口和计划生育部门负责社区计划生育技术服务的指导和管理。

——食品药品监管部门负责社区卫生服务所需药品和医疗器械的质量监督管理。

——中医药部门负责制订推动中医药和民族医药为社区居民服务的有关政策措施。

四、加强对社区卫生服务工作的领导

（十五）发展社区卫生服务是政府履行社会管理和公共服务职能的一项重要内容，主要责任在地方政府

地方政府要充分认识发展社区卫生服务对于维护居民健康、促进社区和谐的重要意义，认真贯彻落实国家有关方针政策，将发展社区卫生服务纳入政府年度工作目标考核。要成立以政府分管领导为组长、各有关部门负责同志参加的领导小组，加强对社区卫生服务发展工作的领导。省级人民政府要按照指导意见要求，结合本地实际，制订贯彻落实的具体政策措施，层层明确责任，加强调查研究，统筹协调，督查指导，落实工作任务。国务院成立由负责卫生工作的国务院副总理任组长的城市社区卫生工作领导小组，研究制订促进社区卫生发展的方针和政策措施，研究解决工作中的重大问题，加强对地方社区卫生服务工作的检查指导，推动社区卫生服务持续健康发展。

国务院

二〇〇六年二月二十一日

关于加强卫生人才队伍建设的意见

(卫人发〔2009〕131号)

各省、自治区、直辖市卫生厅（局）、发展改革委、财政厅（局）、人力资源社会保障（人事、劳动保障）厅（局）、教育厅（局）、机构编制委员会办公室，新疆生产建设兵团卫生局、发展改革委、财政局、人事局、教育局、机构编制委员会办公室：

根据《中共中央、国务院关于深化医药卫生体制改革的意见》（中发〔2009〕6号），现就加强卫生人才队伍建设提出如下意见。

一、加强卫生人才队伍建设的指导思想、总体目标和基本要求

（一）指导思想

以邓小平理论和"三个代表"重要思想为指导，全面贯彻落实科学发展观，坚持党管人才原则和尊重劳动、尊重知识、尊重人才、尊重创造的方针，紧紧抓住人才培养、吸引和使用三个环节，以用为本，提高卫生人才队伍的整体素质，推动卫生人才队伍全面、协调、可持续发展，为卫生事业发展和人民群众健康提供人才和智力保障。

（二）总体目标

到2020年，卫生人才总量基本适应人民群众医疗卫生服务需求，卫生人才素质显著提高，卫生人才配置结构优化，城乡区域分布趋于合

理，农村、城市社区的公共卫生和医疗服务人才短缺的局面得到明显改善；逐步建立和完善符合卫生人才发展内在规律、充满生机与活力的人才工作机制，努力造就一支品德高尚、技术精湛、服务优良的卫生人才队伍。

加强卫生人才队伍建设的基本要求是：

——大力实施人才强卫战略。牢固树立人才资源是第一资源的观念，充分认识卫生人才对于事业发展的决定性作用，把卫生人才建设作为卫生工作的重中之重，以人才促改革，以人才促发展。

——加强卫生人才宏观管理。按照管宏观、管政策、管协调、管服务的要求，建立健全卫生人才宏观管理的体制机制。加强卫生人才队伍建设规划，统筹指导各类卫生人才队伍建设，制定有利于卫生人才发展的政策措施，搞好部门协调和服务，加强优秀卫生人才宣传和表彰，努力营造良好的卫生人才环境。

——坚持思想道德教育与专业技术培养两手抓。把牢固树立为人民健康服务的意识作为卫生人才队伍建设的重点，加强思想政治工作，提高职业道德素质；努力提高卫生人员技术业务素质，增强服务能力，努力建设一支忠实为人民健康服务的卫生人才队伍。

——坚持各类卫生人才协调发展。以农村卫生人才队伍建设为重点，整体推进农村卫生、社区卫生、疾病预防控制、妇幼保健、医疗服务、中医药、卫生监督和卫生管理等各类卫生人才协调发展。遵循医学人才成长规律，兼顾当前需要与长远发展，逐步完善卫生人才培养制度和培养体系。

二、加快卫生人才队伍协调发展

（三）加强农村卫生人才队伍建设

根据农村群众的医疗卫生需求，合理配备县乡村卫生服务机构人员。深化人事制度改革，完善收入分配制度，形成规模适当、相对稳定、水平适宜的农村卫生服务队伍。

逐步扩大乡（镇）卫生院招聘执业医师试点规模，2009 年–2011 年中央财政支持招聘 3000 余名执业医师到乡（镇）卫生院，鼓励有条件的地方扩大招聘规模。到 2011 年，实现每个乡（镇）卫生院至少有 1 名执业医师的目标。统筹城乡卫生资源，完善城乡医院对口支援制度，严格执行"城市医生在晋升主治医师或副主任医师职称前到农村累计服务 1 年"的规定，继续推动"万名医师支援农村卫生工程"。继续组织实施高校毕业生"三支一扶"计划中支医项目，加大医学类高校毕业生选拔力度，采取有效措施鼓励服务期满后扎根基层。

进一步加强农村卫生人员在职在岗培训。实施农村卫生人员培训规划，对农村乡（镇）卫生院在职在岗卫生人员每 5 年进行全员岗位培训一次，对村卫生室在职在岗卫生人员每年培训一次，将培训结果作为岗位聘任与年度考核、职称晋升的重要依据。建立农村卫生技术人员定期进修学习制度，每年要有 1 名乡（镇）卫生院技术骨干人员到县级以上医疗卫生机构进修；每年要有 1 名乡村医生到县级医疗卫生机构集中培训。用 3 年时间，培训乡（镇）卫生院医疗卫生人员 36 万人次，培训村卫生室医疗卫生人员 137 万人次。利用远程教育等多种形式，拓宽农村卫生人员的培训渠道。选拔优秀人才担任乡（镇）卫生院院长，提高乡（镇）卫生院的管理水平。

卫生、教育行政部门共同研究制定农村卫生人才培养规划，卫生行政部门结合区域卫生规划研究提出农村卫生人才岗位需求，教育行政部门落实培养学校，考前学生与学校和当地卫生行政部门签订定岗服务协议，实施定单定向农村卫生人才培养，为农村培养留得住、用得上、干得好的适宜卫生人才。定单定向为农村卫生培养的学生在校期间免缴学费和住宿费，所需经费由定向委托培养部门承担。

从 2009 年起，对志愿去中西部地区乡（镇）卫生院工作 3 年以上的高校医学毕业生，其学费（助学贷款）由国家实行补偿（代偿）。

坚持从实际出发，以业绩、能力考核和使用农村卫生技术人员。对在农村基层工作的卫生技术人员，在职称晋升等方面给予适当鼓励和政策倾斜，落实国家对长期在乡以下基层地区工作的卫生技术人员待遇倾斜政策。

（四）加强城市社区卫生人才队伍建设

按照城市社区卫生服务机构编制标准和岗位设置方案配备社区卫生专业技术人员。实施社区卫生人员培训项目，大力开展社区卫生人员岗位培训，用 3 年时间，培训城市社区卫生服务机构医疗卫生人员 16 万人次。实施以全科医生为重点的基层医疗卫生队伍建设规划。

吸引和鼓励高等医学院校毕业生到社区卫生服务机构就业。鼓励公立医院高中级医疗卫生技术人员定期到社区卫生机构提供技术指导和服务，探索建立公立医院支援社区卫生制度。鼓励非全科医学专业的主治医师、副主任医师经过全科医师培训转为社区全科医师。凡到城市社区卫生服务机构工作的医师和护师，可提前一年参加全国卫生专业技术中级资格考试。各地可根据实际情况对在社区工作的卫生技术人员在职称晋升等方面制订优惠鼓励政策。

（五）加强疾病预防控制和妇幼保健人才队伍建设

按照承担的职责和任务，合理确定公共卫生机构的人员编制、工资水平和经费标准。加强公共卫生人才培养，加强重大疾病预防控制、妇幼保健和卫生应急等方面人员的业务培训，提高技术水平。高等医学院校应加强公共卫生学科建设，扩大公共卫生人才培养。进一步完善相关政策措施，吸引、鼓励高等医学院校公共卫生专业毕业生到基层公共卫生机构工作。在城市社区卫生服务机构和乡（镇）卫生院配备公共卫生执业医师或执业助理医师。

优化人员结构。争取 3 年内，各级疾病预防控制中心学历构成应当符合以下标准：国家级中心本科学历人员占 75%以上；省级中心本科学历人员占 65%以上；市级中心本科学历人员占 50%以上；县级中心本科学历人员占 35%以上。妇幼保健人员编制按《各级妇幼保健机构编制标准》落实，卫生技术人员占总人数的 75%-80%。各级公共卫生机构要根据工作职责和任务，有计划地吸收高等医学院校毕业生，改善专业技术人员结构，提高知识和技术水平。严禁非专业人员从事公共卫生专业技术工作，对现在专业技术岗位的非专业技术人员要妥善进行调整。妇幼保健专业技术人员须掌握母婴保健法律法规，从事婚前保健、产前诊断和遗传病诊断、助产技术、终止妊娠和结扎手术服务的人员必须取得相应的《母婴保健技术考核合格证书》。

（六）加强卫生监督人才队伍建设

按照辖区人口数、工作量、服务范围和经济水平等因素，科学合理确定各级卫生监督机构的人员配备。研究落实政策，吸引各类优秀人员从事卫生监督工作。加强卫生监督人员执法资格管理，优化人员结构。完善培训管理制度，定期对在岗人员进行培训。落实执法责任制，完善执法考核评议和稽查机制，不断提高卫生监督人员的综合素质和执法能力，推进卫生监督队伍的规范化建设。

（七）加强中医药人才队伍建设

充分发挥中医药在医疗卫生服务体系中的作用。完善中医药师承教育制度，开展中医药师承教育与专业学位衔接的试点。加强中医药人才培训，建立稳定的中医药人才培训机制。大力实施"三名三培"工程，加强高层次中医药人才培养。继续支持优秀中医临床人才研修和老中医药专家学术经验继承工作。统筹加强农村、社区的中医药人才培养，继续开展县乡村中医药技术骨干培训，实施中医类全科医师岗位培训和规范化培训。按照布局合理、分工明确、特色突出的原则，加强中医药继续教育。

（八）加强护理队伍和技能人才建设

贯彻落实《护士条例》，切实维护护士合法权益，建立健全护士准入制度，加强护士继续教育，提高护士队伍整体素质。医疗机构的护士人员配备要严格按照国家有关规定执行。研究拟订综合医院编制标准，合理配备护理人员编制，切实保障护士待遇。

对卫生行业工勤技能岗位的人员，实行职业资格证书制度，加快卫生行业技能人才培养。

（九）加快建设高层次卫生人才队伍

研究制定高层次卫生人才发展规划，以创新能力建设为核心，以项目为依托，努力建设一支高水平的医学创新队伍。实施卫生高层次人才培养计划，培养一批在国际医学领域有重要影响力的医学科学家，成为优秀学科带头人。

完善高层次人才选拔机制。组建卫生系统高层次人才信息库，建立高层次人才研修制度，资助参加国内外重大学术活动。积极引进海外高层次卫生人才，建设好"海外高层次人才创新创业基地"，加大对高层次留学回国人才的支持，为回国人员创造较好的工作和生活条件。

（十）推进医疗卫生机构管理人员职业化建设

制定不同层次、不同类型医疗卫生机构管理人员的岗位职责规范，探索建立符合科学发展观和卫生行业特点的管理人员考核体系和评价标准。

积极推动卫生管理岗位培训工作，逐步建立医疗卫生机构管理人员持证上岗制度。医疗卫生机构管理人员每5年参加一次3个月以上的管理岗位知识培训。卫生管理岗位培训证书应当作为医疗卫生机构管理人员竞聘上岗的重要依据。规范医院管理者的任职条件，逐步形成一支职业化、专业化的医疗机构管理队伍。高等学校要逐步完善卫生管理相关学科建设，实施卫生管理培训及学历教育。

规范医疗卫生机构管理人员培养、选拔、聘用、考核，努力建设一支岗位职责明晰、考核规范、责权一致的职业化医疗卫生机构管理人员队伍。

三、以职业道德和能力建设为核心，加强医学人才培养

（十一）深化医学教育改革，发挥医学院校人才培养基地作用

完善医学教育协调工作机制，教育、卫生等部门要加强医学教育工作的宏观指导，根据我国卫生事业发展的客观需求，科学合理制定医学教育的发展规划，加大投入，改善管理，深化改革，提高质量，促进医学教育的全面健康发展。

教育行政部门要根据卫生事业发展需要，统筹规划，调控医学教育规模和结构；合理设置医学教育本科专业，推进医学教育学制、学位体系改革，创新医学人才培养模式；加强医德和职业素质教育，促进学生全面发展；强化临床实践教学和临床技能培养，加强临床教学实践基地建设，提高医学实践教学质量。

积极开展医学教育专业认证工作，定期向社会公布医学教育院校相关信息和评估结果，做好医学教育与卫生执业准入的衔接。

根据卫生岗位需求，科学确定卫生职业教育的办学规模，合理设置专业，探索建立卫生职业教育的认证、认可制度。

（十二）完善医学人才培养体系，促进继续医学教育稳步发展

进一步明确院校医学教育、毕业后医学教育和继续医学教育三个阶段的目标和任务。建立符合中国国情的住院医师规范化培训制度，医学专业本科生在完成院校教育毕业后，在符合要求的医院中接受规定年限的住院医师培训，医学专业研究生毕业后，由培养单位按其临床能力安排参加相应阶段的住院医师培训，提高医生临床医疗水平和基层医疗机构的服务能力。研究制定与住院医师培训相关的人事管理、资金筹措等

配套政策，充分发挥高等院校、医院及行业协会的作用，为住院医师培训创造良好环境。

建立健全医学终身教育制度。充分利用各种卫生和教育资源、远程教育的技术优势，开展形式多样的医学继续教育活动。加强对继续医学教育的管理。将继续医学教育与卫生技术人员考核、聘用、晋升、执业再注册等人才管理制度相结合，不断提高卫生技术队伍素质。

四、完善卫生人才评价体系和使用机制

（十三）完善卫生人才评价体系

严格卫生行业技术人员的准入。建立以工作业绩为核心，以品德、知识、能力、服务为主要内容的卫生人才评价指标体系。完善全国卫生专业技术资格考试考评制度。强化对卫生专业技术人员实践能力的考核，完善卫生专业技术资格标准条件。积极探索和改进卫生人才评价方法，应用现代人才测评手段，客观、公正地评价卫生专业技术人员的水平和能力。完善技能型人才职业标准。

研究建立卫生技术人员和卫生管理人员评价制度，培育、发展和规范卫生人才评价中介组织。

（十四）全面建立聘用制度和岗位管理制度

转换用人机制，健全用人制度，推行聘用制度和岗位管理制度，实现卫生人才管理由固定用人向合同用人转变，由身份管理向岗位管理转变。建立人才公平竞争和绩效评价机制，实行按需设岗、公开招聘、竞聘上岗、科学考核、合同管理。严禁非卫生技术人员进入卫生技术岗位。

对优秀的专业技术人才到基层卫生机构工作，如无相应等级的空缺岗位，可以按照有关规定申请设置特设岗位。

五、完善卫生事业单位分配机制

（十五）完善卫生事业单位收入分配机制

卫生事业单位工作人员实行岗位绩效工资制度。基本工资执行国家统一工资政策和标准；绩效工资以综合绩效考核为依据，突出服务质量、数量，注重向优秀人才和关键岗位倾斜，合理拉开收入差距。对从事医学基础研究和重要公益领域的高层次人才逐步建立特殊津贴制度，落实传染病医院、鼠防机构、血防机构和其他疾病预防控制机构从事高风险岗位工作人员的待遇；对部分紧缺或者急需引进的高层次人才，经批准可实行协议工资、项目工资等灵活多样的分配办法；积极探索技术等生产要素参与收入分配的形式。落实优秀人才到基层和艰苦边远地区工作的工资倾斜政策。基层医务人员工资水平要与当地事业单位工作人员平均工资水平相衔接。

公共卫生事业单位实施绩效工资所需经费，纳入财政预算全额安排，按现行财政体制和单位隶属关系，分别由中央财政和地方财政负担。政府举办的基层医疗卫生事业单位实施绩效工资所需经费的补助，按医改政府卫生投入文件的有关规定执行。县级财政要保障公共卫生与基层医疗卫生事业单位实施绩效工资所需经费，省级财政要强化责任，加强经费统筹力度，中央财政进一步加大转移支付力度，对中西部及东部部分财力薄弱地区公共卫生与基层医疗卫生事业单位实施绩效工资给予适当支持。

六、建立和完善卫生人才市场体系，促进卫生人才的合理流动

（十六）加强卫生人才市场建设

加强卫生行业人才中介机构和信息化网络建设。进一步完善功能，

提高服务能力；探索建立卫生行业人才社会化服务标准，规范卫生人才中介机构工作。

积极运用现代科技手段，加强人才信息网络建设。规范卫生行业人才市场管理，组建全国卫生人才资源网络，加快卫生人才市场服务体系的专业化、信息化建设。

（十七）促进卫生人才合理流动

加强卫生人才库建设和用人信息网络建设，为个人择业和单位用人提供准确及时的信息，促进卫生人才的合理流动与配置。人才服务机构要积极开展代理、派遣、评价、培训、交流、存档等服务，提高服务的能力和水平。积极引导各类优秀卫生人才向西部地区和艰苦地区流动。

建立不同地区、不同机构间的人才流动渠道，鼓励专业技术人才通过兼职服务、技术开发、科技咨询等方式实现规范有序流动，最大限度地发挥人才资源的作用。

七、加大经费投入，加强组织领导

（十八）加大卫生人才队伍建设的经费投入

建立以政府投入为主、用人单位和社会资助为辅的卫生人才队伍建设投入机制。中央和地方各级政府根据人才建设工作需要，逐步加大对卫生人才建设的支持力度。中央财政对中西部地区和困难地区给予必要支持。各类医疗卫生机构要安排一部分资金，用于人才队伍建设和高层次卫生人才的培养、选拔、评价、奖励和引进。鼓励支持社会资本参与卫生人才队伍建设，积极争取国际组织、外国政府贷款和社会捐助，推动卫生人才队伍建设。

整合卫生人才队伍培训资金，统筹安排，合理使用，形成合力。加强资金的监督管理，提高资金使用效益。

（十九）加强卫生人才队伍建设的组织领导

各级政府要高度重视卫生人才队伍建设，把卫生人才队伍建设纳入本地区人才工作总体规划和经济社会发展规划，加强领导，统一部署，保证人才建设投入，建立卫生人才工作协调机制，加强宏观指导和统筹协调。各地发展改革、财政、人力资源社会保障、教育、编制等部门要按照职责分工，落实部门责任，加强与卫生部门协调配合，研究制定加强各类卫生人才队伍建设的政策和措施。各级卫生部门和医疗卫生机构要把卫生人才队伍建设作为卫生事业发展的重点，制定卫生人才队伍建设规划，建立卫生人才工作责任制，明确目标任务，整合资源，落实措施，坚持不懈地抓出成效。

各地区、各部门要根据本意见精神，结合实际，突出重点，研究提出加强卫生人才队伍建设的实施意见。

卫生部　国家发展改革委

财政部　人力资源社会保障部

教育部　中央编办

二〇〇九年十二月三十一日

关于印发推进县级
公立医院综合改革意见的通知

(国卫体改发〔2014〕12号)

各省、自治区、直辖市人民政府，新疆生产建设兵团：

卫生计生委、财政部、中央编办、发展改革委和人力资源社会保障部《关于推进县级公立医院综合改革的意见》已经国务院同意，现印发给你们，请结合本地实际认真贯彻落实。

卫生计生委

财政部

中央编办

发展改革委

人力资源社会保障部

2014 年 3 月 26 日

关于推进县级公立医院综合改革的意见

公立医院改革是深化医药卫生体制改革的一项重点任务，县级公立医院（含中医医院，下同）改革是全面推进公立医院改革的重要内容，是解决群众"看病难、看病贵"问题的关键环节。国务院办公厅印发《关于县级公立医院综合改革试点的意见》（国办发〔2012〕33号）以来，经过1年多的试点，改革取得了初步成效，积累了有益经验，同时一些深层次的矛盾和问题逐渐凸显。为贯彻落实中央关于全面深化改革的总体部署，进一步推进医药卫生体制改革，指导各地加快县级公立医院改革步伐，巩固扩大改革成效，现就推进县级公立医院综合改革提出如下意见：

一、总体要求

贯彻落实党的十八大和十八届三中全会精神，深入推动实施《中共中央 国务院关于深化医药卫生体制改革的意见》（中发〔2009〕6号）和《国务院关于印发 "十二五"期间深化医药卫生体制改革规划暨实施方案的通知》（国发〔2012〕11号），按照政事分开、管办分开、医药分开、营利性和非营利性分开的要求，坚持保基本、强基层、建机制的基本原则，坚持公立医院公益性质，以破除以药补医机制为关键环节，更加注重改革的系统性、整体性和协同性，更加注重体制机制创新和治理体系与能力建设，更加注重治本与治标、整体推进与重点突破的统一，全面深化县级公立医院管理体制、补偿机制、价格机制、药品采购、人事编制、收入分配、医保制度、监管机制等综合改革，建立起维护公益性、调动积极性、保障可持续的运行新机制；坚持以改革促发展，加强以人才队伍为核心的能力建设，不断提高县级公立医院医疗卫生服务水平。

二、改革管理体制

（一）明确功能定位

县级公立医院是公益二类事业单位，是县域内的医疗卫生服务中心、农村三级医疗卫生服务网络的龙头和城乡医疗卫生服务体系的纽带，是政府向县域居民提供基本医疗卫生服务的重要载体。承担县域居民的常见病、多发病诊疗，危急重症抢救与疑难病转诊，农村基层医疗卫生机构人员培训指导，以及部分公共卫生服务、自然灾害和突发公共卫生事件应急处置等工作。

（二）建立和完善法人治理结构

加快推进政府职能转变，积极探索管办分开的有效形式。合理界定政府和公立医院在人事、资产、财务等方面的责权关系，建立决策、执行、监督相互分工、相互制衡的权力运行机制，落实县级公立医院独立法人地位和自主经营管理权。推进县级公立医院去行政化，逐步取消医院的行政级别，县级卫生计生行政部门负责人不得兼任县级公立医院领导职务。

（三）合理配置资源

2014年底前，国家和省（区、市）制定卫生服务体系规划以及卫生资源配置标准，各市（地）要制订区域卫生规划与医疗机构设置规划，并向社会公布。每个县（市）要办好1~2所县级公立医院。按照"填平补齐"原则，继续推进县级医院建设，30万人口以上的县（市）至少有一所医院达到二级甲等水平。采取有效措施，鼓励县级公立医院使用国产设备和器械。研究完善鼓励中医药服务提供和使用的政策，加强县中医院和县医院中医科基本条件和能力建设，积极引导医疗机构开展成本相对较低、疗效相对较好的中医药诊疗服务。严格控制县级公立医院床位规模和建设标准，严禁举债建设和举债购置大型医用设备。对超规模、超标准和举债建设的地方和机构，严肃追究政府和医疗机构负责人的相关责任。研究制定国有企业所办医院的改革政策措施。

三、建立科学补偿机制

（一）破除以药补医，完善补偿机制

县级公立医院补偿由服务收费、药品加成收入和政府补助三个渠道改为服务收费和政府补助两个渠道，取消药品加成政策。医院由此减少的合理收入，通过调整医疗技术服务价格和增加政府投入，以及医院加强核算、节约运行成本等多方共担。各省（区、市）制订具体的补偿办法，明确分担比例。中央财政给予补助，地方财政要调整支出结构，切实加大投入，增加的政府投入要纳入财政预算。充分发挥医疗保险补偿作用，医保基金通过购买服务对医院提供的基本医疗服务予以及时补偿，缩小医保基金政策内报销比例与实际报销比例的差距。

（二）理顺医疗服务价格

按照"总量控制、结构调整、有升有降、逐步到位"的原则，体现医务人员技术劳务价值，综合考虑取消药品加成、医保支付能力、群众就医负担以及当地经济社会发展水平等因素合理调整价格，逐步理顺医疗服务比价关系。提高诊疗、手术、护理、床位和中医服务等项目价格。降低药品和高值医用耗材价格，降低大型医用设备检查、治疗价格。鼓励医院通过提供优质服务获得合理收入。已贷款或集资购买的大型设备原则上由政府回购，回购有困难的 2015 年前限期降低价格。价格调整政策与医保支付政策相互衔接。

(三) 落实政府投入责任

县级人民政府是举办县级公立医院的主体，要在严格控制公立医院建设规模、标准的基础上，全面落实政府对县级公立医院符合规划的基本建设及大型设备购置、重点学科发展、人才培养、符合国家规定的离退休人员费用、政策性亏损、承担公共卫生任务和紧急救治、支边、支农公共服务等政府投入政策。中央财政和省级财政给予适当补助。落实对中医的投入倾斜政策。

四、完善药品供应保障制度

(一) 改革药品集中采购办法

县级公立医院使用的药品，要依托省级药品集中采购平台，以省（区、市）为单位，按照质量优先、价格合理原则，采取招采合一、量价挂钩、双信封制等办法开展集中招标采购，同时允许地方根据实际进行不同方式的探索。进一步增强医疗机构在药品招标采购中的参与度；鼓励跨省联合招标采购，保证药品质量安全，切实降低药品价格，有效遏制药品购销领域的腐败行为和不正之风。对临床必需但用量小、市场供应短缺的药物，可通过招标采取定点生产等方式确保供应。逐步建立基本药物与非基本药物采购衔接机制。县级公立医院要按照规定优先使用基本药物。坚持公开透明、公平竞争，推进高值医用耗材网上阳光采购，县级公立医院和高值医用耗材生产经营企业必须通过省级集中采购平台开展网上交易。在保证质量的前提下，鼓励采购国产高值医用耗材。加强省级药品集中采购平台能力建设，保障药品采购工作的实际需要。提高采购透明度,药品和高值医用耗材采购数据实行部门和区域共享。

(二) 保障药品供应

药品配送原则上由中标企业自行委托药品经营企业配送或直接配送，减少流通环节，规范流通秩序。严格采购付款制度，制订具体付款流程和办法。无正当理由未能按时付款的，采购机构要向企业支付违约金。省级卫生计生和财政部门负责监督货款支付情况，严厉查处拖延付款行为。建立全国统一的药品采购供应信息系统，逐步完善低价、短缺药品的供应保障机制。

（三）建立严格的诚信记录和市场清退制度

加强药品集中采购及配送工作的监督管理，建立不良记录。对采购中提供虚假证明文件，蓄意抬高价格或恶意压低价格，中标后拒不签订合同，供应质量不达标药品，未按合同规定及时配送供货，向采购机构、县级公立医院和个人进行贿赂或变相贿赂的，一律记录在案并进行处理，由省级卫生计生行政部门将违法违规企业、法人代表名单及违法违规情况向社会公布，并在公布后1个月内报送国家卫生计生委，由其在政务网站转载，所有省（区、市）在一定期限内不得允许该企业及其法人代表参与药品招标采购或配送。违反相关法律法规的，要依法惩处。

五、改革医保支付制度

（一）深化支付方式改革

在开展医保付费总额控制的同时，加快推进按病种、按人头付费等为主的付费方式改革。严格临床路径管理，保证医疗服务质量。科学合理确定付费标准，建立医疗保险经办机构和定点医疗机构之间谈判协商机制和风险分担机制。医保经办机构要根据协议约定按时足额结算并拨付资金。

（二）加强医保对医疗服务的监督和制约

充分发挥各类医疗保险对医疗服务行为和费用的调控引导与监督制约作用。利用信息化手段，逐步健全医保对医务人员用药、检查等医疗服务行为的监督。加强对基本医保目录外药品使用率、药占比、次均费用、参保人员负担水平、住院率、平均住院日、复诊率、人次人头比、转诊转院率、手术和择期手术率等指标的监控。

六、深化人事、分配制度改革

（一）合理核定编制

各地可结合实际研究制订县级公立医院人员编制标准，合理核定县级公立医院人员编制总量，并进行动态调整，逐步实行编制备案制。

（二）改革人事制度

落实县级公立医院用人自主权，新进人员实行公开招聘。优化人员结构，按标准合理配置医师、护士、药师和技术人员、管理人员以及必要的后勤保障人员。全面推行聘用制度和岗位管理制度，坚持按需设岗、竞聘上岗、按岗聘用、合同管理，实行定编定岗不固定人员，变身份管理为岗位管理，建立能进能出、能上能下的灵活用人机制。结合实际妥善安置未聘人员。完善县级公立医院医务人员参加社会保险制度，为促进人才合理流动创造条件。

（三）建立适应行业特点的薪酬制度

结合医疗行业特点，建立公立医院薪酬制度，完善收入分配激励约束机制。根据绩效考核结果，做到多劳多得、优绩优酬、同工同酬，重点向临床一线、关键岗位、业务骨干和作出突出贡献的人员倾斜，合理拉开收入差距。严禁给医务人员设定创收指标，严禁将医务人员收入与医院的药品、检查、治疗等收入挂钩。允许公立医院医生通过多点执业获取合规报酬。

（四）建立科学的绩效评价机制

制订县级公立医院绩效考核办法，将医院的公益性质、运行效率、群众满意度等作为考核的重要指标，考核结果与医保支付、财政补助、工资水平等挂钩，并向社会公开。把医务人员提供服务的数量、质量、技术难度和患者满意度等作为重要指标，建立以社会效益、工作效率为核心的人员绩效考核制度。

七、加强医院管理

(一) 落实院长负责制

完善公立医院院长选拔任用制度，强化院长任期目标管理，建立问责机制。完善院长激励和约束机制，严禁将院长收入与医院的经济收入直接挂钩。加强院长管理能力培训，探索建立院长任职资格管理制度。

(二) 优化内部运行管理

健全医院内部决策执行机制。完善以安全、质量和效率为中心的管理制度，加强成本核算，建立健全成本责任制度，强化成本控制意识。严格执行医院财务会计制度，探索实行总会计师制。健全财务分析和报告制度，对医院经济运行和财务活动实施会计监督，加强经济运行分析与监测、国有资产管理等工作。健全内部控制制度，建立健全医院财务审计和医院院长经济责任审计制度。实施院务公开，发挥职工代表大会的作用，加强民主决策，推进民主管理。

(三) 规范医疗服务行为

完善公立医院用药管理、处方审核制度，加强抗菌药物临床应用管理，促进合理用药，保障临床用药安全、经济、有效。鼓励探索医药分开的多种形式。鼓励患者自主选择在医院门诊药房或凭处方到零售药店购药。加强临床路径和诊疗规范管理，严格控制高值医用耗材的不合理使用，加大对异常、高额医疗费用的预警和分析。加强医疗行风建设，促进依法执业、廉洁行医。强化问责制，严肃查处工作严重不负责任或失职渎职行为。

八、提升服务能力

(一) 建立适应行业特点的人才培养制度

建立健全住院医师规范化培训制度，到 2020 年新进入县级公立医院的医生必须经过住院医师规范化培训。加强县级公立医院骨干医师培训，研究实施专科特设岗位计划，引进急需高层次人才。

（二）推进信息化建设

在国家统一规划下，加快推进县级医药卫生信息资源整合，逐步实现医疗服务、公共卫生、计划生育、医疗保障、药品供应保障和综合管理系统的互联互通、信息共享。加快县级公立医院信息化建设，着重规范医院诊疗行为和提高医务人员绩效考核管理能力。充分利用现有资源，开展远程医疗系统建设试点，推进远程医疗服务。强化信息系统运行安全，保护群众隐私。

（三）落实支持和引导社会资本办医政策

完善社会办医在土地、投融资、财税、价格、产业政策等方面的鼓励政策，优先支持举办非营利性医疗机构，支持社会资本投向资源稀缺及满足多元需求服务领域。放宽社会资本办医准入范围，清理取消不合理的规定，加快落实在市场准入、社会保险定点、重点专科建设、职称评定、学术地位、医院评审、技术准入等方面对非公立医疗机构和公立医疗机构实行同等对待政策。支持社会资本举办的医疗机构提升服务能力。非公立医疗机构医疗服务价格实行市场调节价。研究公立医院资源丰富的县（市）推进公立医院改制政策，鼓励有条件的地方探索多种方式引进社会资本。

九、加强上下联动

（一）促进医疗资源纵向流动

以多种方式建立长期稳定的县级公立医院与基层医疗卫生机构、城市医院分工协作机制。县级公立医院要加强对基层医疗卫生机构的技术帮扶指导和人员培训，健全向乡（镇）卫生院轮换派驻骨干医师制度，建立长效机制。可采取推荐优秀管理人才参加乡（镇）卫生院选聘等形式，提升乡（镇）卫生院管理水平。全面落实城市三级医院对口支援县级公立医院制度，提高县级医院技术和管理水平。采取政策支持、授予荣誉等措施，引导城市大医院在职学科带头人、医疗骨干全职或兼职到县级公立医院工作，并为其长期在县级公立医院工作创造条件。鼓励已退休的学科带头人、业务骨干到县级公立医院服务。

（二）完善合理分级诊疗模式

制订分级诊疗的标准和办法，综合运用医疗、医保、价格等手段，逐步建立基层首诊、分级医疗、双向转诊的就医制度。建立县级公立医院与基层医疗卫生机构之间的便捷转诊通道，县级公立医院要为基层转诊患者提供优先就诊、优先检查、优先住院等便利。充分发挥医保的杠杆作用，支付政策进一步向基层倾斜，拉开不同级别定点医疗机构间的报销比例差别。完善县外转诊和备案制度，力争 2015 年底实现县域内就诊率达到 90%左右的目标。

十、强化服务监管

（一）严格行业管理

卫生计生行政部门要完善机构、人员、技术、设备的准入和退出机制。加强县级公立医院医疗质量安全、费用控制、财务运行等监管，严格控制医药费用不合理过快增长。做好医疗费用增长情况的监测与控制，加强对高额医疗费用、抗菌药物、贵重药品以及高值医用耗材使用等的回溯检查力度，及时查处为追求经济利益的不合理用药、用材和检查检验等行为。

（二）发挥社会监督和行业自律作用

推进医院信息公开，定期公开财务状况、绩效考核、质量安全等信息。加强医疗行业协会（学会）在县级公立医院自律管理监督中的作用。建立完善医务人员管理信息系统和考核档案，记录医务人员各项基本信息、年度考核结果以及违规情况等。建立社会监督评价体系，充分听取社会各方面意见。改革完善医疗质量、技术、安全和服务评估认证制度。探索建立第三方评价机制，全面、客观地评价医疗质量、服务态度、行风建设等。

（三）促进医患关系和谐

强化医务人员人文素质教育，进一步加强医德医风建设。加强舆论宣传和引导，营造全社会尊医重卫的良好氛围。加强医疗纠纷调处，完善第三方调解机制，保障医患双方的合法权益。依法维护正常的医疗服务秩序，严厉打击伤害医务人员和"医闹"等违法犯罪行为。积极发展医疗责任保险和医疗意外保险，探索建立医疗风险共担机制。

十一、加强组织实施

（一）编制行动计划

2014 年县级公立医院综合改革试点覆盖 50% 以上的县（市），2015年全面推开。制定县级公立医院综合改革任务具体分工方案，进一步细化分解改革任务，落实牵头部门和进度安排，明确时间表、路线图，切实抓好组织实施。

（二）落实相关责任

各地、各有关部门要建立工作推进机制，严格落实责任制。县级人民政府是改革实施主体，要落实责任、健全制度，切实做好实施工作。各省（区、市）深化医改领导小组要建立督促检查、考核问责机制，确保综合改革的各项举措落到实处。国务院深化医改领导小组办公室要会同有关部门制订县级公立医院综合改革效果评价指标体系，加强跟踪评估，对县级公立医院改革行动计划进展情况进行专项督查，定期考核，适时通报。考核结果与中央财政补助资金挂钩。

（三）做好宣传培训

开展对各级政府和相关部门领导干部的政策培训，加强政策解读。深入细致做好医务人员的宣传动员，充分发挥其改革主力军作用。大力宣传改革进展成效和典型经验，开展舆情监测，及时解答和回应社会各界关注的热点问题，合理引导社会预期。

宁夏回族自治区
关于深化卫生改革的若干规定

(1988 年 9 月 5 日)

第一条　为了加快和深化卫生改革，增强卫生事业单位的生机和活力，促进卫生事业的发展，根据国家有关规定，并结合我区实际情况，制定本规定。

第二条　进一步推行院（所、站、校）长负责制。院（所、站、校）长经民主推选、组织考查，由各级政府授权卫生行政主管部门任命，每届任期三折，可以连任，也可以通过招标选聘。院（所、站、校）长负责全面领导责任，有权决定本单位的经营决策、机构设置、中层干部任免、一般干部职工折聘用、奖惩以及经费使用、收益分配等。实行院（所、站、校）长负责制的单位，建立职工代表大会，对本单位的重大问题进行监督。

第三条　实行多种形式的承包责任制。实行承包责任制的医疗卫生单位，根据国家有关政策、法令，与主管部门签订承包合同，要明确任务、技术、服务质量、职业道德、经济收支以及社会性医疗保健工作等承包指标，规定对承包人的奖惩条款。承包期限一般为一至三年。承包后人、财、物以及各项医疗卫生业务活动均由单位自行管理、自主经营。凡承包责任以内的事务，主管部门和有关部门不得干预，但要依据国家有关政策法令，做好监督、检查和承包期终审工作。

第四条 实行卫生事业经费包干制。各级财政部门对同级卫生主管部门实行经费包干，正常经费在逐步增加和合理核定基数的前提下，实行预算包干；专项经费由卫生行政部门每年提出计划，经财政部门核准后，卫生行政部门统筹安排使用、卫生行政部门对所属的医疗卫生单位，按照不同任务和业务性质，实行"经费包干、超支不补、结余留用、自主管理"。医疗卫生单位也可将经费按任务或项目包干给各科（室）。

第五条 逐步改革不合理的医疗服务价格，有计划、有步骤地调整现行收费偏低的医疗收费标准。对医疗卫生收费价格实行统一领导，分级管理。自治区物价局、卫生厅负责制订全区挂号费、住院费标准，并负责对自治区医疗卫生单位收费价格的制订管理。各地、市、县、乡医疗卫生单位的收费价格，按行政隶属关系分别由各地、市、县物价、卫生部门共同制订和管理。自治区、地、市、县、乡级医院的门诊挂号费、住院费应拉开档次，不同技术水平的医生，不同条件的病房，可实行不同的收费标准。利用新技术、新设备以及新开展的医疗服务项目（现行收费标准中未列入的项目），应按成本收费（不含工资）。低值易耗品按实际消耗计算收费。

第六条 县级以上医院（含县级）可以开设专家门诊，也可以根据病人特殊需要开设"优先、优质"服务项目。专家门诊和"双优"服务的收费标准可高于普通收费标准，但其费用不准在公费医疗和劳保医疗中报销。

第七条 各级预防、妇幼保健、药品检验、医学教育、医学科研等全额预算单位，可以开展有偿服务、收取成本费和劳务费。有偿服务的收入不上缴财政，不缴纳所得税，不抵顶财政拨款，由单位自行分配。其中，60%用于发展卫生事业；40%用于改善集体福利和个人奖励。

第八条　凡参加单位统一组织的业余服务和超额服务，其收入扣除实际消耗后，由单位统一分配。其中，40%用于发展医疗卫生事业；30%用于改善集体福利；30%作为参加业余服务、超额服务人员的劳动报酬。分配给个人的劳动报酬不计入奖金额，但每人每月平均不得超过60元。提高各级医院夜间值班人员的夜班费标准，节日值班可以照企业，发给节日加班工资。

第九条　在财政不再增加额外拨款的前提下，医疗卫生事业单位奖金税的起征点，提高到人均三个半月基本工资金额。

第十条　免征医疗卫生单位的城市基础设施配套费和设有固定装置的医用救护车和采血车的养路费。除法律、地方性法规及规章的规定之外，不承担任何部门的各种集资、摊派费用。

第十一条　各级医疗卫生单位，可以组织富余人员举办与医疗卫生工作有关的第三产业和小型工副业，实行单独核算，自负盈亏，"以工助医""以副养主"。对副有困难的，可以申请减免税收。减免税收入必须用于发展生产。

第十二条　本规定自公布之日起施行。过去有关文件与本规定不符的以本规定为准。

第十三条　本规定由自治区卫生厅负责解释。

宁夏回族自治区政府

1988 年 9 月 5 日

宁夏回族自治区党委、人民政府关于进一步加强农村卫生工作的意见

(宁党发〔2005〕38号)

做好农村卫生工作是落实科学发展观，促进城乡协调发展，构建和谐新农村的重要内容。为认真贯彻落实《中共中央、国务院关于进一步加强农村卫生工作的决定》（中发〔2002〕13号），加快我区农村卫生事业的发展，现提出如下意见。

一、指导思想和工作目标

（一）指导思想

以"三个代表"重要思想和科学发展观为指导，从构建社会主义和谐社会和我区农村卫生工作的实际出发，坚持以农村为重点的卫生工作方针，坚持政府主导，加大投入力度，深化内部改革，提高人员素质，完善服务功能，逐步缩小城乡卫生差距，切实解决农民群众有地方看病、有医生看病、看得起病的问题，满足农民公共卫生和基本医疗需求，不断提高农民群众的健康水平和生活质量。

（二）工作目标

到2010年，基本建立起适应我区农村经济发展水平和农民健康需求的农村卫生服务体系和新型农村合作医疗制度，逐步完善县、乡、村

三级医疗卫生服务网络，建立精干高效的农村卫生服务队伍，使县、乡、村三级卫生机构有用房、有设备、有人员、有经费，农民人人享有初级卫生保健，做到小病不出乡村、大病不出县，主要健康指标达到西部中上水平。

——基本设施建设基本达标。到 2008 年，乡（镇）卫生院达到国家基本建设标准，85% 以上的村卫生室建设实现标准化；到 2010 年，县级医院、预防保健机构业务用房的建设和改造任务基本完成。

——乡村卫生人员素质明显提高。到 2010 年，乡（镇）卫生院专业人员具有大专以上学历，80% 以上的临床医疗人员具有执业医师资格；村医达到中专以上学历或水平，其中 60% 的具有助理执业医师资格。

——农村医疗保健制度初步建立。到 2008 年，新型农村合作医疗工作在全区普遍开展，覆盖 80% 以上的农村人口。农村医疗救助制度初步建立，贫困家庭得到医疗救助。

——农民健康水平进一步提高。到 2010 年，全区孕产妇死亡率、婴儿死亡率下降到 52/10 万和 21.92‰，人均期望寿命提高到 73 岁。

——农村卫生管理体制不断完善。建立医疗人员能进能出、能上能下的用人机制；自主灵活、绩效挂钩的分配机制；权责明确、规范有序的运行机制；奖惩分明、依法管理的监管机制。

二、加强农村卫生服务体系建设

（三）构建农村三级卫生服务网络

要坚持以公有制为主导、多种所有制形式共同发展的原则，健全以县级医疗机构为龙头，乡（镇）卫生院为枢纽，村卫生室为基础的农村三级卫生服务网络。重点加强乡（镇）卫生院和村卫生室建设。乡（镇）卫生院按照一乡一院的原则建设，业务用房一般不少于 600 平方米，中心卫生院不少于 1200 平方米。要将乡（镇）卫生院和计生站建设统筹安排、合二为一，提高卫生资源的使用效率。原则上一个行政村设立一个村卫生室，配备一名村医，鼓励乡（镇）卫生院领办、乡村联办、社会力量兴办、有执业资格的个人承办村卫生室。村卫生室的建设面积，川区不得少于 60 平方米，山区不得少于 45 平方米。自治区有关部门要制定乡（镇）卫生院和村卫生室建设的具体意见，统一规划，统一标准，统一建设，统一管理。

（四）科学界定和发挥三级网络的功能作用

县级卫生机构承担农村预防保健、基本医疗、基层转诊、急救以及基层卫生人员的培训及业务指导职责；乡（镇）卫生院以公共卫生服务为主，综合提供预防、保健和基本医疗等服务；村卫生室承担卫生行政部门赋予的预防保健任务，提供常见伤、病的初级诊治。要进一步完善乡村卫生服务管理一体化，鼓励县、乡、村卫生机构开展纵向业务合作，提高农村服务网络的整体功能。要在川区和山区各选择一个条件较好的县（市、区）进行三级医疗网络体系建设试点，确立标准，树立典型，以点带面，推动农村卫生事业全面发展。

（五）积极推进乡（镇）卫生院改革

合理调整乡（镇）卫生院布局，原则上每个乡镇只设立一所由政府主办的公益性卫生院，其余的卫生院可改制为民办或股份制医疗机构。乡（镇）卫生院要进行人事制度改革，实行全员聘用制，新增人员要面向社会公开招聘具有医学大专以上学历的人员。积极推进分配制度改革，使收入与技术水平和贡献挂钩，向优秀人才和关键岗位倾斜。县级卫生行政部门要按照公开、公正和择优的原则，在本县（市、区）或更大范围内，选聘作风正、懂技术、会管理的人员担任院长，实行任期目标责任制，赋予其用人权、分配权和奖惩权。

三、加大农村卫生投入力度

（六）增加投入

各级人民政府要逐年增加农村卫生投入，新增的卫生事业经费主要用于农村卫生监督、疾病控制、妇幼保健、健康教育、卫生服务网络建设和技术人员培训。

（七）保证业务经费和人员工资

乡（镇）卫生院为全额拨款的事业单位，其业务经费和人员工资由各级财政予以保证。自治区财政对南部山区八县（区）及红寺堡开发区的乡（镇）卫生院人员工资给予30%的补助，川区给予15%的补助，不足部分由各县（市、区）财政解决。乡村医生的补助每月不得低于100元，并随着农民收入的增长而逐步提高。自治区财政对南部山区八县（区）及红寺堡开发区、川区移民吊庄和纳入扶贫范围乡镇的村医每人每月补助50元，不足部分由当地财政解决。

（八）加强业务用房建设

乡（镇）卫生院业务用房的建设资金由自治区统筹解决，并按照国家标准统一建设。村卫生室建设采取政府引导、多方筹资的原则，要通过整合资源，利用项目、援助、捐助、扶贫等资金进行。对南部山区八县（区）和红寺堡开发区、川区移民吊庄和纳入扶贫范围的乡镇，未达标的村卫生室，由自治区财政按每村1万元的标准投资建设。

（九）提高医疗设备装备水平

按照功能适用、装备适度的原则，由自治区财政安排专项资金，在两年内，统一为乡（镇）卫生院和村卫生室配齐基本的医疗设备。

四、提高农村医疗卫生人员素质

（十）建立教育和培训机制

从2005年下半年开始，用三年时间，按照"一乡一人"的原则，对全区乡（镇）卫生院骨干医疗技术人员和公共卫生人员进行集中培训。要加强全科医学教育和继续教育，尤其强化对院长和女医护人员的培训，到2008年，每个乡（镇）卫生院必须有一名女性妇产科专业人员。加强对村医特别是青年村医的培训，提高村医的医疗服务水平。从2006年开始，用两年时间，自治区为南部山区八县（区）和红寺堡开发区、川区移民吊庄和纳入扶贫范围乡镇的行政村各培训1名村医。医学院校要针对我区农村卫生的实际需要，调整专业设备和教学内容，强化面向农村的全科医学教育，定向为农村培养适用的卫生人才。要鼓励和推动乡村医疗卫生机构人员采用传统中医技术或中西医结合的方式，为农民群众诊治常见病和多发病。

（十一）继续做好城市医疗机构对口支援农村卫生工作

结合"万名医师支援农村卫生工程"，建立健全工作机制，实施城镇医疗机构对口支援乡（镇）卫生院建设的"321"工程。自治区级医疗机构、院校附属医疗机构、部队驻宁医疗机构对口支援3所乡（镇）卫生院；市级医疗机构对口支援2所乡（镇）卫生院；县（市、区）级医疗机构对口支援1所乡（镇）卫生院。对口支援工作从2006年起全面实施，任务一定三年不变。严格执行城镇医疗机构人员在晋升主治医师和副主任医师职称前，到农村累计服务一年的制度。要组织医学院校应届毕业生到乡（镇）卫生院参加全区"毕业生就业实习计划"。

五、强化农村公共卫生工作

（十二）明确农村公共卫生责任

各级人民政府要按照分级管理、以县（市、区）为主的农村卫生管理体制，对农村公共卫生工作承担全面责任。自治区制定农村公共卫生基本项目和规划，各市、县（区）负责组织实施。农村预防保健等公共卫生服务可由卫生机构提供，也可由政府向符合条件的其他医疗机构购买。

（十三）加强农村预防保健工作

乡（镇）卫生院、村卫生室要在上级预防保健机构的指导下，承担基层疾病预防、保健工作，做好预防接种、健康教育、传染病疫情及突发公共卫生事件报告和农村常见病、多发病的治疗预防等工作。依法规范农村妇幼保健工作，加强孕产妇、儿童保健系统化管理，提高住院分娩率，降低孕产妇残废率和出生缺陷发生率。

（十四）大力开展爱国卫生运动

以改水改厕为重点，开展农村卫生环境整治，促进文明村镇建设。推进"亿万农民健康促进行动"，采取多种形式普及疾病预防和卫生保健知识，引导农民建立良好的卫生习惯，倡导科学文明、健康的生活方式。

六、建立和完善农村医疗保障制度

（十五）全面推进新型农村合作医疗工作

各级人民政府要积极组织、引导农民参加新型农村合作医疗，着力解决好农民"因病致贫、因病返贫"问题。要逐步扩大新型农村合作医疗范围，到 2008 年在全区农村基本建立起新型农村合作医疗制度。对参加新型农村合作医疗的农民，在中央财政每人每年补助 20 元的基础上，自治区与各地财政补助 15 元，农民个人缴纳 10 元。

（十六）建立农村医疗救助制度

各级民政、财政和卫生部门要通过政府投入和社会各界捐助等多种渠道筹集医疗救助资金，对农村贫困人口的门诊费用给予补助；对患大病住院的特困人口，按照实际发生的医疗费用的一定比例给予救助；对农村特困户每人每年缴纳 10 元合作医疗资金。

七、依法加强监督管理

（十七）强化农村药品管理

要制定乡、村医疗机构基本用药目录，严格按照目录用药，保证农民吃上安全药、放心药、低价药。药品要以县为单位集中采购，统一配送，不加价。用药目录、收费项目和标准，要通过新闻媒体、网站和宣传栏向社会公布，真正做到使农民群众看病、吃药、费用"三明白"。要加强对药品监督检查力度，打击违法、违规行为，切实保证群众的用药安全。

（十八）实行乡村医疗机构标准化管理

乡村医疗机构要坚持"方便百姓、放心吃药、药不加价、防不漏户"的服务理念，做到用药目录、集中采购、配送药品、标识形象、服务理念、药品价格"六统一"。

（十九）加强卫生行业监管

各级卫生行政部门要严格医疗卫生机构、人员、卫生技术应用等方面的准入制度，重点对乡（镇）卫生院和村卫生室医疗操作规范、合理用药、一次性医疗用品和医疗器械消毒进行监督检查。要加强对乡（镇）卫生院和村卫生室资产的监管，保证国有资产不流失。政府投资建设的村卫生室的房屋和设备，产权要清晰，归属要明确。要加大对乡、村巡回卫生监督的力度，严禁危害农民身体健康的生产经营活动，坚决打击非法行医、非法医疗广告和非法采供血行为，保证农民就医安全。

八、加强对农村卫生工作的领导

（二十）加强领导

各级政府要把解决农村群众"看病难、看病贵、看不起病"的问题作为执政为民的一件大事来抓。要将农村卫生工作列入重要议事日程，纳入国民经济和社会发展规划，做为各级领导干部政绩考核的主要内容。有关部门要各司其职，各负其责，建立齐抓共管的农村卫生工作机制。

（二十一）落实责任制

要建立健全农村卫生工作考核、评估体系，加强对农村医疗卫生机构的标准化、规范化、科学化管理，提高医疗服务水平和质量。要制定农村卫生考核与奖励办法，加强对乡（镇）卫生院的考核，对达标的进行表彰奖励；不达标的，第一年给予院长警告处分，第二年解除职务。加强对村医的监管和考核，对没有完成工作任务的乡村医生要减少补助，直至取消上岗资格。

自治区人民政府关于印发宁夏回族自治区 "十二五"期间深化医药卫生体制改革 实施方案的通知

(宁政发〔2012〕148号)

各市、县(区)人民政府,自治区政府各部门、直属机构:

《宁夏回族自治区"十二五"期间(2012—2015年)深化医药卫生体制改革实施方案》已经自治区人民政府第122次常务会议审议通过,现印发给你们,请认真贯彻执行。

宁夏回族自治区人民政府

2012年10月8日

宁夏回族自治区"十二五"期间 深化医药卫生体制改革实施方案

"十二五"时期是深化医药卫生体制改革的攻坚阶段,也是建立基本医疗卫生制度的关键时期。为巩固扩大前一阶段改革成果,实现2020

年人人享有基本医疗卫生服务的既定目标，根据《中共中央国务院关于深化医药卫生体制改革的意见》（中发〔2009〕6号）和《国务院关于印发"十二五"期间深化医药卫生体制改革规划暨实施方案的通知》（国发〔2012〕11号）精神，结合我区实际，制定本方案。

一、指导思想

以邓小平理论和"三个代表"重要思想为指导，深入贯彻落实科学发展观，坚持把基本医疗卫生制度作为公共产品向全民提供的核心理念，坚持保基本、强基层、建机制的基本原则，坚持预防为主、以农村为重点、中西医并重的方针，以维护和增进全区人民健康为宗旨，以基本医疗卫生制度建设为核心，立足区情、统筹安排，突出重点、循序推进，进一步深化体制机制改革，着力在全民基本医保建设、基本药物制度巩固完善和公立医院改革方面取得重点突破,加快形成人民群众"病有所医"的制度保障，不断提高人民群众健康水平，使人民群众共享改革发展的成果。

二、总体目标

加快推进符合宁夏经济社会发展水平的基本医疗卫生制度建设，进一步健全以统筹城乡基本医疗保险为主体的多层次医疗保障体系，不断提高保障能力和管理水平。巩固完善基本药物制度，确保基层医疗卫生机构运行新机制有效运转。县级公立医院综合改革试点取得阶段性成效，城市公立医院改革有序开展。卫生资源配置不断优化，社会力量办医取得积极进展。以全科医生为重点的人才队伍建设得到加强，基层人才不足状况得到有效改善。中医药服务能力进一步增强，中医药适宜技术在基层医疗机构广泛使用。药品生产流通秩序逐步规范，医药价格体系逐步理顺。医药卫生信息化水平明显提高。监管制度不断完善。

到 2015 年，全区基本医疗卫生服务更加公平可及，服务水平和效率明显提高，居民主要健康指标达到或高于全国平均水平。卫生总费用增长得到合理控制，政府卫生投入增长幅度高于经常性财政支出增长幅度，政府卫生投入占经常性财政支出的比重逐步提高，群众看病难、看病贵问题得到有效缓解。

三、加快健全全民医保体系

（一）巩固扩大基本医保覆盖面

城镇职工基本医疗保险（以下简称职工医保）和城乡居民基本医疗保险（以下简称城乡居民医保）参保率稳定在 95% 以上。采取有效措施，重点做好农民工、学生、生态移民、城乡特困人员、非公有制经济组织从业人员和灵活就业人员的参保工作。

（二）提高基本医疗保障水平

探索建立与自治区经济社会发展水平相适应的基本医疗保险筹资机制。到 2015 年，城乡居民医保政府补助标准提高到每人每年 360 元以上，城乡居民各档次个人缴费标准也相应提高，城镇职工医保单位缴费比例提高到 8% 左右。建立基本医疗保险待遇正常调整机制，城镇职工医保、城乡居民医保政策范围内住院医疗费用支付比例分别达到 80%、75% 左右，进一步提高年度最高支付限额。城乡居民医保门诊统筹覆盖率达到 100%，支付比例提高到 50% 以上。进一步加大政府对残疾人等特困人员参保缴费的补助力度，提高其医疗保障水平。开展城镇职工医保门诊统筹试点工作。

（三）完善基本医保管理体制

进一步完善统筹城乡居民基本医疗保险制度。按照管办分开原则，完善基本医保管理和经办运行机制，明确界定职责，进一步落实医保经办机构的法人自主权，提高经办能力和效率。在确保基金安全和有效监管的前提下，鼓励以政府购买服务的方式，委托具有资质的商业保险机构经办各类医疗保障管理服务。

（四）提高基本医保管理服务水平

积极推进社会保障"一卡通"工程，加大社会保障卡发卡工作力度，力争在 2013 年实现全区城乡居民人手一卡，在全国率先全面实现基本医疗保险缴费、就医和结算等各项功能。推进基本医保和医疗救助的结算衔接及联网即时结算，使患者看病只需支付自付部分费用。建立异地就医结算机制，在自治区境内全面实现统筹区域间就医费用和购药费用异地即时结算，初步实现与部分转诊量大的城市跨省医疗费用异地即时结算。完善医保关系转移接续政策，逐步实现职工医保制度内跨区域转移接续，制定城镇职工医保和城乡居民医保制度间转移和衔接办法。建立具有基金管理、费用结算与控制、医疗行为管理与监督等复合功能的医保监控系统，实现与定点医疗机构信息系统的对接。

加强基本医保基金收支管理，职工医保和城乡居民医保基金坚持当年收支平衡的原则，在确保基金安全的前提下，发挥基金最大效益。增强基本医保基金共济和抗风险能力，逐步建立自治区级风险调剂金制度，积极推进职工医保自治区级统筹。完善基本医保基金管理监督和风险防范机制，防止基本医保基金透支，保障基金安全。

（五）改革医保支付制度

加大医保支付方式改革力度，结合实施疾病临床路径，在全区范围内积极推行按病种付费、按人头付费、总额预付等付费方式改革，增强医保对医疗行为的激励约束作用，建立医保对不合理医疗费用增长的制约机制。在吴忠市、中卫市试点经验的基础上，逐步在全区推广"改革支付制度，提高卫生效益"项目。积极推动建立医保经办机构与医疗机构、药品供应商的谈判机制和购买服务的付费机制。医保支付政策进一步向基层倾斜，扩大基本医疗保险中医药（回医药）服务诊疗支付项目，引导群众小病到基层就诊，促进分级诊疗制度形成。加强医保协议管理，逐步将医保对医疗机构医疗服务的监管延伸到对医务人员医疗服务行为的监管。

（六）完善城乡医疗救助制度

加大救助资金投入，筑牢医疗保障底线。资助低保对象、五保对象、贫困孤残人员、享受高龄老人津贴等特困人员参加城乡居民医疗保险。建立覆盖城乡、制度统一、标准一致的城乡医疗救助制度，对救助对象政策范围内住院自付医疗费用救助比例提高到70%以上。完善重特大疾病医疗救助制度，门诊大病救助封顶线达到5000元以上，住院救助封顶线提高到6万元。制定艾滋病机会感染者、重度精神病人医疗救助制度，建立自治区特困人员和重度残疾人医疗救助基金，进一步解决特殊困难群体的医疗保障问题。进一步优化医疗救助即时结算"一站式"服务流程，规范服务行为，方便困难群众看病就医。鼓励和引导社会力量发展慈善医疗救助，鼓励工会等社会团体开展多种形式的医疗互助活动。

（七）积极发展商业健康保险

进一步完善商业健康保险产业政策，鼓励企业、个人参加商业健康保险及多种形式的补充保险，落实税收等相关优惠政策。简化理赔手续，方便群众结算。加强商业健康保险监管，促进其规范发展。

（八）探索建立重特大疾病保障机制

充分发挥基本医保、医疗救助、商业健康保险、多种形式补充医疗保险和公益慈善的协同互补作用，切实解决重特大疾病患者的因病致贫问题。在稳步提高基本医保最高支付限额和报销比例的基础上，加强组织领导和筹资管理，制定全区城乡居民大病保险政策，统筹基本医疗保险基金，委托商业保险机构承办城乡居民大病保险，有效提高重大疾病保障水平，切实解决城乡居民因病致贫、因病返贫的突出问题。

四、巩固完善基本药物制度和基层医疗卫生机构运行新机制

(一) 深化基层医疗卫生机构综合改革

完善基层医疗卫生机构编制管理、补偿机制、人事分配等方面的综合改革措施，巩固基层改革成效。健全基层医疗卫生机构稳定长效的多渠道补偿机制，市、县 (区) 政府要将对基层医疗卫生机构专项补助以及经常性收支差额补助纳入财政预算并及时、足额落实到位。自治区财政建立基本药物制度全面实施后对地方的经常性补助机制并纳入预算。2013 年以前完成基层医疗卫生机构债务化解工作，并全面落实一般诊疗费及医保支付政策，确保基层医疗卫生机构正常运转。健全绩效评价和考核机制，在平稳实施绩效工资的基础上，落实基层医疗卫生机构承担基本公共卫生服务的经费，建立以服务质量、服务数量和群众满意度为核心的绩效评价、考核和激励机制。在实施基本公共卫生服务绩效考核补助和绩效工资的基础上，适当提高奖励性绩效工资的比例，坚持多劳多得、优绩优酬，重点向关键岗位、业务骨干和作出突出贡献的人员倾斜，合理拉开收入差距，调动医务人员积极性。

(二) 扩大基本药物制度实施范围

巩固政府办基层医疗卫生机构实施基本药物制度的成果，落实基本药物全部配备使用和医保支付政策。对非政府办基层医疗卫生机构，可结合实际，采取购买服务的方式将其纳入基本药物制度实施范围。鼓励公立医院和其他医疗机构优先使用基本药物。根据新调整的国家基本药物目录，适时制定并公布自治区基本药物目录。

(三) 规范基本药物采购机制

坚持基本药物以自治区为单位网上集中采购，落实招采合一、量价挂钩、双信封制、集中支付、全程监控等采购政策。坚持质量优先、价

格合理，进一步完善基本药物质量评价标准和评标办法，既要降低虚高的药价也要避免低价恶性竞争，确保基本药物安全有效、供应及时。建立以自治区为单位的基本药物集中采购和使用管理系统，明显提高基本药物使用监管能力。对用量小、临床必需的基本药物可通过招标采取定点生产等方式确保供应。强化基本药物质量监管，建立基本药物配送监管信息系统，自治区内所有基本药物生产、经营企业全部纳入电子监管。

（四）提高基层医疗卫生机构服务能力

2013年完成全区1722个村卫生室的业务用房建设。按照填平补齐的原则，继续支持乡（镇）卫生院、社区卫生服务机构标准化建设，2015年基层医疗卫生机构达标率达到95%以上。继续加强基层在岗人员培训，重点实施具有全科医学特点、促进基本药物使用等针对性和实用性强的培训项目。鼓励基层医疗卫生机构采取主动服务、上门服务等方式，开展巡回医疗，推动服务重心下沉，服务内容向基本医疗和基本公共卫生服务转变。建立健全分级诊疗、双向转诊制度，积极推进基层首诊负责制试点，明显提高基层医疗卫生机构门急诊量占门急诊总量的比例。

筑牢农村医疗卫生服务网底。落实乡村医生的补偿、养老政策。定向培养和招录3000名村医，优化乡村医生队伍结构，逐步推进乡村医生向执业（助理）医师转变。推进乡村卫生服务一体化管理，乡（镇）卫生院对村卫生室的房屋、人员、业务、药械、财务和绩效考核等实施规范化管理。

（五）推广基层医疗卫生机构中医药（回医药）特色服务

在基层医疗卫生机构推行中医药"双十"服务，强化基层医疗机构向城乡居民提供中医药服务的能力。推广实施老年人、妇女、儿童以及慢性病患者等重点人群中医健康指导等中医药服务，发挥以"中医体质辨识"为核心的"治未病"服务的防病作用。将符合要求的中药和中医适宜技术等中医药服务项目纳入医保报销范围，满足居民使用中医药服务的需求。积极推进院内制剂的研发。

（六）推进全科医生制度建设

把建立全科医生制度作为强基层的关键举措，通过规范化培养、转岗培训和设置特岗等方式加强全科医生队伍建设，到 2015 年为全区基层医疗卫生机构培养全科医生 1000 名以上，使每万名城市居民拥有 2 名以上全科医生，每个乡（镇）卫生院都有全科医生。积极推进家庭签约医生服务模式，逐步建立全科医生与居民契约服务关系，为居民提供连续的健康管理服务。

（七）促进人才向基层流动

进一步完善相关政策措施，鼓励引导医务人员到基层服务。建立上级医院与基层医疗卫生机构之间的人才合作交流机制，探索市、县（区）域内人才柔性流动方式，促进县乡人才联动。开展免费医学生定向培养，实施全科医生特岗计划，充实基层人才队伍。严格落实城市二级以上医疗卫生机构专业技术人员晋升中高级职称前到基层医疗卫生机构服务累计一年以上的政策。在同等条件下，对晋升到高一级职称的专业技术人员，在基层累计服务一年以上的可以优先聘用，在内部等级晋升上优先考虑。鼓励大医院退休医生到基层和农村执业。对到南部山区基层医疗卫生机构服务的医务人员，落实津补贴政策或给予必要补助。

（八）加快推进基层医疗卫生机构信息化

以自治区为区域，建立涵盖基本药物供应使用、居民健康管理、基本医疗服务、绩效考核等功能的基层医疗卫生信息系统，提高基层医疗卫生服务水平。到 2015 年，基层医疗卫生信息系统基本覆盖乡（镇）卫生院、社区卫生服务机构和有条件的村卫生室。

五、积极推进公立医院改革

坚持公立医院公益性质，按照"四个分开"的要求，以破除"以药补医"机制为关键环节，以县级医院为重点，以取消药品加成为关键环节，统筹推进管理体制、补偿机制、人事分配、药品供应、价格机制等方面的综合改革，由局部试点转向全面推进。大力开展便民惠民服务，逐步建立维护公益性、调动积极性、保障可持续的公立医院运行新机制。

（一）落实政府办医责任

进一步明确政府举办公立医院的目的和应履行的职责，完善政府对公立医院的财政补助，使医院不再为生存担忧，公益性质得到强化，趋利行为明显下降。进一步落实政府对公立医院的基本建设和设备购置、重点学科发展、公共卫生服务、符合国家规定的离退休人员费用和政策性亏损补贴等投入政策。进一步强化政府监管责任，科学制定卫生规划，合理确定公立医院的数量和布局，严格控制建设标准、规模、设备配备和公立医院举债建设，大力引导公立医院走内涵式发展道路，坚持公益性办院方向。进一步健全医疗服务价格调整机制，使医疗服务价格结构趋向合理。

（二）推进补偿机制改革

以破除"以药补医"机制为关键环节，推进医药分开，2012年起取消县级医院全部药品加成，将公立医院补偿由服务收费、药品加成收入和财政补助三个渠道改为服务收费和财政补助两个渠道。降低大型医疗设备检查费，政府投资购置的公立医院大型设备按扣除折旧后的成本制定检查价格，贷款或集资购买的大型设备原则上由政府回购，回购有困难的限期降低检查价格。因上述改革减少的合理收入或形成的亏损，通过调整医疗技术服务价格、增加政府投入等途径予以补偿。进一步规范医疗服务项目，提高诊疗费、手术费、护理费收费标准，体现医疗服务合理成本和医务人员技术劳务价值。医疗技术服务收费按规定纳入医保支付范围。增加的政府投入由自治区财政给予一定补助，各市、县（区）财政要按实际情况调整支出结构，切实加大投入。

（三）控制医疗费用不合理增长

认真贯彻落实《自治区人民政府办公厅关于控制医疗费用不合理增长的指导意见》（宁政办发〔2011〕166号）精神。在落实"三个挂钩"和"五个确保"的基础上，推动公立医院改革在核心内容和关键步骤上取得实质性进展。到2015年，我区医疗费用增长水平低于全国平均增长水平，与我区经济社会发展水平、城乡居民人均可支配收入增长水平相适应。

（四）推进政事分开、管办分开

强化卫生行政部门规划、准入、监管等全行业管理职能。积极探索设立专门的政府办医机构，由其履行政府举办公立医院的职能，负责公立医院的资产管理、财务监管、绩效考核和医院主要负责人的任用。各级卫生行政部门负责人不得兼任公立医院领导职务，逐步取消公立医院行政级别。

（五）建立现代医院管理制度

探索建立理事会等多种形式的公立医院法人治理结构，明确理事会与院长职责，公立医院功能定位、发展规划、重大投资等权力由政府办医机构或理事会行使。建立院长负责制和任期目标责任考核制度，落实公立医院用人自主权，实行按需设岗、竞聘上岗、按岗聘用、合同管理，推进公立医院医务人员养老等社会保障服务社会化。建立以公益性质和运行效率为核心的公立医院绩效考核体系，健全以服务质量、数量和患者满意度为核心的内部分配机制，提高人员经费支出占业务支出的比例，提高医务人员待遇。健全完善公立医院全成本核算制度，加强全成本核算和控制。

（六）开展医院管理服务创新

深化以病人为中心的服务理念，不断完善医疗质量管理与控制体系，持续提高医院管理水平和医疗服务质量。简化挂号、就诊、检查、收费、取药等流程，方便群众就医。大力推行临床路径，开展单病种质量控制，规范医疗行为。推广应用基本药物和适宜技术，规范抗菌药物等药品的临床使用。医疗机构检验对社会开放，检查设备和技术人员全部符合法定要求或具备法定资格，做到区内同级医疗机构检查结果互认。加快推进以医院管理和电子病历为核心的公立医院信息化建设，发展面向农村基层及边远地区的远程诊疗系统。全面推行便民惠民措施，大力推广优质护理，优化服务模式和服务流程，开展"先诊疗、后结算"和志愿者服务。积极推进市级医疗机构统一预约挂号平台建设，普遍实行预约诊疗，改善就医环境，明显缩短病人等候时间。

（七）全面推进县级公立医院改革

以破除"以药补医"机制为突破口，加快推进县级公立医院管理体制、补偿机制、人事分配、采购机制、价格机制等方面的综合改革；加强以人才、技术、重点专科为核心的能力建设，进一步巩固深化城市医院对口支援县级医院的长期合作帮扶机制，建立医疗资源、技术、信息和利益共享的医疗服务共同体，促进优质医疗资源下沉，力争使县域内就诊率提高到90%左右，基本实现大病不出县。

（八）拓展深化城市公立医院改革

按照上下联动、内增活力、外加推力的原则，加快推进城市公立医院改革试点。深化城市大医院与基层医疗卫生机构的分工协作机制，提高医疗体系整体效率。鼓励城市优质医疗资源下沉基层特别是农村和偏远地区，提升基层医疗卫生机构服务能力。

六、统筹推进相关领域改革

（一）全面加强公共卫生建设，提高基本公共卫生服务均等化水平

健全完善重大疾病预防控制、健康教育、妇幼卫生、精神卫生、卫生监督等公共卫生服务网络，逐步提高人均基本公共卫生服务经费标

准，力争 2015 年达到 40 元左右，免费为城乡居民提供 10 大类 43 项国家基本公共卫生服务项目，实施重大公共卫生服务项目，积极预防重大传染病、慢性病、地方病、职业病和精神疾病，提高突发公共卫生事件应急处置能力。加强健康促进与教育，继续推进宁夏全民健康行动计划，倡导健康的生活方式，引导科学就医和安全合理用药。做好食品安全、饮用水卫生、职业卫生、精神卫生、慢性病防控、重大地方病防控、卫生应急等对居民健康有重要影响的公共卫生服务。

（二）推进医疗资源结构优化和布局调整

按照《宁夏回族自治区"十二五"卫生发展规划》的资源配置要求，新增卫生资源优先考虑社会资本，每千名常住人口医疗卫生机构床位数达到 4 张的区域，原则上不再扩大公立医院规模。鼓励各市整合辖区内检查检验资源，促进大型设备资源共建共享。加强医疗服务体系薄弱环节建设，优先支持基层以及宁南山区医疗资源缺乏地区的发展。每个县重点办好 1 至 2 所县级医院（含中医院）。加强医疗机构临床重点专科建设，加快自治区儿童专科医院和县级医院儿科建设，推进市级综合医院建设。到 2015 年，全区 95% 以上的社区卫生服务中心、90% 以上的乡（镇）卫生院、70% 以上的社区卫生服务站和 60% 以上的村卫生室能够提供中医药服务。

（三）大力发展非公立医疗机构

鼓励、引导、吸收社会资金通过多种渠道，以多种形式投入发展医疗卫生事业，给予非公立医院在市场准入、规划设置、审批权限、用人环境、土地、价格、税收政策、财政补偿、医保等方面的政策支持，促进民营医院做强做大，与公立医疗机构形成错位经营、优势互补的多元化办医格局，不断满足人民群众多元化、多层次、个性化的医疗服务需求。通过扶持鼓励、规范引导、优化配置、公平竞争，发展一批有规模、有质量、有技术、有品牌的民营医疗机构。到 2015 年，力争使我区非公立医疗机构数和床位数分别占全区总量的 30% 和 15%，实际门诊和住院服务量分别占全区总量的 35% 和 15% 左右。

（四）创新卫生人才培养使用制度

加快建立住院医师规范化培训制度，完善继续医学教育制度。加大护士、养老护理员、药师、儿科医师，以及精神卫生、院前急救、卫生应急、卫生监督、医院和医保管理人员等急需紧缺专门人才和高层次人才的培养。出台《宁夏回族自治区医师多点执业管理暂行办法》，推进医师多点执业，鼓励具备行医资格的人员申请多个地点执业，完善执业医师注册、备案、考核、评价、监管政策，建立医师管理档案。

（五）推进药品生产流通领域改革

完善医药产业发展政策，规范生产流通秩序，推动医药企业提高自主创新能力和医药产业结构优化升级，发展药品现代物流和连锁经营，提高农村和边远地区药品配送能力，促进药品生产、流通企业跨地区、跨所有制的收购兼并和联合重组。到 2015 年，全区药品批发企业年销售过亿元的达到 15 家。制定和完善药品零售经营企业设置和发展规划，完善执业药师制度，鼓励和引导药品零售连锁企业发展，到 2015 年，全区零售药店连锁企业达到 50 家。严厉打击挂靠经营、过票经营、买卖税票、行贿受贿、生产经营假劣药品、发布虚假药品广告等违法违规行为。

落实《国务院关于印发国家药品安全"十二五"规划的通知》（国发〔2012〕5 号），提高药品质量。全面提高仿制药质量，到"十二五"期末，完成与被仿制药质量一致性评价。加强药品质量安全监管，全面实施新修订的药品生产质量管理规范，2015 年底完成全区所有零售药店电子监管的实施工作，实现药品制剂全品种电子监管，建立起全区药品监督信息平台。对基本药物和高风险品种实施全品种覆盖抽验，定期发布药品质量公告。

（六）加快推进卫生信息化

发挥信息辅助决策和技术支撑作用，促进信息技术与管理、诊疗规范和日常监管有效融合。建立全区统一的电子健康档案、电子病历、药品器械、医疗服务、医保信息等数据标准体系，加快推进医疗卫生信息技术标准化建设。利用"云计算"等先进技术，发展专业的信息运营机构。加快区域信息平台建设，推动医疗卫生信息资源共享，逐步实现医疗服务、公共卫生、医疗保障、药品监管和综合管理等应用系统信息互联互通，方便群众就医。

（七）健全医药卫生监管体制

促进医药卫生全行业监管，完善机构、人员、技术、设备的准入和退出机制，强化医疗卫生服务行为和质量监管。依法严厉打击非法行医，严肃查处药品招标采购、医保报销等关键环节和医疗服务过程中的违法违规行为。建立信息公开、社会多方参与的监管制度，鼓励行业协会等社会组织和个人对医疗机构进行独立评价和监督。

（八）强化医务人员法制和纪律宣传教育，加强医德医风建设和行业自律

大力弘扬白求恩精神和先进模范人物的高尚品德，发扬救死扶伤、治病救人的优良传统，牢固树立"以病人为中心"的服务理念。加强医务人员职业道德教育和人文素养培养，强化医务人员法制和纪律宣传教育。将医德医风评价纳入医务人员职业考核指标体系。加强行业自律，建立医务人员个人诚信档案。加强卫生系统纠风工作，树立医德医风先进典型。优化医务人员执业环境，维护医务人员的合法权益。健全完善医疗执业保险和医疗纠纷处理机制。加强医患沟通，在全社会形成尊医重卫的良好风气。

七、保障措施

（一）强化组织领导

各级政府要把医药卫生体制改革作为一项全局性工作，加强组织领导，建立健全责任制和问责制，形成政府主要领导负总责，分管常务工作和卫生工作的领导具体抓，各有关部门分工协作、密切配合、合力推进的工作机制，确保方案顺利实施。各地、各有关部门要围绕方案的总体目标和重点任务细化年度任务，落实责任制，把方案的重点任务落到实处。

（二）实行分类指导

医药卫生体制改革政策性强、情况复杂、涉及面广，各地、各有关部门要在自治区确定的医药卫生体制改革原则下根据实际情况，进一步细化方案，分解任务，创造性地开展工作。鼓励各市、县（区）大胆探索、先行先试，不断完善政策，积累改革经验。各有关部门要加强对各市、县（区）医药卫生体制改革工作的指导，及时总结推广成功经验。

（三）加大政府投入

各级政府要积极调整财政支出结构，加大投入力度，转变投入机制，完善补偿办法，落实各项卫生投入政策，切实保障医改所需资金。加大自治区财政对中南部地区的专项转移支付力度。各级政府在安排年度卫生投入预算时，要切实落实"政府卫生投入增长幅度高于经常性财政支出增长幅度，政府卫生投入占经常性财政支出的比重逐步提高"的要求。加强资金监督管理，加强绩效考核，提高资金使用效益，切实防止各种违法违规使用资金的行为。

（四）加强宣传培训

坚持正确的舆论导向，做好医药卫生体制改革政策的宣传解读，及时解答和回应社会各界关注的热点问题，大力宣传医药卫生体制改革典型经验和进展成效，合理引导社会预期，在全社会形成尊医重卫、关爱患者的风气，营造改革的良好氛围。广泛开展培训，不断提高广大干部和人民群众对医改政策的理解水平，积极引导全社会参与和支持医改，确保改革顺利推进。

　　附件：宁夏回族自治区"十二五"期间深化医药卫生体制改革工作主要指标（略）

宁夏回族自治区人民政府办公厅印发宁夏回族自治区关于县级公立医院综合改革试点指导意见的通知

（宁政办发〔2012〕182号）

各市、县（区）人民政府，自治区政府各部门、直属机构：

《宁夏回族自治区关于县级公立医院综合改革试点的指导意见》已经自治区人民政府同意，现印发给你们，请认真贯彻执行。

宁夏回族自治区人民政府办公厅

2012年9月29日

宁夏回族自治区关于县级公立医院综合改革试点的指导意见

根据《中共中央国务院关于深化医药卫生体制改革的意见》（中发〔2009〕6号）、《国务院关于印发"十二五"期间深化医药卫生体制改革规划暨实施方案的通知》（国发〔2012〕11号）和《国务院办公厅关于县级公立医院综合改革试点的意见》（国办发〔2012〕33 号）精神，为积极稳妥推进我区县级公立医院（指县及县级市（区）公立综合医院和中医医院，以下简称县级医院）综合改革，现提出如下意见。

一、总体要求

按照保基本、强基层、建机制的要求，遵循上下联动、内增活力、外加推力的原则，以破除"以药补医"机制为关键环节，以改革补偿机制和落实医院自主经营管理权为切入点，统筹推进管理体制、补偿机制、人事分配、价格机制、医保支付制度、采购机制、监管机制等综合改革，建立起维护公益性、调动积极性、保障可持续的县级医院运行机制；坚持以改革促发展，加强以人才、技术、重点专科为核心的能力建设，统筹县域医疗卫生体系发展，到 2013 年底，力争使县域内就诊率提高到 90%左右，基本实现大病不出县。

二、明确功能定位

县级医院是县域内的医疗卫生中心和农村三级医疗卫生服务网络的龙头，与自治区人民医院、宁夏医科大学总医院、自治区中医医院医疗集团分工协作，为县域内居民提供基本医疗服务，包括运用适宜医疗技术和基本药物开展常见病多发病诊疗、危急重症病人救治，重大疑难疾病接治转诊等；推广应用适宜医疗技术，为基层医疗卫生机构人员提供培训和技术指导；承担部分公共卫生服务以及自然灾害和突发公共卫生事件医疗救治等工作。

三、改革补偿机制

（一）改革"以药补医"机制

从 2012 年 10 月起，取消县级医院药品加成，医院由此减少的合理收入，参保人群在医保目录内用药由当地医保基金补偿，非参保人群和医保目录以外药品由财政补偿（具体补偿办法由自治区人力资源社会保障部门会同财政、卫生、物价部门另行制定），实行总额控制、绩效考核、季度结算。县级医院依据合法、科学、公开、公正、规范、透明的原则对补偿资金进行分配，并依法接受审计、监察部门的监督。建立健全评估制度，提高资金使用效率，严禁分解收费，防止过度诊疗行为的发生。随着医疗技术服务价格调整和政府投入增加到位，自治区将适时调整现行对县级医院取消药品加成的补偿办法。

（二）改革医保付费方式

充分发挥医保合理控费和促进医疗服务质量的作用，在全面开展基本医疗保险付费总额控制、加强基金预算管理的基础上，积极推行按人头付费、按病种付费、按服务单元付费、按床日付费等付费方式改革，做好吴忠市、中卫市"改革支付制度提高卫生效益"试点工作并总结试点经验。落实医保基金收支预算管理，加强付费总额控制，建立医疗保险对医疗费用增长的制约机制，制定医疗保险基金支出总体控制目标并分解到县级公立医院，与付费标准相挂钩。积极推动建立医保经办机构与县级公立医院的谈判机制和购买服务的付费机制，通过谈判确定服务范围、支付方式、支付标准和服务质量要求。逐步将县级公立医院机构总费用、次均（病种）医疗费用增长控制、个人负担控制情况以及医疗服务质量列入医保评价体系。医保支付政策进一步向基层倾斜，鼓励使用中医药服务，引导群众合理就医，促进分级诊疗制度形成。

（三）调整医疗服务价格

按照总量控制、结构调整的原则，降低药品和高值医用耗材价格，降低大型医用设备检查、治疗价格，政府出资购置的大型医用设备按不含设备折旧的合理成本制定检查治疗价格，严禁医院贷款或集资购买大型医用设备。合理提高中医和体现医务人员技术劳务价值的诊疗、护理、手术等项目价格，使医疗机构通过提供优质服务获得合理补偿。2012 年起有升有降地调整 478 项医疗服务价格，并对现行医疗服务政策进行完善。按照国家要求，启动和开展自治区新的医疗服务价格规范工作。同时，价格调整要与医保支付政策衔接，改革医疗服务以项目为主的定价方式，积极开展按病种收费试点，病种数量不少于 50 个。

（四）规范药品采购供应

坚持质量优先、价格合理的原则，建立药品（含高值医用耗材）量价挂钩、招采合一的集中招标采购机制，大力发展现代医药物流，减少和规范流通环节，降低配送成本。在药品"三统一"政策实施的基础上，积极探索能够有效保障药品及耗材供应及时、质量可靠、价格合理的采购供应办法。坚决治理药品及耗材方面的商业贿赂。完善鼓励使用基本药物的政策措施，县级医院优先配备、使用基本药物，提高基本药物使用比例。

（五）落实和完善政府投入政策

各级财政全面落实对县级公立医院基本建设及大型设备购置、重点学科发展、人才培养、符合国家规定的离退休人员费用、政策性亏损补贴、承担公共卫生任务和紧急救治、支边、支农等公共服务的政府投入政策。县级政府对所办医院履行出资责任，禁止县级医院举债建设。

四、改革人事分配制度

（一）创新编制管理

各市、县（区）要严格按照《宁夏回族自治区县级公立医院机构编制标准（暂行）》（宁编发〔2011〕28 号）重新核定县级公立医院人员编制，凡目前县级公立医院人员编制配备未达到县域人口 2‰的，必须逐步调剂补齐并在县级公立医院的空编内及时补充（招聘）专业技术人员，创新机构编制管理方式，建立动态调整机制。

（二）深化人事制度改革

进一步落实县级医院用人自主权，全面推行聘用制度和岗位管理制度，坚持竞聘上岗、按岗聘用、合同管理，建立能进能出、能上能下的灵活用人机制；新进人员一律实行公开招聘，择优聘用。推进县级医院医务人员养老等社会保障服务社会化。完善县级医院卫生人才职称评定标准，突出临床技能考核，对优秀工作者在同等条件下可优先晋级晋职、重点培养。

（三）完善医院内部收入分配机制

县级医院要逐步提高医院人员经费支出占业务支出的比例，提高医务人员的待遇。加强人员绩效考核，健全以服务质量、数量和患者满意度为核心的内部分配机制，做到多劳多得、优绩优酬，体现医务人员的技术服务价值。收入分配向临床一线、关键岗位、业务骨干、有突出贡献人员倾斜。

五、改革医院管理制度

（一）建立现代医院管理制度

鼓励试点县合理界定政府和公立医院在资产、人事、财务等方面的责权关系，逐步建立起决策、执行、监督，相互分工、相互制衡的权力运行机制，落实县级医院独立法人地位和自主经营管理权。明确县级医院举办主体，探索建立以理事会为主要形式的决策监督机构，负责县级医院的发展规划、财务预决算、重大业务、章程拟订和修订、院长选聘与薪酬制定等决策事项，并监督医院运行。建立院长负责制，实行院长任期目标责任考核制度，完善院长收入分配激励和约束机制。建立以成本和质量控制为中心的管理模式，严格执行医院财务会计制度，探索实行总会计师制，建立健全内部控制制度，实施内部和外部审计。建立以公益性质和运行效率为核心的公立医院绩效考核体系，把控制医疗费用、提高医疗质量和服务效率以及社会满意度等作为量化考核指标，考核结果与院长任免、奖惩和医院财政补助、医院总体工资水平等挂钩。

（二）建立和完善监管机制

加强对县级医院医疗质量、安全、行为等监管，开展医药费用增长情况监测与管理，及时查处为追求经济利益的不合理用药、用材和检查等行为。建立健全以安全质量为核心的专业化医院评审体系和县级医院医疗质量安全控制评价体系，重点对基本医保药品目录药品使用率及自费药品控制率、药占比、次均费用、住院率、平均住院日等指标进行考核，完善定点医疗机构管理办法，实行分级管理，促进诚信服务。加强对县级医院履行功能定位和发展建设、投融资行为的监管，强化预算、收支、资产、成本等财务管理的监管。发展改革、财政、人力资源社会保障、编制、卫生、物价等部门要按照职责分工，加强协作联动，加大对违法违规行为的查处力度。加强行业自律和监督，建立诚信制度和医务人员考核档案。实施公正、透明的群众满意度评价办法，加强社会监督。推进县级医院信息公开，及时向社会公开县级医院年度财务报告以及质量安全、费用和效率等信息。

六、提升基本医疗服务能力

（一）优化资源配置，提高技术服务水平

进一步完善我区现有医疗集团内部协作运行机制。"三甲"医院与县级医院从院务管理、医疗技术、人才培养、双向转诊等方面进行全方位的协作，在集团内部推行检查检验结果互认，实现优势互补、协调发展。同时，以自治区级、市级大中型医院为核心建立医疗服务共同体，充分发挥三级医院的专家和医疗技术优势，促进优质医疗服务下沉，在县域内实现医疗资源共享。以县级医院为中心完善县域急救服务体系，建立县域院前急救体系。严格控制县级医院建设规模和大型设备配置。

鼓励资源集约化，探索成立检查检验中心，推行检查检验结果医疗机构互认以及后勤服务外包等。大力开展"万名医师支援农村卫生工程"，提高县级医院的技术服务能力。编制县级医院重点专科发展规划，加强重症监护、血液透析、新生儿、病理、传染、急救、职业病防治和精神卫生以及近3年县外转诊率排名前4位的病种所在临床专业科室的建设。开展好宫颈癌、乳腺癌、终末期肾病血液透析等重大疾病的救治，做好儿童白血病、先天性心脏病等复杂疑难疾病的筛查转诊工作。

（二）加强信息化建设

按照统筹规划、统一标准的原则，加快建设以电子病历和医院管理为重点的县级医院信息系统，完善电子病历、临床路径、诊疗规范、绩效考核及综合业务管理功能并与医疗保障、基层医疗卫生机构信息系统衔接，实现互联互通。积极发展远程诊疗系统，逐步实现远程会诊、远程（病理）诊断和远程教育，努力提高医疗服务效率。

（三）提高县域中医药（回医药）服务能力

针对地方主要疾病，积极利用当地中医药资源，充分发挥中医简便验廉的特点和优势，提高辨证论治水平，并加强对基层医疗卫生机构的支持和指导，促进中医药进基层、进农村，为群众防病治病。加强县级医院中医服务能力建设，落实对中医医院的投入倾斜政策，大力推广应用适宜技术。加大回族医药特色诊疗技术的临床应用和核心带动作用，促进对外交流。

（四）加强人才队伍建设

引导经过住院医师规范化培训的医生到县级医院就业，并为他们在县级医院长期工作创造条件，逐步实现新进入县级医院的医务人员全部具备相应执业资格。建立健全继续教育制度，积极培养或引进县域学科带头人。增强护理人员力量，医护比不低于1:2。在医疗集团内部建立城市医院向县级医院轮换派驻医师和管理人员制度，鼓励和引导城市医院在职或退休的骨干医师到县级医院执业。建立医师多点执业制度，通过建立政府奖励、职称晋升、荣誉授予等机制吸引和鼓励优秀人才到县级医院长期执业。自治区财政支持县级医院经批准设立特设岗位引进急需高层次人才或招聘优秀卫生技术人才到县级医院工作。

（五）开展便民惠民服务

开展预约门诊服务，推行"先治疗、后结算"，优化门急诊服务，实行挂号、划价、交费一站式服务和危重患者"接诊卡"制度、检查结果查询服务等为重点的便民服务和优质护理示范工程活动，配合民政部门做好医疗救助一站式即时结算服务工作，适当减免城乡低保、农村五保等救助对象的床位费、检查费、治疗费和护理费等一般性诊疗费用，提高公众对医疗服务的满意度。

七、稳妥推进改革试点

（一）加强组织领导

永宁县、灵武市、平罗县、盐池县、同心县是我区县级医院综合改革试点县（市），当地政府要切实抓好政策落实。试点县（市）要结合本地实际制订实施方案，鼓励因地制宜探索创新具体措施，精心组织，周密部署，扎实推进。发展改革、财政、人力资源社会保障、编制、卫生、物价等有关部门要按照职责分工加强对改革试点进展情况和效果的监测评估、考核，及时指导、协调解决试点工作中遇到的问题，力争2013年年底总结评估，形成宁夏县级公立医院改革的基本路子，为2015年实现县级医院阶段性改革目标打好基础。

（二）加大保障力度

自治区在改革政策和措施的落实方面给予县级医院综合改革试点县（市）一定自主权，并加大对试点县（市）的投入力度，给予相应补助。县级政府要积极调整财政支出结构，支持县级医院综合改革，将政府投入纳入部门预算并及时拨付到位。

（三）做好宣传引导

卫生部门要深入细致地做好对医务人员的宣传动员，使广大医务人员成为改革主力军。各新闻媒体要宣传和解读以县级医院为重点的公立医院改革的政策措施和目标任务，争取全社会的理解、配合和支持，营造良好的改革与发展环境。

自治区人民政府办公厅转发卫生厅等部门关于加快推进全区公共卫生应急核心能力建设工作方案的通知

（宁政办发〔2014〕3号）

各市、县（区）人民政府，自治区政府各部门、直属机构：

自治区卫生厅、环境保护厅、农牧厅、质监局、安监局、林业厅、食品药监局和宁夏出入境检验检疫局《关于加快推进全区公共卫生应急核心能力建设的工作方案》已经自治区人民政府同意，现转发给你们，请认真贯彻执行。

宁夏回族自治区人民政府办公厅
2014年1月3日

关于加快推进全区公共卫生应急核心能力建设的工作方案

加强公共卫生应急核心能力建设，是维护人民群众身体健康、生命安全和国家公共卫生安全的必然要求，是维护社会和谐稳定、保持经济平稳发展的重要保障，也是履行政府职能、国际承诺的应尽之责。为全面贯彻落实《国务院办公厅转发卫生委等部门关于切实履行<国际卫生条例（2005）>加快推进公共卫生应急核心能力建设指导意见的通知》（国办发〔2013〕84号，以下简称《指导意见》）精神，加快推进我区公共卫生应急核心能力建设，特制定本方案。

一、工作目标

近年来，在各级人民政府的高度重视和各有关部门的共同努力下，我区公共卫生应急核心能力得到明显提升，在政策和资金支持、监测和应急准备、防控和风险沟通等方面达到或接近国家要求，但在实验室检测及人畜共患病、化学性事件防控等方面还存在一定差距，与有效应对复杂多变的公共卫生安全形势、与经济社会发展和人民群众的健康需求还不相适应。各地、各有关部门要进一步增强责任意识和忧患意识，明确措施，狠抓落实，加快推进我区公共卫生应急核心能力建设，确保2014年6月以前完成尚未达标的各项能力建设。

——完善公共卫生应急预案体系，建立运转高效的公共卫生应急管理和部门协调配合机制，进一步提高全区公共卫生应急综合能力。

——各级实验室检测能力达到标准，具备诊断和确诊重点疾病、食品药品安全突发事件应急测试确认与监测等能力。

——出入境口岸卫生应急准备和应急处置能力达标，具备开展疑似或感染人员医学排查、评估、隔离和转运的能力，提供卫生安全的口岸环境。

——生物、化学、食品药品安全及辐射等因素引发的突发公共卫生事件评估、通报和应对能力达到标准，并采取有效措施减轻或避免对经济社会造成影响。

——公共卫生事件应急处置能力达到标准，能够规范、及时地做好信息报告、疫情评估、通报和现场处置工作。

二、工作任务

（一）开展公共卫生应急核心能力评估

自治区卫生厅、环境保护厅、农牧厅、质监局、林业厅、食品药监局和宁夏出入境检验检疫局等部门要根据职责，对照《指导意见》查找不足，分析确定影响本部门公共卫生应急核心能力的关键因素，提炼归纳项目、指标和内容，在2014年1月底前完成本系统的公共卫生应急核心能力评估，确定工作重点，制定整改方案，明确整改措施，并指导各市、县（区）加快公共卫生应急核心能力建设。

（二）加强公共卫生应急物资储备库建设

重点加强自治区级公共卫生应急物资储备库建设。依托自治区人民医院和自治区疾病预防控制中心，建立自治区级公共卫生应急药品器械、传染病防控物资储备库，对储备物资实行动态管理，不断完善、及时补充和更新，确保公共卫生应急工作需要。各市、县（区）人民政府要结合实际加强本级公共卫生应急物资储备库建设，逐步完善公共卫生应急物资储备。承担鼠疫监测任务的市、县（区）要建立独立的鼠疫疫情处置应急物资储备库。

（三）加强实验室检测能力建设和生物安全管理

各级人民政府要建立各类突发急性传染病检测试剂的有效供给保障机制，提高疾病预防控制机构及有条件的医疗机构的实验室检测、疾病诊断和确诊能力。自治区卫生厅要加强高等级病原微生物实验室能力建设，积极争取资金在自治区疾病预防控制中心建设一座能够开展高致病性病原微生物研究、检测的生物安全实验室。各级质监部门要加强对通过质量认证实验室的调查工作，建立健全实验室目录数据库。各级卫生、农牧、林业、食品药监部门和宁夏出入境检验检疫局要切实加强对病原微生物实验室和实验室活动、菌毒种保存与提供的监管，特别要加强对基层实验室生物安全的监管，并给予技术培训支持，建立健全实验室质量管理体系和卫生应急检测的标准方法。各级卫生、农牧、林业部门和宁夏出入境检验检疫局、银川河东机场管理部门要完善危险品样本特别是感染性样本的采集、包装和运输工具的保障机制，加强实验室检验人员、感染性样本运输技术人员和管理人员的培训和教育，强化机场运输感染性样本的能力建设，确保机场和相关人员资质、感染性样本包装容器符合航空运输要求。

（四）加强出入境口岸公共卫生应急能力建设

口岸所在地人民政府要积极支持口岸的公共卫生应急核心能力建设，与口岸运营者和宁夏出入境检验检疫局建立口岸公共卫生应急能力共建机制，共同加强口岸公共卫生应急基础设施建设和技术设备的投入。宁夏出入境检验检疫局要加强口岸检疫查验、卫生监督、媒介监测与控制、核生化有害因子的监测与排查、实验室检验等能力建设，配齐必要的专业工作人员，保障口岸正常运转。口岸所在地的卫生、农牧、林业部门和宁夏出入境检验检疫局要进一步完善联防联控工作机制，重点加强有毒有害生物输入和传染病病人发现、管理等应对机制的建设，建立常态联络员沟通协调、发现异常联席会议协商机制，确保联络畅通、应对迅速、有序高效。各口岸要建立健全24小时紧急事件评估工作制度，完善各类突发公共卫生事件应急预案和现场工作处置流程，加强培训演练与应急物资储备，提高应急处置的有效性。

（五）加强人畜共患病防控能力建设

各级人民政府要高度重视人畜共患病防控工作，进一步加强对人畜共患病防控工作的组织领导。各级卫生、农牧、林业部门和宁夏出入境检验检疫局要强化人畜共患病防控合作，加强信息交流、技术共享和工作会商，定期开展疫情形势研判和风险评估，联合制定应对策略，向同级人民政府提出防控建议。要建立健全疫情应对同时到达现场、同时开展调查、同时处置的"三同时"机制，落实部门间人畜共患病标本、菌毒株及诊断方法共享机制，进一步提高人畜共患病联防联控工作水平。要注重源头管理和综合防治，强化易感人群宣传教育，做好从业人员职业保护和易感动物疫病预防工作。要依托现有资源，完善基层疫病预防控制机构和队伍，有计划地开展乡村医生和基层兽医人员相关技术培训，切实提高专业技术人员防治工作能力。各级卫生、农牧、林业实验室要通过多种形式加强协作交流，及时共享病原和诊断方法，积极开展人畜共患病疫苗及治疗药物研究。各级农牧、林业部门和宁夏出入境检验检疫局要加强家禽家畜和野生动物及出入境动物疫源疫病监测，做好野生动物疫源疫病预警站、研究中心等布局及建设工作，建成覆盖全区、布局科学、功能完善的研究和监测、报告网络。

（六）加强食品安全事故防控能力建设

各级卫生部门要会同食品药监等有关部门提高食品安全风险监测评估能力，建立科学、有效、快捷、方便的监测评估方法，及时完整收录食品污染物和有害因素监测评估数据和毒理学健康效应数据，不断完善监测数据库，提高监测数据利用率。逐步扩大食品污染物和有害因素监测覆盖区域，逐渐增加食源性疾病监测网络哨点医院和流行病学调查、资料汇总的单位数量，强化医务人员发现食品安全事件的意识和能力，初步建成从农田到餐桌的全过程风险监测评估体系。各级食品药监、卫生等部门要加强食品安全事故应急处置合作，提高流行病学调查、现场快速检测、现场执法取证、风险因素评估等能力，完善应急预案和处置工作流程，定期开展培训演练。要加大研究和引进食品药品安全事故实验室应急检测技术力度，提高对特殊致病因子、未知和疑难样本的鉴定和分析能力。要加强覆盖食品安全风险监测、信息搜集、评估、预警、应急指挥等业务信息的平台建设。

（七）加强危险化学品、辐射事件公共卫生应急能力建设

各级环境保护、质监、安监等部门要建立健全环境污染、危险化学品、辐射源等风险数据库，完善部门间数据共享和信息通报机制，建立辐射事件公共卫生评估和应对专家库，定期组织开展风险评估。要加强化学性事件、辐射事件公共卫生应急能力的标准化建设，完善风险综合防控设施，提高应急监测预警能力。要加强协调联动，完善各项应急预案、工作规范和技术方案，提高应对工作标准化水平。要依托现有资源，加强综合性、专业性应急救援队伍建设，配备必要的装备设备，开展应急培训与演练，提高应急救援能力，确保应急处置快速有效。

（八）加强公共卫生应急管理能力建设

各级人民政府要建立健全卫生、环境保护、农牧、林业、质监、安监、食品药监等部门参加的公共卫生风险应对和突发公共卫生事件应急处置协作机制，完善公共卫生应急预案体系，明确信息沟通、措施联动、资源共享等协作内容和沟通程序，加强机制运行演练。各级卫生部门要完善网络直报系统功能，提高基层突发公共卫生事件信息报告的质量，加强综合预警能力建设，提高监测预警和综合分析水平。各级卫生、环境保护、农牧、林业、质监、食品药监部门要建立监测预警和风险评估制度，开展突发公共卫生事件风险评估，加强风险管理和控制，完善现场处置工作规范。

三、保障措施

（一）加强组织领导

各级政府、各有关部门要高度重视公共卫生应急核心能力建设工作，切实加强对公共卫生应急核心能力建设工作的组织领导，根据本方案抓紧制订具体的工作计划和方案，抓紧实施。各级卫生部门要切实履行职责，主动与其他部门沟通协调，建立健全部门协作工作机制，加强

信息通报、工作会商和技术交流。各级发展改革、财政部门要进一步加大投入，提高保障水平，确保各项工作的顺利实施。

（二）加强督导检查

自治区卫生、环境保护、农牧、林业、质监、食品药监等部门要按照职能分工，加强对公共卫生应急核心能力建设的协调指导，适时对本系统、本行业能力建设情况进行督导检查。宁夏出入境检验检疫局要加强对口岸公共卫生应急核心能力建设情况的动态管理，促其尽快达到考核标准。自治区卫生厅要会同有关部门全面落实、积极推进卫生应急能力评估工作，分析查找工作中存在的突出问题和薄弱环节，完善措施，及时解决。

（三）加强制度建设

各地、各有关部门要加强制度建设，建立健全公共卫生应急核心能力建设工作长效机制。要强化宣传和培训，普及卫生应急知识，增强公众的防范意识，不断提高监测、预警、处置和检验等能力。要强化基础建设，完善工作措施，确保公共卫生应急核心能力建设不停滞、不倒退、能达标，切实满足公共卫生应急工作需要。

自治区人民政府办公厅关于进一步加强乡村医生队伍建设的若干意见

（宁政办发〔2015〕134号）

各市、县（区）人民政府，自治区政府各部门、直属机构：

为加快职业化乡村医生队伍建设，切实筑牢我区农村基层医疗卫生服务网底，根据《国务院办公厅关于巩固完善基本药物制度和基层运行新机制的意见》（国办发〔2013〕14号）、《国务院办公厅关于进一步加强乡村医生队伍建设的实施意见》（国办发〔2015〕13号）和《自治区党委关于深化改革推进经济社会发展若干问题的决定》（宁党发〔2013〕66号）精神，结合我区实际，现就进一步加强乡村医生队伍建设提出如下意见。

一、目标与要求

认真贯彻落实党的十八大、十八届三中、四中全会精神，坚持保基本、强基层、建机制，按照《自治区党委办公厅人民政府办公厅关于印发〈贯彻实施自治区党委十一届三次全体会议〈决定〉改革发展任务分工方案〉的通知》（宁党办〔2014〕22号）提出的"加强农村医疗卫生服务体系建设，建立乡村医生准入和退出机制，稳定并优化乡村医生队伍"的要求，从我区区情和基本医疗卫生制度长远建设出发，改革乡村医生服务模式和激励机制，落实和完善乡村医生补偿、养老和培养培训政策，加强医疗卫生服务监管，稳定和优化乡村医生队伍，全面提升村级医疗卫生服务水平。

（一）明确乡村医生职责

乡村医生是指按照国务院《乡村医生从业管理条例》规定，依法获得乡村医生执业证书、经县级卫生计生行政部门注册并在村卫生室从业的卫生技术人员（包括在村卫生室执业的执业医师、执业助理医师）。乡村医生的主要职责是向农村居民提供基本公共卫生服务和基本医疗服务，包括在专业公共卫生机构和乡（镇）卫生院的指导下，按照服务标准和规范开展基本公共卫生服务；按规定及时报告传染病疫情和中毒事件，协助公共卫生机构落实重大公共卫生服务项目，处置突发公共卫生事件；使用基本药物、适宜技术和中医药方法为居民开展常见病、多发病的一般诊治和健康宣传教育，并将超出诊治能力的患者及时转诊到乡（镇）卫生院或县级医疗机构等。

（二）合理配置乡村医生

严格按照《自治区人民政府办公厅印发宁夏回族自治区关于加强乡村医生队伍建设实施方案的通知》（宁政办发〔2011〕148 号）精神，根据行政村辖区内服务人口、服务半径和承担基本公共卫生、基本医疗服务量等情况合理配置乡村医生，原则上服务人口在 1000 人以下的村配备 1 名村医；服务人口在 1000~3000 人的村配备 2 名村医（可配备 1 名女村医，以适应妇幼工作需要）；服务人口在 3000 人以上的村，可酌情增加村医数量，以适应村卫生室工作需要。

（三）建设职业化的乡村医生队伍

通过政府主导、部门联动和社会各方面共同努力，力争使全区乡村医生总体具备中专及以上学历，逐步具备执业助理医师及以上资格。妥善解决乡村医生的收入补偿、基本养老保险和离岗老村医的生活补助等问题，建立一支素质较高、适应农村经济社会发展、满足农村群众基本医疗卫生服务需求的职业化乡村医生队伍，更好保障全区农村居民享受均等化的基本公共卫生服务和安全、有效、方便、价廉的基本医疗服务。

二、主要任务

（四）建立严格的乡村医生准入机制

1. 严格乡村医生执业准入。各市、县（区）要严格按照《中华人民共和国执业医师法》《乡村医生从业管理条例》等法律法规的规定，加强乡村医生准入管理。新进入村卫生室的乡村医生，应具有大专及以上医学专业学历，经县级卫生计生行政部门注册取得乡村医生执业证书，或者取得执业（助理）医师资格后，由乡（镇）卫生院与其签订岗位工作聘用协议，履行乡村医生职责；进入村卫生室从事预防、保健、护理等工作的人员也应具备相应的合法执业资格，不具备资格的人员不得从事乡村医生工作。

2. 实行乡村全科执业医师资格考试制度。对取得乡村医生执业证书的在岗注册乡村医生，实施国家乡村全科执业助理医师资格考试制度。乡村全科执业助理医师资格考试按照国家医师资格考试相关规定，由国家行业主管部门制定考试大纲，统一组织，单独命题，考试合格的发放乡村全科执业助理医师资格证书，限定在乡（镇）卫生院或村卫生室执业。取得乡村全科执业助理医师资格的人员可以按规定参加医师资格考试。若乡（镇）卫生院有空余编制，在同等条件下，按照国家和自治区政策规定的程序和要求，乡（镇）卫生院优先聘用获得乡村全科执业助理医师、执业（助理）医师资格的乡村医生，进一步吸引执业医师、执业助理医师和医学院校毕业生到村卫生室工作。

（五）完善乡村医生养老政策

对全区符合条件的注册在岗乡村医生，按照《自治区人力资源社会保障厅财政厅关于贯彻〈城乡养老保险制度衔接暂行办法〉的意见》（宁人社发〔2014〕67号）精神，参照灵活就业人员自主选择参加职工基本养老保险或城乡居民基本养老保险，到龄退岗后享受相应的养老待遇。各市、县（区）人力资源社会保障、卫生计生部门要积极做好支持和引导工作。

（六）建立乡村医生执业风险化解机制

各市、县（区）要建立适合乡村医生特点的医疗风险分担机制，可采取县域内医疗卫生机构整体参加医疗责任保险等多种方式有效化解乡村医生的执业风险，不断改善乡村医生的执业环境。

（七）建立稳定的乡村医生收入补偿机制

对乡村医生的各项补助标准随经济社会的发展实行动态调整，保障乡村医生合理的收入水平。鼓励各市、县（区）根据本地实际，逐步提高乡村医生生活补助标准和待遇水平。

1. 乡村医生生活补助。依照国务院《乡村医生从业管理条例》有关规定，经市、县（区）卫生计生行政部门注册登记，并取得乡村医生执业证书的在岗乡村医生，其生活补助标准为每月500元；对通过国家统一考试、取得乡村全科执业助理医师资格证书的乡村医生，其生活补助标准为每月800元；取得执业（助理）医师资格证书的乡村医生，其生活补助标准为每月1000元。同时，建立乡村医生生活补助正常调增机制，逐步提高乡村医生的待遇水平。

2. 基本公共卫生服务补助。对乡村医生提供的基本公共卫生服务，按照服务人口和其提供基本公共卫生服务项目的数量、质量以及相应的公共卫生经费补助标准，根据绩效考核结果，给予相应的基本公共卫生服务经费补助。从2015年起，村卫生室人均基本公共卫生服务补助经费提高到22元；未来新增的基本公共卫生服务补助资金重点向乡村医生倾斜，用于加强村级基本公共卫生服务工作。补偿资金由各市、县（区）统筹中央、自治区补助及地方配套基本公共服务专项资金进行安排。

3. 基本医疗一般诊疗费补偿。将一般诊疗费纳入门诊统筹最高支付限额，对符合条件被纳入医保门诊统筹定点机构的村卫生室，根据乡村医生为当地群众提供基本医疗签约服务协议，按照门诊服务量，经当地医疗保险经办机构会同卫生计生行政部门或委托乡（镇）卫生院绩效考核后给予一般诊疗费补偿，补偿标准为输液患者5元/人次·疗程，非输液患者4元/人次·疗程，其中：患者个人负担1元，其余由当地医保基金负担。

4. 适宜技术服务有偿收入。支持乡村医生创造诊疗条件，积极为群众开展中草药、推拿、针灸、理疗等中医药适宜技术服务，服务项目收费按照自治区物价部门核定的收费标准执行。

（八）建立规范的乡村医生培养机制

加强农村订单定向医学生免费培养工作，重点实施国家面向村卫生室的3年制中高职免费医学生培养项目，免费医学生主要招收农村生源，为村卫生室培养后备人才。建立乡村医生继续教育制度，鼓励符合条件的在岗乡村医生进入中高等医学院校（含中医药院校）接受医学学历教育，提高整体学历层次。加强乡村医生岗位培训，通过集中培训、远程教育等方式，保证乡村医生每年接受免费培训不少于2次，累计培训时间不少于2周；对具有执业医师或执业助理医师资格的优秀乡村医生，可选派到自治区、市级医院接受免费培训；乡村医生每3年—5年免费到县级医疗卫生机构或有条件的中心乡（镇）卫生院脱产进修，进修时间原则上不少于1个月。乡村医生应学习中医药知识，运用中医药技能防治疾病。对取得乡村全科执业助理医师资格或执业（助理）医师资格的乡村医生和到村卫生室工作的医学专业本科毕业生，优先安排参加住院医师规范化培训。

（九）落实基本药物统一采购配送制度

严格执行国家和自治区基本药物制度相关政策，村卫生室使用的基本药物全部实行零差率销售，并按自治区基本医疗保险政策报销；乡（镇）卫生院受当地卫生计生行政部门委托，对村卫生室申购使用的基本药物实行统一采购、统一配送、统一监管，确保村卫生室基本药物安全、有效，满足群众用药需求。

（十）实施乡村卫生服务一体化管理机制

1. 全面实行乡村卫生服务一体化管理。县级卫生计生行政部门委托乡（镇）卫生院，对所辖村卫生室的房屋资产、人员设备、业务指导、药品配送、财务收支和绩效考核6个方面实行统一管理，全面提升村卫生室服务功能和乡村医生服务水平。

2. 规范乡村医生业务管理。县级卫生计生行政部门按照《中华人民共和国执业医师法》《乡村医生从业管理条例》等有关规定，切实加强乡村医生执业管理和服务质量监管，促进合理用药，提高医疗卫生服务的安全性和有效性。

3. 转变乡村医生服务模式。积极开展乡村医生签约服务，适应农村群众医疗卫生需求。乡村医生或由乡（镇）卫生院业务骨干和乡村医生组成团队与农村居民签订一定期限的服务协议，建立相对稳定的契约服务关系，以基本公共卫生服务和基本医疗服务项目为重点，为农村群众提供约定的基本医疗卫生服务。鼓励乡村医生为村民提供个性化的健康服务，并按物价部门有关规定收取服务费用。

（十一）建立有序的乡村医生退出机制

1. 完善乡村医生考核机制。各市、县（区）卫生计生行政部门要建立乡村医生和村卫生室绩效考核机制，由乡（镇）卫生院定期对乡村医生提供的基本医疗和基本公共卫生服务的数量、质量、学习培训、医德医风、群众满意度等方面开展考核，考核结果在所在行政村公示，并作为财政补助经费核算和村卫生室聘用乡村医生的主要依据。对连续 2 年基本公共卫生服务或基本医疗服务考核不达标的乡村医生，取消其相应的服务资格；对出现严重医疗事故的乡村医生予以解聘，并注销乡村医生执业资格。

2. 明确乡村医生退出年龄。全区在岗注册的乡村医生，年满 60 周岁不再从事乡村医生工作。对到达年龄但在基本医疗方面确有一技之长的乡村医生，办理退岗手续后，在双方自愿的前提下由村卫生室负责人签订返聘使用协议，报酬由双方协定，但不再享受在岗乡村医生的各项补助政策。

3. 对离岗村医实行生活补助。对 2004 年 1 月 1 日《乡村医生从业管理条例》施行以来注册、离岗时年满 60 周岁且健在的离岗乡村医生，在享受城乡居民基础养老金的基础上，按其从事乡村医生实际工作年限×15 元/月的标准，逐月发给生活补助，并随着社会经济发展逐步提高补助标准，工作年限的认定按实际从事乡村医生的时间累计到 60 岁为止，期间未从事乡村医生的年限不计算在内；对 2004 年 1 月 1 日《乡村医生从业管理条例》施行以来注册、离岗时未满 60 周岁且健在的离岗村医，按其实际从事乡村医生年限，给予每年 500 元的一次性生活补助；对 2004 年 1 月 1 日《乡村医生从业管理条例》施行前取得县级以上地方人民政府卫生行政部门颁发的乡村医生证书、已经离岗且健在的乡村医生，按其实际从事乡村医生年限，给予每年 300 元的一次性生活补助。具体补助办法由自治区卫生计生委商自治区财政厅和人力资源社会保障厅制定。

三、保障措施

（十二）加强组织领导

完善乡村医生队伍管理体制，建设一支稳定的职业化乡村医生队伍，是筑牢农村医疗卫生服务网络的网底工程。各市、县（区）、各有关部门要高度重视，将乡村医生队伍建设纳入深化医药卫生体制改革中统筹考虑，切实加强组织领导，制定具体工作方案，明确部门职责，强化协作配合，全力组织实施。各级卫生计生部门要根据国家和自治区的有关规定，合理确定乡村医生配置标准，严格乡村医生准入资格，加强乡村卫生服务一体化管理，实施乡村医生培养计划和乡村医生退出工作；发展改革部门会同财政部门负责抓好标准化村卫生室的基础设施建设；财政部门要将乡村医生队伍建设相关经费纳入财政预算，及时足额下拨，加强监督管理，确保专款专用，不得截留、挪用、挤占。自治区卫生计生委会同人力资源社会保障厅要尽快制定全区乡村全科执业助理医师资格考试、聘用等方面的实施细则。

（十三）做好政策宣传

加强乡村医生队伍建设，政策性强，涉及面广，关系广大乡村医生的切身利益，关系乡村医生队伍的稳定和基层医疗卫生事业的长远发展。各地、各有关部门要充分利用媒体的舆论导向和监督作用，积极主动做好政策宣传工作，为全区乡村医生队伍专业化、职业化建设营造良好的舆论氛围。

（十四）开展督导检查

建立督查和通报机制，加强督导检查，切实维护乡村医生的合法权益，严禁以任何名义向乡村医生收取、摊派国家和自治区规定之外的费用，确保乡村医生相关政策得到落实。

宁夏回族自治区人民政府办公厅

2015 年 9 月 22 日

自治区人民政府办公厅关于转发自治区卫生计生委等部门推进县级公立医院综合改革相关配套文件的通知

（宁政办发〔2015〕137号）

各市、县（区）人民政府，自治区政府各部门、直属机构：

自治区卫生计生委、编办、发展改革委、财政厅、人力资源社会保障厅、物价局等部门制定的《县域内医保支付制度改革实施方案》《关于建立县级公立医院现代管理制度的实施意见》《县级公立医院综合改革效果评价办法（试行）》《县级公立医院医疗服务价格调整意见（暂行)》已经自治区人民政府研究同意，现转发给你们，请认真贯彻执行。

宁夏回族自治区人民政府办公厅

2015 年 10 月 8 日

县域内医保支付制度改革实施方案

自治区人力资源社会保障厅　自治区卫生计生委

自治区发展改革委　自治区财政厅

为进一步深化医药卫生体制改革，发挥基本医保的基础性作用，强化医保基金收支预算管理，有效维护参保群众的权益，根据《国务院办公厅关于全面推开县级公立医院综合改革的实施意见》（国办发〔2015〕33 号）精神，结合我区实际，制订本实施方案。

一、总体目标

通过改革医保支付方式，利用经济杠杆调节原理，调控供需双方医疗行为，合理配置基层医疗卫生资源，提升基层医疗卫生机构服务能力和服务效率；推进分级诊疗模式，加强基本医疗保险区级统筹，提高医保基金的使用效率和安全性，建立筹资合理、运行高效、服务便民、考核严谨的医疗保险付费方式。

二、主要任务

充分发挥基层医疗机构门诊首诊作用和县级医院住院主体作用，进一步完善分级诊疗和医保转诊转院制度，提高基层门诊报销比例，群众常见病、多发病在基层就诊；调整住院报销政策，降低非转诊患者住院报销比例，引导患者选择就近就地住院治疗。严控医药费用不合理增长，使城乡居民医疗总费用、住院率、转诊转院率增幅得到有效控制。到 2017 年，实现 90% 的门诊病人留在基层就诊、85% 的住院患者留在县域内就诊的目标。

三、主要内容

（一）改革医保支付制度

医保经办机构要综合前 3 年医疗机构门诊、住院人次、次均费用、物价增长、新技术新项目开展、医保基金承受能力等因素，合理测算，在基层医疗机构实行门诊统筹按人头包干预付制度，在县级公立医院实行住院医疗费用总额包干预付制度。

1. 基层医疗卫生机构实行门诊统筹按人头包干预付制度。根据乡、村两级或社区卫生服务中心、站服务范围内常住参保人数、上一年度门诊人次、次均费用、一般诊疗费标准等指标，按照乡、村（中心、站）门诊人次 5:5 的比例或 6:4/4:6 比例,测算本年度乡、村两级医疗机构或社区卫生服务中心、站门诊医疗费用总额（含一般诊疗费），县级医保经办机构按季度给乡（镇）卫生院和社区卫生服务中心预拨付 80% 的包干经费，剩余 20% 根据年中、年底质量考核结果兑现。乡（镇）卫生院、社区卫生服务中心负责对所辖村卫生室、社区卫生服务站的门诊包干经费予以核拨并实施监管。

2. 县级公立医院实行住院医疗费用总额包干预付制度。按照县级公立医院实际诊疗能力，确定各医院能够诊治的病种和在上级医院技术支持下能够诊治的病种，根据确定的病种测算各医院住院医疗费用的总包干预算，由县级医保经办机构按季度预拨付 80%，剩余 20% 根据年中、年底质量考核结果予以兑现。县级公立医院应积极提升整体医疗水平，提供优质高效医疗服务，引导群众合理就近就医，有效降低县外转诊就医率。对确因病情原因需要转诊的患者按照转诊程序办理，转诊患者病种在县级医院包干范围内的，其医疗报销费用由县级医院从总包干预算中支付；转诊患者病种在县级医院包干范围外的，其医疗费用由当地县级医保经办机构按照规定报销比例予以报销。建立健全医保经办机构和县外定点医疗机构之间谈判协商和风险共担机制,通过谈判方式确定部分常见病、多发病在县外医院就医的支付方式和付费标准,有效控制县外转诊病人医疗费用。

3. 县域外非转诊病人医疗费用由当地医保经办机构报销。长期居住在县域外的人员，在每年的第四季度提出异地就医申请，由基层乡镇、社区民生服务中心（站）结合当年所在地群众参保缴费工作实际情况，对申请异地就医人员进行审核，确定异地就医人员名单和人数，报县级医保经办机构备案，其在异地就医的医疗费用，由缴费所在地医保经办机构按规定报销比例予以报销。未经县级医院转诊，自行到县外医院就诊的县域内常住人员（除急诊急救、恶性肿瘤、器官移植等疑难危重病人外），其医疗费用由当地医保经办机构按照规定报销比例的50%给予报销。

（二）明确医疗卫生机构功能定位

1. 县级医疗机构主要承担县域内居民的常见病、多发病诊疗、急危重症抢救与疑难病转诊，负责基层医疗卫生机构人员培训指导，开展传染病防控等公共卫生服务以及自然灾害和突发事件紧急医疗救援等工作。

2. 乡（镇）卫生院和社区卫生服务中心负责提供50项基本公共卫生服务项目，承担100种以上常见病、多发病的诊疗、护理、康复等综合服务，并受县级卫生计生行政部门委托，承担辖区范围内的公共卫生管理工作，负责对村卫生室、社区卫生服务站的综合管理、技术指导和乡村医生的培训等工作。

3. 村卫生室、社区卫生服务站在乡（镇）卫生院和社区卫生服务中心的统一管理和指导下，提供40项基本公共卫生服务项目，承担50种以上普通常见病、多发病的初级诊治、康复等工作。

（三）加强信息化质量管理

建立健全医疗卫生机构信息化管理体系，尽快实现医保结算系统与医疗卫生服务信息管理系统、健康档案管理系统的有效整合和资源共享。按照国家ICD编码规范县级医疗机构疾病诊断名称，确保住院包干经费测算、结算和质量考核数据的完整性和准确性。在基层医疗机构推行门诊电子处方，处方中增加主诉、现病史、诊断等信息，实现基层医疗处方网络化管理。建立处方点评制度，由乡（镇）卫生院、社区卫生服务中心分别负责对乡、村两级和社区卫生服务中心、站处方实行月点评制，并将处方书写合格率、输液率、抗生素使用率、激素使用率等信息进行公示，促进基层医疗机构不断改善服务质量，实现合理检查、合理用药、合理治疗、合理收费的目标。

（四）建立服务质量考核和激励约束机制

结合全区医疗卫生事业发展实际，由自治区卫生计生、财政、人力资源社会保障等部门制定医保支付制度考核办法和考核指标体系，各地参照自治区考核办法，制定符合辖区实际的考核实施方案，加强考核，并将考核结果与包干经费挂钩，作为下年度确定医疗机构门诊住院指标的依据。建立激励约束机制，对年度内完成规定服务量并达到质量考核要求的县级、基层医疗机构，包干经费有结余的，由县级医保经办机构审核后奖励给医疗机构，包干费用结余奖励办法由自治区相关部门另行制定。县级医疗机构住院包干经费超支的，由当地医保经办机构和卫生计生行政部门组织项目专家组开展超支审核，经审核认定为合理的超支部分，在下年度第一季度前，由当地医保经办机构增补给县级医疗机构；审核认定为不合理的超支部分，由县级医疗机构自行承担。基层医疗机构门诊包干经费超支的，其超支小于5%的部分，由当地医保经办机构和基层医疗机构各承担50%；超支在5%–10%之间的部分，由当地医保经办机构和基层医疗机构按照1:4的比例分担；超支费用大于10%

的部分，由基层医疗机构全额承担。

（五）强化医疗保险对医疗服务的监控

充分发挥医疗保险对医疗服务行为的调控引导和监督制约作用，加强对基本医保目录外药品使用率、药占比、次均费用、参保人员负担水平、住院率、平均住院日、复诊率、人次人头比、转诊转院率、手术和择期手术率等指标的实时监控。定期对公立医院医疗服务质量、均次（病种）费用、参保患者医疗费用实际补偿比等指标数据进行公示，并实行通报制度，提高医保基金的使用效率。县级公立医院要提供与基本医疗保险保障范围相适应的适宜药品、耗材和技术服务，逐步扩大临床路径管理的病种范围，严格执行临床路径管理，严控基本医疗保障范围外的医疗服务。

四、实施步骤

基层医疗卫生机构门诊包干制度在全区所有县（市、区）实施，县级医疗机构住院包干在石嘴山市、吴忠市、固原市、中卫市所辖县（市、区）实施。

1. 开展培训，宣传动员（2015 年 10 月 15 日–2015 年 11 月 15 日）。自治区人力资源社会保障部门会同卫生计生部门，组织专家对各县（市、区）人力资源社会保障、卫生计生部门相关人员和医保经办机构、医疗机构负责人进行培训。各县（市、区）利用各种形式，开展政策宣传。

2. 收集数据，制订方案（2015 年 11 月 16 日–2015 年 12 月 31 日）。自治区人力资源社会保障部门负责指导各县（市、区）收集相关数据，测算包干经费，制定具体的实施方案，并负责将基层医疗机构医疗服务质量管理软件与医保结算系统有效整合。自治区卫生计生部门组织临床专家开展县级医疗机构诊疗能力分析和病种界定。

3. 精心组织，启动实施（2016 年 1 月 1 日）。自治区人力资源社会保障、财政、卫生计生等部门按照各自职责，协调配合，加强指导。各县（市、区）要精心组织，按时启动实施。

银川市所辖县（市、区）纳入银川市城市公立医院改革试点范围，暂不执行住院医疗费用总额包干预付制度。

五、保障措施

（一）加强组织领导

各县（市、区）要结合辖区实际，尽快制定具体的实施方案，落实牵头部门和进度安排，明确推进时间表和路线图。各级财政部门对所需培训、督导考核等专项工作经费予以保障。自治区人力资源社会保障、财政、卫生计生行政部门要加大督促检查力度。

（二）强化技术指导

建立自治区专家团队，指导各县（市、区）开展包干经费测算、方案制定和现场技术指导。建立自治区级临床专家库，聘请相关业务技术与管理专家协助各县（市、区）做好县级公立医院服务质量考核工作，并根据考核情况进行技术指导帮扶。

（三）加大政策宣传

加强医保支付制度政策和业务知识培训，提高管理人员和医务人员的业务水平。加强政策宣传，让广大群众了解政策措施，积极主动参与医保支付方式改革，享受支付方式改革和医疗卫生效益提升带来的实惠。

（四）积极统筹协调

各县（市、区）要定期组织召开部门联席会议，及时协商解决工作中发现的问题，确保各项工作顺利进行。各职能部门要按照各自职能，密切配合，制定和完善相关配套政策与措施，推进医保支付制度改革的有效实施。

关于建立县级公立医院现代医院管理制度的实施意见

自治区卫生计生委　自治区编办　自治区发展改革委

自治区财政厅　自治区人力资源社会保障厅

为全面推进县级公立医院综合改革，加快建立医疗机构现代化管理制度，根据《国务院办公厅关于全面推开县级公立医院综合改革的实施意见》（国办发〔2015〕33 号）和国家卫生计生委、财政部、中央编办、国家发展改革委、人力资源社会保障部《关于印发推进县级公立医院综合改革意见的通知》（国卫体改发〔2014〕12 号）精神，结合我区实际，制定如下实施意见。

一、工作目标

按照政事分开、管办分开、医药分开、营利性和非营利性分开的要求，坚持保基本、强基层、建机制的基本原则，以落实医院法人自主权和强化医院监管为重点，以深化管理体制和运行机制改革为核心，加快推进以法人治理结构为主要内容的现代医院管理制度建设，深化改革，创新机制，激发活力。

二、基本原则

（一）坚持统筹兼顾、稳步推进

创新医院管理体制和运行机制，实现政事分开和管办分离，落实医院法人自主权，做好与现行管理体制机制的衔接与平稳过渡。

（二）坚持政府主导、维护公益

强化县（市、区）政府在规划、政策、投入等方面的主体责任，加强对医院的监管，逐步建立起维护公益性、调动积极性、保障可持续的运行新机制，促进县级公立医院持续健康发展。

（三）坚持深化改革、创新发展

建立和完善现代医院法人治理结构，进一步激发医院活力。拓展服务范围，切实改善人民群众看病就医条件，提高社会满意度，构建和谐医患关系。

三、具体内容

（一）加强医院管理

1. 实行院长负责制。突出院长职业化管理能力，推进院长职业化、专业化建设。改革县级公立医院院长任用制度，完善选拔办法，逐步加大聘任制推行力度。县级公立医院执行县级公立医院管理委员会等政府办医机构的决策，赋予医院人事管理权、副职推荐权、绩效工资内部分配权、年度预算执行权等经营管理自主权。强化院长年度和聘期目标考核管理，考核结果与院长薪酬、任免、奖惩等挂钩。完善院长激励和约束机制，严禁将院长收入与医院的经济收入直接挂钩。执行院长聘期届满离任审计制度。县级公立医院要健全职工代表大会制度，依靠职工代表大会实行民主管理和民主监督，建立起有效的监督机制。

2. 完善内部管理制度。健全医院内部决策和制约机制，医院重大决策、重要干部任免、重大项目实施、大额资金使用集体讨论并按规定程序执行。以安全、质量和效率为中心，建章立制，强化管理，严格执行医院财务会计制度，建立健全财务分析和报告制度以及医院财务审计和医院院长经济责任审计制度。加强医院经济运行分析与监测、国有资产管理等工作。鼓励推行后勤服务外包。强化患者群体、医疗病种、绩效评价、医疗责任、成本管理、公共服务等方面的考核。建立完善医务人员管理信息系统和考核档案，记录医务人员各项基本信息、年度考核结果以及违规情况等。

3. 规范医疗服务行为。严格落实公立医院用药管理、处方审核和点评制度，加强抗菌素、激素类、抗肿瘤、心血管等药物临床应用管理以及重点药品的监控，将辅助性、营养性、高回扣药品列入重点跟踪监控品规目录，促进合理用药，保障临床用药安全、经济、有效。尊重患者用药知情权和选择权，鼓励患者自主选择在医院门诊药房或凭处方到零售药店购药。加强临床路径和诊疗规范管理，严格控制高值医用耗材的不合理使用，对异常、高额医疗费用进行预警和分析。加大对不同等级医院使用大型设备检查阳性率、大型医疗设备检查费用占医疗总费用比例、普通检查、化验收入占比等控制性指标的考核力度。加强医疗行风建设，促进依法执业、廉洁行医。强化责任问责制，严肃查处工作不负责任或失职渎职行为。

（二）提升医疗服务能力

1. 加强县级公立医院能力建设。按照填平补齐的原则，加快推进县级公立医院综合能力建设，根据常住人口规模合理配置床位规模。重点加强产科、重症监护、血液透析、新生儿、中（回）医、病理、传染病、急救、老年病、职业病防治和精神卫生等薄弱科室以及近 3 年县外转诊率排名较高的病种所在临床专业科室的建设。积极推广应用适宜医疗技术，适当放宽部分二、三类相对成熟医疗技术的机构准入条件。深化城乡医院对口支援工作，每个县（市、区）至少有 1 家县级公立医院与城市三级医院建立长期稳定、互惠共赢的分工协作机制。

2. 建立适应行业特点的人才培养制度。全面推行住院医师规范化培训制度。制定政策，创造条件，鼓励和引导经过住院医师规范化培训的医生到县级公立医院就业，到 2020 年，新进入县级公立医院的医生须经过住院医师规范化培训。加强对外交流合作，积极培养县域医疗专业学科带头人，研究实施专科特设岗位计划，经批准可在县级公立医院设立特设岗位，引进急需高层次人才。

3. 推进信息化建设。按照国家统一标准和规范，切实加强以电子病历和医院管理为核心的县级医院信息系统建设，实现对规范诊疗、绩效考核、财务运行的动态化管理，提高医院精细化管理水平。建设面向基层医疗卫生机构的区域检查检验中心和远程会诊系统，并与对口支援城市三级医院联通远程会诊网络，开展纵向技术合作，方便群众就医。加大县级医疗机构卫生信息资源整合力度，2017年底前，实现医疗服务、公共卫生、计划生育、医疗保障、药品供应保障和综合管理系统的互联互通、区域协同、资源共享。

（三）构建分级诊疗格局

1. 促进医疗人才纵向流动。加快建立县级公立医院与基层医疗卫生机构、城市公立医院长期稳定的分工协作机制，健全完善医疗集团、医疗联合体运行机制。全面落实城市三级医院对口支援县级公立医院制度，采取专家团队支援的方式，将业务支援扩展到管理支援。定期从城市三级医院选聘有管理经验的业务骨干到对口支援的县级公立医院担任院长、副院长或科主任，提高县级公立医院医疗技术和管理水平。县级公立医院要加强对基层医疗卫生机构的技术指导和人员培训，实施向乡（镇）卫生院轮换派驻骨干医师制度。建立公立医院医师基层医疗卫生机构执业经历与聘任、职称评审挂钩制度，引导优秀医疗卫生人才到基层执业。鼓励已退休的学科带头人、业务骨干到县级公立医院服务。

2. 完善分级诊疗模式。综合运用医疗、医保、价格等手段，推进实施基层首诊、分级医疗、双向转诊的分级诊疗制度。充分发挥医保的杠杆作用，合理调整不同医疗机构的医疗服务价格，拉开不同级别定点医疗机构间的报销比例差距。提升基层医疗卫生机构的医疗和管理水平，鼓励基层医务人员通过签约服务、预约诊疗、巡回医疗等方式为群众服务，引导一般常见病、慢性病等患者到基层医疗机构就诊，逐步形成基层首诊、分级诊疗、双向转诊的就医秩序。建立县级公立医院与基层医疗卫生机构之间的便捷转诊通道，县级医院为基层转诊的危急重症与疑难病患者提供优先就诊、优先检查、优先住院等便利,基层医疗卫生机构要加强老年护理、康复等服务能力建设。完善县外转诊和备案制度,加强定点医疗机构分级诊疗和转诊管理,对无转诊意见的,医保经办机构不予报销医疗费用或降低报销比例。严格控制转诊率和平均住院日,降低县域内患者诊疗外转率，力争到 2017 年底前，实现小病就医在基层、大病就医不出县，县域内就诊率达到 85%的目标。

（四）强化服务监管

1. 严格行业管理。各级卫生计生行政部门加强医疗服务监管体系建设，完善机构、人员、技术、设备的准入和退出机制，强化对县级公立医院医疗质量安全、费用控制、财务运行等方面的监管。加大对高额医疗费用、抗菌药物、贵重药品以及高值医用耗材使用等的监测和分析，建立回溯检查制度。加强部门联动协作，及时查处为追求经济利益的不合理使用药品、耗材、服务设施和检查检验等行为。充分发挥医保机构对医疗服务行为和费用的调控引导及监督制约作用，逐步将医保对医疗机构医疗服务的监管延伸到对医务人员医疗服务行为的监管，引导医务人员科学诊疗、合理用药、规范检查,提供优质高效的医疗服务。人力资源社会保障部门要加强医保基金收支预算及执行管理，发挥医保基金对统筹区域内医疗费用增长的有效控制作用。

2. 发挥社会监督作用。推进医院信息公开，定期公开财务状况、绩效考核、质量安全、事业单位法人年度报告等信息。发挥医疗行业协会等社会组织作用，建立社会监督评价体系。改革完善医疗质量、技术、安全和服务评估认证制度。建立第三方评价机制，全面、客观地评价医疗质量、服务态度、行风建设等。

3. 构建和谐医患关系。提高医患沟通能力，保障患者知情权，畅通投诉渠道，健全投诉受理制度。进一步完善医疗纠纷人民调解等第三方调解机制，推行医疗责任保险，探索建立医疗风险分担机制，保障医患双方的合法权益。加强医德医风建设，坚持廉洁行医，强化监督检查，严肃查处违法违纪违规的单位和个人，严厉打击伤害医务人员和"医闹"等违法犯罪行为，依法维护正常的医疗服务秩序。

四、保障措施

（一）理顺管理体制

各县（市、区）政府是县级公立医院综合改革的责任主体，要按照现代医院管理制度的要求，理顺对医院资产、人事、财务等方面的责权关系和管理体制，建立决策、执行、监督相互分工、相互促进的运行机制。各相关职能部门要进一步明确职责分工，制定和完善相关配套政策措施，共同推进县级公立医院现代医院管理制度的实施。

（二）加强督导检查

各级医改领导小组要建立工作调度和定期通报制度，结合县级公立医院综合改革效果评价指标体系，加强对县级公立医院现代管理制度改革进展情况和效果的监测和评价，加大督导检查考核力度，并将评价结果与自治区财政补助资金和卫生计生项目安排挂钩。

（三）做好宣传培训

各地要加强对医改政策的宣传培训力度，妥善处理好改革过程中出现的问题与矛盾，调动广大医务人员参与改革的积极性、主动性，形成学习政策、掌握政策、运用政策、支持改革的良好局面，为县级公立医院改革营造良好的社会环境。

县级公立医院综合改革效果评价办法
（试行）

自治区卫生计生委　　自治区编办　　自治区发展改革委

自治区财政厅　　自治区人力资源社会保障厅

为全面评价县级公立医院综合改革工作成效，发挥示范带动作用，促进经验交流和督导考评，深化医药卫生体制改革，根据《国务院办公厅关于全面推开县级公立医院综合改革的实施意见》（国办发〔2015〕33 号）和国家卫生计生委、财政部、中央编办、国家发展改革委、人力资源社会保障部等 5 部委《关于印发县级公立医院综合改革效果评价实施方案的通知》（国卫办体改函〔2014〕824 号）精神，现就开展县级公立医院综合改革效果评价工作，制定本办法。

一、评价原则

（一）坚持目标导向和问题导向相结合的原则

紧紧围绕县级公立医院综合改革目标和任务，衡量县级公立医院运行新机制的建立情况和综合改革的成效。

（二）坚持横向比较与纵向比较相结合的原则

横向比较评价各县（市、区）推进公立医院综合改革的情况，分等级进行综合排序；纵向比较评价同一县（市、区）公立医院综合改革的进展程度和成效。

（三）坚持日常监测与阶段性评价相结合的原则

充分发挥医改进展监测体系的作用，密切关注评价指标的变化情况，及时发现问题；年度评价与阶段性评价相结合，总结评价县级公立医院年度改革进展情况和阶段性目标实现情况。

二、评价指标体系

根据国家评价指标体系，结合我区实际制定评价指标，对全区县级公立医院开展综合评价。评价指标体系包括"工作推进评价指标""制度建设评价指标"和"改革成效评价指标"三大类。其中，"工作推进评价指标"主要评价县（市、区）人民政府组织推进公立医院综合改革工作情况；"制度建设评价指标"主要评价各县（市、区）维护公益性、调动积极性、保障可持续的运行新机制的建立情况；"改革成效评价指标"主要评价各县（市、区）实施改革后患者费用负担、医院收支结构、县域医疗服务能力、县级医院运行效率、医患关系、群众满意度、医务人员满意度等的变化情况。

（一）工作推进评价指标

1. 体制机制建立情况。

1.1　建立领导体制和工作机制情况。

1.2　制定政策文件情况。

2. 推进措施执行情况。

2.1　调查研究情况。

2.2　督导考核情况。

（二）制度建设评价指标

3. 资源配置机制。

3.1　制定区域卫生规划情况。

3.2　制定医疗机构设置规划情况。

4. 补偿机制。

4.1　破除以药补医机制情况。

4.2　建立调整医疗技术服务价格和增加财政投入，以及医院加强核算、节约运行成本等多方共担的补偿机制情况。

4.3 建立医疗服务价格调整机制情况。

4.4 落实政府财政投入情况。

5. 药品供应保障制度。

5.1 开展药品网上集中采购情况。

5.2 推进高值医用耗材、检验试剂网上阳光采购情况。

5.3 推进合理用药管理情况。

6. 医保支付制度。

6.1 推进医保支付方式改革情况。

6.2 建立医保对医疗服务的监督制约机制情况。

7. 人事薪酬制度。

7.1 合理核定编制情况。

7.2 全面推行聘用制度、岗位管理制度和公开招聘制度情况。

7.3 完善收入分配激励约束机制情况。

7.4 建立政府对县级公立医院的绩效考核制度情况。

8. 分级诊疗制度。

8.1 建立县级公立医院与基层医疗卫生机构之间的分工协作机制情况。

8.2 建立分级诊疗模式、建立转诊转院制度情况。

9. 现代化医院管理制度。

9.1 建立健全医院财务管理制度情况。

9.2 落实县级公立医院独立法人地位和自主经营管理权情况。

9.3 推进县级公立医院去行政化情况。

9.4 落实院长负责制情况。

9.5 完善医院医疗管理制度情况。

9.6 强化卫生计生部门全行业管理职能情况。

9.7 加强社会监督和行业自律情况。

9.8 促进医患关系和谐情况。

10. 改革成效评价指标。

10.1 县级公立医院医药费用。

10.2 基本医保政策范围内支付比例以及实际报销比例。

10.3 县级公立医院总收入及构成变化情况。

10.4 县级公立医院医疗收入结构变化情况。

10.5 县级公立医院支出结构变化情况。

10.6 县级公立医院运行效率。

11. 县域医疗服务能力建设。

11.1 县级医院人才队伍建设情况。

11.2 患者县域内就诊率及就诊结构。

12. 和谐医院建设。

12.1 医患关系情况。

12.2 医务人员满意度。

12.3 群众满意度。

三、评价方式

采取自评、评估组督评和第三方评价相结合的方式。

（一）开展自评

各县（市、区）卫生计生、人力资源社会保障等相关部门组织对本地区公立医院综合改革进行年度自评，并将自评结果上报自治区卫生计生委、发展改革委、编办、财政厅、人力资源社会保障厅。自治区卫生计生委会同有关部门组织专家适时对各县（市、区）自评情况进行复核。

（二）评估组督评

自治区卫生计生委会同自治区深化医药卫生体制改革工作领导小组

相关成员单位，对全区县级公立医院综合改革效果实施年度及阶段性评价，形成评价报告及时报自治区人民政府。

（三）第三方评价

选择有资质的第三方机构开展患者满意度和医务人员满意度调查，委托第三方机构对县级公立医院综合改革情况开展评价，评价指标纳入医改进展监测指标，实行季度监测，年度评价。

四、绩效评价程序

（一）绩效评价准备

各县（市、区）深化医药卫生体制改革领导小组办公室牵头成立县级公立医院综合改革绩效评价工作小组，确定评价机构，加强对考评人员和评价对象的培训，熟练掌握绩效评价的基本内容、方式和方法。

（二）绩效评价实施

县级公立医院综合改革绩效评价工作小组运用信息化手段，通过现场核查、专题访谈及问卷调查等方式，认真分析医改监测数据，科学评价县级公立医院综合改革成效，形成评价结论。

（三）绩效评价反馈

绩效评价工作小组将评价结果向县级公立医院反馈，对存在的问题提出改进意见和建议，县级公立医院要及时进行整改，整改情况作为下一轮绩效评价的重要内容。

对县级公立医院综合改革的绩效评价工作原则上按年度进行，可根据评价目的需要进行适当调整。

五、评价结果应用

年度评价结束后，对各县（市、区）的评价指标得分进行汇总排序。对排名靠前或纵向比较进步明显的县（市、区）予以通报表彰，对排名靠后或纵向比较改革进展滞后的予以通报批评，对于年度重点改革任务开展情况评分未达到标准的县（市、区），相应扣回区级财政补助资金。

附：县级公立医院综合改革效果评价指标（略）

县级公立医院医疗服务价格调整意见
（暂行）

自治区卫生计生委　　自治区财政厅
自治区人力资源社会保障厅　　自治区物价局

为全面推进县级公立医院综合改革，理顺医疗服务价格，根据《国务院办公厅关于全面推开县级公立医院综合改革的实施意见》（国办发〔2015〕33 号）和国家发展改革委等有关部门《关于推进县级公立医院医药价格改革工作的通知》（发改价格〔2012〕2787 号）精神，结合我区实际情况，现制定本意见。

一、主要目标

取消公立医院药品加成，破除以药补医机制，通过增加财政投入，加强医疗机构成本核算和内部管理，建立补偿机制，合理调整医疗服务价格，理顺医疗服务比价关系，实现医疗机构不亏损和患者负担不增加的"双赢"目标。

二、基本原则

（一）总量控制、结构调整、有升有降、逐步到位原则

建立以成本和收入结构变化为基础的价格动态调整机制，合理调整医疗服务价格结构，提高体现医务人员技术劳动价值的医疗服务价格，降低大型医用设备检查、治疗、检验价格，逐步理顺医疗服务比价关系。鼓励医疗机构通过提供优质服务获得合理收入。调整医疗机构收入结构，在保证医保基金可承受的前提下，有效控制患者实际医药总费用增长，确保群众就医费用负担总体上不增加。

（二）公益性原则

坚持公立医院的公益性，落实各地政府责任，完善补偿制度，逐步建立规范、科学、高效、有序的公立医院运行机制，保障群众享受安全、方便、价廉的基本医疗服务。

三、调整内容和幅度

综合考虑取消药品加成、医保支付能力、群众就医负担及经济社会发展水平等因素，降低大型设备检查、检验项目价格，合理提高医疗服务中诊查、护理、床位费、手术及中医服务等项目价格。

（一）调整范围

调整体现医务人员劳动价值的医疗服务项目，提高劳动强度大、技术含量和风险程度高的医疗服务价格。具体调高价格的项目类别共五大类851项，包括诊查费10项、护理费18项、床位费17项、部分手术治疗735项和部分中医服务71项；调整部分临床检验类项目价格和大型医用设备检查治疗类项目价格，在现行标准的基础上调低价格的项目共两大类226项，包括X线计算机体层（CT）扫描、磁共振扫描（MRI）7项，部分超声检查20项和部分检验199项。

（二）调整幅度

按照调增总量与调减总量持平的原则，以取消药品加成收入的70%与调低价格项目减少收入部分之和作为价格调增总量。调价增加的总额（包括诊查费、护理费、床位费、手术治疗费、中医服务项目提价额）=调价减少的总额（包括检验费降价额，CT、MRI和超声检查费降价额）+取消药品加成减少合理收入的70%。以我区现行医疗服务项目价格为基准，价格调整幅度如下：

1. 调高价格项目：诊查费、护理费、床位费、手术治疗费和部分中医服务项目（调整幅度见附表）。

2. 调低价格项目：X线计算机体层（CT）扫描、磁共振扫描、超声检查项目、检验项目价格下调5%。

四、保障措施

（一）精心组织

各地、各有关部门要精心组织，周密部署，深入细致地做好宣传工作，取得医患双方的理解、配合和支持，营造深化医改的良好环境。自治区卫生计生、财政、人社、物价等相关部门要做好医疗服务价格调整的政策解读，加强对各地工作督导，确保县级公立医院医疗服务价格调整工作顺利开展。

（二）协同推进

各地要明确部门职责，建立分工协作机制，密切配合、协同推进。要把医疗服务价格调整与财政补偿、医保支付、医院管理等综合改革配套政策同步实施。要同步完善医保支付政策，将调整后的医疗服务价格纳入基本医疗报销范围。

（三）加强督导

自治区卫生计生、财政、人社、物价等有关部门要对医疗技术服务价格执行情况开展动态监测，加强价格监管，实施政策评估，总结经验，查找问题，指导各地。对于价格调整中出现的问题，充分听取医院、医保、患者等有关利益方的意见，认真分析，妥善解决，确保改革成效。

（四）动态调整

自治区卫生计生、物价等部门要结合县级公立医院临床医药收入变化以及价格调整政策实施评估等情况，建立医疗服务价格动态调整机制。医疗机构要强化成本核算，推动医疗服务价格管理精细化，为建立价格动态调整机制提供依据。各级财政部门要加大投入力度，落实补偿经费，确保群众实际医药费用负担有所减轻。

本《意见（暂行）》自 2016 年 1 月 1 日起实施。

附：宁夏县级公立医院医疗服务价格调整表（略）

自治区人民政府办公厅关于完善
公立医院药品集中采购工作的实施意见

(宁政办发〔2015〕142号)

各市、县（区）人民政府，自治区政府各部门、直属机构：

为了推进我区公立医院药品集中采购，促进公立医院改革，规范药品流通秩序，健全药品供应保障体系，根据《国务院办公厅关于完善公立医院药品集中采购工作的指导意见》（国办发〔2015〕7号）、《国家卫生计生委关于落实完善公立医院药品集中采购工作指导意见的通知》（国卫药政发〔2015〕70号）精神，结合我区实际，提出如下实施意见。

一、指导思想

全面贯彻落实党的十八大和十八届三中、四中全会精神，按照市场在资源配置中起决定性作用和更好发挥政府作用的总要求，充分借鉴基本药物集中采购和药品"三统一"经验，坚持以自治区为单位的网上药品集中采购方向，实行一个平台、上下联动、公开透明、分类采购，采取招生产企业、招采合一、量价挂钩、双信封制、全程监控、动态管理等措施，有效规范药品流通秩序，保障药品质量和供应，降低部分药品虚高价格，切实减轻人民群众用药负担。结合我区实际，积极探索创新，进一步提高医院在药品采购中的参与度。

二、工作目标

（一）健全完善自治区公立医院药品集中采购工作机制，加强药品采购过程监管，规范集中采购、统一配送、药款结算、合理用药行为，破除以药补医机制，加快推进公立医院特别是县级公立医院改革。

（二）2015年启动全区公立医院药品(基本药物和非基本药物)集中采购工作，切实保障临床用药，有效降低部分药品虚高价格，预防和遏制医药购销领域腐败行为，促进医药产业健康发展。

三、主要任务

（一）完善公立医院药品集中采购

1.实行药品分类采购。对临床用量大、采购金额高、多家企业生产的基本药物和非专利药品，发挥区级集中批量采购优势，由区级药品采购机构采取双信封制公开招标采购，医院作为采购主体，按中标价格采购药品；对专利药品、独家生产药品等缺乏竞争性的药品，执行国家谈判结果，医院按谈判结果采购药品。对未纳入国家谈判范围的，建立多方参与、公开透明的谈判机制，合理议定挂网价格，同时加强此类药品与医保支付政策的有效衔接；对妇儿专科非专利药品、急（抢）救药品、基础输液、临床用量小的药品、常用低价药品以及暂不列入招标采购的药品，医疗机构依据区药品集中采购平台审核、公布的采购目录，按照议价规则，直接与药品生产企业议定采购价格，实行集中挂网，由医院直接采购；对临床必需、用量小、市场供应短缺的药品，由国家招标定点生产，议价采购；对未纳入国家定点生产范围的短缺药品，结合我区实际试行邀请招标、定点生产，保障供应；对麻醉药品、精神药品、防治传染病和寄生虫病的免费用药、国家免疫规划疫苗、计划生育药品及中药饮片，按国家现行规定采购。药品集中采购周期原则上不少于 1 年。探索实行省际跨区域、专科医院等联合采购。对采购周期内新批准上市的药品，可另行组织以自治区为单位的集中采购。

2. 落实药品带量采购。根据全区公立医院药品实际用量，确定带量采购药品的品规。公立医院按照不低于上年度药品实际使用量的 80% 制定采购计划和预算，并具体到品种、剂型和规格，每种药品采购的剂型原则上不超过 3 种，每种剂型对应的规格原则上不超过 2 个，兼顾成人和儿童用药需要。自治区药品采购工作机构根据全区公立医院用药需求汇总情况，编制公开招标采购的药品清单，合理确定每个竞价分组的药品采购数量，并向社会公布。

3. 科学编制药品集中采购目录。自治区卫生计生委根据国家基本药物目录、国家和自治区医疗保险药品目录、自治区药品"三统一"目录，结合公立医院上报的药品采购需求计划，充分发挥医药专家和行业协会的作用，科学合理编制自治区公立医院药品集中采购目录。编制目录时要突出实际、实用、实效原则，优先选择符合临床路径、纳入重大疾病保障、重点新药创制专项、重大公共卫生项目的药品，兼顾妇女、老年人和儿童等特殊人群用药需求，分类列明招标采购药品、谈判采购药品、直接挂网采购药品、定点生产药品等；妇儿专科非专利药品、急（抢）救药品，参照国家卫生计生委委托的行业协会、学术团体公布的遴选原则和示范药品，结合实际合理编制。对于临床诊疗必需的，并且在采购周期内新批准上市的药品和未编入我区药品集中采购目录的药品，为保证临床急需用药，可允许公立医院依照相关规定备案采购，采购金额不超过医院总药费的 10%。也可经过药物经济学和循证医学评价，组织公开招标进行采购。自治区公立医院药品集中采购目录可根据国家政策及我区实际进行动态调整。

4. 完善双信封评价办法。药品招标采购须由药品生产企业直接投标。投标的企业须同时提交经济技术标书和商务标书。经济技术标书主要对企业的药品生产质量管理规范（GMP）资质认证、药品质量抽验抽查情况、生产规模、配送能力、销售额、市场信誉、电子监管能力等指标进行评审，并将通过《药品生产质量管理规范（2010 年版）》认证情况，在欧盟、美国等发达国家（地区）上市销售情况，标准化的剂型、规格、包装等作为经济技术重要指标。合理控制通过经济技术标书评审的企业数量，对通过经济技术标书评审的企业不再排序，进入商务标书评审程序。在商务标书评审中，同一个竞价分组按报价由低到高选择中标企业和候选中标企业。对于只有 1 家或 2 家企业投标的品规组织专门议价采购。对竞标价格明显偏低、可能存在质量和供应风险的药品，必须进行综合评估，避免恶性竞争。优先采购达到国际水平的国产仿制药。鼓励和扶持我区药品生产企业加强技术改造和产品升级，积极参与公立医院药品集中采购。对同品种、同品规且质量达到要求的，可优先采购使用区内企业生产的药品品种。

5. 科学合理划分药品竞价分组。从有利于公平竞争、满足需求、确保供应出发，区别药品不同情况，结合公立医院用药特点和质量要求，根据仿制药质量一致性评价技术要求，科学设定药品竞价分组。要通过剂型、规格标准化，将适应征和功能疗效类似药品优化组合和归并，减少议价品规数量，促进公平竞争。

6. 探索医改试点城市药品自行集中采购。对纳入国家公立医院改革试点的城市，可以市为单位在自治区药品集中采购平台上自行采购，采购目录应与自治区采购目录保持一致，中标结果纳入自治区交易平台进行网上采购。对同通用名、同剂型、同规格、同竞价分组的药品，试点城市中标（成交）价格不得高于自治区中标价格，明显低于自治区中标价格的，在保证全区公立医院药品及时足量供应的基础上，自治区中标价格按试点城市中标（成交）价格进行动态调整。

7. 改进医院药款结算管理。医院从药品交货验收合格到付款的时间不得超过 30 天。加强政策引导，鼓励医院公开招标选择开户银行，通过互惠互利、集中开设银行账户，由银行提供相应药品周转金服务，加快医院付款时间，降低企业融资成本和药品生产流通成本。坚决纠正和防止医院以承兑汇票等形式变相拖延付款时间的现象和行为，并将药品收支纳入医院预算管理和年度考核，定期向社会公布。依托和发挥区级药品集中采购平台集中支付结算的优势，鼓励医院与药品生产企业直接结算药品货款、药品生产企业与配送企业结算配送费用。

（二）规范药品配送管理

1. 完善药品配送制度。药品生产企业是保障药品质量和供应的第一责任人。药品可由药品生产企业直接配送或委托有配送能力的药品经营企业配送到指定医院，提高药品配送集中度。要按照远近结合、城乡联动的原则，实行县、乡、村药品配送一体化管理，每个县（市、区）药品配送企业不少于 5 家，受委托配送企业将药品统一配送到各级公立医院（含村卫生室）。药品配送费用含在中标（成交）价格内，由生产企业与配送企业协商确定。医疗机构网上提交采购计划，配送企业接到订单后在 4 小时内网上响应并组织配送，普通药品 48 小时配送到位，急（抢）救药品城市 2 小时、农村 4 小时内配送到位。中标药品生产企业要按照相关合同约定，及时足量向配送企业供应药品。药品生产企业委托的配送企业应在自治区公立医院药品集中采购平台上备案，并向社会公开，接受社会监督。

2. 规范药品配送行为。中标（成交）药品原则上由药品生产企业直接向配送企业供货，配送企业向医疗机构配送。对于用量小、价格低、采购困难等原因确实无法直接向配送企业供货的，中标（成交）药品生产企业可以委托药品经营企业向配送企业供货。1 个品规只能委托 1 家药品经营企业，被委托的药品经营企业要在自治区公立医院药品集中采购平台备案，并向社会公布。

3. 加强配送企业考核。强化配送企业监督管理，依托自治区公立医院药品集中采购平台，实行配送诚信积分制度。以配送到位率、配送时效、采购仓储率、配送伴随服务、监督检查等内容为重点，实时考核形成配送诚信得分，每季度进行通报。建立完善药品配送约谈、退出、处罚制约机制，对于配送到位率低、拒绝承担基层配送任务、诚信积分低的企业予以严肃处理。配送企业出现严重违法违规行为的，给予扣除履约保证金、暂停配送资格或取消配送资格的处理，暂停配送资格的期限一般为 3 个月。药品生产企业停止供药或不足量供药的，取消药品中标资格，扣除履约保证金，记入不履约行为记录。医疗机构因生产企业停止供药或者不足量供药、配送企业不及时不足量配送，被迫使用其他企业药品替代的，超支费用由原中标企业或配送企业承担。

4. 建立药品配送绿色通道。药品是特殊商品，直接关系到人民群众的身体健康和生命安全，要在全区建立药品配送"绿色通道"，药品配送车辆根据医疗机构需求随时配送药品。各地、各有关部门要积极支持药品配送车辆进出市区开展药品配送，并加强对药品配送车辆安全管理，确保药品及时、安全送达医疗机构。

（三）完善药品供应保障信息化建设

1. 加强药品采购平台建设。自治区卫生计生委、公共资源交易管理局负责药品网上交易平台和药品公开招标平台的建设、使用、管理和维护。自治区财政、编制、人力资源社会保障等部门要给予必要的人力、财力、物力支持，确保药品采购网上交易系统的正常运转。借助互联网、大数据等现代信息技术，建立健全药品生产企业、配送企业和医疗机构网上支付平台，开展电子合同签订、在线支付、网上监管等业务，节约药品采购交易成本，提高交易透明度。

2. 健全药品采购平台功能。全区公立医院使用的所有药品（不含中药饮片）均应通过自治区药品集中采购平台采购。自治区公立医院药品集中采购平台网络延伸到药品生产企业，动态监督生产企业供货情况。完善药品配送企业伴随服务和监督管理数据库，提高药品采购供应、配送管理、动态监管等能力。及时收集分析医疗机构药品采购价格、数量、回款时间及配送企业药品配送到位率、不良记录等情况，定期进行通报。

3. 建立药品采购数据共享机制。推进自治区公立医院药品集中采购平台与国家药品供应保障综合管理信息平台对接，并与医疗机构、医保经办机构、价格主管部门进行连接，实现药品招标采购信息数据互联互通、资源共享。

（四）健全药品供应保障管理制度

1. 健全临床用药监测评价制度。建立处方点评和医师约谈制度，重点跟踪监控辅助用药、医院超常使用的药品；规范医生处方行为，明确处方权限，处方涉及贵重药品时，应主动与患者沟通，切实减少不合理用药。建立以急（抢）救药品为重点的短缺药品监测制度，自治区卫生计生行政部门要选择若干医院和基层医疗卫生机构作为短缺药品监测点，及时收集分析药品供求信息，强化短缺药品监测和预警。健全以基本药物为重点的临床用药综合评价体系，推进药品剂型、规格、包装标准化。

2. 加强药品购销合同管理。医院签订药品采购合同时应当明确采购品种、剂型、规格、价格、数量、结算方式和结算时间等内容。合同约定的采购数量是采购计划申报的一个采购周期的全部采购量。医院应将药品收支纳入预算管理，严格按照合同约定的时间支付药款。

3. 落实药品采购目标管理考核。各级卫生计生部门要将药品集中采购作为医院及其负责人的重要考核内容，纳入目标管理及医院评审评价工作。对违规网下采购、拖延药款的医院，视情节轻重给予通报批评、限期整改、责令支付违约金、降低等级等处理。涉及商业贿赂等腐败行为的，依法严肃查处。

4. 严格执行诚信记录和市场清退制度。建立健全督导检查制度，药品生产和配送企业诚信记录及时向社会公布。对列入不良记录名单的生产企业，医疗机构 2 年内不得购入其药品。考核不达标的药品配送企业，取消配送资格，清退出药品配送市场。

5. 建立药品价格监测管理制度。自治区药品采购工作机构应每半年对外省（区、市）药品中标（成交）价格、区内民营医院采购价格和社会药房零售价格进行监测，并及时形成监测报告。对自治区集中采购中标（成交）药品价格高于外省（区、市）正常供药的采购价格、区内民营医院进药价格或社会药房最低零售价格的，要动态调整自治区集中采购药品中标（成交）价格。依法严肃查处价格垄断行为以及伪造或虚开发票、挂靠经营、"走票"等违法行为，严厉打击制售假冒伪劣药品行为。

6. 健全药品供应保障监督管理体系。各级卫生计生行政部门要充分利用和发挥现有卫生计生监督资源优势，探索建立横向到边，纵向到底的区、市、县、乡、村药品供应保障监督管理体系，加强药品采购全过程的综合监管，及时发现并严肃查处网下采购、标外采购等违规行为。经常性开展监督检查和专项监督检查，形成长效监管机制，确保公立医院药品供应保障各项政策措施落实到位。

（五）有序推进医用耗材阳光采购

按照"分步实施、先易后难、全部纳入、网上交易"的原则，逐步开展高值医用耗材公开招标，普通医用耗材和检验试剂挂网交易工作，有效降低医用耗材和检验试剂的虚高价格。

四、保障措施

（一）强化部门责任

各地、各有关部门要加强公立医院药品集中采购工作的组织领导和督导评估，及时研究解决药品集中采购工作中遇到的重大问题。自治区药招领导小组及办公室承担药品集中采购组织协调、监督检查、药品网上交易、违规行为处理等职责；自治区卫生计生部门承担药品采购目录编制、药品使用及回款情况监督管理等职责，落实药品生产企业和配送企业诚信记录和市场清退制度；公共资源交易管理部门负责搭建非盈利招标平台，承担编制公示招标文件、审核投标资料、测定投标限价、组织议价谈判、网上开标评标定标和中标（成交）价格监测等职责；人力资源社会保障部门负责加强医保经办机构和商业保险单位的管理和指导，及时足额结算医疗机构医保费用；食品药品监督管理部门负责药品生产经营企业及其申报药品的资质证明文件进行审核把关，加强对投标药品质量的监督管理；经济和信息化部门负责医药工业行业管理工作，协调推动区内定点生产企业落实生产任务；财政部门负责安排药品集中采购所需必要的工作经费；商务部门负责药品流通行业管理工作；工商部门负责对合同履行情况进行监督检查，对药品集中采购不正当竞争和涉及商业贿赂行为进行调查处理；物价部门负责对入围药品价格进行审核，监督检查价格执行情况，依法查处价格违法行为。各有关部门要各司其职，密切配合，紧密协作，形成工作合力。

（二）精心组织实施

全区新一轮公立医院药品集中采购和部分医用耗材集中采购工作于2015年启动实施，自治区药招领导小组办公室要尽快编制《宁夏回族自治区2015年度公立医院药品集中采购工作方案》。自治区卫生计生委、公共资源交易管理局分别编制采购目录和招标文件，会同有关部门切实做好全区公立医院药品集中采购的组织管理和具体实施，并加强对药品集中采购全过程的监督。

（三）加强廉政风险防范

完善药品集中采购内部制约和外部监督机制，理清药品采购风险点，着力强化防控。加强廉洁从业教育，增强廉洁自律意识和拒腐防变能力。健全药品采购分段管理、各负其责、相互监督的权力运行监控机制，实行重要岗位人员定期轮岗制度，保障药品集中采购安全、有效、有序开展。

（四）强化舆论引导

药品集中采购工作涉及多方利益调整，各地、各有关部门要坚持正确导向，加强政策解读和舆论引导，充分宣传药品集中采购工作的政策、意义、措施和成效，妥善回应社会关切。全面推进信息公开，建立有奖举报制度，自觉接受社会各界监督，营造良好社会氛围。

宁夏回族自治区人民政府办公厅

2015 年 10 月 14 日

第二部分　计划生育相关文献

中央及国家部委文献

中共中央关于控制我国人口增长问题致全体共产党员共青团员的公开信

（1980 年 9 月 25 日）

全国的共产党员、共青团员同志们：

为了争取在本世纪末把我国人口总数控制在十二亿以内，国务院已经向全国人民发出号召，提倡一对夫妇只生育一个孩子。这是一项关系到四个现代化建设的速度和前途，关系到子孙后代的健康和幸福，符合全国人民长远利益和当前利益的重大措施。中央要求所有共产党员、共青团员特别是各级干部，用实际行动带头响应国务院的号召，并且积极负责地、耐心细致地向广大群众进行宣传教育。

建国以来，由于卫生工作的进步和人民生活条件的改善，人口死亡率尤其婴儿死亡率大大降低，寿命大大延长。但是，我们长期对人口出生率没有适当控制，致使人口增长过快。旧中国从一八四〇年到一九四九年的一百零九年中，全国只增加人口一亿三千万。而中华人民共和国建立以后的三十年中，出生了人口六亿多，除去死亡，净增四亿三千多万人。人口增长得这样快，使全国人民在吃饭、穿衣、住房、交通、教育、卫生、就业等方面，都遇到越来越大的困难，使整个国家很不容易在短时间内改变贫穷落后的面貌。尤其严重的是，我国人口在一九六三年到一九七〇年这一段时间增加得最快，现在三十岁以下的人，约占全国人口总数百分之六十五，今后每年平均将有二千多万人进入结婚生育期。如果不从现在起用三四十年特别是最近二三十年的时间普遍提倡一对夫妇只生育一个孩子，控制人口的增长，按目前一对夫妇平均生二点二个孩子计算，我国人口总数在二十年后将达到十三亿，在四十年后将超过十五亿。这将会大大增加实现四个现代化的困难，造成人民的生活很难有多少改善的严重局面。

解决这一问题的最有效的办法，就是实现国务院的号召，每对夫妇只生育一个孩子。

对每家每户来说，增加了人口，在他们不能干活以前，就会多用钱，多用粮，影响家庭生活的改善，这笔账一算就清楚。当他们能够干活以后，一方面对社会作出贡献，另一方面也要消费社会上生产的物资。对国家来说，如果工农业的劳动生产率还很低，物资的生产还不丰富，人口增长的快慢，就会直接影响现代化建设所需的资金的积累。人口增长过快，资金的积累就会减少，人口增长减慢，资金的积累就会增加。人口增加，除了家庭需要增加抚养费以外，为了解决他们的上学、就业等问题，国家还需要增加教育经费、设备投资和社会公用事业经费等。请想一想，从这些方面省下钱来发展经济和文化教育事业，将会起多么大的作用!

人口增长过快，人民生活水平很难提高。拿粮食供应来说，要保证城乡人民的口粮、工业用粮和其他用粮，将来每人每年平均用粮最少应该达到八百斤。如果多生一亿人口，就必须多生产八百亿斤粮食。现在我国每人平均大约两亩耕地，如果增加到十三亿人口，每人平均耕地将下降到一亩多。在目前条件下，在这样少的土地上，要生产出每人平均八百斤粮食，还要生产出足够数量的经济作物，是相当困难的。此外，人口增长过快，不但为就学就业增加困难，还会使能源、水源、森林等自然资源消耗过大，加重环境污染，使生产条件和人民生活环境变得很坏，很难改善。

那么，一对夫妇只生育一个孩子的号召能不能实现呢？只要大家齐心努力，达到这个目的是有可能的。一九七一年到一九七九年我国努力控制人口增长，九年累计少生婴儿五千六百万。一九七九年以来，几百万对青年夫妇响应党的号召，自愿只生育一个孩子。单是一九七九年一年，就比一九七○年少生一千万人。事实证明，我们的人民是通情达理、顾全大局的，既能够体谅国家的困难，也能够为子孙后代着想。

有些同志担心，一对夫妇只生育一个孩子，将来会出现一些新的问题：例如人口的平均年龄老化，劳动力不足，男性数目会多过女性，一对青年夫妇供养的老人会增加。上述这些问题，有些是出于误解，有些是可以解决的。

人口"老化"的现象在本世纪不会出现，因为目前全国人口约有一半在二十一岁以下，六十五岁以上的老年人不到百分之五。老化现象最快也得在四十年以后才会出现。我们完全可以提前采取措施，防止这种现象发生。

现在我国约有五亿劳动力，预计二十年后还要增加到六亿，就是到二十一世纪初，每年还会增加一千多万个劳动力。到三十年以后，目前特别紧张的人口增长问题就可以缓和，也就可以采取不同的人口政策了。因此，劳动力不足的问题可以不必担心。

解放以后，我国历年人口统计都证明，男女性别的比例大体上差不多，男孩稍为多一点。提倡一对夫妇只生育一个孩子以来，有关部门在一些地区对头胎生育的孩子的性别比例作了调查，结果也是男孩比女孩稍为多一点。女孩长大一样劳动，有些专业劳动可以干得很好，更会做家务劳动，还可以让丈夫住在女方家里。新中国的人民，特别是青年一代，一定要克服重男轻女的旧思想，如果只生了一个女孩，同样要把她抚养好。

实行一对夫妇只生育一个孩子，到四十年后，一些家庭可能会出现老人身边缺人照顾的问题。这个问题许多国家都有，我们要注意想办法解决。将来生产发展了，人民生活改善了，社会福利和社会保险一定会不断增加和改善，可以逐步做到老有所养，使老年人的生活有保障。尊敬老人、爱护老人、供养老人，使他们过好晚年，是子女应该担负的责任，也是我们社会的优良传统。我国人民一定要发扬这个优良的社会风气。那种不供养父母甚至虐待父母的行为，应当受到批评，触犯法律的还要受到制裁。

在提倡一对夫妇只生育一个孩子的同时，还要适当强调晚婚晚育。婚姻法规定的结婚年龄并不晚，但是为了学习和工作，适当的晚婚还是要提倡，适当的晚育更要强调，青年妇女如果二十岁开始生育，一百年内要生五代人，如果二十五岁左右生育，一百年内只生四代人，因此，晚婚特别是晚育对于减少人口增长数量，减慢人口增长速度，都有重大意义。对于青年夫妇自己，适当晚育也有很多好处。

为了控制人口增长，党和政府已经决定采取一系列具体政策。在入托儿所、入学、就医、招工、招生、城市住房和农村住宅基地分配等方面，要照顾独生子女及其家庭。要认真实行男女同工同酬的政策。要大力开展生殖生理、优生（就是不生育有残疾的婴儿）和节育技术的科研工作，培训大批合格的技术人员，做好节育技术指导、妇幼卫生和儿童教育工作，以保证节育技术的安全，减少出生有先天性遗传疾病的婴儿。有关部门要迅速采取有效措施，生产高质量的避孕药具，满足群众需要。

计划生育涉及家家户户的切身利益，一定要把思想工作放在首位，坚持耐心细致的说服教育。某些群众确实有符合政策规定的实际困难，可以同意他们生育两个孩子，但是不能生三个孩子。对于少数民族，按照政策规定，也可以放宽一些。节育措施要以避孕为主，方法由群众自愿选择。

实现一对夫妇只生育一个孩子，是一场移风易俗的大事。中央要求全体共产党员、共青团员特别是各级干部，一定要关心国家前途，对人民的利益负责，对子孙后代的幸福负责，透彻了解这件大事的意义和必要性，以身作则。党员干部必须带头克服自己头脑中的封建思想，去掉没有生育男孩子就不能传宗接代的错误观念。年轻的同志要从我做起，年老的同志要教育和督促自己的子女。每个同志都要积极地耐心地向周围的群众做工作，每个做计划生育工作的同志都要成为宣传员，帮助群众解决思想问题和实际问题，并且坚决不干强迫命令违法乱纪的事，也劝说别人不干强迫命令违法乱纪的事，以便正确地实现国务院的号召，促进社会主义四个现代化的实现。

中共中央　国务院

中共中央、国务院
关于进一步做好计划生育工作的指示

（节选）

（1982 年 2 月 9 日）

······

二、要控制人口数量，提高人口素质

社会主义事业不但需要人口有计划地发展，同时要求我们的人民德智体全面发展。因此，我们的计划生育工作要继续提倡晚婚、晚育、少生、优生。具体要求是：国家干部和职工、城镇居民，除特殊情况经过批准者外，一对夫妇只生育一个孩子。农村普遍提倡一对夫妇只生育一个孩子，某些群众确有实际困难要求生二胎的，经过审批可以有计划地安排。不论那一种情况都不能生三胎。对于少数民族，也要提倡计划生育，在要求上，要适当放宽一些。具体规定由民族自治地方和有关省、自治区，根据当地实际情况制定，报上一级人大常委会或人民政府批准后执行。优生、优育是提高中华民族人口素质很重要的方面，要对各族群众特别是青年进行优生、优育知识的宣传教育。医疗卫生单位要积极创造条件，设立优生咨询门诊，说服有遗传性疾病的夫妇不要生育，以免造成家庭和社会的负担。要加强妇幼保健工作，做好孕产期保健、婴幼儿喂养和早期教育等方面的工作。男女青年适当的晚婚，晚育（按法定年龄推迟三年以上结婚为晚婚，妇女二十四周岁以上生育的为晚育），对于调节生育高峰，对于青年们的学习和工作以及家庭幸福，都是有利的，必须大力提倡。

三、实行必要的奖励和限制，保证计划生育工作的顺利开展

计划生育工作，应以思想教育和鼓励为主。对于经过多次教育仍不按计划生育的，应实行必要的经济限制。进行奖励和限制的同时必须加强思想教育工作，使他们认识到计划生育的意义，增强计划生育的光荣感和责任感。

对独生子女及其家庭的奖励和照顾，各地已有一些可行的办法，如发给独生子女保健费，由夫妇双方所在单位各负担百分之五十；国家职工中的独生子女母亲，经本人申请，单位批准，适当延长产假，产假期间工资照发，并不影响其调资、晋级；农村实行生产责任制的地区和单位，对独生子女家庭包产低一些，或多承包责任田。各地究竟采取哪种办法，数量以多少为宜，各省、自治区、直辖市可根据本地具体情况，制定切实可行的办法予以实施。

《公开信》提出"在入托儿所、入学、就医、招工、招生、城市住房和农村住宅基地分配等方面，要照顾独生子女及其家庭"，教育、卫生、劳动、民政、农委等有关部门和工会应认真研究制定出切实可行的办法。农村社员年老丧失劳动能力、独生子女不在身边的，应按照当地的有关规定，与无子女老人一样给予照顾，农村应积极举办敬老院等养老事业。中国人民保险公司，要经过调查研究，积极试办老年人的社会保险。

对于不按计划生育的，要给予适当的经济限制。国家干部和职工，城镇居民、计划外生第二胎的，要取消其按合理生育所享受的医药、福

利等待遇，还可视情况扣发一定比例的工资，或不得享受困难补助、托幼补助。对农村社员超生的子女不得划给责任田、自留地，或对超生子女的社员给予少包责任田，或提高包产指标等限制。

我们要求广大党员、团员和全体干部、职工，要带头实行上述各项规定。他们中坚持不按计划生育的，有关组织要进行说服教育，对于多次劝说无效、情节恶劣、影响很坏的，除了经济上的限制以外，还要给予必要的纪律或行政处分。处分的批准限权在县、团级以上单位。

对于破坏计划生育的坏人，要发动群众及时揭露，政法及有关部门应严肃处理。

关于奖励经费来源，根据我国目前的经济状况，可实行以下办法：国营和城镇集体企业职工的独生子女保健费，由企业福利基金、利润留成中解决，如确有困难的可报经财政部门批准，在企业管理费中补充；机关、学校等行政事业单位，由职工福利费项下开支，如有困难，可在单位行政费或事业费中解决，城镇待业人员的独生子女保健费，可暂由计划生育事业费中开支，农村实行包产到户、包干到户的地方，采取多承包一些责任田或降低一些包产指标的办法来奖励独生子女户，一些地方仍可由公益金支付独生子女保健费，数量应和城镇奖励费大体相当。对于每年平均收入不足五十元的困难地区，经县人民政府批准，由国家补助百分之五十，国家财政和地方财政各负担一半。过去，在中央没有具体规定的情况下，各省、自治区、直辖市制定了一些暂行办法，总的说来，对于推动计划生育工作的开展，起了积极的作用。今后，凡是适用的应继续执行，与本指示有抵触的，应结合当地实际情况，有步骤地进行调整，或根据本指示精神制定具体政策规定和实施细则。

中央和国家机关有关部委驻省、自治区、直辖市的直属单位，执行所在省、自治区、直辖市的规定。中国人民解放军，可根据本指示的精神，结合军队的实际，制定具体实施办法。

四、要加强计划生育的技术指导和药具供应

计划生育要以避孕为主，在二、三十年的生育年龄中，做到这一点是相当艰巨的事情。办好这件事情是计划生育、医药卫生和科研部门义不容辞的光荣责任。各级计划生育部门、卫生医药部门、科研部门和医疗单位，要结合实际，加强计划生育的科学研究，研究出安全、有效、方便、经济的避孕方法和药物；要提高计划生育技术指导工作的质量和节育手术水平，做到质量第一，安全第一，确保受术者的安全。

各级医药部门要加强避孕药具的生产和供应，防止积压或脱销，满足群众需要。

五、各级党委和人民政府要加强对计划生育工作的领导

计划生育工作是一件大事，涉及面广，政策性强，各级党委和人民政府，必须把它提到重要的议事日程，加强调查研究，检查督促，抓紧抓好。要把人口计划纳入国民经济和社会发展计划，按照生育规律，抓早、抓细、抓实。对于在实践中出现的新情况、新问题，要及时加以研究解决。各人民团体，特别是妇联、工会和共青团组织，都要继续积极宣传、坚决执行党和政府关于计划生育的方针、政策、指示和计划，主动配合，支持计划生育部门做好工作。无论实行哪种形式的生产责任制，都必须把计划生育摆进去，两种生产一起抓。现在有些地区统一建立计划生育和农业生产的干部岗位责任制，社员生产、生育双包合同制等，这些行之有效的办法要进一步总结完善和推广。要健全充实各级计划生育管理机构，省、地、县建立计划生育委员会和相应的机构，根据需要配备精干的领导班子和相应的工作人员，列入行政编制，公社要配齐专职干部，现有人员经过考核符合条件的按干部管理，大队和生产队要有一名领导干部抓计划生育工作，并妥善解决他们的误工补贴。各级

干部、组织部门，要选调一些有经验、懂政策，有事业心的干部，充实到各级计划生育部门，要支持他们的工作，帮助解决工作中的问题，加强干部的培训。各级领导干部和计划生育工作人员，要认真学习党的有关政策，提高政治思想水平和业务能力，改进工作方法，关心群众生活，帮助群众解决思想问题和实际问题，坚决反对和防止违法乱纪的行为。认真对待有关计划生育的来信来访工作。我们相信，为了加快我国四个现代化的进程，为了中华民族的繁荣昌盛，为了子孙后代的幸福，全体共产党员、共青团员、广大干部和群众，一定会从大局出发，以实际行动积极响应党和国家的号召，自觉自愿地实行计划生育，为控制我国人口增长做出贡献。

中共中央　国务院

中共中央、国务院
关于加强计划生育工作
严格控制人口增长的决定

（1991 年 5 月 12 日）

《中华人民共和国国民经济和社会发展十年规划和第八个五年计划纲要》 提出："争取今后十年平均年人口自然增长率控制在 12.5‰以内"。完成这个控制人口增长的计划指标，对于保证我国现代化建设第二步、第三步战略目标得以实现具有重大的意义。为此，特作如下决定：

一、统一认识，切实加强对计划生育工作的领导

严格控制人口增长是我国面临的一项重要而紧迫的任务。我国是世界上人口最多的发展中国家。人口多，耕地少，底子薄，人均占有资源相对不足是我国的基本国清。我国人力资源丰富。这固然是我们建设社会主义的一个重要条件，但人口增长过快，又是我们一个沉重的负担，它严重地制约着我国经济和社会发展的进程。我们把实行计划生育，控制人口增长，提高人口素质作为我国一项长期的基本国策，是从我国的实际情况和人民的切身利益出发，为了使国家更快地发达起来，使人民更快地走上共同富裕的道路而作出的重大战略决策。二十年来，特别是党的十一届三中全会以来，经过全党、全国人民以及广大计划生育工作者的共同努力，我国在控制人口增长方面取得了举世公认的巨大成就，

人口出生率已从 1970 年的 33.43 ‰ 下降为 1990 年的 21.06‰。但必须清醒地看到，我国的人口形势依然十分严峻，控制人口增长的任务相当艰巨。目前，我国的人口总数已达到十一亿多，近几年来每年新增人口仍在 1 600 万以上，相当于一个中等国家的人口，这给国家的经济建设、社会发展和人民生活的改善带来极大的压力和困难。九十年代是我国社会主义现代化建设历史进程中的非常关键的时期，也是我国控制人口增长的非常关键的时期。尤其是"八五"期间，正值生育高峰的峰顶，使计划生育显得更为紧迫。如果我们不能有效地控制人口增长，必将直接影响我国现代化建设战略目标的实现，影响人民生活水平和全民族素质的进一步提高，同时还会加快自然资源的消耗和生态环境的恶化，给子孙后代留下严重的后患。由此可见，计划生育是关系到我国现代化建设战略目标能否实现的大事，是关系到民族兴衰的大事，已经到了刻不容缓、非抓紧不可的地步。对此，我们必须有高度的历史责任感和时代紧迫感。

各级党委和政府务必把计划生育工作摆到与经济建设同等重要的位置上来，把人口计划纳入本地区国民经济和社会发展总体规划，列入重要议事日程。党政第一把手必须亲自抓，并且要负总责。各级党委和政府应成立人口与计划生育领导小组，由主要领导同志任组长，组织协调各有关部门、有关方面共同做好计划生育工作。

各级党委和政府应承担完成本地区人口计划的责任，实行和完善人口与计划生育目标管理责任制。要把做好计划生育工作和完成人口计划作为考核各级党委、政府及其领导干部政绩的一项重要指标，并制订科学的考核标准和监督措施。上级党委和政府要加强对下级党委和政府执行人口计划情况的督促和检查，确保统计数字的准确性，严禁瞒报和虚报。要建立奖惩制度，对计划生育工作做得好的给予奖励，对造成人口失控的要给予处罚并追究有关领导人的责任。

二、坚决贯彻落实现行政策，依法管理计划生育

我国现行的计划生育政策是：提倡晚婚晚育，少生优生，提倡一对夫妇只生育一个孩子。国家干部和职工、城镇居民除有特殊情况经过批准可以生第二个孩子外，一对夫妇只生育一个孩子。农村也要提倡一对夫妇只生育一个孩子，某些群众确有实际困难，经过批准可以间隔几年以后生第二个孩子。为了提高少数民族地区的经济文化水平和民族素质，在少数民族中也要实行计划生育，具体要求和做法由各自治区或所在省决定。这个政策符合全国人民的根本利益，经过多年的工作已经逐渐得到广大人民群众的理解和支持。

当前，必须坚定不移地贯彻落实现行政策，不能摇摆，不能松动，不能改变，以保持政策的稳定性和连续性。要严格依照国家法律和有关规定，加强对人口的计划管理。基层的人口出生计划要张榜公布，接受群众监督。坚决纠正部分地区放松计划生育工作的状况；严禁乱开口子，乱批生育指标。坚决制止早婚早育、多孩生育，努力防止计划外怀孕和计划外生育。

要严格依法管理计划生育。各省、自治区、直辖市制定的有关计划生育方面的地方性法规，是本行政区域计划生育部门行使管理职能和人民法院审理行政诉讼案件的法律依据，要大力宣传，坚决执行。同时还要注意制定与之配套的规章制度，进一步把计划生育纳入法制的轨道。

共产党员、共青团员、革命军人、国家干部特别是各级领导干部要带头遵守和执行计划生育的政策和有关法规，做好子女及亲属的工作，并积极宣传群众。对违反计划生育政策和法规的，党的纪检部门和政府监察部门要严肃处理。

三、抓住重点，扎实稳妥地做好计划生育工作

严格控制人口增长，必须把着眼点放在基层，特别是广大农村。在

今后一个相当长的时期内，计划生育工作的重点在农村，难点也在农村。因此，各级领导务必高度重视，用更多的精力扎扎实实地抓好农村的计划生育工作。做好基层的计划生育工作，关键是每个基层党支部都要切实负起责任，充分发挥党员、干部的先锋模范作用，充分发挥其他基层组织的作用，广泛发动和依靠群众，把人口与计划生育目标管理责任制落到实处。要在基层建设一支思想好、作风正、懂业务、会管理的计划生育工作队伍，还要组织广大的计划生育积极分子队伍，依靠他们做好经常性的计划生育工作。计划生育协会是协助政府动员广大群众参与计划生育工作的一种很好的组织形式，各级党委和政府要给予积极支持，使其更好地发挥组织群众自我教育、自我管理、自我服务的作用。实行计划生育事关千家万户，是一项极其艰苦细致的工作。各级领导要积极、稳妥、耐心、扎实地做好这项工作。要继续贯彻以宣传教育为主、避孕为主、经常工作为主的方针，逐步实现经常化、科学化、制度化。要广泛深入持久地进行基本国情和计划生育基本国策的宣传教育，力争两三年内在全国城乡普及人口和计划生育的基础知识，增强全民的人口意识和人均观念。要在育龄群众中普及避孕节育、优生优育的科学技术知识，向他们提供避孕节育的优质技术服务，做到安全、有效、经济、简便易行。要把宣传教育同解决实际问题结合起来，关心群众，多办实事，以取得群众的理解和支持，把计划生育变成广大群众的自觉行动，做到既有效地控制人口增长，又能密切党群关系、干群关系，维护安定团结的局面。

四、齐抓共管，保证计划生育工作顺利开展

实行计划生育是一项庞大的社会工程，全社会各个方面都应重视和支持这项工作。各有关部门、群众团体要在党委、政府的统一领导和人大的监督下，根据各自承担的任务，制定切实可行的措施，齐抓共管，共同做好计划生育工作。

　　各部门制定有关社会福利、劳动就业以及其他方面的政策和法规，都要有利于鼓励晚婚晚育、少生优生。要加强婚姻登记管理工作，坚决制止违法婚姻。要采取切实有效的措施，把流动人口的计划生育工作管起来。要重视做好妇幼保健和优生优育优教工作。要把农村扶贫工作同计划生育工作紧密联系起来。要大力加强农村社会福利和社会保障工作，落实"五保"政策，办好敬老院，发展养老保险事业。要加强计划生育的科学研究和技术服务工作。工会、共青团、妇联等群众团体应当充分发挥各自的作用，积极参与做好计划生育工作。各级党委宣传部门要积极组织和协调广播、影视、报刊、教育、文化、出版等有关部门和单位以及社会各方面的力量，广泛深入地做好人口与计划生育宣传工作。各级党校、干校、团校及各类高、中等学校，都要把人口和计划生育的教育作为一项教学内容。要把计划生育纳入群众性的创建文明单位的活动，凡计划生育没有达到规定指标要求的都不能评文明单位。为了进一步做好计划生育工作，各级党委和政府要下决心提供必要的资金和物质保障。"八五"期间，各级财政用于计划生育的事业费支出要由目前的年人均一元逐步增加到年人均二元，并坚持面向基层、专款专用。对贫困地区和少数民族地区要给予更多的帮助。计划生育的基建项目要纳入各级政府的基建计划，安排必要的资金。要切实加强各级计划生育部门的组织建设，选派得力干部充实计划生育工作队伍。各地要因地制宜地加快县、乡、村计划生育服务网络的建设。各级党委和政府要关心和爱护计划生育干部，加强对他们的培训，支持他们的工作，帮助他们解决实际困难。各级党委和政府一定要认真贯彻执行这个《决定》，扎扎实实地抓好计划生育工作。全党全国人民必须动员起来，为国家的繁荣富强，为中华民族的兴旺，为子孙后代的幸福，坚决地、认真地、持久地执行计划生育的基本国策，为实现控制人口增长计划，促进经济和社会发展而努力奋斗。

（中共中央　国务院）

中共中央、国务院
关于加强人口与计划生育工作
稳定低生育水平的决定

（中发〔2000〕8号）

　　人口问题是社会主义初级阶段长期面临的重大问题，是制约我国经济和社会发展的关键因素。控制人口数量，提高人口素质，是实现我国社会主义现代化建设宏伟目标和可持续发展的重大战略决策。新中国成立50年来，特别是改革开放以来，经过全党全国人民的艰苦努力，我国人口与计划生育工作取得举世瞩目的成就。在经济还不发达的情况下，有效地控制了人口过快增长，使生育水平下降到更替水平以下，实现了人口再生产类型从高出生、低死亡、高增长到低出生、低死亡、低增长的历史性转变，成功地探索了一条具有中国特色的综合治理人口问题的道路，有力地促进了综合国力的提高、社会的进步和人民生活的改善，对稳定世界人口做出了积极贡献。

　　计划生育是我们必须长期坚持的基本国策。在实现了人口再生产类型的转变之后，人口与计划生育工作的主要任务将转向稳定低生育水平，提高出生人口素质。全党全社会必须从我国社会主义现代化建设的大局和中华民族生存与发展的长远利益出发，进一步抓紧抓好人口与计划生育工作。为此，现作出如下决定。

一、稳定低生育水平是今后一个时期重大而艰巨的任务

1. 随着 21 世纪的到来，我国人口与计划生育事业将进入一个新的重要发展时期。未来几十年，在实现稳定低生育水平的前提下，我国人口将由低增长逐步过渡到零增长，人口总量达到峰值后（接近 16 亿）开始缓慢下降，人口素质不断提高，为基本实现现代化和可持续发展创造良好的人口环境。

2. 人口过多仍是我国首要的问题。未来十几年，我国人口数量还将持续增长，预计年均净增 1000 万人以上，人口素质不高的状况短期内难以根本改变，劳动就业压力进一步加大，人口老龄化问题更加突出，人口与经济、社会、资源、环境之间的矛盾依然尖锐。

稳定低生育水平的工作要求更高，任务更艰巨。目前，我国生产力水平较低，地区发展不平衡，社会保障制度尚不健全，传统生育观念的影响还将长期存在，实行计划生育仍有相当难度。任何政策的偏差、工作的失误以及外部环境的不利影响，都可能导致生育率的回升。在社会主义市场经济体制逐步建立的过程中，人口与计划生育工作面临许多新情况、新问题，管理体制、工作方法、服务质量以及干部素质不能完全适应形势的发展，迫切需要转变政府职能，加快改革和创新的步伐。

3. 未来十年是稳定低生育水平的关键时期。应当指出，目前还有相当一部分同志对人口多是我国社会主义初级阶段最基本、最重要的国情认识不足，对可持续发展战略中人口问题是关键认识不足，对社会主义市场经济条件下人口与计划生育工作的长期性、艰巨性、复杂性认识不足。切实转变观念，解决这些认识问题，克服盲目乐观、麻痹松懈情绪，是当务之急。

4. 人口问题的本质是发展问题。能否解决好人口问题，直接关系到人民生活改善、全民素质提高和中华民族的兴衰。各级领导干部必须从全局和战略的高度认识和解决人口问题，以对党和国家、对群众利益、

对子孙后代高度负责的精神，保持清醒头脑，坚持科学的态度，一年接一年，坚持不懈地把人口与计划生育工作抓紧抓好，确保未来人口与计划生育目标的实现。

二、今后十年人口与计划生育工作的目标和方针

5. 今后十年人口与计划生育工作的目标是：到 2010 年末，全国人口总数（不含香港、澳门特别行政区和台湾省）控制在 14 亿以内，年均人口出生率不超过 15‰；出生人口素质明显提高；出生婴儿性别比趋向正常；育龄群众享有基本的生殖保健服务，普遍开展避孕节育措施的"知情选择"；初步形成新的婚育观念和生育文化；逐步建立调控有力、管理有效、政策法规完备的计划生育保障体系和工作机制。

6. 为实现上述目标，必须坚持以下方针：

——人口与发展综合决策。加快经济和社会发展，高度重视科技和教育，努力提高人民生活水平和国民素质，把人口与计划生育工作纳入经济和社会发展的总体规划，制定完善各项配套政策，促进人口与经济、社会、资源、环境协调发展。

——稳定现行的生育政策。国家鼓励晚婚晚育，提倡一对夫妻生育一个子女，依照法律法规合理安排生育第二个子女。少数民族也要实行计划生育。具体政策规定由各省、自治区、直辖市制定。

——综合治理人口问题。动员全社会力量，建立政府领导、部门指导、各方配合、群众参与的工作机制，做到优势互补、资源共享、各负其责。采取法律、教育、经济、行政等措施综合治理人口问题。

——国家指导与群众自愿相结合。国家制定政策并提供必要的保障措施，兼顾国家利益和个人利益、长远利益和近期利益、整体利益和局部利益，实行行政管理与群众工作相结合，以促进群众生育观念的根本转变为立足点，组织和引导群众积极参与人口与计划生育工作，提高群

众实行计划生育的自觉性，进一步密切党群、干群关系。

——整体推进与分类指导相结合。在抓好全国计划生育工作的同时，继续把工作重点放在农村特别是中西部地区的农村。发挥城市和东部地区的示范作用。进一步落实宣传教育为主、避孕为主、经常性工作为主的"三为主"方针，推动不同地区人口与计划生育工作均衡发展。

——以人的全面发展为中心。尊重人民群众作为计划生育主人的地位，维护其合法权益。把计划生育工作与发展经济、帮助群众勤劳致富、建设文明幸福家庭有机结合起来。依靠科技进步，提供优质服务。

三、完善人口与计划生育工作的调控体系和相关社会经济政策

7. 建立完备的调控体系和良好的政策环境，是做好人口与计划生育工作的重要保障。各级政府和有关部门制定土地、企业、医疗、社会保障、户籍、劳动、教育、财税等制度和改革措施，要统筹考虑，相互协调，有利于人口与计划生育工作。

改进和完善计划生育管理，充分发挥人口计划的调控作用。计划部门要做好人口与经济社会协调发展的规划。公安部门要切实加强出生登记，认真做好公民身份号码编制工作。计划生育部门要制定科学规范的工作制度。乡、村两级按现行政策进行管理，简化手续，公开办事程序和政策，自觉接受群众监督。

8. 加强人口与计划生育工作的法制建设，加快人口与计划生育国家立法进程，逐步建立健全人口与计划生育法制体系。加强计划生育法制宣传，增强干部群众的法律意识。提高依法行政水平，严格执法，文明执法，充分发挥群众监督和舆论监督的作用，切实维护群众的合法权益，使人口与计划生育工作全面走上依法管理的轨道。

9. 建立和完善计划生育利益导向机制。各级政府及涉农等部门要采

取小额贷款、项目优先、科技扶持、政策优惠等措施，帮助计划生育农户增加经济收入，解决实际困难，提高社会经济地位。各级政府及扶贫开发部门应有计划、有重点地对实行计划生育的贫困户予以优先扶持，提高他们的生产自救和发展能力。农村继续实行"增人不增地，减人不减地"的政策。在现阶段，对违反计划生育政策的家庭征收社会抚养费，给予必要的经济制约，收费标准由各省、自治区、直辖市统一制定。征收的社会抚养费上缴国家财政。

各级政府及基层组织要建立激励机制，落实对实行计划生育家庭的奖励和优惠政策。对独生子女户发给一定数量的奖励费，城市独生子女父母退休时，各地可根据实际情况给予必要的补助。对实行计划生育的家庭特别是只有女孩的家庭，在分配集体经济收入、享受集体福利、划分宅基地、承包土地、培训、就业、就医、住房及子女入托、入学等方面给予适当照顾。

积极发展社会保障事业，解除群众实行计划生育的后顾之忧。劳动保障及其他有关部门要从实际出发，通过多种途径，采取优惠措施，建立有利于计划生育的社会保障制度。在城市，积极建立并发展养老保险、基本医疗保险、生育保险和社会福利等社会保障制度；在农村，坚持政府支持和农民自愿的原则，根据实际情况逐步建立实行计划生育的独生子女户和两女户的养老保障制度。保证生育妇女的劳动权利和经济利益。民政等部门要制定有利于计划生育家庭的社会救助政策，对实行计划生育的贫困户给予生活保障补助。

10. 将人口问题纳入西部大开发战略的总体规划。实施西部大开发战略，必须坚持发展经济和控制人口两手抓，做到经济要上去，人口数量要下来，人的素质要提高。针对西部地区生育率较高、贫困人口比例较大、城市化水平较低的状况，制定相关政策和措施，加强计划生育基层基础工作，严格控制人口增长。国家采取财政转移支付制度和实施扶贫攻坚战略，大力发展教育、科技、文化、医疗卫生和计划生育事业。实施东部支持西部，城市支援农村，先进帮助后进的对口援助措施。加强干部培训，注重工作指导，改善服务设施，提高服务水平。

四、建立适应社会主义市场经济体制的人口与计划生育工作管理机制

11. 人口与计划生育工作是一项政策性强、涉及广大群众切身利益的社会系统工程，各级党委和政府要协调有关部门，动员全社会力量实行综合治理。纪检监察、组织、宣传和计划、教育、科技、民族、公安、民政、司法、财税、人事、劳动保障、建设、国土资源、农业、文化、卫生、广播电视、统计、工商等部门要进一步明确在人口与计划生育工作中的职责和任务，制定具体措施。计划生育部门要充分发挥职能作用，协助党委和政府组织、协调、督促、推动各部门落实人口与计划生育政策。各级工会、共青团、妇联和计划生育协会等群众团体作为协助党委、政府动员广大群众参与计划生育工作的重要力量，要更好地组织群众实行自我教育、自我管理、自我服务，积极发挥作用。

12. 积极创造条件，把人口与计划生育工作纳入社区基层管理和服务体系。在农村，把计划生育工作作为农村基层组织建设和"小康村""文明村""五好文明家庭"建设的重要内容，开展创建计划生育合格村活动，积极推进村民自治，实行计划生育村务公开、民主管理、民主监督。在城市，继续推行属地化管理，强化街道办事处、居委会计划生育的管理职责，积极推进社区建设，开展社区服务。

加强对流动人口的综合管理。按照《流动人口计划生育工作管理办法》的规定，在流入地和流出地共同负责的基础上，坚持以流入地管理为主，公安、工商、税务、劳动保障、卫生、房产管理等有关部门要切实履行职责，围绕办证、租房、用工等环节，在现居住地形成有效的管

理和服务网络，努力为流动人口提供多方面的服务。

进一步落实法定代表人计划生育工作责任制。各类所有制形式的企业和事业单位、各种社会组织等都要依据有关法律法规，承担管理计划生育的责任，落实计划生育工作的人员、经费和措施以及计划生育的奖励优惠政策。

13. 宣传、教育、科技、文化等部门要密切配合，利用各种传媒，采用多种方式，大力开展人口与计划生育基础知识的公益性宣传，在全社会形成有利于计划生育的良好氛围。深入开展"婚育新风进万家"和文化、科技、卫生"三下乡"活动，大力宣传和普及避孕节育、优生优育、生殖保健的科学知识，引导广大群众树立晚婚晚育、少生优生、生男生女都一样等科学、文明、进步的婚育观，努力建设社会主义新型生育文化。各级党校、行政干部学校、团校等要重视人口与计划生育教育工作，中等以上学校普遍开设人口及青春期、性保健讲座或课程。

14. 开展以技术服务为重点的优质服务。计划生育部门是人口与计划生育技术服务综合管理部门，计划生育和卫生部门要根据各自职责，密切配合，围绕生育、节育、不育共同做好计划生育技术服务和生殖保健服务。基层计划生育技术服务人员要深入千家万户，指导育龄群众选择以长效避孕措施为主的安全、有效、适宜的避孕方法。各级政府要加强对县（市）、乡（镇）、村计划生育技术服务机构和医疗、保健机构服务网络的管理，充分利用现有卫生资源，改善服务条件，规范服务标准，增强服务能力。

15. 依靠科技进步，发展计划生育事业。加快人口与计划生育领域的科学研究和技术创新工作。开发、推广避孕节育、优生优育、生殖保健的新技术和新产品，发展生殖健康产业。加强计划生育药具及保健用品市场管理，规范市场行为。

16. 加强人口与计划生育领域的国际合作与交流。不断拓宽合作领域，积极参与国际人口与计划生育领域的多边及双边活动，学习和借鉴国际社会的有益经验和科学方法，加强对外宣传，树立我国人口与计划生育工作的良好形象，争取国际社会广泛的理解和支持。

五、切实加强党和政府对人口与计划生育工作的领导

17.党和政府的坚强领导是做好人口与计划生育工作的根本保证。各级党委和政府要把做好人口与计划生育工作摆到可持续发展战略的首要位置，坚持党政一把手亲自抓、负总责。认真研究新情况，协调制定符合本地区实际的工作计划，组织各方面力量抓好落实，切实做到责任到位，措施到位，投入到位。要充分发挥国家计划生育委员会兼职委员及其单位和各省、自治区、直辖市人口与计划生育领导小组的作用。中央每年召开一次人口工作座谈会，把人口与计划生育工作纳入中央重大事项的督查范围，不定期地对各省、自治区、直辖市进行专题调查和重点检查。各省、自治区、直辖市党委和政府每年要将本地区人口与计划生育工作情况向中央作专题报告。

党政干部和计划生育干部要提高自身素质，增强法律意识和法制观念，切实转变工作作风，密切联系群众，关心群众生活，帮助群众解决实际困难，认真做好深入细致的思想工作；要带头执行国家计划生育政策，不得利用职权超生。干部超生的，一律给予政纪处分，不能担任领导职务；党员超生的，给予党纪处分。

18.坚持和完善人口与计划生育目标管理责任制，对党政领导和计划生育部门分别进行责任考核，落实"一票否决"制度。组织、纪检监察等部门要把领导干部落实计划生育责任制的情况作为衡量政绩和选拔奖惩的重要内容，任期内逐年考核，离任时进行审核，对工作失职的要追究责任。对人口与计划生育工作的考核要突出重点，注重实效，简便易行，把基层的注意力和工作重点引导到为群众提供优质服务、提高工

作水平上来。

19.各级党委和政府及组织、人事部门要按照思想好、作风正、懂业务、会管理、善于做群众工作的要求，加强计划生育干部队伍特别是乡（街道）、村（居委会）基层计划生育干部队伍建设，落实人员、任务、报酬，从政治上、生活上关心爱护计划生育干部，为他们开展工作创造条件，确保计划生育工作机构的稳定。要加强对计划生育工作人员的教育、培训，提高他们的政治、业务素质和职业道德水准，增强法制观念、群众观念和服务观念。改革干部人事制度，选拔优秀人才充实计划生育工作队伍。

20.人口与计划生育工作是一项具有显著社会效益的公益性事业，对人口与计划生育工作的投入属于国家经济社会发展的基础性投入。要把计划生育经费纳入各级政府的财政预算，切实予以保证。逐步提高人口与计划生育经费投入的总体水平，计划生育事业费增长幅度高于财政收入的增长幅度，到 2005 年末，各级财政投入计划生育事业费年人均超过 10 元。对中西部、少数民族及灾区等财政困难地区的计划生育事业费实行投入倾斜。农村税费改革过程中，应切实保障基层计划生育事业费的必要投入。社会抚养费、乡统筹费纳入财政预算后，财政相应增加计划生育经费的投入。建立多渠道的筹资体制，鼓励民间捐资、社会募捐和国际捐赠。国家支持建立人口与计划生育公益基金。审计部门要加强监督检查，严肃查处社会扶养费征收、管理和使用中出现的问题。

中国人民解放军和中国人民武装警察部队的计划生育工作，参照本决定精神，由中国人民解放军和中国人民武装警察部队另行制定。

各级党委和政府要结合本地区实际，创造性地做好人口与计划生育工作，在以江泽民同志为核心的党中央领导下，高举邓小平理论伟大旗帜，抓住机遇，迎接挑战，振奋精神，真抓实干，把我国的人口与计划生育事业全面推向新阶段，为实现社会主义现代化建设的宏伟目标做出更大的贡献。

中共中央、国务院
关于全面加强人口和计划生育工作
统筹解决人口问题的决定

（中发〔2006〕22号）

为贯彻党的十六大和十六届三中、四中、五中、六中全会精神，坚持以邓小平理论和"三个代表"重要思想为指导，落实科学发展观和构建社会主义和谐社会的重大战略思想，全面加强新时期人口和计划生育工作，统筹解决我国人口问题，现作出如下决定。

一、清醒认识全面加强我国人口和计划生育工作的重要性和紧迫性

人口问题始终是制约我国全面协调可持续发展的重大问题，是影响经济社会发展的关键因素。我国实行计划生育以来，全国少生4亿多人，提前实现了人口再生产类型的历史性转变，有效地缓解了人口对资源、环境的压力，有力地促进了经济发展和社会进步。实践证明，我国坚持不懈地实行计划生育的基本国策，对建设中国特色社会主义、实现国家富强和民族振兴产生了巨大影响，为促进世界人口与发展发挥了重要作用。

当前，我国人口和计划生育工作形势总体是好的。同时，必须清醒

地看到，我国人口发展呈现出前所未有的复杂局面，低生育水平面临反弹的现实风险。21 世纪上半叶，将迎来总人口、劳动年龄人口和老年人口高峰。今后十几年，人口惯性增长势头依然强劲，总人口每年仍将净增 800-1000 万人；人口素质总体水平不高，难以适应激烈的综合国力竞争的要求；劳动年龄人口数量庞大，就业形势更加严峻；人口老龄化日益加重，社会保障面临空前压力；出生人口性别比居高不下，给社会稳定带来隐患；流动迁移人口持续增加，对公共资源配置构成巨大挑战；贫困人口结构趋于多元，促进社会均衡发展的任务十分艰巨。总之，人口众多、人均占有量少的国情，人口对经济社会发展压力沉重的局面，人口与资源环境关系紧张的状况，是全面建设小康社会、构建社会主义和谐社会所面临的突出矛盾和问题。

实现我国经济社会又好又快发展所面临的重大问题，无不与人口数量、素质、结构、分布密切相关，在人口问题上的任何失误，都将对经济社会发展产生难以逆转的长期影响。以人的全面发展统筹解决人口问题，变人口压力为人力资源优势，为经济社会发展提供持久动力，是实现中华民族伟大复兴的战略选择。全党务必从全面贯彻落实科学发展观的高度，从立党为公、执政为民的高度，从全面建设小康社会和构建社会主义和谐社会的高度，从对中华民族未来发展负责的高度，坚持不懈地做好新时期的人口和计划生育工作。

二、坚定不移走中国特色统筹解决人口问题的道路

我国 30 多年的人口和计划生育工作实践积累了丰富经验，主要是：必须坚持长期实行计划生育的基本国策，稳定和完善人口政策和生育政策；坚持人口与发展综合决策，充分发挥党和政府在人口和计划生育工作中的主导作用；坚持国家指导与群众自愿、宣传教育与利益导向、行政管理与群众工作、整体推进与分类指导相结合，加强并改进人口和计

划生育工作，促进人的全面发展；坚持理论创新、体制创新、管理创新、科技创新，不断提高人口和计划生育工作依法行政、社会管理和公共服务水平；坚持以开放务实的姿态开展国际人口与发展合作交流，树立负责任人口大国的形象。

"十一五"时期，人口和计划生育工作进入稳定低生育水平、统筹解决人口问题、促进人的全面发展的新阶段。面对新的形势和任务，既要坚持多年来行之有效的基本经验，又要解放思想、实事求是、与时俱进，研究新情况、解决新问题，不断丰富和发展中国特色统筹解决人口问题的思路、内涵和途径。要全面贯彻落实科学发展观，优先投资于人的全面发展，稳定低生育水平，提高人口素质，改善人口结构，引导人口合理分布，保障人口安全，促进人口大国向人力资本强国转变，促进人口与经济、社会、资源、环境协调和可持续发展。

人口和计划生育工作的重点、难点在农村。我国农村生产力还不发达，公共事业发展滞后，社会保障制度不健全，群众生育意愿尚未根本转变，基层基础工作发展不平衡，流动人口管理服务缺乏有效手段，稳定低生育水平面临诸多困难，人口结构性矛盾和深层次问题愈益突出。因此，必须坚持统筹城乡经济社会发展，把农村作为稳定低生育水平、统筹解决人口问题的重中之重，将农村人口和计划生育工作纳入建设社会主义新农村的总体部署，进一步开创我国人口和计划生育工作新局面。

三、千方百计稳定低生育水平

稳定低生育水平是新时期人口和计划生育工作的首要任务，"十一五"期间是实现这一任务的关键时期。综合分析我国经济社会和人口发展趋势，到"十一五"期末，全国人口总量（不含香港、澳门特别行政区和台湾省）要控制在 13.6 亿人以内；到 2020 年，人口总量要控制在14.5 亿人左右，总和生育率稳定在更替水平以下。

为此，必须坚持计划生育基本国策和稳定现行生育政策不动摇，党政第一把手亲自抓、负总责不动摇，稳定人口和计划生育工作机构、队伍不动摇，不断创新人口和计划生育工作体制、机制、手段和方法不动摇。全面加强基层基础工作，坚持依法行政、思想政治教育与利益导向相结合，综合运用法律、行政、教育、经济等手段，建立健全依法管理、村（居）民自治、优质服务、政策推动、综合治理的长效工作机制。

建立和完善政府为主、社会补充的人口和计划生育利益导向政策体系。计划生育家庭为国家作出贡献，国家应使计划生育家庭优先分享改革发展成果。全面推行农村计划生育家庭奖励扶助制度和"少生快富"工程，落实独生子女父母奖励、计划生育免费基本技术服务制度。积极探索建立独生子女伤残死亡家庭扶助、长效节育措施奖励、节育手术保险、城市计划生育夫妇年老一次性奖励等制度。对符合社会救助条件的计划生育家庭，通过城乡最低生活保障、医疗救助以及农村五保户供养、特困户生活救助等制度予以帮助。在就业培训、合作医疗、扶贫开发、宅基地划分、改水改厕、沼气应用、新技术推广等方面，各有关部门要制定和完善对计划生育家庭特别是农村独生子女和双女户家庭的优先优惠政策。按照资格确认、资金管理、资金发放、社会监督等职责分设原则，确保每一个符合条件的对象领到奖励扶助金和享受优惠政策。

加强思想政治教育。结合"五五"普法，进一步加强人口和计划生育法制宣传，深入开展国策、国情、人口形势教育，积极倡导科学、文明、进步的婚育观念，促进人口和计划生育惠民政策深入人心，引导群众遵纪守法，自觉实行计划生育。坚持依法管理。严肃处理违纪违法行为，凡违法生育的，一律依法征收社会抚养费；造成恶劣影响的，可予以公开揭露；是党员、干部的，依纪依法从严惩处。

四、大力提高出生人口素质

提高出生人口素质，事关千家万户的幸福，事关国家和民族的未来。要科学制定提高出生人口素质的规划及行动计划，加强出生缺陷干预能力建设，全面实施出生缺陷干预工程，实行定期评估、通报制度。人口和计划生育技术服务机构与医疗保健机构要在各自职责范围内密切配合，大力宣传和普及预防出生缺陷科学知识，实施计划生育生殖健康促进计划，加强婚育咨询和指导，积极开展婚前和孕前保健、孕产期保健、产前筛查和诊断、产后访视、新生儿疾病筛查和康复等工作；促进住院分娩和母乳喂养，为贫困妇女提供必要的生育救助和安全接生。

倡导科学婚检。加强性病和艾滋病防治工作，预防艾滋病母婴传播。对影响出生缺陷的生物遗传、社会环境、不良生活方式等重大危险因素进行研究、评估和干预。大力普及婴幼儿抚养和家庭教育的科学知识，开展婴幼儿早期教育。强化独生子女社会行为教育和培养。

五、综合治理出生人口性别比偏高问题

出生人口性别比过高、持续时间过长，必然影响社会稳定，关系到广大人民群众的切身利益。要建立党政负责、部门配合、群众参与的标本兼治工作机制，加强综合治理的过程评估和责任考核。深入开展"关爱女孩行动""婚育新风进万家"活动。以消除性别歧视为重点，广泛宣传男女平等、少生优生等文明婚育观念，普及保护妇女儿童权益的法律法规知识。制定有利于女孩健康成长和妇女发展的社会经济政策，促进男女平等就业和共同参与社会经济活动。对农村计划生育女儿户给予奖励，在扶贫济困、慈善救助、贴息贷款、就业安排、项目扶持中对计划生育女儿户予以倾斜，推动"幸福工程""春蕾计划"等社会公益活动。鼓励男到女家落户，依法保护妇女的宅基地、房屋等继承权和土地

承包权等权益。

严禁非医学需要的胎儿性别鉴定和选择性别的人工终止妊娠。建立B超检查和人工终止妊娠登记、孕情检测、孕产过程管理等制度。完善执业资质认证和B超使用准入制度。对终止妊娠药品和促排卵药品实行严格的处方管理。运用法律手段，严厉打击非法实施胎儿性别鉴定和选择性别人工终止妊娠的行为，依法严惩溺、弃、残害女婴和拐卖、绑架妇女儿童的犯罪活动及歧视、虐待生育女婴的妇女等违法行为，保障妇女儿童合法权益。实施举报制度，加强社会监督。

六、不断完善流动人口管理服务体系

我国人口流动规模庞大。做好流动人口管理和服务，实现人口有序流动和合理分布，关系改革发展稳定大局，关系低生育水平长期稳定。要深化流动人口管理服务体制改革。逐步改变城乡二元结构，建立城乡统一的人口登记制度，健全出生人口登记和生命统计制度，实行流动人口居住证制度。将流动人口管理服务纳入地方经济社会发展规划，促进流动人口融入城市生活。解决流动人口在就业、就医、定居、子女入托入学等方面的实际困难，逐步将进城务工人员纳入社会保障体系，保护其合法权益。

建立流动人口计划生育统一管理、优质服务新体制。将流动人口纳入流入地人口总数，实行以流入地为主的目标管理双向考核。完善流动人口计划生育管理机构和服务网络，配备必要的社区计划生育专（兼）职人员。流入地按照"属地化管理、市民化服务"的原则，将流动人口计划生育管理服务纳入经常性工作范围，提供与户籍人口同等的免费服务。把进城务工人员计划生育管理服务经费纳入各级财政预算。强化社区流动人口登记制度，实现流动人口信息适时变动、异地查询和跟踪管理。相关部门为流动人口办理经商、务工、购房、租房、社会保障等手续时，应与人口和计划生育部门密切配合、互通信息。在流动人口集中的社区、企业、集贸市场等成立计划生育协会。流出地要配合流入地，做好外出人员的宣传培训、免费办理婚育证明等相关工作。

七、积极应对人口老龄化

目前，我国已进入老龄社会，60 岁及以上老年人口达 1.44 亿人，占总人口的 11.03%。要制定和落实老龄事业发展战略规划和政策，把逐步建立覆盖城乡居民的养老保障制度作为社会保障体系建设的重点，构建以居家养老为基础、社区服务为依托、机构照料为补充的养老服务体系。

农村要探索建立多种形式的计划生育家庭养老保险制度。有条件的地方，可建立政府、集体和社会共同参与的养老服务机构。对生活不能自理的农村计划生育家庭老年父母，按规定提供适当补助。对军烈属、鳏寡及其他有特殊困难的老年人，按规定给予养老救助。

城市要逐步完善社会统筹与个人账户相结合的基本养老保险制度，构建多层次的城镇养老保障体系。积极发展适合老年人特点的知识和经验密集型服务业，为老年人提供力所能及参与社会的机会。提高养老服务机构在城市规划中的比重，发展社区老年活动场所和服务设施，制定优惠政策，鼓励社会开办各种类型的养老服务机构。

发扬敬老、养老、助老的良好社会风尚，积极探索和实施"爱心护理"等工程。从老年预防保健入手，倡导健康生活方式，营造出行安全和起居方便的环境。探索建立老年服务志愿者、照料储蓄、长期护理保险等社会化服务制度。大力弘扬子女赡养、家庭养老和邻里互助的传统美德。要加强舆论监督，对拒绝赡养或虐待父母的行为，追究法律责任。大力发展老龄产业，建立满足特殊需求的老年用品和服务市场。

八、切实加大人口和计划生育事业保障力度

人口和计划生育事业是政府履行社会管理和公共服务职能的重要组成部分。对人口和计划生育事业的公共投入，是保稳定、促发展的基础性投入。要从财政、基础设施、人力、科技等方面加大投入，确保人口和计划生育事业持续健康发展。

建立稳定增长的投入保障机制。人口和计划生育财政投入增长幅度要高于经常性财政收入增长幅度，确保法律法规规定的各项奖励优惠政策、县乡人口和计划生育技术服务机构基本建设和队伍建设、计划生育经常性工作、计划生育免费基本技术服务等经费的落实。各级财政要逐年增加投入，到 2010 年，全国人均人口和计划生育事业费在"十五"期末人均 10 元的基础上增加到 22 元，继续安排"十五"期间已将社会抚养费、乡（镇）统筹费纳入财政预算的人口和计划生育事业费支出人均 8 元，届时，各级财政投入人口和计划生育事业费达到人均 30 元。鼓励企业、社会团体和个人向人口和计划生育事业投入。积极运用市场机制，采取建立基金、开发险种等方式，吸引国内外资金。加强监督检查，严肃查处在奖励优惠资金发放和社会抚养费征收、管理、使用中的违纪违法行为。

强化人口和计划生育管理服务体系。形成特色鲜明的行政部门、服务机构、自治组织、群众团体目标一致、上下互动、信息共享、运转高效的科学管理格局。切实加强面向基层的服务体系建设，国家重点支持中西部县（市、区）、乡（镇）中心服务站和流动服务车建设。利用网络优势，面向健康、亚健康人群，履行宣传教育、技术服务、信息咨询、药具发放和人员培训等职能。实施"新农村新家庭计划"和"生育关怀行动"，开展计划生育、生殖健康及家庭保健等服务。

加强人口和计划生育队伍职业化建设。完善人口和计划生育专业技

术人员职称制度，探索建立人口和计划生育专业技术人员、专业工作人员职业资格证书制度，力争"十一五"期间形成结构合理的专业技术队伍。实行绩效考核，完善人员准入、选拔任用、引进培养、交流、退出机制。

加快推进人口和计划生育信息化建设。充分发挥从中央到省、市、县、乡、村人口和计划生育信息网络作用，开发和运行人口宏观调控管理、人口发展趋势预测、人口安全预警预报、基层管理服务、流动人口综合管理、奖励优惠信息管理等综合应用系统，完善人口数量、素质、结构、分布、迁移、就业、贫困等关系国民经济和社会发展重大问题的信息资源建设和开发利用，提高人口和计划生育科学决策、社会管理和公共服务水平。

积极推动计划生育生殖健康科技创新。建立以公益类研究机构为主体的公共科技服务体系，依托高等学校和重点科研机构，建设具有国际先进水平的计划生育生殖健康科研基地和学科体系，组建若干多学科交叉的国家重点实验室和工程技术研究中心。充分发挥我国传统中医药优势，运用生物技术、信息技术和新材料技术等高科技成果，开展计划生育生殖健康领域重点课题的联合攻关，力争取得突破性进展。大力发展计划生育生殖健康产业。

九、进一步加强对人口和计划生育工作的领导

新时期人口和计划生育工作任重道远。各级党政领导干部必须充分认识稳定低生育水平的长期性和艰巨性，充分认识统筹解决人口问题的复杂性和紧迫性，充分认识经济社会发展为人口和计划生育工作带来的战略机遇和有利条件，坚决克服盲目乐观和麻痹松劲情绪，切实增强做好人口和计划生育工作的坚定性、主动性和创造性。

建立健全统筹解决人口问题的决策与调控机制。各级党委和政府要

把人口和计划生育工作摆上重要议事日程，研究解决重大问题，部署重要任务，加强统筹协调和督促检查。将人口发展战略和规划纳入国民经济和社会发展总体规划。制定人口发展评估体系，完善人口发展和人口安全预报预警制度，监控人口发展规划执行情况。进一步完善地方各级人口和计划生育工作领导机构和协调机制。完善目标管理责任制，对党政领导、责任部门、人口和计划生育部门分别进行考核，实行"一票否决"制度。坚持把人口和计划生育工作纳入中央重大事项督查范围。各省、自治区、直辖市党委和政府每年要将本地区人口和计划生育工作情况向中央作专题报告。改革管理体制，转变政府职能，进一步落实机关、企事业、社会团体法定代表人的人口和计划生育工作责任制，充分发挥计划生育协会等群众团体在基层人口和计划生育工作中的生力军作用。

全面加强人口和计划生育法制建设。进一步完善法律法规体系，严格贯彻落实《中华人民共和国人口与计划生育法》等法律法规，认真总结行之有效的成功经验和管理制度，适时修订或制定有关法律法规。切实提高依法行政水平，坚持执法为民，实行政务公开，尊重群众的知情权、参与权、监督权，保障群众计划生育合法权益。落实人口和计划生育行政执法责任制，对违纪违法行政造成严重后果的，给予党纪、政纪处分，直至追究法律责任。

稳定健全基层工作机构和队伍。在农村综合改革和城市行政区划调整中，确保人口和计划生育工作机构和人员稳定，不得随意撤并和改变机构性质。加快人口和计划生育管理体制改革。按照常住人口规模比例配备人口和计划生育工作人员。县乡两级人口和计划生育工作岗位特殊、任务艰巨，要按规定落实基层工作人员的工资和社会保障待遇。人口和计划生育技术服务机构从事公益服务，经费由财政保障。选拔德才兼备的优秀人才，充实、配强人口和计划生育部门领导班子。对政绩突出的优秀干部要注意培养和使用。

加强人口和计划生育宣传教育。报刊、广播、电视、互联网等大众传媒，特别是主要媒体要制定规划，采取灵活多样、生动活泼的形式，持续广泛开展人口和计划生育方针政策的宣传，总结报道先进经验和典型，扩大宣传的覆盖面和影响力。中等以上学校要将人口和计划生育、生殖健康纳入相关课程教学内容或开设专题讲座等。利用城市社区、农村基层各种文化场所和宣传途径，开展群众喜闻乐见的人口文化活动。

加强人口与发展领域的国际交流与合作，扩大南北对话，促进南南合作，建立相互尊重、共同发展的伙伴关系，争取国际社会广泛理解和支持。积极参与人口与发展领域国际援助和国际规则的制定。遵循国际人口与发展大会行动纲领和联合国千年宣言精神，进一步促进人权事业发展，提高人权保障水平。

中国人民解放军和中国人民武装警察部队的人口和计划生育工作，参照本决定精神，由解放军和武警部队另行制定。

国务院关于进一步促进
宁夏经济社会发展的若干意见

（节录）

（国发〔2008〕29 号）

......

八、加快社会事业发展

（二十五）完善城乡医疗卫生服务体系

加强县、乡、村三级医疗卫生服务体系建设，努力解决农村公共卫生和农民看病就医难问题。加强医疗卫生基础设施建设，改善城市社区卫生设施条件差、乡镇卫生服务机构不健全的状况。加大中医院建设力度，扶持包括回族医药在内的中医药事业发展。继续加强妇幼保健设施建设，提高妇幼卫生服务能力。加强重大疫病防治，做好地方病、慢性病、职业病及重大传染病防治工作。加强医学教育及人才培养，继续开展城乡医院对口支援，实施鼓励大中专院校毕业生定期到基层工作制度，落实基层医疗卫生技术人员待遇。

（二十六）全面做好人口和计划生育工作

实施计划生育家庭特别扶助制度，逐步提高农村部分计划生育家庭奖励扶助制度奖励标准，适当扩大"少生快富"工程范围。开展建立长效节育措施奖励制度试点。加强基层计划生育服务体系和人口综合管理信息网络建设，强化人员培训。加大生殖健康和计划生育宣传力度，倡导科学生育观。开展出生缺陷干预，提高出生人口素质。

（二十七）进一步完善就业和社会保障制度

加大城乡劳动力就业技能培训力度，支持并规范发展就业中介服务，建立覆盖城乡的公共就业服务平台，引导农村劳动力有序转移。完善就业困难群体就业援助制度，帮助零就业家庭解决就业困难。加快建立覆盖城乡居民的社会保障体系。建立企业离退休人员基本养老金正常调整机制。完善新型农村合作医疗制度，逐步提高补助标准，加快推进城镇居民基本医疗保险试点，进一步扩大城镇职工基本医疗保险覆盖面。支持解决关闭、破产国有企业历史遗留的社会保障问题。探索建立新型农村养老保险制度。完善城乡居民最低生活保障、农村五保、城乡医疗救助等社会救助制度。加大防灾减灾、灾民救助、老龄事业和社会福利等公共服务体系建设支持力度。把抗震减灾作为一项重大任务，用五年时间全部消除农村危房危窑，适当提高新建的各类校舍抗震设防标准。结合公共设施建设，在县城以上城市设立紧急避难所，做好防灾减灾的演练和物资储备。

国　务　院

二〇〇八年九月七日

自治区党委、人民政府
关于全面加强人口和计划生育工作
统筹解决人口问题的意见

(宁党发〔2008〕78号)

为认真贯彻《中共中央国务院关于全面加强人口和计划生育工作统筹解决人口问题的决定》（以下简称《中央决定》）和《国务院关于进一步促进宁夏经济社会发展的若干意见》精神，全面加强我区的人口和计划生育工作，实现全区人口与经济、社会、资源、环境的协调和可持续发展，现提出如下意见。

一、全面加强人口和计划生育工作的总体要求

（一）充分认识人口和计划生育工作面临的严峻形势

人口问题关系人民生活的改善，关系经济社会发展大局。经过多年的不懈努力，我区人口和计划生育工作取得了显著成绩，人口过快增长得到有效控制，促进了全区经济社会发展。但也要清醒地看到，当前我区人口和计划生育工作面临的形势依然严峻。人口出生率、自然增长率均高于全国平均水平，控制人口的任务还很艰巨；人口素质、结构、分布等问题逐渐成为影响我区人口安全的主要因素，人口和计划生育工作

难度进一步加大；基层基础网络薄弱，计划生育调控手段弱化，利益导向作用发挥不够，综合治理人口问题的机制与统筹解决人口问题的要求不相适应等。这些问题严重制约了我区人口和计划生育事业的持续健康发展。各级党委、政府要从全面落实科学发展观、努力构建社会主义和谐社会的高度出发，充分认识当前我区人口和计划生育工作面临的严峻形势，切实增强工作责任感和紧迫感，坚持不懈地把人口和计划生育工作抓紧抓好，为我区经济社会跨越式发展创造良好的人口环境。

（二）指导思想

以邓小平理论和"三个代表"重要思想为指导，深入学习实践科学发展观，全面贯彻落实党的十七大和自治区第十次党代会精神，综合运用人口政策及相关经济社会政策，更加注重以经济手段调控人口增长，更加注重依法行政和开展人文关怀，更加注重建立统筹解决人口问题的体制机制，控制人口过快增长，稳定低生育水平，提高出生人口素质，改善人口结构，引导人口合理分布，促进人口与经济、社会、资源、环境的协调和可持续发展。

（三）目标任务

到 2010 年全区人口出生率控制到 14.8‰，自然增长率控制到 9.6‰,人口总数控制在 635 万人以内；到 2012 年全区人口出生率控制到 14.5‰，自然增长率控制到 9‰,人口总数控制在 650 万人以内；到 2020 年全区人口总数控制在 710 万人以内，出生人口素质进一步提高，人口和计划生育法制体系、服务体系基本健全，管理体制和工作机制进一步完善。

二、不断完善计划生育利益导向机制

（四）继续深化"少生快富"工程

扩大"少生快富"工程实施范围，积极稳妥地在采取长效节育措施的人群中开展"少生快富"工程。提高"少生快富"工程奖励标准，"少生快富"工程少数民族两女户奖励标准由 5000 元增加到 8000 元，其他"少生快富"户奖励标准由 3000 元增加到 5000 元。

（五）加大对计划生育家庭的奖励扶助力度

认真实施农村部分计划生育家庭奖励扶助制度。全面实施"少生快富"工程独生子女户、纯女户提前奖励扶助制度。落实对独生子女父母的优待、奖励政策，独生子女保健费奖励标准由 12 元提高到 50 元。

（六）抓好少生快富"一本通"制度的落实

将"一本通"制度落实情况纳入年度人口和计划生育目标管理责任制考核范围，加大对"少生快富"项目户各项优惠政策的捆绑力度，每户捆绑资金不低于 3000 元。农业、水利、卫生、扶贫、民政、劳动和社会保障等部门，在就业培训、合作医疗、扶贫开发、宅基地划分等方面，制定和完善对计划生育家庭特别是农村独生子女和双女户家庭的优先优惠政策，使计划生育家庭优先分享改革发展成果。落实整村推进扶贫开发中对"少生快富"项目户的优先扶持政策，每年从扶贫资金中切块安排 500 万元，用于开展"少生快富"工程项目示范户创建活动，引导更多的群众参与"少生快富"工程。

（七）积极探索建立计划生育家庭社会保障制度

探索建立计划生育家庭养老保险、生育保险、节育手术保险等保障制度，与社会保障体系相衔接，纳入社保体系统一管理。选择 1-2 个县（市、区）开展农村计划生育家庭特别是独生子女户和双女户农村养老保险制度试点，以点带面，逐步推广，切实解决农村计划生育家庭的养老问题。

三、切实加强人口和计划生育服务体系建设

（八）加快县乡服务站所建设

把县乡计划生育技术服务机构作为社会公共服务体系的重要组成部分，纳入各地（含农垦系统）经济社会发展总体规划，加快县乡计划生

育服务站所建设。按照中部干旱带县内生态移民规划，做好移民安置区的计划生育服务体系建设。因地制宜合理确定乡级计划生育服务站建设规模，原则上中心乡站建筑面积为 500—800 平方米，普通乡站建筑面积不低于 300 平方米。川区乡站建设资金由自治区和县（市、区）各承担 50%，山区乡站建设资金由自治区承担。积极争取国家支持，力争将全区计划生育中心服务站增加到 129 个，并为每个中心站配备 1 辆流动服务车和相应的设备。

（九）实施人口和计划生育服务能力建设示范工程

按照 "环境优美、技术优良、服务优质、管理优秀、群众满意" 的标准，建设一批计划生育示范站所，通过示范带动，促进全区人口和计划生育服务能力建设，力争到 2012 年全区 80%的县乡站所达到规范化服务站所标准，有 1~2 个县级服务站、5~10 个乡级服务站所进入国家级示范站所行列。

（十）加快推进人口和计划生育信息化建设

将人口和计划生育信息化纳入全区信息化和新农村信息化建设规划中，推进全区人口和计划生育信息化进程。2008-2009 年在五市各选择一个县（市、区）开展试点，力争到 2010 年建成全区统一的全员人口管理信息系统，到 2012 年建成人口宏观管理与决策信息系统，逐步形成人口发展决策支持系统框架，实现全区人口信息的动态管理。对人口数量、素质、结构、分布、迁移、健康、就业、贫困等关系全区经济社会发展的重大问题进行综合监测与分析。

四、加强人口和计划生育工作队伍建设

（十一）合理配置县乡两级计划生育管理和服务人员

市、县（区）人口和计划生育部门领导班子中，应配备医学专业或计划生育专业人员，各乡（镇、街道）必须配备专兼职人员从事人口和计划生育管理工作。优化各级计划生育服务机构设置并纳入全额事业单

位管理。根据地域面积、经济发展状况和服务对象多少等情况，合理配备各级计划生育服务机构技术人员。其中县级服务站有执业医师等资格的专业技术人员比例应达到 80%以上，至少配备 1 名高级职称、3 名以上中级职称的医学专业技术人员；中心乡站至少配备 2 名以上临床执业（助理）医师资格的专业技术人员；普通乡站至少配备 1 名以上临床执业医师资格的专业技术人员。

（十二）加强村级计划生育工作队伍建设

按照"县管、乡聘、村用"的原则，以初聘年龄 35 周岁左右、初中以上文化程度、女性为主的标准，选配好村级计生工作人员。每个村（社区）至少配备 1 名专门人员负责人口和计划生育工作，并切实落实待遇，工资标准由各地根据实际情况确定，原则上不低于村委会主要干部工资的 80%，并纳入当地财政预算。社区计生工作人员的报酬按自治区规定的现行当地工资标准分类执行。村卫生所配合乡计划生育服务站做好计划生育管理和服务工作。对兼职计划生育工作的村医、村干部予以适当补贴，并纳入目标责任制统一考核。

（十三）加强人口和计划生育队伍服务能力建设

全面推进国家人口和计划生育委员会"三千人才工程"，深入开展"科技大练兵"活动，全面提高计划生育技术服务队伍的服务技能和综合素质。建立县乡计划生育服务站所技术人员学习进修制度，确保技术人员每年参加 1 次以上专业技术培训，培养技术骨干。探索建立和完善生殖健康咨询师职业资格培训和鉴定工作机制。开展人口和计划生育"十佳岗位标兵""十佳技术服务能手""十佳志愿者"评选表彰活动，努力提高管理服务能力。逐步将基层计划生育工作人员纳入养老保险体系，提高工作积极性，稳定工作队伍。

（十四）充分发挥计划生育协会等群众团体的作用

广泛动员各级计划生育协会等群众团体参与计划生育工作的宣传、服务和有关项目实施工作。

五、努力提高出生人口素质

(十五) 加强出生缺陷预防和干预能力建设

全面实施计划生育生殖健康促进计划，努力提高出生人口素质。各地要统筹规划，建立政府协调，人口计生、卫生、民政、残联、食品药品、宣传、教育等部门共同参与的出生缺陷防治体系。重点实施出生缺陷一级干预和0-3岁人口早期行为干预工程，通过宣传倡导、优生咨询、健康促进、孕前筛查、高危人群指导、营养素补充等综合措施，减少出生缺陷发生的风险。积极倡导婚检，将婚检基本项目纳入新型农村合作医疗和城镇居民基本医疗保险范围。

(十六) 大力开展计划生育优质服务

以技术服务为重点，认真实施避孕节育优质服务和生殖道感染干预工程，积极稳妥地推进避孕措施知情选择，为育龄群众提供系列的高质量避孕药具和技术服务。人口和计划生育部门要加强计划生育技术服务规范化管理，严格遵守技术服务标准和技术规范，不断提高技术服务水平。根据工作需要，提高计划生育各项免费服务技术补助标准，确保技术服务与经费保障相适应。认真开展计划生育优质服务先进单位创建活动，坚持创建与巩固并重，加强分类指导和动态管理。

六、加大依法管理人口和计划生育工作的力度

(十七) 加强人口和计划生育法治工作

进一步完善人口和计划生育法律法规体系，加快《自治区人口与计划生育条例》的修订工作，保证计划生育政策的稳定性和连续性。大力推进依法行政，加强计划生育政策法规的宣传教育，增强干部群众的法制观念，提高执法人员的执法水平。加大对违规违法生育问题的查处力度，对违法违规生育的人员特别是中共党员、人大代表、政协委员和国

家工作人员，按照有关政策和法律法规严肃处理。

（十八）建立和完善计划生育村民自治制度

健全村级计划生育组织网络，积极推进计划生育民主管理和民主监督。实施计划生育"阳光政务"，依法公开人口和计划生育工作政策及审批、奖励、帮扶、救助等事项，保障群众的知情、参与、评议、监督等合法权益。

（十九）加强流动人口管理服务工作

切实加强流动人口计划生育管理服务队伍建设，配备必要的人员和设施，健全市、县（区）、乡（镇、街道）及社区管理服务网络。建立和完善以流入地为主、流入地与流出地相互配合的流动人口管理服务新机制。公安、工商、劳动和社会保障、建设、农垦等部门与人口计生部门要密切配合、互通信息，形成全区流动人口计划生育工作管理服务"一盘棋"格局。

七、强化人口和计划生育宣传教育工作

（二十）建立健全人口和计划生育宣传教育工作长效机制

各地要将人口和计划生育宣传纳入宣传工作总体规划，宣传、教育、卫生、科技、文化、新闻出版、人口计生等部门要联合开展人口和计划生育宣传工作，积极构建"大联合、大宣传"的新格局。人口计生部门要主动与宣传部门沟通联系，定期提供人口和计划生育工作宣传重点。各级新闻媒体要发挥阵地优势，采取灵活多样、生动活泼的形式，广泛开展人口和计划生育方针政策、人口理论、新型婚育观念、生殖健康知识等的宣传，宣传报道人口和计划生育先进经验和典型，扩大宣传的覆盖面和影响力，推动人口和计划生育工作持续健康深入发展。

（二十一）加强宣传教育载体和宣传阵地建设

以倡导科学、文明、进步的婚育观念为重点，深入开展以"婚育新风进万家""关爱女孩""世界人口日"等为主要内容的宣传教育活

动。加强县（市、区）、乡（镇、街道）、村（社区）人口学校和人口文化大院、生育文化一条街（广场）、广告标语牌、宣传栏等阵地和设施建设，全方位、多途径地开展群众喜闻乐见的人口文化活动。抓好穆斯林生殖健康/计划生育宣传教育项目。将人口和计划生育宣传纳入公益宣传内容，实行人口和计划生育公益宣传财政补贴制度。高等学校和中小学要将人口国情国策、计划生育法律法规、性与生殖健康科普知识纳入相关课程教学内容或开设专题讲座。

八、加强人口发展战略研究和人口监测工作

（二十二）建立人口发展战略综合研究机制

成立自治区人口专家委员会，充分调动区内外高校、科研机构和专家学者的积极性，发挥人才优势，共同参与人口问题的科学研究。自治区人口和计生委承担人口发展战略研究的主要职能，高校、科研机构要充分发挥科研优势，发改、财政、统计等部门要积极配合、通力协作，共同做好人口发展战略研究工作。重点加强对人口规模、分布、数量、素质、结构等重大战略问题的研究，准确监测人口和计划生育发展动态，为制定全区经济社会发展规划提供决策依据。

（二十三）积极开展人口发展功能区工作

人口计生部门提出人口功能区方案，研究制定符合本地实际、有利于人口发展功能区形成的人口及相关政策。统筹制定包括生育、迁移、就业、教育、医疗卫生、社会保障、住房保障等在内的广义人口政策，以及与人口合理分布相关的经济和社会管理政策。

九、切实加大对人口和计划生育事业的投入

（二十四）建立稳定增长的投入保障机制

把人口和计划生育事业作为保稳定、促发展的基础性工作，从计划

生育家庭奖励、经常性工作、基础设施建设等方面加大投入力度。自治区财政安排专项资金确保"少生快富"工程、农村部分计划生育家庭奖励扶助和计划生育家庭特别扶助制度等各项奖励政策经费的落实。各级财政要根据新时期人口和计划生育事业发展的需要，按照高于经常性财政收入的增长幅度，逐年加大对计划生育免费基本技术服务、宣传教育、目标责任制考核、流动人口服务管理、队伍建设、服务站所基础设施建设等工作经费的投入。规范社会抚养费的征收管理，认真实行"收支两条线"，将征收的社会抚养费全额用于人口和计划生育事业。

（二十五）积极探索建立多渠道的筹资体制

鼓励民间捐资、社会募捐和国际捐赠，形成以政府投入为主，企业、社会团体、社区和个人出资捐赠为辅的多渠道人口和计划生育筹资格局。

十、进一步加强对人口和计划生育工作的领导

（二十六）建立健全人口和计划生育党政领导责任制

各级党委、政府要坚持一把手亲自抓、负总责，坚持抓战略研究、抓工作部署、抓督促落实。每年至少听取一次人口和计划生育工作汇报，专题研究 1~2 次人口和计划生育工作，及时解决突出问题。各地每年要将本地区人口和计划生育工作情况向上级党委、政府作专题报告。

（二十七）建立健全统筹解决人口问题的综合治理机制

各地要将人口和计划生育工作融入经济社会发展的总体规划，纳入改善民生的总体部署，实行人口与发展综合决策、综合协调、综合治理。充分强化人口和计划生育领导小组的作用，进一步明确领导责任，落实部门职责，逐步构建政府主导、部门协调、社会参与的综合治理工作机制。建立并落实领导小组成员单位工作例会制度，每半年至少召开一次联席会议，协调解决人口和计划生育工作中的重点难点问题，形成

齐抓共管、综合治理人口问题的合力。

（二十八）加大对人口和计划生育工作的督查力度

各级党委、政府要把人口和计划生育工作纳入重大事项督查范围，适时对各地进行专题调查和重点检查，强化对人口和计划生育目标责任落实情况的监控。自治区每半年组织对各地级市人口和计划生育工作开展情况进行一次督查，重点督查各地落实自治区出台的有关人口和计划生育重大政策措施情况、主要控制指标完成情况、计划生育财政投入情况等，督查考评结果在每年人口和计划生育工作会上予以通报。

（二十九）完善人口和计划生育考评奖励机制

完善人口和计划生育目标管理责任制，实行人口和计划生育工作"党政、部门、人口计生"三线考核制度。自治区每年与区直相关部门、各地签订人口和计划生育目标管理责任书，年终对各级党委、政府、相关部门、人口计生部门分别进行考核。对党政部门重点考核领导重视、资金投入、指标完成等工作情况；对相关部门重点考核各项配套政策措施的制定和落实、履行职责、参与综合治理等情况；对人口计生部门重点考核宣传教育、依法行政、优质服务等工作开展情况。进一步完善"三无""一无"达标乡镇创建工作考核机制，巩固"三无""一无"创建成果。加大责任追究力度，对没有完成任务的市、县（区）给予"黄牌警告"，对受到"黄牌警告"后工作仍没有改进的，纳入"重点管理"，实行"一票否决"。设立人口和计划生育工作部门协作奖，对工作责任落实到位、综合治理成效显著的相关部门予以表彰奖励。设立"宁夏人口奖"，对为人口和计划生育事业做出突出贡献的个人，自治区每5年评选表彰一次。

本《意见》自 2009 年 1 月 1 日起执行。

自治区人民政府
关于颁发《宁夏回族自治区计划生育暂行规定》的通知

(宁政发〔1982〕143号)

各行署，各市、县人民政府，区直各部门：

《宁夏回族自治区计划生育暂行规定》，业经一九八二年八月十八日自治区第四届人大代表大会常务委员会第十五次会议原则批准，现予颁发，请组织实施。一九八〇年四月二十五日颁发的《宁夏回族自治区计划生育若干问题的试行规定》，从即日起，停止执行。

宁夏回族自治区计划生育暂行规定

为了控制人口增长，提高人口素质，进一步做好计划生育工作，根据《中华人民共和国宪法》《中华人民共和国婚姻法》及中共中央、国务院关于计划生育工作的有关规定，结合我区情况，制定本暂行规定。

第一章 晚婚、晚育与少生、优生

第一条 晚婚、晚育。

男二十五周岁以上，女二十三周岁以上（少数民族男二十三周岁以上，女二十一周岁以上）结婚为晚婚。妇女二十四周岁以上生育为晚育。

国家干部、职工必须实行晚婚、晚育。工人、学生在学徒、学习期间不得结婚。

第二条 计划生育要求。

国家干部、职工和城镇居民，一对夫妇只准生育一孩子。确因有下列情况的，经本人申请（一、第一个孩子患非遗传性残疾，不能成长为正常劳动力的；二、结婚多年不育，抱养一个孩子后又怀孕的），经本人申请、单位核实、报县一级计划生育部门审核批准后，可以再生一个孩子。

在农村（不包括固原、海原、泾源、西吉、隆德、同心、盐池山区七县农村少数民族社员）提倡一对夫妇只生一个孩子，最多生两个，不准生三个。

在固原、海原、泾源、西吉、隆德、同心、盐池山区七县农村少数民族社员，提倡一对夫妇生育一至两个孩子，最多生三个，不准生四个。

夫妇一方为再婚，原生有一个孩子（山区七县农村少数民族社员中原生有两个孩子），一方为初婚或未生育过，要求生育的，只能生一个。再婚夫妇原都生有一个孩子，即使现在家庭中没有孩子的，也不能再生。

夫妇一方为干部、职工、城镇居民，一方为农村社员（包括农村少数民族社员）最好生一个孩子，最多生两个。

按规定允许生两个或三个孩子的，生育间隔期为四年。

第三条 提倡优生、优育，提高人口素质。

认真执行《中华人民共和国婚姻法》中有关禁止结婚的规定。凡患有严重遗传性疾病的夫妇不要生育。加强妇幼保健，做好孕产期保健、婴幼儿喂养和早期教育工作。大力宣传和普及优生知识，县级以上有条件的医疗单位应设立优生咨询门诊。

第二章　奖励和照顾独生子女及家庭

第四条 男女双方晚婚，除国家规定的婚假外，增加婚假十二天。实行晚育的，除国家规定的产假外，增加产假十四天。晚婚、晚育假期工资照发，不影响评全勤奖。

第五条 有生育能力的夫妇，终身只生育一个孩子的，为独生子女父母，孩子为独生子女。

下列情况不按独生子女对待：

1. 一对夫妇生两个孩子，送他人收养一个的。

2. 生育两个孩子，夫妇离婚后各带一个的。

3. 双胞胎和多胞胎。

4. 无子女的夫妇收养一个的。

5. 夫妇离婚后孩子归一方，没有孩子的一方再婚又生一个的。

第六条 十四周岁以下的独生子女经父母申请，所在单位（农村公社、城镇街道办事处）核实，报市、县计划生育部门备案，发给《独生子女证》，享受以下优待：

1. 自发给《独生子女证》之月起，干部、职工、城镇居民的独生子女，每月奖励儿童保健费六元；农村社员的独生子女，每年奖励儿童保健费五十元，发至孩子十四周岁止。

独生子女父母双方都是职工的，其儿童保健费由父母所在单位各负担百分之五十。一方为职工，一方为居民或社员的，儿童保健费由职工所在单位负担。

国营和集体企业职工的独生子女保健费，从企业福利基金、企业基金、利润留成或包干分成中开支，如确有困难的，可报当地财政部门批准，从企业管理费中开支。机关、学校等行政事业单位，从职工福利费中开支，如确有困难，可从单位包干的行政费或事业费中开支。城市居民及农村社员的独生子保健费，可暂由计划生育费中开支。

2. 国家干部、职工，在产假期间领取独生子女证的，可增加产假三十天，工资照发，不影响调资、晋级、全勤奖。夫妇不在一地的，除享受探亲假外，再给男方三十天照顾假，按探亲假待遇。

3. 独生子女可凭《独生子女证》优先医疗、入托，有条件的单位、社队可减免医疗、入托费用。

4. 招工、招生部门在同等条件下，要优先录取独生子女。

5. 安排住房应照顾独生子女的家庭。城市每个家庭按两个孩子分配住房；农村社员按两个孩子（山区七县农村少数民族社员按三个孩子）分配责任田、自留地和住宅基地。

第七条　对认真实行晚婚、计划生育的先进个人和集体以及在计划生育工作中做出优异成绩的干部、医务工作者、宣传员、积极分子等，应给予表彰、奖励。

第三章　处　罚

第八条　对超计划生育的干部、职工，每超生一个孩子（包括送他人收养的），从孩子出生至十四周岁，每月征收夫妇双方工资各百分之十的超生子女费，由夫妇所在单位从本人工资中扣除。

夫妇一方为再婚，原生有两个孩子，另一方为初婚或从未生育过，如再生育一个孩子，原有孩子的一方按照超计划生育处罚，另一方可免予处罚。

第九条 凡规定允许生两个孩子而生育间隔期不满四年的，为计划外生育。从孩子出生至一周岁每月征收工资百分之十的计划外生育费。

第十条 对领取《独生子女证》后又要生第二个孩子的，所在单位要做好思想工作动员其采取补救措施。对生第二个孩子的，要收回《独生子女证》，追回已领取的儿童保健费及各种优待和奖励，是国家干部、职工、城镇居民的还要按照超计划生育处罚。

第十一条 征收的超生子女费、计划外生育费，追回的独生子女保健费等，用于本单位计划生育开支，不得挪作他用。

第十二条 超计划生育的干部、职工，不享受合理生育的医疗、福利、生育补助等待遇。夫妇双方一次性不提薪，在孩子两周岁内不评奖、不评先进、不提职、不提干、不晋升。超生孩子的保托费全部自理。因超计划生育造成生活、住房困难的，不得享受困难补助和扩大住房面积。

计划外生育的夫妇，在孩子一周岁内不得评奖。

第十三条 对农村社员超计划生育的子女，不划给责任田、自留地。

对超计划生育户，还可采取一次性或者分期征收超生子女费等处罚办法。各地、市、县可根据实际情况自行制定。

第十四条 对不遵守计划生育规定，经过多次教育不改，影响很坏的干部、职工，除实行经济制裁外，还应给予必要的纪律和行政处分，处分按干部职工管理权限审批。

第十五条 对完不成计划生育要求的单位，要追究主要领导人的责任，进行批评教育、直至经济制裁。

第十六条 对破坏计划生育工作，打击陷害计划生育工作人员的行为要及时揭露，严肃处理。造成严重后果的要依法惩处。

第四章　节育技术措施

第十七条　计划生育以避孕为主，因人制宜，采取综合节育措施。

第十八条　按照计划生育规定做绝育手术的，凭医院证明领取不少于五十元的营养补助费，开支办法与独生子女保健费同。

第十九条　节育手术由卫生部门承担，手术后按国家规定给予休息时间，休息期间国家和集体单位的职工（包括临时工）工资由原单位照发，不影响全勤奖。

第二十条　确因施行节育手术造成并发症或后遗症的，经县以上卫生部门鉴定，应积极给予治疗。治疗期间工资照发，造成生活困难的应给予补助。补助费由公益金、社会救济款中解决；城镇无业居民的补助费由民政部门解决。

第五章　加强领导

第二十一条　控制人口是我们国家的基本国策，要长期坚持下去。各级人民政府要把计划生育工作切实抓紧抓好，把人口计划纳入社会经济发展计划，真正做到物质生产和人口生产一起抓。要把计划生育工作纳入重要议事日程，定期布置、检查、总结。要加强和健全各级计划生育管理机构，配备专职工作人员。各级机关、团体、学校、工交企事业单位，要在所在地计划生育部门的指导下认真抓好本单位的计划生育工作。

第二十二条　要加强计划生育的宣传教育工作。宣传新闻、文化、艺术、教育、科技、医药卫生等部门和妇联、工会、共青团等人民团体应大力宣传计划生育方针政策，普及避孕节育、生理卫生、优生优育知识和人口理论基本知识，启发教育群众自觉自愿实行计划生育。

第六章　附　则

第二十三条　本暂行规定由各级人民政府组织实施。

第二十四条　中国人民解放军驻宁部队及其家属的计划生育按部队规定执行。

第二十五条　中央驻我区所属单位的计划生育，按本暂行规定执行。

第二十六条　夫妇一方在我区，一方在外省区的，在我区的一方按本暂行规定执行。

第二十七条　本暂行规定自公布之日起执行。本暂行规定公布之日起，已按自治区、地、市、县制定的规定处理了的问题，不再变动。本暂行规定公布后，执行本暂行规定。各地、市、县可根据本暂行规定精神，结合当地实际情况制定必要的实施细则，并报自治区人民政府备案。

自治区人民政府关于印发
《宁夏回族自治区全员人口宏观
管理信息化建设实施意见》的通知

（宁政发〔2010〕39号）

各市、县（区）人民政府，自治区政府各部门、直属机构：

现将《宁夏回族自治区全员人口宏观管理信息化建设实施意见》印发给你们，请认真遵照执行。

宁夏回族自治区
全员人口宏观管理信息化建设实施意见

人口信息是基础性、战略性、公共性的信息资源。为有效整合并深度利用人口信息资源，推进部门间资源整合、信息共享，全面加强我区全员人口信息资源库建设，实现全员人口宏观管理信息化，结合我区实际，制定本实施意见。

一、重要意义

加快人口信息化建设是落实科学发展观、全面建设小康社会的迫切要求，是推动人口工作创新发展、统筹解决人口问题的基础工程，是推进以人为本、加强社会管理和公共服务的重要支撑。尤其是在政府和社会信息化全面覆盖的大背景下，人口信息化建设必须积极应对，加快发展，主动融入，全面接轨，跟上信息时代的步伐和社会管理数字化的要求。

近年来，全国人口信息化建设取得了新的重大进展，信息化体系框架基本确立，人口个案信息系统建设深入推进，各项业务系统建设和应用不断深化。全国80%的省、市、自治区已基本建立统一的全员人口信息管理系统，87%的县级、91%的乡级人口计生部门应用了人口个案信息系统。我区正处于稳定低生育水平的关键时期、统筹解决人口问题的起步阶段，人口出生率依然较高，人口结构、素质、分布、迁移等方面问题相互交织、错综复杂，迫切要求我们充分运用信息化手段，整合现有人口信息资源，为自治区统筹解决人口问题、制定人口发展战略与规划、实现人口长期均衡发展提供全面、及时、准确的人口信息数据。但由于种种因素的影响，我区人口信息化建设起步晚，建设相对滞后，与国家相关要求差距较大，已经成为制约人口事业进一步发展的主要瓶颈。因此，积极务实地推进全员人口宏观管理信息化建设，已成为我区当前和今后一段时期人口工作重大而迫切的任务。

二、指导原则

以科学发展观为指导，认真贯彻落实自治区党委、政府《关于集中信息资源建设信息中心平台的决定》（宁党发〔2007〕19号）文件精神。以规范管理、保证公民隐私为前提，以全员人口信息资源库应用为核心，以人口工作各项业务信息化为突破口，以自治区政务专网、新农村综合信息服务平台为依托，根据业务工作的实际需要，各相关部门密切合作，共建共享，系统收集、整合和利用现存的人口及相关信息资源，全面提升人口科学决策、社会管理和公共服务水平，促进全区人口与经济社会资源环境协调可持续发展。

——整体规划，突出重点。将全员人口宏观管理信息化建设纳入全区信息化建设的总体规划，与新农村信息化建设有机结合，优先选择业务流程稳定、社会效益明显、信息密集、实时性强的工作作为信息化建设的重点。

——先行试点，稳步推进。按照"先行试点、逐步推广，以点带面、稳步推进"的原则，在市、县、乡、村四个层面上，分期分批开展全员人口宏观管理信息化试点工作，稳步推进全区全员人口宏观管理信息化建设。

——资源共享，安全互通。按照依法行政、一数一源、业务协同的要求，积极推进人口信息资源的交流和共享。在保障网络、信息安全和注重公民隐私的前提下，整合现有基础设施、应用系统和信息资源，借助自治区政务专网、新农村综合信息服务平台，促进全区人口信息互联互通。

——集约建设，适度超前。在满足功能要求的前提下，优先采用成熟适用、适度先进的技术和产品。充分利用市场资源，逐步推进系统建设、运行维护的外包和托管模式，防止重复建设和资源浪费。

三、总体目标

按照自治区信息化建设的总体部署，适应人口工作改革发展的要求，统筹兼顾各级政府部门和社会公众需求，2010 年建成自治区人口数据中心，实现全区人口信息网络的五级联动，人口个案信息库主要数据项准确率达到 90% 以上；2011 年建立人口信息采集整合系统和业务执行系统，人口个案管理、流动人口管理等重点业务系统建设和应用取得成效，覆盖全区人口的个案信息库基本建成，主要数据项准确率在95% 以上，流动人口信息的共享程度以及与主要相关部门的信息共享程度明显提高；2012 年建成全员人口信息资源库；搭建起全员人口宏观管理信息平台；初步实现部门间信息交换和共享；面向社会公众和有关方面的各项服务进一步健全；信息安全体系、信息标准化体系和信息工作机制趋于完善。

四、主要任务

（一）建立自治区人口数据中心

按照集中建库、数据向上集中、服务向下延伸的思路，整合人口信息资源，构建统一的存储、管理与分析平台，推动业务系统开发与应用的有机协同以及人口信息的深度挖掘。依托自治区政府数据中心，2010 年建成自治区人口数据中心。

（二）建立全区人口信息网络

依托自治区政务专网连通区、市、县三级人口信息网络，通过互联网，加载虚拟专用拨号网络（VPDN）等方式，连通乡级人口信息网络；利用新农村综合信息服务平台，加载 VPDN 等方式，连通村级人口信息网络。2010 年实现全区人口信息网络的五级联动。

（三）建立全员人口信息资源库

充分利用已有育龄妇女、流动人口信息资源，采取自主采集、部门交换、信息整合等多种方式，形成适宜的全员人口个案数据采集与变更工作机制。乡村两级要保证源头数据采集的质量，通过考核、不同来源数据比对分析等方式，建立人口信息质量保障机制，不断提高数据的真实性、及时性和完整性。2012 年建成全员人口信息资源库，提供应用服务，推动人口信息交流与共享。

（四）搭建全员人口宏观管理信息平台

1. 2011 年建立人口信息采集整合系统。人口计生部门要进一步完善人口统计机制，充分发挥基层工作网络所特有的源头信息采集优势，实时更新人口信息。在确保信息安全的基础上，建立健全人口信息资源共建共享机制。要按照依法行政、一数一源、业务协同的要求，逐步推进与掌握部分人口信息部门之间的人口信息交换共享。按月与公安部门交换户籍人口基础信息、流动人口居住信息；与卫生部门交换出生信息、预防接种信息；与民政部门交换婚姻信息；与人力资源社会保障部门交换居民社会保障信息；与工商部门交换办证人员信息；按年度与教育部门交换入学个案信息；与统计部门交换相关人口数据。要全面、深入地分析、梳理各部门交换共享信息来源、规模和内容，经过质量评估、筛选甄别和调整修正，形成质量较高、可用性较强的人口信息资源。全员人口信息资源库建成后，与公安部门交流共享户籍人口年龄结构、非户籍常住人口年龄结构、流动人口和死亡人口等信息；与卫生部门交流共享新型农村合作医疗项目家庭成员信息；与民政部门、财政部门交流共享"三项制度"人员信息；与人力资源社会保障部门交流共享新型农村社会养老保险项目、城市合作医疗保险项目及"一卡通"项目相关人员信息；与教育部门交流共享基础教育、高等教育和职业教育阶段相关年龄段人员信息；与统计部门交流共享全员人口数据信息、流动人口数据信息。

2. 2011 年建立人口和计划生育业务执行系统。在充分整合现有育龄妇女信息管理系统 （WIS）和其他业务信息管理系统的基础上，建立标准统一、管理规范、以人为本、优质服务的全员人口个案信息管理系统。基于全员人口信息，大力推进全区流动人口工作"一盘棋"，实现网上信息交换、核查、验证，实现流动人口户籍所在地和现居住地及时共享信息、协同开展工作。完善利益导向、事业统计、药具管理、办公管理等信息系统。

3. 2012 年建立人口决策支持系统。深入分析宏观人口信息，准确把握人口数量、素质、结构、分布的变动情况，定期提交人口形势分析报告，为制订人口年度计划和中长期规划提供依据。通过有效收集和整合人口计生内部、相关部门人口信息，依靠多维分析和数据挖掘，探索、揭示有关数据的规律并进一步将之模型化，分析人口特点和发展趋势，加强对人口城镇化、劳动力供需、人口老龄化、社会保障、资源环境承载力、贫困等关系经济社会重大问题的系统研究，为自治区和相关部门提供决策咨询报告。制订人口发展评估指标体系，开展人口安全预警预报，监控规划执行情况。完善面向社会的信息发布与服务机制，增强人口信息的引导性和权威性。

4. 2012 年建立人口信息综合服务系统。加快推进人口数据资源的开发利用，建立育龄人群的生殖健康档案，完善电子技术，服务文书，充分应用人口个案信息引导和加强服务。形成人口信息集成、人口信息发布、综合查询、优质服务为一体的人口信息综合服务系统，实现各部门人口信息数据共享和人口信息查询统计分析，为人口管理和研究提供信息支持，为相关部门科学决策提供参考。

2012 年建成涵盖信息采集、业务执行、决策支持、信息服务的全员人口宏观管理信息平台。

五、保障措施

（一）加强组织领导

自治区人口和计划生育领导小组负责全区全员人口宏观管理信息化建设工作。自治区人口计生委在领导小组的统一部署下，牵头做好建设的组织实施和持续运行管理工作。领导小组各成员单位要主动沟通、积极配合，做好相关协助工作。 同时，成立全员人口宏观管理信息化建设工作协调小组和专家指导小组，要定期召开会议，研究全员人口宏观管理信息化建设及应用中遇到的问题、协调重要事项、通报交流情况、部署任务、总结经验，确保全员人口宏观管理信息化建设的工作进度和质量。　自治区将把全员人口宏观管理信息化建设与应用作为一项基础指标，纳入人口计生目标管理责任制考核评估体系。

（二）强化队伍建设

人口信息化建设工作技术含量高，建设一支专业技术队伍尤其重要。自治区将把每年的"三支一扶"工作人员优先安排到人口计生部门，充实基层人口信息化队伍；加大人口信息化培训力度，培养一支通晓信息技术并熟悉业务工作的复合型人才队伍；成立人口信息中心，通过招考、聘用等多种方式引进计算机专业人才，配置不同层次信息技术人员，保障人口信息化建设深入开展。各级人口计生部门要建立任职资格和执证上岗制度，配备专人负责人口信息化建设工作。相关部门要配齐信息化工作人员，切实打造一支强有力的人口信息化建设队伍。

（三）保障经费投入

要积极向国家有关部委申报资金支持；将信息化建设、运行维护、应用推广和人员培训经费纳入自治区财政资金预算，设立专项资金，严格做到专款专用，充分发挥资金的使用效益；各市、县（区）要积极落实配套资金，用于设备采购及运行维护等工作；要鼓励社会资金投入，形成政府、社会等各方面力量广泛参与的资金投入机制。

（四）规范建设标准

严格执行国家电子政务系列标准，遵守全员人口个案管理信息系统基础数据结构与分类代码、育龄妇女信息系统基础数据结构及分类代码国家标准、国家人口宏观管理与决策信息系统（PADIS）技术标准体系与业务管理规范、县乡基层 WIS 建设标准与管理规范及工作人员能力标准、人口和计划生育系统区划代码应用管理规范（试行）等技术标准和规范，并在此基础上，梳理、细化、补充相应内容，逐步建立和完善符合我区实际的全员人口宏观管理信息化建设标准规范体系。建立健全全员人口宏观管理信息化建设工作管理制度，特别是信息质量评比制度、备案制度和文档管理制度，规范操作运行程序，不断完善工作机制，做到统一领导、统一实施，杜绝各自为政、重复建设现象的发生。

（五）确保信息安全

落实信息安全的法律法规和政策，树立科学的信息安全观，建立健全信息安全组织机构和各项规章制度，科学确定系统安全等级，适当划分安全域，实行信息安全分级、分类管理，完善安全保障体系和运行维护方案，坚持促进发展与保障安全相结合，做到安全与规划、建设、发展三同步。通过数据库加密、身份认证、数字证书、第三方安全技术等方式，保证全员人口宏观管理信息化系统安全畅通。

后　记

卫生和计划生育，与人民群众健康福祉息息相关，是重要的民生事业。党和国家历来重视卫生和计生工作，自治区党委、政府也将这项工作作为每年必须完成的民生工程之一。经过三十多年的努力，宁夏结合区情逐步走出了一条具有民族特色的卫生和计生健康发展之路。

《宁夏卫生和计划生育改革与发展史研究》是中共宁夏回族自治区委员会党史研究室与宁夏卫生和计划生育委员会，联合编写的集中反映我区改革开放以来，在卫生和计划生育工作领域的发展、进步、取得的伟大成就及经验启示的专题著作。该书的编写出版工作，由自治区党委党史研究室研究一处具体负责组织实施，自治区卫生和计划生育委员会相关处室给予了积极配合和大力支持，各市委党史研究室参与了部分撰稿。自治区党委党史研究室主任宋建钢、自治区卫生计生委党组书记黄占华、自治区卫生计生委主任马秀珍担任本书的编委会主任。自治区党委党史研究室副主任饶彦久、自治区卫生计生委副主任宋晨阳担任本书编委会副主任，对本书的总体策划、纲目设计进行组织协调，对内容选定和编写工作给予具体指导；自治区党委党史研究室副主任饶彦久任主编，党史研究室研究一处处长胡伟东任副主编，对本书稿进行了反复审读和认真统改；高天娥、吴建彬、侯晶晶承担了具体的编务工作。

本书的综述篇由胡伟东撰写；专题篇由胡伟东、高天娥、侯晶晶、吴建彬、张盛林、杨飞、袁静琴、王文强、胡爱国、吴林、沙利荣撰写；地方篇由五市党史研究室组织人员撰写；文献篇由拜世雄收集整理。需要说明的是，文献篇中的体例与其他各篇不尽一致。因文献篇中的内容均为各个时期、各单位的公文，需保持原貌。

自治区党委分管领导十分重视本书的编辑出版工作，对本书的编辑出版及时提出了具体的指导意见。自治区财政厅、宁夏人民出版社、自治区档案局对本书的编辑出版也给予了大力支持。同时，自治区卫生计生委的阮越盛、拜世雄同志在本书的编写过程中，做了大量具体事务性工作。我们谨向所有关心、支持本书编写工作的单位和个人表示衷心的感谢！

在本书的编写过程中，我们参考和引用了改革开放以来中国及宁夏卫生计生工作领域的一些最新研究成果，在此表示诚挚的感谢。由于我们的学识修养、理论水平所限，书中难免有疏漏和不足之处，敬请有关专家和读者提出宝贵的意见。

中共宁夏回族自治区委员会党史研究室

2016 年 9 月